国家出版基金项目
NATIONAL PUBLICATION FOUNDATION

肢体形态与功能重建丛书

小儿肢体形态与功能重建

Limb Morphology and Function Reconstruction in Children

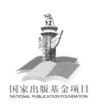

国家出版基金项目
NATIONAL PUBLICATION FOUNDATION

肢体形态与功能重建丛书

小儿肢体形态与功能重建

Limb Morphology and Function Reconstruction in Children

主　编　秦泗河　郭保逢　仉建国　李　旭

副主编　张学军　庄乾宇　张其海　李　浩　刘月驹

编　者（按姓名汉语拼音排序）

Nuno Craveiro Lopes（葡萄牙）　高荣轩

郭保逢　焦绍锋　李　浩　李　旭　梁益建

刘昊楠　刘月驹　吕　霞　马　原　秦泗河

秦绪磊　邱　勇　石　磊　田慧中　王宏鑫

王一岚　王执宇　姚子明　殷海阳　臧建成

张其海　张学军　仉建国　郑学建　庄乾宇

北京大学医学出版社

XIAOER ZHITI XINGTAI YU GONGNENG CHONGJIAN

图书在版编目（CIP）数据

小儿肢体形态与功能重建 / 秦泗河等主编 . – 北京：
北京大学医学出版社 , 2023.10
ISBN 978-7-5659-2957-1

Ⅰ . ①小… Ⅱ . ①秦… Ⅲ . ①小儿疾病—骨先天畸形
—诊疗 Ⅳ . ① R726.209

中国国家版本馆 CIP 数据核字 (2023) 第 141888 号

小儿肢体形态与功能重建

主　　编：秦泗河　郭保逢　仉建国　李　旭
出版发行：北京大学医学出版社
地　　址：（100191）北京市海淀区学院路 38 号　北京大学医学部院内
电　　话：发行部 010-82802230；图书邮购 010-82802495
网　　址：http://www.pumpress.com.cn
E — mail：booksale@bjmu.edu.cn
印　　刷：北京信彩瑞禾印刷厂
经　　销：新华书店
责任编辑：冯智勇　　责任校对：靳新强　　责任印制：李　啸
开　　本：889 mm×1194 mm　1/16　印张：23.5　字数：795 千字
版　　次：2023 年 10 月第 1 版　2023 年 10 月第 1 次印刷
书　　号：ISBN 978-7-5659-2957-1
定　　价：280.00 元

主编简介

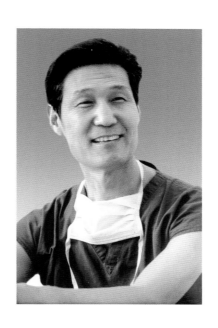

秦泗河

国际知名矫形外科专家，国家康复辅具研究中心附属康复医院矫形外科主任、名誉院长。截至 2021 年底，主持各类肢体畸形残疾手术 36 664 例，创建了相关手术病例数据库，形成了秦泗河医学理念、诊疗风格、四肢畸形残疾手术重建技术体系。发表论文 400 余篇，主编专著 12 部，英文专著 *Lower Limb Deformities* 在国际骨科学界引起广泛关注。

现任国际肢体延长与重建学会（ILLRS）及国际 Ilizarov 技术应用与研究学会（ASAMI）中国部主席；中国康复辅助器具协会肢体残障功能重建分会主任委员；中国医师协会骨科医师分会外固定与肢体重建委员会（CEFS）名誉主任委员、肢体延长与重建学组组长；中国残疾人康复协会肢体残疾康复专业委员会脊柱裂学组组长；第六届世界肢体重建大会（北京 2024）组委会主席；俄罗斯国家 Ilizarov 科学中心荣誉教授。

主编简介

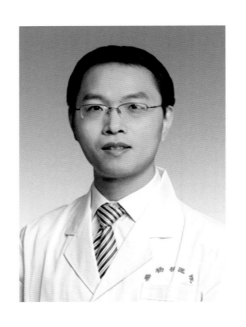

郭保逢

    清华大学附属垂杨柳医院骨二科（矫形骨科）副主任医师。师从著名矫形外科专家秦泗河教授，主要从事四肢畸形矫正与功能重建，髋、膝、踝关节疾病的阶梯性治疗，尤其擅长小儿下肢畸形矫正与功能重建的临床治疗及研究。发表论文 50 余篇，参编《肢体延长与重建》《Ilizarov 技术骨科应用进展》《外固定与足踝重建》等专著。2017 年获中国残疾人康复协会残疾预防及康复科学技术奖二等奖。

主编简介

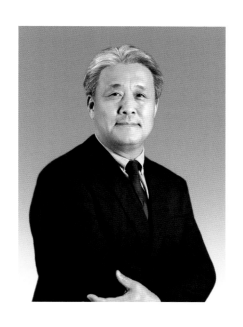

仉建国

北京协和医院骨科主任、主任医师、教授、博士研究生导师。主要从事脊柱畸形和脊柱退变性疾病的研究，尤其是早发严重脊柱畸形的临床治疗及研究。已完成 4000 余例脊柱矫形手术，并构建了世界最大的单中心半椎体切除病例数据库，在世界上首次提出截骨联合生长棒技术治疗重度早发性脊柱侧凸。在 *Journal of Bone and Joint Surgery*、*Spine*、*European Spine Journal* 和 *Spine Journal* 等杂志发表论文 40 余篇。参与创立特发性脊柱侧凸协和分型（PUMC 分型），2005 年获得国家科技进步奖二等奖。主持多项科研项目，包括 3 项国家自然科学基金面上项目，1 项国家重点研发计划，1 项北京市自然科学基金重点项目。

现任北京医学会骨科学分会副主任委员，中华预防医学会脊柱疾病预防与控制专业委员会副主任委员，中国康复医学会骨质疏松与康复专业委员会副主任委员，中华医学会骨科学分会委员、脊柱学组委员，中国医师协会骨科医师分会副总干事，中国医师协会骨科医师分会脊柱学组及脊柱畸形学组副组长；《中国脊柱脊髓杂志》常务编委，《中华骨与关节外科杂志》常务编委，《脊柱外科杂志》常务编委。

主编简介

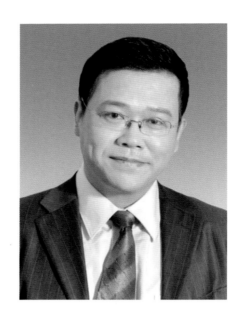

李 旭

医学博士，主任医师，中国医师协会骨科医师分会儿童骨科学组第一、二届副主任委员，广东省医师协会骨科医师分会儿童骨科学组主任委员。

2011—2018 年任南方医科大学第三医院儿童骨科主任；后与金大地教授共同创建汕头大学广州华新骨科医院，2021 年始任院长至今。

AO 中国小儿骨科讲师，在国内率先提出"肱骨髁上骨折零切开"理念，并对传统"Salter 骨盆截骨术"进行了原创性改良。2014 年成为中国第一位"APPOS-POSNA（亚太 - 北美小儿骨科学会）"访问学者奖学金获得者。2016 年被中国医师协会骨科医师分会（CAOS）评为"中国最具影响力的 20 位骨科医师"之一。

丛 书 序

由国家出版基金资助、北京大学医学出版社出版的"肢体形态与功能重建丛书"（以下简称丛书），就要与读者见面了！

丛书包括《中国肢体畸形病因病种分类》《上肢形态与功能重建》《下肢形态与功能重建》《小儿肢体形态与功能重建》《矫形器与肢体重建》《难治性肢体畸形重建病例精粹》六部专著，共 400 余万字，近1 万幅图片，并配有约 1800 分钟的视频资源，内容涵盖骨科几乎所有亚专业，病种近 300 个，还涉及人类进化、人体发育、遗传、血管、血液、神经、皮肤、内分泌、代谢等相关的内容。丛书阐述了与肢体重建相关的自然哲学、系统论、再生医学、生物力学及 Ilizarov 生物学理论与技术等，可谓临床医学的一座"富矿"，昭示着一个新的交叉整合学科——肢体重建外科破壳萌生！

人之肢体涉及头颅以下、内脏以外所有组织结构，除了具有维持机体的主体结构和运动功能外，还可传递和表达信息。丛书对肢体形态与功能的最本质的认识，为临床医师理解肢体重建提供了不分部位、不分年龄、不分性别、不分病种的"大一统"视角与"人是整体存在"的哲学观。当前临床学科分化过细，已经显示出了诸多弊端与盲点，而丛书"大整合、新重组"的临床理念与实践总结，是医学界难能可贵的一次重要探索。

一、肢体形态与功能重建起源与指导思想

"时代是思想之母，实践是理论之源。"

2017 年，秦泗河矫形外科团队在手术治疗 3 万余例各类肢体畸形残疾患者、编著出版了多部学术专著后，总结出"肢体形态与功能重建"（以下简称肢体重建）概念，并提炼出指导肢体重建临床工作

的"28 字方针"。由此，临床思维、诊疗范围、学术探索等均在这个框架下展开，从肢体创伤修复、畸形矫正发展到肢体形态与功能重建。

肢体形态与功能重建 28 字方针

| 医患同位 | 时空一体 | 有无相生 | 应力控制 | 动静结合 | 再生修复 | 自然重建 |

二、群贤毕至，学科集成

以秦泗河矫形外科团队 40 余年积累的病例资料为主线，来自脊柱、创伤、关节、肩肘、骨肿瘤、手显微外科、矫形器等相关领域的专家及统计学者、数据库管理者和影像摄制者，围绕肢体创伤、畸形、残障这个大系统展开研究、探索、分析和总结。丛书每一章节都是作者在本专业领域长期深耕和积累研究的最新成果，可谓大家云集、专业结合、融会贯通，呈现了创新理念、学术价值、时代精神与中国特色。

三、激发新问题，增长新知识

问题是时代的镜子、知识的种子。新问题带来新知识，新观念、新技术重塑对现代骨科学的认知，而广大患者的健康需求则是肢体重建外科发展的真正动力。骨科自然重建理念指导下的广泛手术适应证与奇特疗效，正引导相关学科领域走向仿生学重建的前沿，也证实了通过体外、体内的应力调控，驱动生命自然之力，再生修复肢体的创伤与残缺，是一条不变的真理。

四、知识维度与学术特色

丛书以病例数据及分析为依据。秦泗河矫形外科团队展示的 40 余年积累的 36 664 例总病例资料、22 062 例足踝畸形病例资料、14 839 例小儿肢体畸形病例资料，皆是本领域国内外文献报道的最大病例样本。这使丛书可以通过生动的病例阐述相关的理念、方法和技术。丛书中的数千个肢体畸形真实病例，全部为作者亲自诊疗过的患者，许多病例术后随访超过 10 年，呈现了医者仁心、为民除痛的创新总结与研究结果。相信丛书在未来几十年更能体现出示范价值。

丛书用进化论、发育学指导临床思维。人类的骨架是唯一能完全适应直立行走的骨架。自从人类进化到直立行走后，肢体畸形及其对运动功能产生的影响，主要发生在脊柱和下肢。秦泗河以脊椎动物从四足爬行到人类两足直立行走、婴儿从爬行到形成个体化步态为下肢残缺重建的思想基础，提出并践行"一走二线三平衡"的下肢重建原则。丛书介绍了一批骨科疑难杂症的治疗过程与奇特疗效，其治疗并不依赖高精尖设备完成。为何能用简单方法解决骨科疑难杂症？读者熟读丛书结合临床实践会自然解悟。

五、系统医学理念与原创性

肢体重建外科覆盖了因临床过度分科而造成的盲区，具有能全方位、深层次地解读肢体，运用生态医学理念指导临床实践，最大限度地捕捉生理、病理、心理与肢体畸形转化信息，提高评估、诊断与决策正确性的优势。通过外环境的调控与内环境的干预，调节机体代谢，进而改变基因调控，使人体进行良性的自身调节——"取生态之灵，康疾患之身"。

丛书的出版为医学界提供了新的工具书或参考书，一些病因病种照片、创新手术方法、不同技术的优化组合以及远期随访结果乃首次发表。从肢体矫形到肢体重建，丛书蕴含了经典骨科范式的创新与转化，相信丛书定能为培育出一批有综合实践能力的肢体重建外科医师和专家做出贡献。

六、编写风格与不足

丛书编写注重运用矫形外科原则与张力-应力法则指导肢体形态与功能重建，强调模仿自然、生态医疗，有选择地学习国内外各家之长，介绍作者经过实践验证、行之有效的方法，内容概括不求完全，具体技术不做细节介绍。

编写一套涉及多学科交叉的丛书，编写团队尚缺乏经验，不同分册之间内容及引用病例难免有所重复，某些观点可能存在欠妥之处，诚请广大读者批评指正。肢体重建器械和方法发展迅速，尤其是智能化、微创化技术可谓日新月异，对一些新知识、新技术尤其需要与同行专家、各位读者共同学习，以期提高。

肢体重建外科是在经典骨科学基础上的创新，其理论框架、临床实践、医疗模式与广泛的手术适应证，是跨越传统学科界限多方合作的产物。这个学科之所以存在诸多学术热点，其根源在于临床医学的创新发展，在于临床实践与患者需求。以问题为导向，才能解决一个个疑难问题。要驾驭好肢体重建技术，需要医生用立体、非线性、多元的哲学思维来分析、解决患者的问题，这些恰恰是中国传统文化、中医整体观、方法论的临床思维优势所在。

没有蓬勃发展的伟大时代，就不会出现肢体重建这个从理论到实践的交叉学科。值此丛书出版之际，感谢无数关心和支持肢体重建事业的专家学者，感谢来自十几家医院、科研院所的医生或教授应邀参加丛书编写工作，感谢视频摄制人员付出的长期努力，感谢北京大学医学出版社的大力支持，尤其感谢推动学科发展、促进医生成长的广大患者及家属。2024 年 9 月，第六届世界肢体重建大会在北京召开，这将极大地推动中国肢体形态与功能重建水平的提升与知识普及。本套丛书将是展现给世界各国同道最好的礼物。

秦泗河
"肢体形态与功能重建丛书"总主编

前　言

从 1741 年法国儿科医生 Nicholas Andry 提出"orthopedics"（小儿畸形矫正）概念算起，经过 280 多年的发展，orthopedics 已经成为矫形外科 / 骨科的代名词。经典肢体畸形矫正技术相关的理论指导、手术指征、技术手段以及医疗流程都出现了颠覆性改变，现在已经发展到了数字模拟、精准评价、系统思维、应力调控、模仿自然、再生修复、个体化肢体形态与功能重建阶段。然而，目前我国掌握现代小儿肢体重建外科理论与技术体系的医生仍然较少，许多肢体畸形残缺患者不得不四处奔波求医，甚至延误治疗。其中很多脑性瘫痪、脊柱裂后遗症、低磷性佝偻病、髋关节脱位、严重脊柱畸形、弛缓性瘫痪后遗症、罕见骨病致肢体畸形患者只有由临床经验丰富、手术技能高超的矫形外科专家诊治，方能得到恰当救治，重塑人生轨迹。

小儿上肢的畸形矫正与功能重建在本系列丛书《上肢形态与功能重建》分册中有详细叙述，本书不再涵盖上肢重建内容。本书主要介绍下肢和脊柱的各种先天性或后天性畸形、残缺的外科治疗。

脊柱重建作为本书的重要部分，特别邀请了仉建国、张学军、田慧中、梁益建、邱勇等脊柱矫形外科大师编写；髋关节脱位与髋部相关畸形重建部分，邀请了李旭教授呈现佳作。其他所有下肢畸形矫正与功能重建的临床数据、病例资料、理论创新与技术体系阐述，来自秦泗河矫形外科。

本书各个章节的作者都是各自领域的优秀专家，他们将自己丰富的临床经验、手术技巧与决策智慧，贡献给读者。根据中国小儿肢体畸形的发病率、病情特点、医疗需求和经济状况，创建具有中国特色的肢体重建外科技术体系和医疗模式，是我们应承担的使命。

由俄罗斯医生 G. A. Ilizarov 创立的张力 - 应力法则与微创牵拉成骨技术，是 20 世纪骨科发展的里程碑之一，它使小儿各种复杂四肢骨与关节重度畸形的治疗效果发生了突破性的变化。本书对现代骨外固定（Ilizarov 技术）在中国的转化、发展，以及对肢体形态与功能重建的研究和临床应用结果，做了重点叙述。

人类肢体畸形的发生发展与直立行走的数百万年进化过程有很大关系。应力调控下组织再生重建的基础是遵循仿生学的原理，驱动生命自然之力重建残缺的肢体。本书对"直立行走与人类肢体畸形"之间的关系进行了探索性阐述，期望指导临床医师宏观地看待、评价肢体形态与功能，然后再逐级分析局部畸形残缺对全身功能的影响。

2021 年 10 月，美国《科学》（*Science*）周刊上发表了一篇论文，该论文作者通过调查出生后 8 天到 95 岁之间 6400 多名研究对象的数据证明，人体的新陈代谢率（能量消耗速度）实际上会经历四个不同的生命阶段：小儿期（7 岁前），发育成熟前期（7 ~ 20 岁），持平期（20 ~ 60 岁），持续下降期（60 岁之后直到死亡）。从有机体的代谢类型分析，个体的四个生命阶段相当于四个完全不同的人，这给骨科医生带来的启示是：对待同一个人，纵然是相同的肢体畸形残缺，不同年龄阶段应采取不同的医疗决策与技术方法。

本书为"肢体形态与功能重建丛书"之一，建议青年医生通读本丛书（共 6 册），并观看相关视频，储备综合知识，形成辩证思维，养成探索真实世界、为患者服务的优秀医师情怀。

秦泗河

视频目录

视频资源获取说明

◆ 在使用本书增值服务之前，请您刮开右侧二维码，使用 微信扫码激活。

*温馨提示：每个激活二维码只能绑定一个微信号。

◆ 扫描对应页码中的二维码观看视频。

目　录

第一章　概　论

第一节　直立行走与人类肢体畸形

纵观亿万年的生物进化，新物种的出现与种群分化，人类个体从胎儿、婴儿、少年、青年、中年、老年的演变过程，首要表现的是"肢体形态与功能重建"的变化。美国著名生物学家杜布赞斯基（T. Dobzhansky）曾说："若无进化之光，生物学毫无道理可言。"

截至 2020 年 12 月，秦泗河矫形外科团队手术治疗了各类肢体畸形 36 109 例（已建立手术病例数据库）。其中，救治了数千例经典外科手术难以治疗的重度四肢畸形残缺、骨科疑难与罕见肢体疾病，使 680 多例术前仅能爬行、蹲移或依靠轮椅代步的残疾患者术后恢复了站立行走的能力；1012 例脊柱裂继发下肢残缺畸形、837 例创伤后遗下肢畸形患者得到了成功救治；运用微创、美学理念手术矫正膝内翻、膝外翻与各类足踝畸形并获得了满意疗效。

秦泗河矫形外科团队很少用昂贵的手术器械，手术方法简单，医疗费低廉，极少发生严重手术并发症，优良的治疗效果吸引了境外 12 个国家或地区的肢体残疾患者前来就医和进行手术治疗。为何能用简单方法治愈上万例肢体畸形残缺、骨科疑难杂症？原因之一是秦泗河医生近 20 年来对人类进化与矫形骨科临床之间进行了多角度的贯通思考与临床验证，从生物体的骨骼起源与演变角度阐述人类肢体损伤与重建的历史演变规律。自觉地运用达尔文进化论——自然选择、适者生存以及遗传与变异等本源理论看待生命现象、健康与疾病，解析医术、医器与医道之间的关系，形成了能用简单方法解决复杂问题的临床思维主线与技术体系。

人类用数百万年进化形成了直立行走模式，但近几十年的计算机信息化时代又迫使我们坐下来工作与生活，因而导致了更多的颈椎、腰部与血管性疾病。玩手机、电子游戏以及富裕生活促成了糖尿病等慢性疾病流行，老龄社会导致肢体残障人数大量增加。因此，我们必须从人类起源与现代生活模式的关系梳理相关文献，就脊椎动物骨骼演化史、人类直立行走的身体结构特点、行为方式以及与其他灵长类动物的差异，探索直立行走与肢体畸形、骨科疾病发生的内在联系，运用进化论指导临床思维。本节对此做简要介绍，期望临床医生对生命本源与肢体修复重建的关系有更深入的思考。

一、从原始生命到人的进化历程

大约在 700 万年前，早期人类与黑猩猩分手，直立起来用双足行走，开始走向属于人类的大道。而人类的脑量快速膨胀约在不足 200 万年前才开始，比人类直立行走晚了几百万年。因此，直立行走引发了人类解剖学上的巨大改变，为其他方面的天择演化奠定了基础。

前单细胞生物进化到脊椎动物经过了 20 多亿年的时间，占了整个进化史的 2/3。从生物进化的时间跨度角度也可以说明脊椎动物结构的复杂性。脊椎动物进化成灵长类动物用了约 3 亿年，而灵长目进化成人猿超科动物仅用了 2000 多万年的时间。与 38 亿年的生物进化史比较，这仅是短短的瞬间。大约在 15 万年前，智人在地球上出现了，从此人类的形态与脑的重量就基本没有改变。由此昭示出一个奇特的现象，就是脊椎动物的进化速度越接近人的阶段，其变成新物种的"转型周期"越短。文化繁荣与科技发展使绝大多数人过上了较富裕的生活，社会选择的进化驱动力大于自然选择力，由此产生了与直立行走相关的结构缺陷与"失配性疾病"，如膝关节与足踝畸形、颈椎病、腰腿痛、股骨头坏死塌陷、脊柱侧凸、骨质疏松、高血压、内脏下垂、阑尾炎、痔疮、难产、近视眼、肥胖症、糖尿病等。

二、脊椎动物的出现为人类的诞生打下了基础

脊椎动物是生物进化史上低级动物迈上高级动

物的分水岭。以脊椎为轴心，脊椎动物的机体形成了完美的对称结构，脊椎是其身体运动中轴和中枢神经的保护屏障。背神经管分化成脑和脊髓，加上头骨就形成了脊椎动物的头部。嗅、听、视觉等感觉器官集中于头部，增加了脊椎动物对外界感知的敏感度与广度，完成了其中枢神经系统对全身运动与生理的调节，为陆生爬行纲、哺乳纲动物的诞生奠定了基础。

低级脊椎动物（如鱼）脊椎全由肋骨包绕，爬行类仅有颈椎，故身体的灵活性运动受到很大限制。进化首先表现在颈椎、腰椎部的肋骨退化，哺乳动物进化形成了灵活的颈部与腰部两个多自由度的躯体的旋转中心（图 1-1-1），人类的管状骨的生长、发育过程与其他哺乳动物基本相同（图 1-1-2）

组成人体脊椎的 33 块椎骨中，每一块椎骨又有 6 个关节，可以向 6 个不同的方向旋转，可以形成无数个不同转动方向的排列组合，其中任何一种非正常的组合都有可能造成身体的不适。所有哺乳动物的颈椎都有 7 块椎骨，人的腰椎椎骨由其他脊椎动物的 6~7 块减少至 5 块，平衡脊椎运动的尾巴消失，骶椎融合在一起，这是直立行走的结果，也是腰椎疾病与腰背痛的根源。

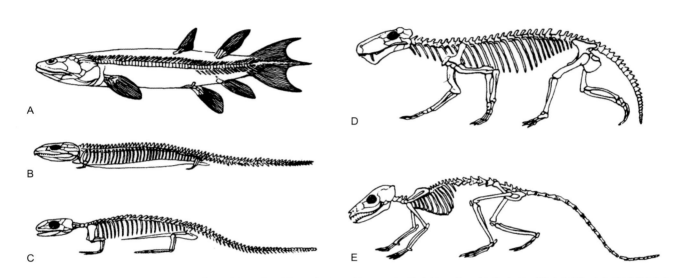

图 1-1-1　脊椎动物骨骼的进化图（脊椎动物进化到高级阶段，颈部和腰部的肋骨退化，最终出现颈椎和腰椎两个灵活的运动枢纽）：A.鱼；B.蝾螈类；C.爬行动物；D.地球上已消失的雷赛兽；E.陆地哺乳动物

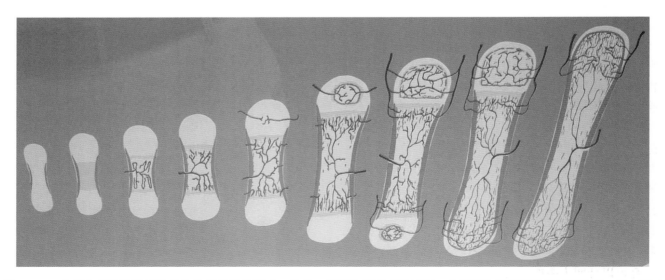

图 1-1-2　人类和其他陆地哺乳动物的管状骨的形成、生长、重建和发育成熟过程。人类肢体发育开始于妊娠的第 4 周，第 6 周出现软骨细胞与血液循环，第 8 周形成初级骨化中心伴随着血管侵入，软骨区域的两端变成生长区域，出生后才形成次级骨化中心

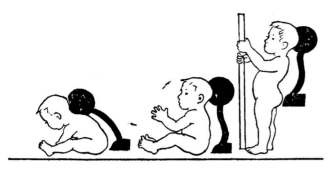

图 1-1-3 脊柱弯曲的形成过程：婴儿坐位时脊柱弯曲弧出现；具备抬头能力后，颈曲出现；直立后逐渐形成与下肢持重力线相符合的脊柱矢状位 S 形弯曲

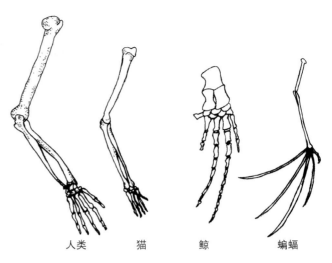

人类　　猫　　鲸　　蝙蝠

图 1-1-4 哺乳动物前肢经过选择和适应发生的变化：人类、猫、鲸和蝙蝠的同源性骨骼构成，已具备了各自物种的特定功能，但都有 5 个趾（指）骨

在其他灵长目动物，脊柱原本起到拱顶的作用；而在人类直立起来之后，它就只好充当承重的立柱了。为了支撑头颅并平衡髋关节和下肢以上的体重，脊柱在幼儿发育过程中形成了 S 形弯曲（图 1-1-3），从而维持了人体平衡和省力的双足运动，但这也为人类的颈背部疼痛、脊柱多发性疾患留下了隐患。

三、人手的演化过程

人类在运动行为上最特有的物种区别是两只手得到了完全解放与自由自在的运动。某些灵长类动物的前爪正在向手的方向演变，但从结构看，它们的前爪还不能运用自如，拇指不能完成与其他四指的对掌动作，奔跑时常常需要前爪辅助。由灵长目的前爪演化成人手的基本过程可能是：灵长目攀缘、采摘的树栖生存方式使上肢的功能与结构逐渐发生了有利于灵活运动的变化与相应的神经系统的复杂调控。环境的变化迫使下到地面生存的猿类，为了能使眼睛平视远方以逃避风险和更好地采摘食物，会不时地直立或半直立行走。由此它们的前肢变短，后肢变长，如此它们能腾出前肢并在前肢的辅助下进食，学会拥抱、抚摩、用前肢携带幼儿等温情行为，这些行为都增加了前爪进化成人手的内在动力需求。灵活、复杂的行为需求世代积累，便可能促成个体的微小变异或基因突变，使运动器官结构的改变与功能升级，这就是内因的累积进化。对不同种类的哺乳动物与人前肢（手）进行的比较解剖学研究可以证明人手的演化过程（图 1-1-4）。

在目前生活在地球上的 250 多个灵长类物种中，大猩猩、黑猩猩的血缘与人最近，黑猩猩的基因与

人的基因有 98.87% 是相同的，黑猩猩的形态与人的形态的主要差异是在骨骼与皮肤。手与舌头在人的大脑皮质功能代表区所占的区域最大。脑科学研究发现，手在进行精细运动时（如弹钢琴）会促使脑血流量明显增加，证明了手的劳动与语言的形成促使了人脑的发展，手的精细运动必然与人类的心理活动联系在一起。

四、人类的"幼胎持续"现象

人类是所有哺乳类动物中"幼胎持续"或生长发育期最长的动物，人类幼儿在 10~15 个月学会站立行走，而行走的方法（步态）在 20 岁以后才基本定型（图 1-1-5）。从幼年到成年，人类骨骼的骨骺一般于 22~25 岁才完全闭合，生长期几乎占整个生命周期的 30%。而其他哺乳动物的生长期一般占生命周期的 1/6~1/5。如此漫长的运动系统发育过程使人类出现了比其他哺乳类动物更多的骨关节发育障碍性疾病。大自然之所以给人类"规定"这么长的生长发育周期，主要原因是直立行走导致股骨头迫使双髋臼内陷，骨盆缩窄，难产率增加，婴儿在未发育成熟之前（幼胎阶段）即降生，1 岁左右才学会基本的站立和行走（图 1-1-6）。此外，人类属于社会性动物，身体发育与智能发育必须同步，且必须经过长期的教育和实践才能成为合格的具有独立生活能力与善于劳动的社会人（图 1-1-7）。

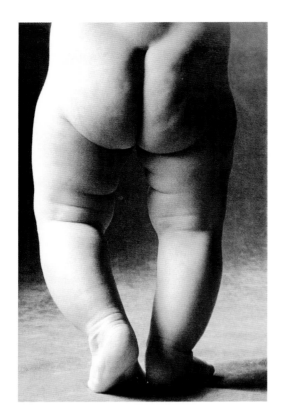

图 1-1-5　幼儿初期行走时脚掌是平的，双膝关节轻度内翻

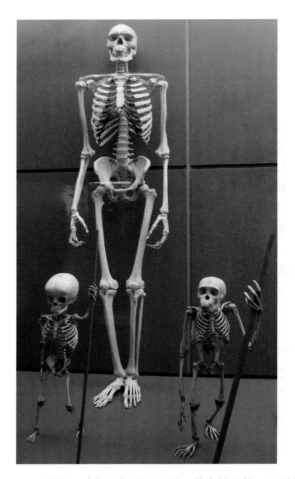

图 1-1-6　幼儿、成年人与黑猩猩站立状态的比较，显示初期学习站立、行走的幼儿与黑猩猩的站立姿态相似

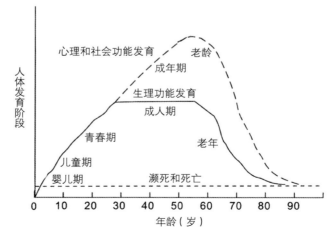

图 1-1-7　此图显示人的运动生理功能 25 岁发育成熟，55 岁即开始下降，而心理和社会功能（学习）的发育于 60 岁才达到顶峰，70 岁以后开始下降

五、人类直立行走的代价

（一）运动障碍性疾病

四足行走的脊椎动物快速演变为两足行走的人，赢得了双手的自由和大脑的智慧，但形成了并不完善的人体结构。为了支撑身体的重量并缓冲直立移动所形成的冲击应力，四肢的关节和脊椎骨都变大了，足部也演化出了足弓，关节与肌肉的总数增多了，全身约有了78个关节（有明确命名的），639块肌肉，还有无数的按规律分布的韧带，使人体的灵活、精细运动与平衡功能达到高等动物的顶峰。但双足着地直立行走终究是一个不稳定的结构，人体不管采用什么样的站立行走方式（包括走钢丝的杂技演员），都必须维持身体的平衡，即从头到足的着地着力部位必须保持动态的相对垂直的持重力线，如此，人体才能完成在各种不同的地面上行走。一个看似简单的站立、行走运动，需要内耳的平衡器官，深浅感觉，无数条神经、肌肉的参与和调节；如果其中有一个环节出现了问题，就会产生运动与行走功能障碍相关的疾病。

（二）颈椎病

枕骨大孔是颅骨连接脊柱的位置。在四足行走的哺乳动物，枕骨大孔朝后，头位于脊柱的前方，捕获食物与生存斗争主要靠牙齿的撕咬和头部（牙齿）的强力运动，且需要克服头下垂的垂直剪力，它们的颈椎比腰椎强壮、粗大（图1-1-8）。人类的

头部增大，枕骨大孔朝下，使头颅位于脊柱的顶端，枕骨大孔的横断面与眼窝的横断面几乎呈直角（图1-1-9）。头的重量相对垂直地压在躯干上，头能后仰，基本脱离了头下垂的剪力。不需要强壮的椎骨与颈部的肌肉支持，更需要颈部的柔软自如的运动与美学要求，由此使人类的颈部较之于相同体重的其他哺乳动物明显变细（自幼不从事体力劳动的女性的脖颈更细软）。这个进化上的优点也形成了颈椎

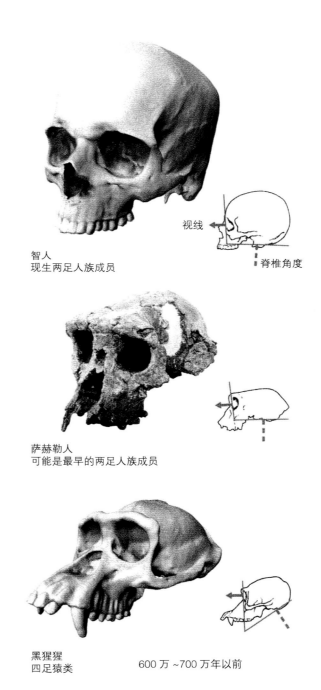

智人
现生两足人族成员

视线

脊椎角度

萨赫勒人
可能是最早的两足人族成员

黑猩猩
四足猿类

600万~700万年以前

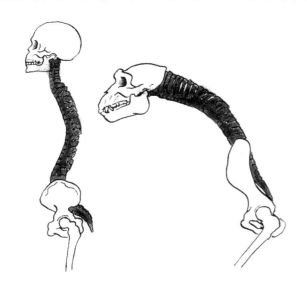

图1-1-8 人类（左）与大猩猩（右）的脊柱、骨盆结构比较：人的脊柱呈S形，椎体从颈椎到腰椎逐渐变大；大猩猩的脊柱呈弧状，颈椎椎体＞腰椎椎体，骨盆呈划船木浆样形状

图1-1-9 灵长目动物进化成人类后脊椎角度与眼眶角的变化，是眼睫毛内翻倒睫、某些先天性颈椎畸形根源

间盘应力增加的弱点，证明了人的颈部不能长时间一个姿势或长期低头位置下工作，也不能经受快速、暴力的剪切运动，否则很容易发生颈肌劳损、损伤和各种类型的颈椎病。

（三）脆弱的腰部

在胚胎发育过程中，脊索是原始的中枢支架，胎儿在第 10 周才形成完整的软骨性脊椎，之后后者逐渐发生骨化，直到 25 岁左右腰椎的骨化中心才能完全融合。

对于人类腰部的结构、生理、类型、协调运动轨迹与老化过程，腰部疾病对全身健康的影响等，现代科学还有许多未知数。但有一些观点已经得到科学界与社会的公认，如男人普遍喜爱细腰、肥臀的女性，奥斯汀大学的辛格教授认为细腰、肥臀的女性的运动灵活性与生育能力都高于同龄腰粗的女性，最迷人的腰臀比例在 0.6~0.7 之间，维护腰椎灵活性运动的存在，是个体健康与生活质量的一个重要指标。因为几乎从事任何运动都不同程度地要有腰椎的参与，腰部是机体的重心，是名副其实的人体的运动枢纽，也是脊椎动物进化成人类后最突出的薄弱点。

人类的脊柱结构除了尾椎退化之外，颈椎、腰椎的个数和结构基本保持了四足哺乳动物的特征，但其椎间盘的结构并不太适应长期的站立和高强度劳动，腰椎间盘约在 30 岁左右就开始退变。腰部的急性扭伤与慢性劳损非常多见，如腰肌劳损、椎间盘疾患、腰骶部疼痛等。若腰围 > 臀围，则必然影响腰椎的灵活性，容易继发许多代谢性疾病与心脑血管性疾病。因此，骨科医生临床上制定腰椎疾病治疗策略时应首先考虑如何尽量保留腰椎的灵活性运动。如椎间盘脱出的治疗，从直立行走的要求看，基本原则是消除其对神经根的压迫，恢复腰部的灵活运动，而不应该融合固定腰椎关节。

（四）脊柱、髋、膝关节畸形

特发性脊柱侧凸、发育性髋关节脱位、股骨头缺血性坏死、膝内翻和膝外翻畸形继发骨关节炎等，也属于人类直立行走的代价，尚未发现其他哺乳动物患有以上类似的骨科疾病。从脊椎动物进化的角度探讨这些疾病的发生原因与病理转化过程，有助于我们跳出纯技术的圈子看问题，提出更符合生物学和人性化的预防和治疗方法。如特发性脊柱侧凸

至今病因不清，但目前的矫正与融合脊柱关节的治疗原则不符合脊柱灵活性运动的生理要求。能否借用生物进化这个大一统理论，分析脊柱侧凸畸形的发生、发展与人类直立行走之间的个体关系，探讨脊柱的平衡运动与头颅位置的关系，分析不同个体的生存环境、躯干类型及其与步态之间的关系，采用不融合或尽可能少地融合脊柱关节而矫正脊柱畸形的方法，可能是脊柱侧凸、后凸畸形矫正的最有价值的研究方向。股骨头缺血性坏死与扁平髋目前研究的重点集中在股骨头的血液循环障碍，而其真正的发病原因是人类直立行走、生活方式改变与医源性因素。

（五）与行走有关的足疾病

树栖生活的猴类，手和足的外形与其骨关节结构相似；前足向内旋转，足内缘凹陷，外缘凸起；足跟不负重，故跟骨较小。美国人类学家通过研究发现，体重 160 kg 的雄性大猩猩的跟骨比体重 45 kg 的女人的跟骨还小。为适应直立行走的需要，人类的跟骨发育成足的最大骨骼，且其皮质骨较薄，松软的网状海绵骨很多，如此可减少跟骨着地时的震荡。人类的具有弹簧作用的足的纵弓和横弓在幼儿发育过程中形成，蹬趾与第二趾靠近平行，足的跖屈内翻肌力明显大于背伸外翻肌力，足部韧带发育壮大，而足的内在肌萎缩退化。这些足的结构和形态变化适应了足的稳定站立、行走、跑跳时的弹性推进与节省运动能量的效应。

由猿猴灵活的具有抓握等功能的后爪，变成"只能推动身体前进与缓冲前进中震动的人足"（图 1-1-10），结构演化得并不完美，如足的稳定与灵活之间的平衡还不协调，经常发生足的内翻性扭伤，足内翻畸形的发生率远多于足的外翻畸形，足踝骨间韧带演化的强度也达不到人类长期站立的承重要求。先天性马蹄内翻足、爪形趾、蹬外翻畸形以及平足症、疼痛性鸡眼、踝关节退变性疾病、马蹄足十分常见（图 1-1-11）。若用生物进化的思想和人类直立行走的代价解释足踝疾病的成因，会启示我们对这些疾病提出更合理的预防和治疗原则。世界上流行的潘塞提（Dr. Ignacio Ponseti）马蹄足矫正方法，将手法、石膏、矫形器与有限矫形手术结合在一起，凡 2 岁以内的松弛性畸形足患儿可以不开刀，仅需要很少的医疗费就能治愈。该方法的理论基础就是利用足的生物学和功能解剖学，认为马蹄内翻

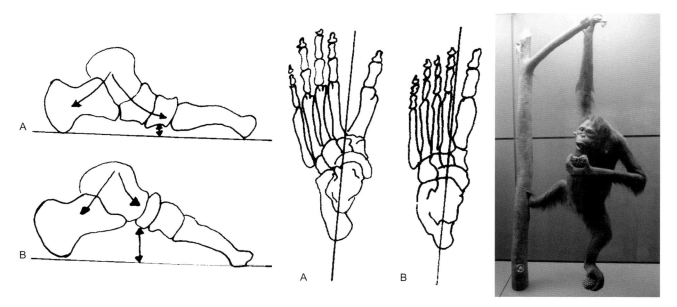

图 1-1-10　人足与猿足的比较，人足专司站立、行走的功能。左图、中图：A.猿猴树栖生活，其足无纵弓，第一跖骨向内张开；B.人直立行走，形成足弓，跟骨发达，第一、二跖骨靠拢，足专司站立行走。右图：猿猴的手和足都具有相同的抓握功能

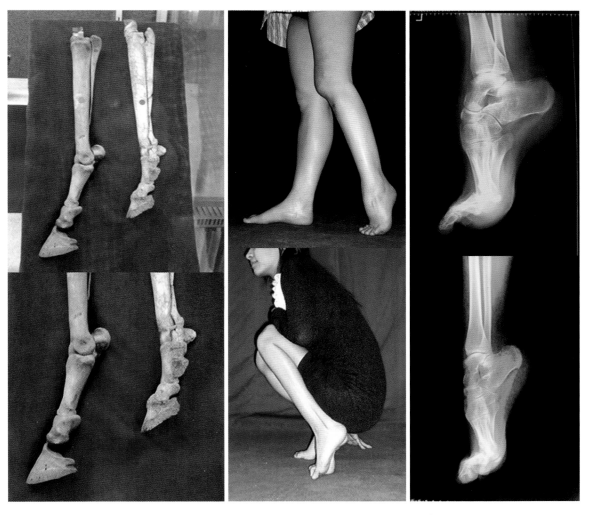

图 1-1-11　类似马蹄足样畸形改变是人类最常见的足病

足畸形的发生并非是先天性原因，而是与足的结构和进化有关的发育性原因。

生命的起源、人类的诞生与演化以一种我们尚难以理解的自然过程在继续发展着。大自然是生命机体创造、发展、分化、摧毁、重建的魔术师，而我们仅仅是地球演化史上新近出现的过客——"自然大学"的小学生。任何科学研究、发现发明、技术创新、临床医疗等过程，都根源于自然的智慧与能量的供给，人类所知道的知识（包括对人体自我的认识）只是宇宙大学知识库的很小一部分，有些知识，如宇宙、生命的起源与演化、基本粒子的存在与运动方式、人类大脑的诞生及精神现象等，由于不能复制演化过程等，可能永远不能被真实了解。

每个人都应该自知我们人体有个进化故事，这解释了为什么我们的身体是现在这个样子，从而使我们可以获得如何避免生病、保持健康的常识。这就要求临床医生将思路回溯到祖先从猿类分化出来并开始直立行走的过程，从人体过去的故事中吸取经验教训，并将其应用到现在和未来。在信息 - 智能化时代，我们最有力的进化动力不是生物学进化，而是科学与经济影响下的文化进化（图 1-1-12）。

对于人体运动系统对创伤、疾病、肢体残缺的巨大自然修复机制与代偿能力，现代科学还没有充分了解，骨科医生可以在活体上进行各种操作、治疗，用显微外科等技术进行组织移植，但不能创造人体的任何生命组织。因此，临床决策应从大宇宙观的角度，依据自然的规律驱动生命之力调动组织细胞再生的潜能，修复或部分修复残缺的组织，改善运动功能。用人工产品替代或重建肢体的形态与功能也必须从生命起源与运行的本质、个体生活的模式思考，论证替代重建的利弊。

科技的快速发展与生活模式的改变，使得人类几十万年形成的"节俭基因"与现代富足的生活不匹配，所以"能量过剩相关的疾病"就盛行起来，如糖尿病、高血压、痛风等适配性疾病大量出现甚至成为流行病。如果能把关爱健康的医学思维引申到大自然界的深层结构，则能更容易地解释这些系统性疾病的发生发展并提出适宜的防治办法。例如，青年女性为了性感美穿露肩衣、超短裙、高跟鞋等是颈椎病、肩关节周围炎、膝关节骨关节炎、蹈外翻畸形的重要病因；长期坐位使用计算机工作是颈部肌肉劳损、视力疾病的病因。超出生理承受力的持续运动与竞技训练容易继发关节软骨的慢性损伤与腰肌劳损；孩童期间就穿硬底皮鞋有碍足弓的正

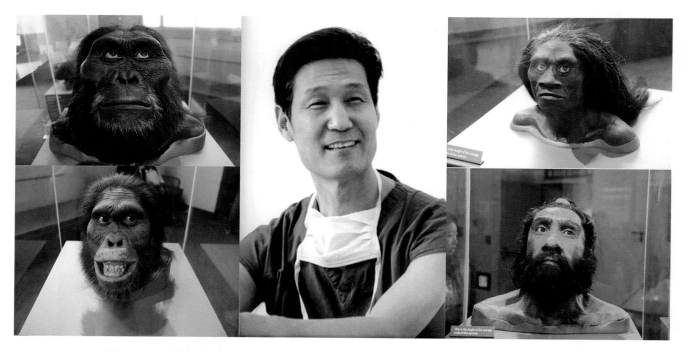

图 1-1-12　类人猿 - 智人头颅颌面形态的进化，人的脸面气质蕴含着文化积累进化的信息

常发育与重塑。

21 世纪的医学过度依赖高科技手段，出现技术至上、临床思维智慧弱化的问题。医学工作者如果不了解进化的某些方面，就无法理解我们身边的生物世界，无法理解人类的独特性、个体的差异性，无法理解遗传与免疫性疾病及其可能的治疗办法，无法理解细菌的抗药性、某些人的过敏体质、机体的结构层次以及内外环境的和谐调节等问题。直立行走使人类得到了高效率的直立移动能力，却换来髋、膝、踝、足关节众多的特有疾病和潜在问题。新时代自然与社会选择的压力，迫使我们必须潜心学习、思考，养成与先贤、聪明人、仁者不断思想交流的生活习惯，共同进化为更适合生存和发展的优秀社会人。

（秦泗河　刘月驹）

第二节　14 839例小儿肢体畸形手术统计分析

儿童肢体畸形除了影响外观美观、日常活动功能外，对儿童生长发育过程中的身心健康和参与正常的社会生活都有严重影响。需要注意的是，中国儿童肢体畸形的疾病谱、发病特征具有明显不同于西方发达国家的特点。截至 2019 年 12 月，秦泗河矫形外科团队统计分析了手术治疗的肢体畸形患者 35 753 例，其中 16 岁以下的少年儿童手术病例 14 839 例，占 41.5%，这是中国样本量最大、病种最全的儿童肢体畸形数据分析，可为了解中国儿童肢体畸形患者的疾病谱、发病特征及实施治疗策略提供依据。

在 14 839 例中儿童手术病例中（表 1-2-1～表 1-2-6），男性为 9556 例（64.40%）、女性为 5283 例（35.60%）；患者年龄为 1～16 岁，平均 11.6 岁，其中 6～16 岁的患者 12 831 例（86.47%）；病因病种包括神经性、代谢性、先天性、创伤性等疾病所致 150 余个病种。患者最多的前 6 位病种分别为脊髓灰质炎后遗症、脑性瘫痪、先天性马蹄内翻足、脊柱裂、发育性髋关节脱位、创伤后遗症。矫形手术包括跟腱延长术等 40 余种手术方法。采用矫形手术联合骨外固定技术 2071 例，其中应用 Ilizarov 环式外固定 1111 例，应用组合式外固定 960 例。

表 1-2-1　手术时年龄分布

年龄段	手术例数
1～5 岁	2008
6～10 岁	5382
11～16 岁	7449

表 1-2-2　手术时性别分布

患者性别	手术例数	所占比例（%）
男性	9556	64.40
女性	5283	35.60

表 1-2-3　手术时间与病例数分布

时段	小儿手术例数	总手术例数	小儿手术占比（%）
1980—1984	145	297	48.82
1985—1989	3004	7125	42.16
1990—1994	3546	9806	36.16
1995—1999	3180	5150	61.75
2000—2004	1785	3024	59.03
2005—2009	1079	3224	33.47
2010—2014	1182	3849	30.71
2015—2019	918	3275	28.03

注：由表中可见，近年来秦泗河矫形外科成人手术比例逐渐升高，小儿手术比例逐渐下降。

表 1-2-4　导致肢体畸形的病因/病种分布

病因/病种	手术例数
1 脊髓灰质炎（小儿麻痹）后遗症	8107
2 脑性瘫痪	3336
3 先天性马蹄内翻足	510
4 脊柱裂（脊髓栓系综合征）后遗症	450
5 发育性髋关节脱位、髋关节发育不良	411
6 创伤后遗症	262
7 臀肌挛缩症	150
8 先天性多发关节挛缩症	117
9 膝内翻	110
10 先天性腓侧半肢畸形	86

（续）

（续）

病因 / 病种	手术例数
11 运动神经元病（腓骨肌萎缩症）	78
12 膝外翻	71
13 先天性胫骨假关节	61
14 腓总神经麻痹	59
15 脑炎后遗症	40
16 佝偻病	34
17 肌性斜颈	33
18 脊柱侧凸	30
19 下肢血管瘤后遗症	29
20 先天性下肢短缩	29
21 格林 - 巴利后遗症	29
22 骨髓炎后遗症	27
23 先天性髌骨外脱位	26
24 先天性髋内翻	25
25 骨骺损伤致发育性下肢畸形	23
26 先天性桡骨发育不全	21
27 脑膜炎后遗症	20
28 骨干续连症	18
29 成骨不全	18
30 脑外伤后遗症	17
31 医源性损伤后遗症	16
32 烧烫伤后遗症	16
33 脑积水后遗症	16
34 产瘫后遗症	15
35 先天性跟行足	14
36 股骨头缺血性坏死	14
37 先天性翼蹼膝关节	13
38 先天性垂直距骨	13
39 多发性骨骺发育不良	12
40 遗传性痉挛性截瘫	11
41 先天性胫侧半肢畸形	11
42 手足口病后遗症	11
43 类风湿关节炎后遗症	11
44 化脓性关节炎后遗症	11
45 先天性束带综合征	10
46 平足症	10
47 进行性肌营养不良	10
48 骨纤维异样增殖症	10
49 多发性软骨发育不良	10
50 脊髓侧索硬化	9
51 大骨节病	9

病因 / 病种	手术例数
52 坐骨神经损伤	8
53 家族性神经纤维瘤病后遗症	8
54 硬皮病后遗症	7
55 骨缺损	7
56 腓肠肌挛缩症	7
57 先天性足外翻	6
58 先天性股骨近段轴向缺如	6
59 先天性尺桡骨连接症	6
60 内生性软骨瘤后遗症	6
61 流行性乙型脑炎后遗症	6
62 胫骨内翻（Blount 病）	6
63 软骨发育不全（侏儒症）	5
64 截肢残端不良	5
65 急性脊髓炎后遗症	5
66 硬纤维瘤病后遗症	4
67 先天性胫骨弯曲	4
68 先天性股骨假关节	4
69 蜡泪样骨病	4
70 骨结核后遗症	4
71 骨不连	4
72 血友病后遗症	3
73 先天性翼蹼肘关节	3
74 先天性多趾畸形	3
75 内生性软骨瘤后遗症	3
76 马德隆畸形	3
77 椎管内脊膜瘤后遗症	2
78 黏多糖病后遗症	2
79 先天性桡骨头脱位	2
80 先天性缺趾畸形	2
81 先天性屈腕畸形	2
82 先天性前足缺如	2
83 先天性拇指内收畸形	2
84 先天性距骨发育不全	2
85 先天性跗舟骨	2
86 先天性多指畸形	2
87 先天性尺骨发育不良	2
88 无痛无汗症	2
89 阔筋膜挛缩症	2
90 巨趾症	2
91 脊肌萎缩症	2
92 股动脉周围纤维瘤后遗症	2

（续）

病因 / 病种	手术例数
93 败血症后遗症	2
94 TOCP 中毒后遗症	2
95 蛛网膜下腔出血后遗症	1
96 中毒性菌痢后遗症	1
97 腰椎结核后遗症	1
98 胸脊髓压迫致下肢畸形	1
99 先天性足趾缺如	1
100 先天性足趾短缩畸形	1
101 先天性跖骨内收畸形	1
102 先天性小腿轴向缺损	1
103 先天性下肢肥大症	1
104 先天性握拳畸形	1
105 先天性屈肘肌缺如	1
106 先天性屈膝畸形	1
107 先天性前足内收	1
108 先天性踇趾肥大症	1
109 先天性拇指内收	1
110 先天性肩胛骨高位症	1
111 先天性股骨头缺如	1
112 先天性尺桡骨交叉畸形	1
113 先天性并趾畸形	1
114 腕关节背侧挛缩症	1
115 唐氏综合征	1
116 三官能蛋白缺乏症后遗症	1
117 桡神经麻痹后遗症	1
118 偏侧肢体发育不良	1
119 皮肌炎后遗症	1
120 脑卒中后遗症	1
121 脑血栓后遗症	1
122 脑血管畸形后遗症	1
123 脑脉络膜炎后遗症	1
124 脑海绵状变性后遗症	1
125 踇外翻	1
126 煤气中毒后遗症	1
127 脉管炎后遗症	1
128 颅内囊肿后遗症	1
129 淋巴管瘤后遗症	1
130 髋关节滑膜炎后遗症	1
131 髋关节骨性关节炎后遗症	1
132 巨肢症	1
133 进行性肌萎缩	1
134 假性类风湿后遗症	1

（续）

病因 / 病种	手术例数
135 甲状旁腺功能亢进后遗症	1
136 甲基丙二酸血症后遗症	1
137 家族性高弓足	1
138 脊髓蛛网膜炎后遗症	1
139 遗传性痉挛性下肢畸形	1
140 脊髓血管瘤	1
141 脊神经损伤	1
142 滑膜结核	1
143 黑棘皮病	1
144 骨肉瘤	1
145 骨化性纤维瘤	1
146 股外侧肌纤维炎	1
147 肱骨外上髁炎	1
148 恶性周围神经鞘瘤	1
149 断肢再植残留畸形	1
150 毒蛇咬伤后遗症	1
151 Gollop-Wolfgang 综合征	1
152 其他先天性上肢畸形	2
153 其他先天性下肢畸形	45
154 其他感染性下肢畸形	16
155 病因不清的肢体畸形	77

表 1-2-5 手术方法

类别	手术名称	使用例次	使用率（%）
软组织松解	跟腱延长	3424	23.07
	股内收肌松解	1335	9.00
	跖腱膜松解	1323	8.92
	屈髋松解	963	6.49
	胫后肌腱延长	929	6.26
	股薄肌松解	743	5.01
	屈膝松解	590	3.98
	髂胫束松解	284	1.91
	臀肌筋膜松解	274	1.85
	腓肠肌腱膜延长	201	1.35
肌力平衡	腓骨长肌移位代跟腱	1008	6.79
	腹外斜肌移位代臀中肌	787	5.30
	胫骨后肌移位代跟腱	771	5.20
	胫骨前肌外置	482	3.25
	骶棘肌移位代臀肌	359	2.42
	腓骨长肌移位代胫骨前肌	344	2.32

（续）

类别	手术名称	使用例次	使用率（%）
肌力平衡	半腱肌移位代股四头肌	285	1.92
	肌腱移位代伸踝、伸蹬、伸趾肌	275	1.85
	胫骨前肌移位代跟腱	248	1.67
	秦泗河仰蹬畸形矫正术（改进 JONES）	177	1.19
	腓骨短肌移位代跟腱	156	1.05
截骨矫形与关节融合	股骨髁上截骨	1954	13.17
	跟距关节融合	1806	12.17
	胫腓骨截骨矫形	1446	9.74
	三关节融合	517	3.48
	第一跖骨基底截骨	298	2.01
	股骨截骨矫形	268	1.81
	跟骨截骨矫形	239	1.61
	踝关节融合	193	1.30
	跟骰关节融合	188	1.27
	二关节融合	187	1.26
	距舟关节融合	99	0.67
	蹬趾趾间关节融合	67	0.45
下肢延长	胫腓骨截骨延长	225	1.52
	髂耻骨截骨延长	125	0.84
	股骨截骨延长	50	0.34
其他	颈总动脉外膜交感神经网剥离切除术	799	5.38
	闭孔神经切断术	452	3.05
	髋臼顶造盖	282	1.90
	跟腱缩短或固定术	221	1.49

表 1-2-6　骨外固定使用情况

外固定器种类	手术例数	使用比例（%）
环式外固定器	1111	7.49
组合式外固定器	960	6.47

通过以上数据与国外相关数据比较、分析可以看出，我国儿童肢体畸形严重程度、肢体残缺的发生原因与类别等与欧美发达国家有着较大不同。因此，了解中国儿童肢体畸形的基本情况和发病规律对认识国情，更好地从事中国儿童肢体畸形诊疗工作至关重要。

本组儿童肢体畸形临床大数据一定程度上反映了导致四肢畸形的病因病种及时间跨度变化，秦泗河矫形外科团队治疗了如此多的病种，有些甚至超出了骨科范围，其中骨科（肢体）自然重建理念的临床思维、个体化组合手术的实施与结合 Ilizarov 技术发挥了重要的作用。手术结合外固定（Ilizarov）技术，能有效解决经典矫形手术难以治疗的复杂四肢畸形残缺、小儿骨科疑难杂症，这给小儿骨科医生诊疗常见四肢畸形、开展矫形与功能重建手术带来重要启示。对这组数据的挖掘和深入研究，有助于对过去 40 年中儿童骨科肢体畸形矫正和功能重建工作的深入理解，对发展立足于国情的面向中国肢体残障患儿的临床诊治工作有着重要意义。

（秦泗河　王一岚　郭保逢）

第三节　小儿肢体形态与功能检查

小儿四肢肌肉骨骼系统的检查包括：全面检查评估、针对特殊病变部位的特殊评估以及专业的体格检查和影像学检查。多数患儿通过病史和体格检查即可明确诊断。

一、全面检查评估

全面体格检查，确保不会遗漏其他骨科问题。如了解全身性关节松弛度，有益于评估平足或髋关节发育不良；腰背部的检查是诊断足踝部畸形的重要步骤。

让患儿以正常姿势站立，从前、侧、后方观察体型、对称性、比例和有无畸形；分别观察站立位和坐位时的后背和骨盆，查看脊柱曲线有无异常，是否存在骨盆倾斜；让患儿缓慢正常地来回走动观察步态有无异常；然后再分别让患儿用足尖和足跟着地走，注意观察有无不平衡或肌无力。

（一）身体姿势的评定

身体姿势是指身体各部位在空间的相对位置，它反映人体骨骼、肌肉、内脏器官、神经系统等各组织间的力学关系。

1.后面观

（1）正常所见：正常人跟骨底平行于地面，跟腱垂直于地面，双侧腘窝在同一水平线上，大粗隆同高，双侧髂嵴同高，脊柱无侧弯，双侧肩峰、肩胛下角平行，头颈无侧倾或旋转。

（2）检查内容：从足部观察开始，足有无内外翻畸形、扁平足；胫骨是否弯曲；膝关节有无内外翻；双侧腓骨头高度是否一致；双侧股骨大转子高度是否等高；观察双侧髂嵴是否在同一高度；脊柱有无侧弯；双侧肩胛骨是否与脊柱距离相等，是否同高；头颈部有无侧偏、旋转。

2.正面观

（1）正常所见：双足内侧弓对称。髌骨位于正前面，双侧腓骨头和髂前上棘均在同一高度。肋弓对称，肩峰等高，斜方肌发育对称，肩锁关节、锁骨和胸锁关节均等高并对称。头颈直立，无旋转。

（2）检查内容：从足部开始观察，有无足内翻、足外翻、足弓塌陷。胫骨有无弯曲，腓骨头、髌骨是否等高，是否有膝内翻、膝外翻。手放在双侧髂嵴上观察骨盆是否对称。如果有脊柱侧弯，观察肋弓、旋转的角度和侧方隆起。肩锁和胸锁关节是否等高。头颈部有无偏斜或旋转等。

3.侧面观

（1）正常所见：足纵弓正常，骨盆无旋转。从侧面观察，正常人脊柱有4个弯曲部位（称为生理性弯曲），即颈椎前凸、胸椎后凸、腰椎前凸、骶椎后凸；头、耳和肩峰在同一条与地面垂直的线上。

（2）观察内容：足纵弓有无塌陷；踝关节有无跖屈挛缩；膝关节是否屈曲或反屈。腰椎前凸是否增大，腹部有无凸出；胸椎弯曲有否增大，躯干是否存在向前或向后弯曲。

（二）步态分析

步态是反映肢体健康与否的"镜子"。常见的病理性步态包括：

1.避痛步态 患肢因负重引起的疼痛使站立相缩短。

2.足尖内指和外指 判定步行角，评估是否存在下肢旋转畸形（骨性旋转或臀肌挛缩）。

3.马蹄步态 在站立相开始时以足尖着地代替了足跟着地。

4.髋外展肌瘫痪或川德伦堡步态 患侧处于支撑相时，健侧（处于摆动相）骨盆下降，躯干向支撑腿侧弯，患侧肩关节下降。双侧肌力弱，行走时，躯干左右交替摇摆呈"鸭步"。

5.短肢步态/跳跃步态 若患侧下肢短缩超过3 cm，骨盆及躯干发生倾斜，患侧足尖着地，或屈曲健侧膝关节行走。相较于成人，一般儿童能更好地代偿肢体不等长，年幼儿童常采用屈膝或足跟抬起足趾负重来代偿，但青少年或成年人很少采用足趾负重行走，因此通常表现为跳跃步态。

6.跨阈步态 又称高抬腿步态，为胫前肌无力致足下垂、足尖着地或全足着地，为廓清障碍，过度屈髋、屈膝以代偿。

7.跟行步态 走路时以足跟着地，步态不稳，表现为躯体左右轻微晃动，足背伸、足弓高，可见于胫神经麻痹、跟腱断裂、遗传性共济失调等患者。

8.股四头肌瘫痪步态 患者行走时用手压住患侧大腿前下方，以稳定膝关节。

9.臀大肌麻痹步态 患者以手扶持患侧臀部并挺腰，使身体稍向后倾行走。

10.剪刀步态 膝关节始终屈曲，身体前倾，足前部触地行走，呈剪刀步或交叉步态，廓清障碍，支撑相延长，摆动相缩短，为不稳定的疲劳步态，可见于大脑性痉挛性瘫痪。

二、特殊评估

（一）关节松弛

关节活动范围在婴儿期幅度最大，随着年龄增长逐渐降低。可通过检查踝、膝、肘、拇指关节评估关节松弛（图1-3-1）。关节松弛是一些疾病的诱发因素，如髋关节发育不良、髌骨脱位、平足等，同时关节扭伤的危险增加。过度的关节松弛见于马方综合征等。

（二）关节活动范围

关节的正常活动度随着年龄增长而降低。特殊的关节受宫内位置影响，如胎儿在宫内的体位对下肢的旋转力线影响很大，新生儿出生后一段时间内仍会保持这一体位，此时足呈内八字姿势。因此，髋关节的外旋在婴儿早期最大，此后2~3年开始下降。

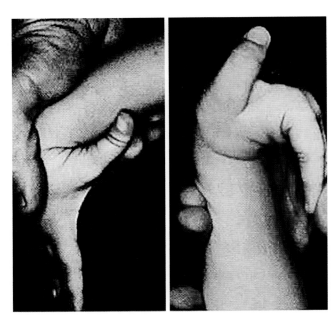

图 1-3-1　关节松弛的手指试验。拇指能与前臂靠拢和背伸手指与前臂平行提示关节松弛度增加

（三）下肢力线

1.旋转变形　下肢的旋转力线主要由三点因素决定：足的力线，胫骨相对于股骨髁间轴的旋转（胫骨扭转），股骨颈相对于股骨髁间轴的旋转（股骨前倾）。如果其中一个或几个因素发生异常改变，就可能导致内八字和外八字异常步态。

（1）跖骨内收：临床上，1岁以内的儿童足力线异常的最常见病理性因素是跖骨内收。跖骨内收是指前足相对后足向内偏移，评估跖骨内收可以在脚掌面画足跟部的平分线，正常情况下这条线会经过第二和第三趾之间，当这条线向足的外侧偏移的时候，就是跖骨内收。偏移越多，程度越重（图1-3-2）。

（2）小腿内旋：通常用股足角（thigh foot angle，TFA）来判断是否存在小腿内旋。检查方法是，俯卧位下屈膝90°，观察大腿的轴线和足的轴线的夹角（图1-3-3）。正常情况下，新生儿足的轴线相对于大腿的轴线向内成角，TFA在−5°左右。随着生长发育，TFA可以自我纠正，从向内成角发展为向外成角，5岁左右TFA达到0°，成年后通常在10°~15°。发生小腿内扭转时，TFA值较正常值小。如果TFA值大于正常值，就可能会发生外八字异常步态。

（3）股骨前倾角增大：对于3岁以上的儿童，股骨前倾角增大也是导致内八字异常步态的可能原因。正常成人的股骨前倾角为12°~15°，儿童股骨前倾角较成人大，但一般不超过30°。如果股骨前倾角太大，不仅会表现出内八字异常步态，还有可能因为髋关节内旋范围增加的同时外旋范围减小而表现为喜欢"W"坐姿，拒绝盘腿坐（图1-3-4）。当股骨前倾角太小，甚至发生反倾时，即股骨前倾角为负值的时候，也有可能导致外八字异常步态。

其他比较罕见的导致内八字或外八字异常步态的病理性因素包括脑瘫、发育性髋关节发育不良、先天性马蹄足、蛇形足、股骨头骨骺滑脱等。虽然这些病因发生率低，但排除它们是非常必要的，因为它们通常不能自我纠正，需要进行专业的治疗干预。

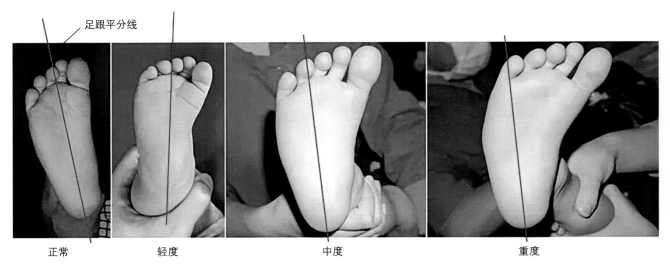

足跟平分线

正常　　　　　轻度　　　　　中度　　　　　重度

图 1-3-2　足跖骨内收的分度

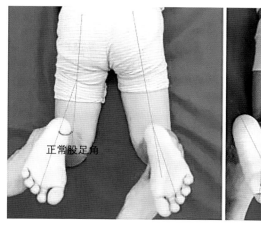
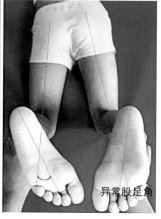

正常股足角

异常股足角

图 1-3-3 股足角的测量

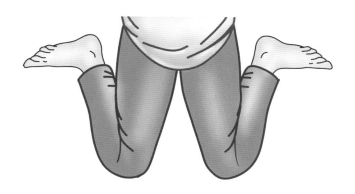

图 1-3-4 "W"坐姿

2. 膝内翻、膝外翻 膝内翻和膝外翻是指膝关节的成角畸形。膝内翻又称 O 形腿，表现为站立或腿自然伸直时双足接触而双膝无法靠拢。膝外翻又称 X 形腿，表现为站立或腿自然伸直时双膝接触而双足无法靠拢。儿童的下肢力线在婴儿期至儿童期处于一个不断变化的过程：生理性膝内翻（婴儿）→下肢变直（18 个月）→生理性膝外翻（2~6 岁）→下肢变直（＞7 岁）（图 1-3-5、图 1-3-6）。生理性膝内翻、外翻表现为与年龄段相一致，不合并其他异常表现，且其膝内翻、膝外翻呈对称性。

病理性膝内、膝外翻则与生理性演变年龄段无关；合并有其他异常表现，如有家族史、身材异常矮小、化验检查异常，有特殊影像学表现；呈非对称性的膝内外翻。

病理性膝内外翻病因多样，包括先天性疾病、创伤后畸形、内分泌疾病、感染、肿瘤及特发性原因等。

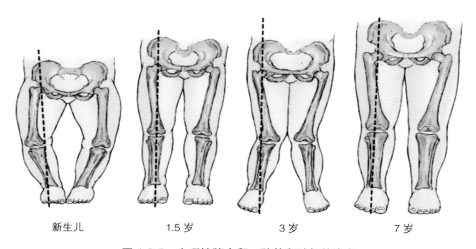

新生儿　　　　1.5 岁　　　　3 岁　　　　7 岁

图 1-3-5 生理性膝内翻、膝外翻随年龄演变

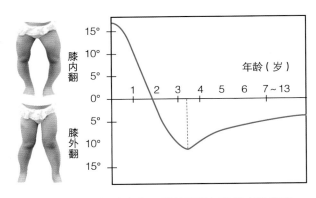

图 1-3-6　生理性膝内翻、膝外翻随年龄演变线条图

三、常用体格检查方法

1. 托马斯（Thomas）试验　又称髋关节屈曲挛缩试验：患者仰卧，尽量屈曲健侧大腿贴近腹壁，使腰部紧贴于床面，克服腰椎前凸增加的代偿作用；再让患者伸直患肢，如患肢不能伸直平行于床面即为阳性，说明该髋关节有屈曲挛缩畸形。患肢大腿与床面所形成的角度即髋屈曲畸形的角度。

2. 欧伯（Uher/Ober）试验　又称髂胫束挛缩试验：患者侧卧，健肢在下，并屈髋屈膝，减少腰椎前凸。检查者站在患者背后，一手固定其骨盆，另一手握患肢踝部，屈膝到 90°，然后将髋关节外展后伸，再放松握踝之手，让患肢自然下落。正常时应落在健肢后侧，若落在健肢前方或保持上举外展姿势，即为阳性。该试验阳性说明髂胫束挛缩或阔筋膜张肌挛缩，可在大腿外侧摸到挛缩的髂胫束，如小儿麻痹后遗症髂胫束挛缩者有此体征。

3. 臀肌挛缩征　患者站立位，双足双膝靠拢，屈髋、屈膝下蹲，正常儿童的臀部可触及足跟。当臀肌挛缩时，患儿不能完全屈髋、屈膝、下蹲，并可在臀部触及紧张束条。

4. 菲尔普（Phelps）试验　患者俯卧位，膝关节屈曲，大腿尽量外展，检查者握住患者踝部逐渐将其膝关节伸直。若其股薄肌有挛缩，在伸膝过程中其大腿发生内收，即为阳性。

5. 菲 - 贝试验　又称腘绳肌挛缩试验。本试验是在托马斯试验基础上保持膝关节、髋关节的屈曲，然后外展髋关节，再伸直膝、髋关节，此时大腿内收，并可触及腘绳肌挛缩。

6. 赫尔本（Helbing）征　正常站立时，跟腱长轴应与下肢长轴平行。足外翻时，跟腱长轴向外偏斜，偏斜程度和外翻程度成正比。

7. 跖骨头挤压试验　检查者一手握患足跟部，另一手横行挤压 5 个跖骨头，若出现前足放射样疼痛则为阳性，可能为跖痛病、扁平足、莫顿（Morton）病（跖间神经瘤）等。

8. 提踵试验　患足不能提踵 30°（踝跖屈 30°）站立，仅能提踵 60°（踝跖屈 60°）站立，为试验阳性，说明跟腱断裂。因为 30° 提踵是跟腱的作用，而 60° 站立是胫后肌、腓肠肌的协同作用。

9. 踝背屈试验　即小腿三头肌挛缩试验。检查时，将患者的足置于内翻位，锁住距下关节，使所有背屈动作都在踝关节。若膝关节屈至 90° 时，踝关节不能背屈则为比目鱼肌挛缩。若膝关节于伸直位时，踝关节不能背屈，则为腓肠肌挛缩。若膝关节屈曲和伸直时，踝关节都不能背屈，则为比目鱼肌与腓肠肌均挛缩。

10. 股直肌挛缩试验　髋关节屈曲畸形可由髂腰肌或股直肌挛缩所致。区分它们的方法是：患者俯卧位、屈膝，若臀部翘起，则为股直肌挛缩；若臀部仍平放，则为髂腰肌挛缩。

11. 发育性髋关节发育不良检查法

（1）屈髋屈膝外展试验：适用于 2~9 个月龄婴儿，为判断有无先天性髋关节脱位的临床检查。婴儿仰卧，将其两则髋、膝关节各屈 90° 后向外展，髋关节活动受限、外展不能达到 70° 为可疑阳性（记作 ±），外展限于 60° 以下为阳性（+），限于 50° 以下为强阳性（++）。阳性反应提示有关节脱位可能，必要时可采用 B 超或 X 线检查以明确诊断。

（2）Ortolani（复位）检查法：让患儿放松地仰卧在硬板床上，屈髋屈膝 90°，同时检查双髋。检查者抓住患儿的大腿，并用中指抵住其大转子，使其股骨头由脱位位置变为正对髋臼，同时轻轻外展其大腿，将其股骨头复位至髋臼内。检查者可通过手感获得阳性发现，复位时能听到弹响。

（3）Barlow（脱位）检查法：又称反 Ortolani 检查法，应慎用。此时股骨头位于髋臼内，通过 Barlow 法可检查出任何不稳定性状况。检查者同 Ortolani 手法握住患儿大腿，使其内收并轻轻向下施压，脱位时可触及股骨头滑出髋臼，再行 Ortolani 法复位明确诊断。

Ortolani 检查法和 Barlow 检查法应在患儿安

静放松时轻柔操作。由于发育性髋关节发育不良（developmental dysplasia of the hip，DDH）的病理改变程度不同，这种体格检查不能发现双侧脱位且无法复位的病例和髋关节尚稳定的髋臼发育不良病例。

（4）Allis 征（Galeazzi 征）：患者屈髋屈膝，两足平行置于检查床上，如患侧膝关节低，提示股骨头后脱位。

12. 下肢钟摆试验　患者取坐位，两小腿自然下垂。检查者将患者两小腿举起后突然放手，使其小腿自然下落。正常人两小腿落下后，可继续前后晃荡，如钟摆样摆动，几次后逐渐减小幅度直至停止，两侧相同，同时停止。双下肢肌张力增高者其小腿摆动时间远较正常人短暂；一侧肌张力增高时，该侧小腿摆动过早停止，表示上运动神经元损害。

13. 上肢瘫痪检查

（1）上肢轻瘫试验：

①患者取站立位或坐位，两上肢向前伸直，前臂旋前手掌朝下。数秒钟后即见患肢前臂呈过度旋前位，或同时小指外展，而且患肢无力而逐渐下落。

②患儿或神志不清躁动的患者，如四肢有偏瘫、骨折或脱位，则患肢活动较少或完全不动。

③针刺痛患肢，如不出现上肢屈曲动作，可能为瘫痪、骨折或昏迷；小儿如感觉尚存，则可因刺痛而啼哭。

（2）分指试验，又称手指外展对比法。患儿双手五指分开（外展），两手相合，指指相对，几秒钟后，有轻瘫的一侧手指逐渐并拢（内收）。

（3）肢体坠落试验：患者仰卧，将其两上肢伸直提起与躯干垂直，观察其坠落情况，昏迷患者瘫痪侧迅速坠落而且沉重，常落在自己胸部；而健侧则是向外侧倾倒，坠落速度较慢。如果患肢为轻瘫，则可维持于垂直位一段时间，但比健侧时间短。

14. 下肢瘫痪检查

（1）巴尔利（Barre）下肢瘫痪试验：

方法一：患者俯卧，检查者将其双膝屈曲至 90° 位，放手后几秒钟，患肢即逐渐下垂。

方法二：患者俯卧，用力屈膝使其足跟碰到臀部，即可看出轻瘫侧的踝关节与趾关节不能用力跖屈。

（2）敏卡锡尼（Mingazini）试验：患者仰卧，髋、膝关节屈曲至 90° 位，几秒钟后患肢即不能支持而下垂，即为试验阳性。

（3）昏迷患者下肢轻瘫试验：将患者下肢屈曲，足跟不离床，然后突然放手。若该肢无瘫痪，则其逐渐伸直至原来位置。若该肢向外侧倒下或下肢伸直处于外旋位，则表明该肢有轻瘫。

（4）下肢外旋试验：患者仰卧，双下肢伸直，两足扶直并拢，如其下肢瘫痪，则其患侧足向外侧倾倒。

（5）三屈征：

①患者仰卧，双下肢伸直，检查者以针刺痛其下肢，或迅速用力将其足趾跖屈。若患者该下肢出现踝关节、膝关节和髋关节屈曲，即称三屈征阳性，又称三屈反射，也称马利-福克斯现象，说明患者脊髓腰段以上有横贯性（完全性）损伤。

②患者仰卧，双下肢伸直，然后让其一侧下肢主动屈髋、屈膝，正常人踝关节会出现反射性地跖屈，即三屈征阴性。若出现踝关节背屈，即三屈征阳性，说明患者对侧锥体束有损伤。若同时出现足极度背屈和内翻，可能是额叶皮质有病变。

③患者俯卧，下肢伸直，然后让其一侧下肢屈膝。正常人踝关节会出现反射性跖屈。若屈膝同时出现踝关节背屈和髋关节屈曲反射动作，即三屈征阳性，说明患者对侧额叶皮质或锥体束有病变。

（6）全部反射：又称总体反射或总体屈曲反射。下肢某处稍受震动或刺激即可引起广泛而显著的肌肉痉挛、髋关节和膝关节屈曲、踝关节背屈（称为三屈征）、双下肢内收、前腹壁痉挛，瘫痪区某处皮肤出汗，有时出现反射性排尿、排便、阴茎勃起、血压升高等现象，这种广泛而显著的反射称为"全部反射"。此种反射是脊髓反射中枢失去大脑高级中枢的控制、兴奋性增强和扩散的结果。此反射阳性多见于脊髓腰段以上完全横断性损伤而腰段完整者。

四、影像学检查

影像学检查方法可使骨骼肌肉系统的评估更快、更准、更全面。但要正确区分病变和正常变异，避免因过度解读而导致过度治疗。

（一）X线摄影

X 线片仍是影像学诊断的支柱，其价格低廉、容易操作。X 线片可以很好地显示骨、水、脂肪和空气的密度。给患儿拍片时其姿势正确非常重要，如检查膝内翻、膝外翻时和拍负重位双下肢全长片时，患儿需保持双侧髌骨朝前的解剖学姿势。

（二）CT检查

CT检查可提供骨和软组织的非常清晰的图像。CT检查还可结合对比剂做特殊评估，如脊髓造影。CT图像经过计算机可重建三维图像。这些检查可更好地显示解剖结构的相互关系，如髋关节脱位的中心复位和髋关节发育不良的细节。对于复杂畸形可依靠CT检查构建矫形模型。CT检查的缺点有：婴幼儿需要镇静，患者接触放射线多。

（三）关节造影

关节造影能看到关节内软组织结构，尤其适用于髋、膝关节的检查。关节造影有助于诊断髋关节发育不良、半月板病变和确定关节游离体或异物。

（四）磁共振成像

磁共振可提供极佳的软组织成像而没有电离辐射。但磁共振对软组织成像好，对骨组织成像差。检查婴幼儿时必须进行镇静或麻醉以使其制动。

（五）超声成像

超声成像在小儿应用广泛，可用于肌肉骨骼系统检查，安全且价廉。产前超声检查常用于筛查马蹄内翻足、骨骼发育不良、肢体缺陷、脊柱裂及关节挛缩等。产后超声可用于小婴儿发育性髋关节脱位、感染脓肿的定位、异物、肿物、幼儿的软骨损伤及关节结构等检查。

（郭保逢　李　浩）

第四节　下肢形态与功能重建的成角旋转中心（CORA）概念

一、现代矫形外科的起源与矫形的技艺性

矫形外科（orthopaedics）这个词是由法国儿科医生 Nicholas Andry 在其 1741 年出版的《矫形学》一书中提出的，说明它是矫正畸形的技术。它由两个希腊单词组成：orthos 的意思是弄直，paedis 的意思是儿童，意思是"矫正和预防儿童畸形的各种技术。"20 世纪后骨科逐渐分出了多个亚专业，并在亚专业内相应地建立了手术指征、外科规范、疗效评定标准等。但在矫正肢体畸形领域，有关术前理解、分析、量化，表达各种类型的肢体畸形，制订恰当的矫形计划，以及如何精确地完成拟定的计划方面，自 Nicholas Andry 以来进展很少。矫形外科医师的工作主要依靠临床经验、直观、悟性与智慧。因此，高超的矫形外科医师甚至不需要详细的术前计划，就可以熟练地实行各种截骨矫形术并达到满意的矫形目标，但这种可以将外科技术与艺术结合的大师总是极少的。对于大多数医生来说，单凭临床经验、目测，传统的 X 线片画线测量方法，甚至对肢体畸形使用模板剪切测量截骨来制定矫形策略，往往还是不能使每例患者的矫形效果达到技术和审美统一的高度。

如何能够使许多类型的肢体畸形达到恰如其分的矫正，即同时恢复下肢骨骼的机械轴和解剖轴，是矫形外科医师需要面对的最直接的问题。在成角旋转中心（center of rotation and angulation，CORA）概念提出以前，近代许多著名矫形外科医师，曾试图寻找一种简单、有效、容易学习、具有普遍指导意义的矫正下肢体畸形的计划系统，但均未成功。

二、CORA概念主要来源于Ilizarov器械关节铰链

1987 年，美国著名矫形外科医生 Dror Paley 在俄罗斯国家 Ilizarov 科学中心学习时惊奇地发现，Ilizarov 环式外固定器之所以能够矫正各种复杂的肢体畸形，其中一个关键环节是其具有能够任意改变牵拉方向和角度的关节铰链，而且正是铰链使 Ilizarov 外固定器在矫形方面显示出了超凡能力。

当 Paley 等医师将 Ilizarov 技术引入加拿大和美国后，他们与 John E. Herzenberg 等医师合作，将 Ilizarov 器械关节铰链的概念进行多方面的临床和实验研究。在努力探寻更加精确地确定铰链安装水平的过程中，他观察到，某些继发性畸形是源于机械铰链和矫正骨骼畸形的旋转中心（位置）不吻合。Paley 等医师在 Ilizarov 技术、理念的基础上，经过 14 年的系列研究与观念发展过程，最终推出以关节

的走行方向进行分类，以下肢骨骼的机械轴和解剖轴画线为基础的术前计划CORA（成角旋转中心）方法。

CORA方法能够全面考虑整个肢体的静态结构与运动轨迹，包括考虑相邻关节的代偿和杠杆力臂，可用于从髋关节到足部的整个下肢畸形的矫正手术。对于包括不同的年龄和不同类别的病理异常，实际上在矫形外科领域已经形成了统一的或者普遍适用的系统。其基本的应用规则是：首先对畸形的肢体拍摄符合要求的双下肢全长立位或卧位X线正侧位片，某些畸形类型还需要进行特殊体位的影像检查；然后在影像片上按CORA方法规定的画线、测量步骤和要求进行分析、理解和量化表达，制订手术或截骨计划；最后，由手术医生决定对截骨断端使用的最熟练的固定装置。无论选择何种固定方式（钢板、髓内钉或者外固定器），有关畸形分析和术前计划的基本原则不变。只有按照CORA方法执行术前计划的每一个步骤，才能对有手术指征的各种畸形进行满意的矫正，至少在临床决策上不会出现大的失误。不遵循这些原则，轻则引起对线不佳，重则引起比原发畸形更难矫正的继发畸形。

三、CORA成为下肢畸形分析与矫正的国际通用语言

CORA概念以及在这一概念指导下所形成的能够测定的系列截骨技术的名词已经标准化，它们是以国际骨科学界公认的系统为基础，可使复杂繁琐的关节力学规划缩减为简单易学、容易掌握的规则，已成为畸形分析与矫正的国际通用语言。临床应用CORA方法，工具方面仅需1支铅笔、1把直尺和1个量角器。在矫形外科临床应用中，CORA方法并非只适用于Ilizarov装置或其他骨外固定器，而是可以推而广之，适用于各种畸形矫正之中。

作者于2006年9月参加了Paley医生在美国马里兰州巴尔的摩市举办的第16届"肢体畸形矫正国际培训班"，并应邀在培训班上讲授"改良Ilizarov技术矫正膝关节屈曲挛缩与膝关节复合畸形"专题。本期培训班有包括美国在内45个国家的230多位骨科医师参加。为期一周的培训除了讲授国际矫形外科领域的最新进展，包括新技术、新器械、新方法等，重点内容是讲授CORA方法。由Dror Paley主编的《矫形外科原则》（*Principles of Deformity*

Correction）对CORA方法做了重点介绍，本书中文修订版近期已由北京大学医学出版社出版。

CORA方法是在正常肢体结构与运动力学基础上提出的一个矫形外科概念和技术原则，其测量与计算方法来源于简单的几何学，仍处于发展与完善之中，其应用已经初步扩展到上肢、脊柱、骨盆甚至于颌面部畸形的矫正。有些学者认为，CORA方法是现代矫形外科出现的最具普遍指导意义的畸形分析系统，它适应于过去、现在和未来，且不会被未来发展的技术所取代，存在着巨大的应用前景。CORA方法把复杂的生物力学缩减成简单的原则，创立了能够量化和标准化、简单易懂的科学的矫形外科治疗体系。下面简要介绍其基本的核心内容。

四、骨骼的机械轴和解剖轴

每根长骨都有机械轴和解剖轴，骨骼机械轴的定义是连接近侧关节和远侧关节中心点的直线（图1-4-1）。骨骼解剖轴是骨干中线（图1-4-2）。在额状面上，机械轴永远是连接2个关节中心点的直线；在矢状面上，下肢机械轴是股骨头中心到踝关节中心的连线（图1-4-3），股骨机械轴是股骨头中心到股骨远端关节线的前中1/3的连线，胫骨机械轴是胫骨平台前1/5到踝关节中心的连线（图1-4-4）；解剖轴在额状面上可以是直线，在矢状面上可以是弧线，例如股骨就是如此（图1-4-5），据此股骨髓内针的设计在矢状面上带有弧度；而胫骨解剖轴在额状面和矢状面上均为直线（图1-4-6）。轴线的概念也可以运用于骨骼的任何纵轴投影之中，但为了

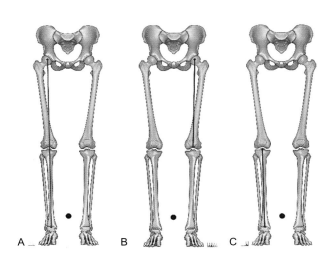

图1-4-1 下肢机械轴。A.绿线为右下肢机械轴；B.红线为左股骨机械轴；C.红线为右胫骨机械轴

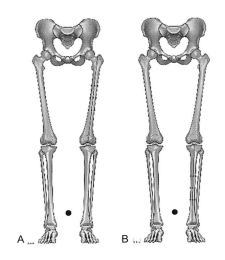

图 1-4-2　下肢解剖轴。A.股骨解剖轴；B.胫骨解剖轴

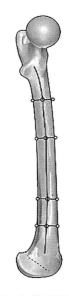

图 1-4-5　矢状面股骨解剖轴

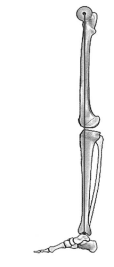

图 1-4-3　矢状面下肢机械轴

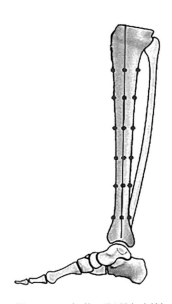

图 1-4-6　矢状面胫骨解剖轴

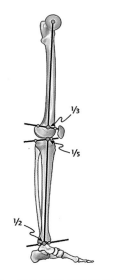

图 1-4-4　矢状面股骨和胫骨机械轴

便于实际运用，我们只讨论 2 个解剖平面：额状面和矢状面，相关的放射学投影分别为前后位（AP）和侧位（LAT）。

五、关节的中心点与关节走行方向线

机械轴通过关节的中心点，由于大多数情况下只需要考虑额状面上的机械轴，因此只需要确定额状面上的髋关节、膝关节和踝关节的中心点（图1-4-7）。髋关节中心点位于股骨头的中心点，我们使用量角器的中心来确定该点。在确定膝关节中心

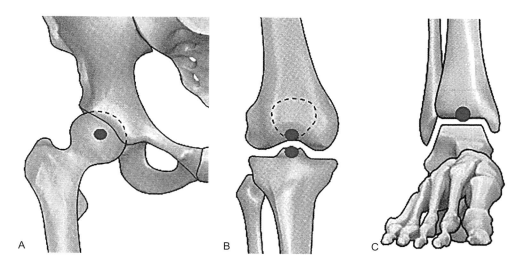

图 1-4-7 额状面髋关节、膝关节和踝关节的中心点。A.髋关节中心点；B.膝关节中心点；C.踝关节中心点

点时，采用股骨髁间窝顶点或胫骨嵴中点。在确定踝关节中心点时，测量距骨宽度的中心点或胫骨下端宽度的中心点。

关节走行方向线：在一个特定平面或者投影平面上，可以用一条直线来代表关节的走行方向，被称为"关节走行方向线"。髋关节走行方向线的测量，在正位片上为大粗隆近端顶点与股骨头中心点的两点连线；在侧位片上为股骨颈的骨干中点与股骨头中心点的两点连线（图 1-4-8）。膝关节走行方向线的测量，在正位片上为股骨内外髁最凸起处两点的连线；在侧位片上为连接股骨髁与干骺端相交的两点的一条直线（图 1-4-9）。踝关节走行方向线的测量，在正位片上为胫骨远端软骨下骨线，在侧位片上为胫骨后唇和前唇远端连线（图 1-4-10）。

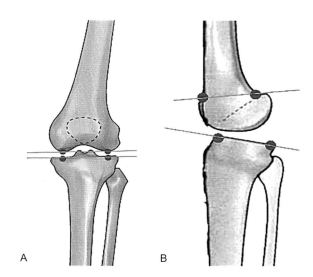

图 1-4-9 膝关节走行方向线。A.额状面膝关节线；B.矢状面膝关节线

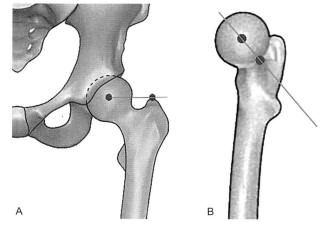

图 1-4-8 髋关节走行方向线。A.额状面髋关节线；B.矢状面髋关节线

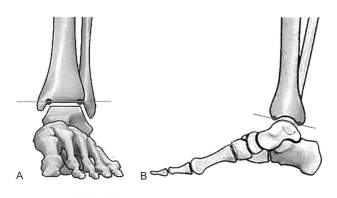

图 1-4-10 踝关节走行方向线。A.额状面踝关节线；B.矢状面踝关节线

六、正常下肢机械轴、解剖轴和关节线之间角度关系

下肢机械轴、解剖轴和关节线之间存在正常的角度关系（图 1-4-11）。为了正确测量下肢的机械轴和解剖轴，应按投照要求拍摄包括髋、膝、踝关节的站立位双下肢全长 X 线正位片（图 1-4-12），少数患者加拍全长 X 线侧位片（图 1-4-13）。如果单独拍摄股骨或胫骨的 X 线片，也必须包括上下两个关节。

七、站立位双下肢全长X线片拍摄方法

（一）正位全长X线片拍摄方法

负重位下肢全长正位 X 线片应包含完整的骨盆以及双侧股骨、胫腓骨和足踝 X 线影像。拍摄时患者面向球管站立在拍摄支架上，后背及双腿尽

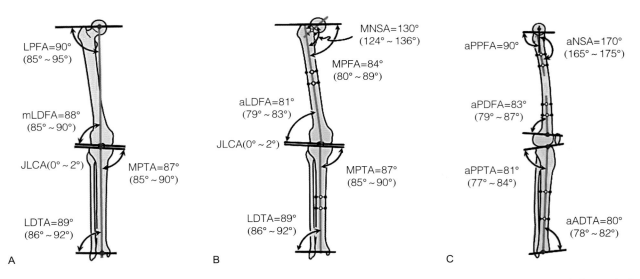

图 1-4-11　正常下肢机械轴、解剖轴与关节线之间的角度关系。A. 额状面上关节走行方向相对于机械轴的正常值；B. 额状面上关节走行方向相对于解剖轴的正常值；C. 矢状面上关节走行方向相对于解剖轴的正常值。LPFA，股骨近端外侧角；JLCA，关节线夹角；LDTA，胫骨远端外侧角；MPTA，胫骨近端内侧角；MNSA，内侧颈干角；MPFA，股骨近端内侧角；mLDFA，股骨远端机械轴外侧角；aLDFA，股骨远端解剖轴外侧角；aPPFA，股骨近端解剖轴后方角；aPDFA，股骨远端解剖轴后方角；aPPTA，胫骨近端解剖轴后方角；aNSA，解剖轴颈干角；aADTA，胫骨远端解剖轴前方角 [引自 Dror Paley 著《矫形外科原则》（修订版），北京大学医学出版社，2023]

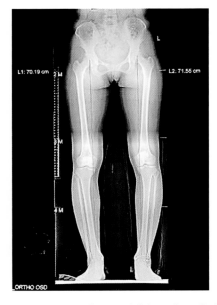

图 1-4-12　站立位双下肢全长正位 X 线片

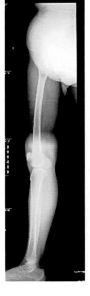

图 1-4-13　站立位下肢全长侧位 X 线片

量贴近拍摄支架背板（探测器），双手扶住两侧扶手以免拍摄中出现身体摆动造成影像模糊，双下肢尽量伸直，髌骨朝向正前方，双足并拢或略分开至与骨盆等宽（图1-4-14）。当患者存在下肢短缩或畸形，双下肢不能平衡负重时，可用制作好的木板将其患侧肢体垫高，使其双下肢可以平行稳定站立。例如对有一侧肢体短缩的患者，可将患者患侧肢体垫高至其站立时双侧髂前上棘位于同一水平（图1-4-15）。如果患者存在严重髋关节屈曲外展畸形，骨盆存在向患侧的固定下倾（图1-4-16），可将其健侧下肢垫高，使患者双下肢平行站立时双足均可全足掌负重。

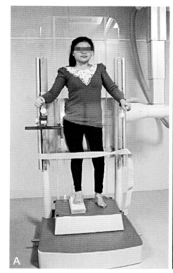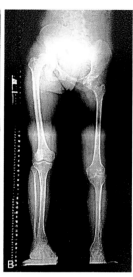

图1-4-16 骨盆倾斜患者，双下肢假性不等长，短肢侧肢体垫高。A.体位；B.全长正位X线片

（二）侧位全长X线片拍摄方法

由于骨盆的遮挡较多，负重侧位下肢全长X线片应包含完整的股骨、胫腓骨及足踝X线影像。拍摄时，患者被拍摄侧下肢面向球管站立在拍摄支架上，尽量贴近拍摄支架背板（探测器），双手扶住一侧扶手保持身体稳定。患者身体重心移向被拍摄下肢，被拍摄下肢尽量伸直，身体与被拍摄下肢轴线垂直于地面。被拍摄侧下肢髌骨朝向正侧方，垂直于投照方向。骨盆及对侧下肢尽可能外旋，避开对射线的遮挡（图1-4-17）。

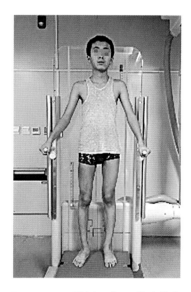

图1-4-14 拍摄正位X线片体位

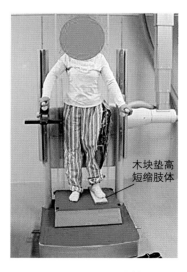

图1-4-15 短缩侧肢体垫高

木块垫高短缩肢体

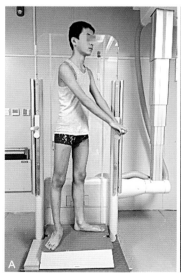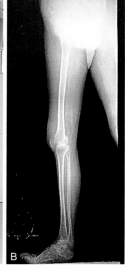

图1-4-17 侧位全长X线片拍摄。A.体位；B.X线片

八、基于CORA概念的下肢长骨畸形矫正的术前截骨矫形计划

（一）额状面畸形

1. 股骨畸形

（1）股骨近端畸形：股骨近端额状面畸形主要表现为颈干角增大或者减小。正常成人颈干角角度为124°～136°，平均为130°；正常儿童颈干角为110°～150°。颈干角增大又称髋外翻，颈干角减小又称髋内翻；股骨近端畸形矫正以恢复正常颈干角为目标（图1-4-18）。

（2）股骨中段畸形：分别画出近端和远端骨段的解剖轴，两条轴线的交点即为CORA，两条轴线夹角角度即为畸形角度，选择交点处截骨矫形，即可完美恢复股骨的解剖结构（图1-4-19）。

（3）股骨远端畸形：正常股骨解剖轴与股骨远端关节线外侧夹角为81°±2°；当股骨远端存在内翻畸形时，该角增大；存在外翻畸形时，该角减小。当股骨远端存在畸形时，先画出股骨近端解剖轴，再画出股骨远端关节线，再通过股骨髁间窝顶点画一条与股骨远端关节线外侧呈81°角的线，该线即为股骨远端正常的解剖轴，该轴线与股骨近端

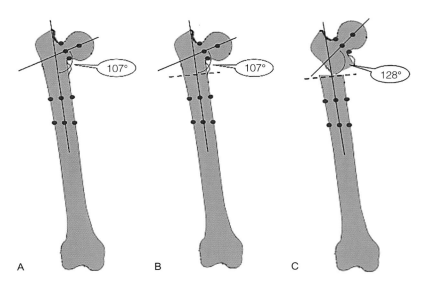

图1-4-18　股骨近端畸形分析及截骨计划。A.画出颈干角，测得畸形成角107°；B.计划做粗隆下外翻截骨；C.矫正至颈干角130°±6°

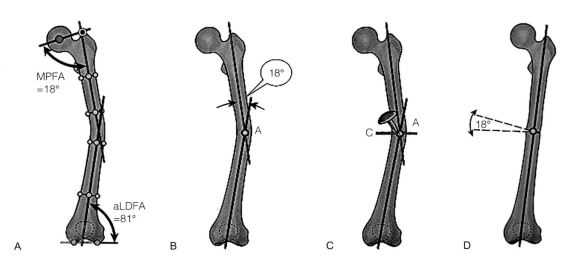

图1-4-19　股骨中段畸形分析及截骨计划。A.分别画出股骨远近骨段解剖轴和关节线；B.两条轴线形成18°夹角，说明股骨中段存在18°内翻畸形；C.计划在两条轴线交点处做截骨；D.截骨远端外翻18°，两条轴线重合，畸形矫正

解剖轴的交点即为 CORA，两线夹角角度即为畸形角度；在 CORA 平面做截骨，使截骨远端旋转相应的角度，畸形即可矫正（图 1-4-20）。

2.胫骨畸形

（1）胫骨近端畸形：正常胫骨解剖轴与胫骨近端关节线内侧夹角为 85°~90°，平均 87°；当胫骨近端存在内翻畸形时，该角减小；存在外翻畸形时，该角增大。当胫骨近端存在畸形时，先画出胫骨近端关节线，再根据关节线画出胫骨近端解剖轴，最后再画出胫骨远端解剖轴，该轴线与胫骨近端解剖轴的交点，即 CORA，两线夹角角度即为畸形角度；在适当的平面做截骨，以 CORA 为旋转中心，截骨远端旋转相应的角度，畸形即可矫正（图 1-4-21）。

（2）胫骨中段畸形：分别画出近端和远端骨段的解剖轴，两条轴线的交点即为 CORA，两条轴线夹角角度即为畸形角度，选择交点处截骨矫形，即可完美恢复胫骨的解剖结构（图 1-4-22）。

（3）胫骨远端畸形：正常胫骨解剖轴与胫骨远端关节线外侧夹角为 89°±3°；当胫骨远端存在内翻畸形时，该角增大；存在外翻畸形时，该角减小。当胫骨远端存在畸形时，先画出胫骨远端关节线，再根据关节线画出胫骨远端解剖轴，最后再画出胫骨近端解剖轴，该轴线与胫骨远端解剖轴的交点即

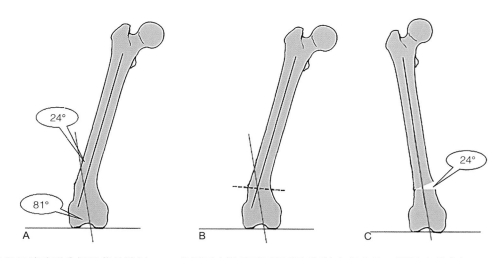

图 1-4-20 股骨远端畸形分析及截骨计划。A.分别画出股骨远近骨段解剖轴和关节线，测得畸形成角 24°；B.计划通过畸形 CORA 平面做截骨；C.截骨远端外翻 24°，两条解剖轴线重合，畸形矫正

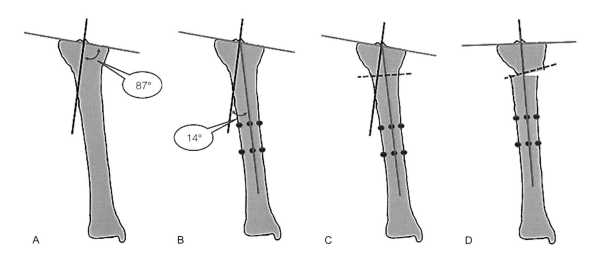

图 1-4-21 胫骨近端畸形分析及截骨计划。A.分别画出胫骨近端关节线和正常解剖轴；B.画出胫骨远端解剖轴，两轴交点即为 CORA，夹角即为畸形角度；C.做截骨计划，由于 CORA 在关节线上，不适合作为截骨部位，故把截骨部位选在胫骨结节下；D.截骨远端以 CORA 为旋转中心，外翻 14°，两条解剖轴线重合，畸形矫正，截骨端向外移位

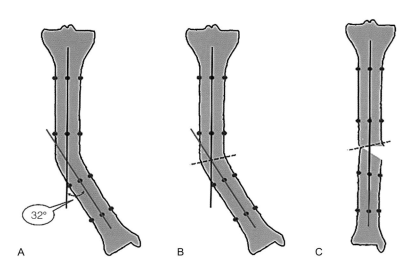

图 1-4-22　胫骨中段畸形分析及截骨计划。A.分别画出胫骨远近骨段解剖轴,两条轴线形成 32° 夹角,说明胫骨中段存在 32° 内翻畸形;B.计划在两条轴线交点做截骨;C.远端外翻 32°,两条轴线重合,畸形矫正

为 CORA,两线夹角角度即为畸形角度;在适当的平面做截骨,以 CORA 为旋转中心,截骨远端旋转相应的角度,畸形即可矫正(图 1-4-23)。

（二）矢状面畸形

1.股骨畸形　正常股骨矢状面上有 10° 左右的生理前弓弧度(图 1-4-24);在矢状面上,如果股骨近端解剖轴和远端解剖轴夹角小于 0°,或大于 15°,则说明股骨存在矢状面畸形。分别画出股骨近端和远端的机械轴,两轴交点为 CORA,夹角度数减去(或加上)10° 为畸形角度,在 CORA 平面截骨,截

骨远端以 CORA 为中心旋转相应角度,畸形即可矫正(图 1-4-25)。

2.胫骨畸形　分别画出胫骨近端和远端的解剖轴,两轴交点为 CORA,夹角度数为畸形角度,在 CORA 平面截骨,截骨远端以 CORA 为中心旋转相应角度,畸形即可矫正(图 1-4-26)。

3.膝关节畸形　矢状面膝关节畸形主要表现为屈膝或膝反屈畸形,不管是屈膝畸形还是膝反屈畸形,均存在以下 6 种情况(图 1-4-27):①由软组织挛缩(或松弛)引起,股骨远端和胫骨近端均无畸形;②由股骨远端畸形引起;③由胫骨近端畸形引

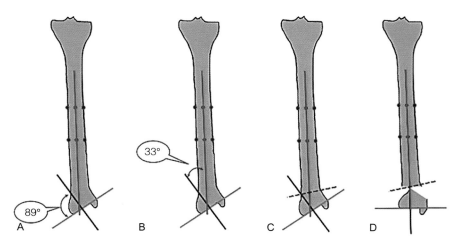

图 1-4-23　胫骨远端畸形分析及截骨计划。A.分别画出胫骨远端关节线和正常解剖轴;B.画出胫骨近端解剖轴,两轴交点即为 CORA,夹角即为畸形角度 33°;C.做截骨计划,由于 CORA 距离关节面太近,不适合作为截骨部位,故把截骨部位选在 CORA 近端;D.截骨远端以 CORA 为旋转中心,外翻 33°,两条解剖轴线重合,畸形矫正,截骨端向内移位

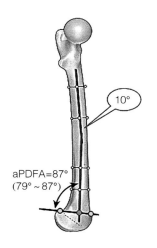

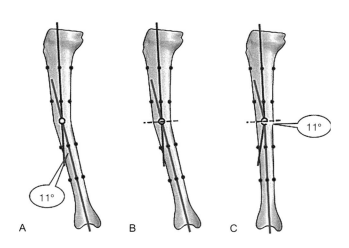

图 1-4-24 正常股骨有 10° 左右前弓。aPDFA：股骨远端解剖轴后方角

图 1-4-26 胫骨矢状面畸形分析及截骨计划。A. 分别画出胫骨近端和远端解剖轴，两轴交点即为 CORA，夹角即为畸形角度 11°；B. 在 CORA 平面做截骨计划；C 截骨远端以 CORA 为旋转中心，矫正 11°，畸形矫正

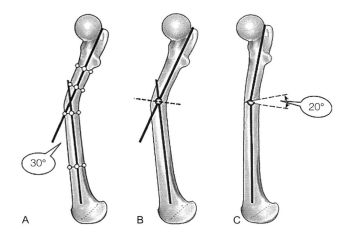

图 1-4-25 股骨矢状面畸形分析及截骨计划。A. 分别画出股骨近端和远端解剖轴，两轴交点即为 CORA，两轴夹角为 30°，该夹角度数减去 10° 即为畸形角度；B. 计划在 CORA 平面做截骨；C 截骨远端以 CORA 为旋转中心，矫正 20°，保留 10° 前弓，畸形矫正

起；④由股骨远端畸形和软组织挛缩（或松弛）共同引起；⑤由胫骨近端畸形和软组织挛缩（或松弛）共同引起；⑥由股骨远端畸形、胫骨近端畸形和软组织因素共同引起。

九、截骨位置选择与CORA的关系

长骨畸形最佳截骨矫形位置应该是畸形所在的位置，即 CORA，截骨后可直接矫正畸形且无移位。但有些情况下，畸形所在的位置（CORA）并不适合做截骨，如距离关节面太近、畸形位置为硬化骨等，在这些情况下，只能选择接近 CORA 的位置

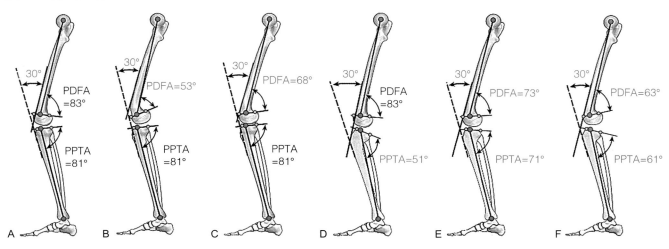

图 1-4-27 屈膝畸形的 6 种情况：A. 屈膝畸形 30°，畸形由软组织挛缩引起，股骨远端和胫骨近端均无畸形；B. 屈膝畸形 30°，畸形由股骨远端畸形引起；C. 屈膝畸形 30°，畸形由股骨远端畸形和软组织挛缩共同引起；D. 屈膝畸形 30°，畸形由胫骨近端畸形引起；E. 屈膝畸形 30°，畸形由胫骨远端畸形和软组织挛缩共同引起；F. 屈膝畸形 30°，畸形由股骨远端畸形、胫骨近端畸形和软组织挛缩共同引起。PDFA：股骨远端后方角；PPTA：胫骨近端后方角

做截骨。截骨位置选择与 CORA 之间存在以下三种情况：

（1）当截骨线位于 CORA 时，截骨矫形后，对线恢复，截骨端无移位发生（见图 1-4-26）。

（2）当截骨线与 CORA 在不同的水平，但以 CORA 为旋转中心矫正畸形将恢复对线时，截骨部位出现成角和移位（见图 1-4-21）。

（3）当截骨线与 CORA 在不同的水平，截骨远端骨段以截骨线为轴旋转矫正角度后，骨的近端轴与远端轴相互平行，截骨端出现移位（图 1-4-28）。

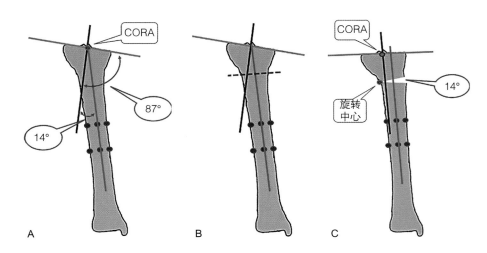

图 1-4-28　截骨和旋转轴均不在 CORA。A.胫骨近端内翻畸形 14°，CORA 位于关节线，此处不适合做截骨；B.截骨线选择在胫骨结节下；C.以截骨线外侧皮质为旋转中心，截骨远端外翻 14°，畸形矫正，胫骨近端轴与远端轴相互平行，截骨端移位

（焦绍锋　秦泗河）

第五节　肢体畸形外科治疗的基本原则

一、手术适应证

下肢畸形患者并不是每个患者皆需手术治疗，有些下肢畸形可先采用保守方法治疗，或嘱患者定期复查以选择外科治疗的合适时机。一些下肢畸形如先天性足畸形、佝偻病致膝内翻和膝外翻早期、脑性瘫痪痉挛性下肢畸形、小儿麻痹后遗症的连枷腿皆可结合非手术疗法，如应用支具、夹板、矫形鞋、石膏或手法矫形以及一些物理疗法等。这些治疗方法若适应证选择正确，应用得当，可以防止畸形的发展，稳定松弛或痉挛的关节，矫正已发生的软组织畸形。

下肢畸形手术治疗的适应证：①存在非手术不能解决的下肢畸形；②手术后能达到矫正畸形以及恢复和改善功能的目的。

手术年龄的选择：矫正畸形的软组织松解不限

年龄；关节融合术需 12 岁以上，特殊情况可放宽到 10 岁以下（如重度足内翻畸形的矫正）；肌肉、肌腱移位术宜 8 岁以上，但矫正跟行足和内翻畸形足的肌腱移位术宜早期施行；骨盆延长术宜 16 岁以上；股骨或胫骨的延长术虽不受年龄限制，但 40 岁以上者应慎重手术。对少年儿童施行骨干截骨的矫形手术，几年后畸形会复发。

二、手术方案制订的基本原则

下肢畸形患者的性别、年龄不一，病因不同，畸形的部位、程度、范围、类型差别很大，合并肌肉瘫痪、失用性萎缩或关节的退行性改变情况也不同。患者的步行运动多种多样，供选择的矫形手术方法也极其繁杂。对同一种类型的畸形可制订出不同的手术方案，选用不同的手术方法矫正。对于某类畸形的矫正和功能重建，究竟哪种手术方法更适合患者的实际，会取得最佳而稳定的效果，应当根据每个患者的具体情况，以整体的观点，从生物力学的角度，用运筹学的基本原理制订最佳的手术方案。

一个最佳的手术方案或最优手术方法应符合如下标准：①矫正畸形和改善功能的效果确实；②无近期或远期并发症；③手术次数少，创伤小，患者痛苦轻，安全系数大，康复周期短，经济花费少；④需两次或两次以上手术时，前后期手术效果互不影响。

三、常用手术

（一）软组织松解术或肌腱延长术

适应于下肢因软组织挛缩的各种畸形。如小儿麻痹后遗症、脑性瘫痪等屈髋屈膝畸形、马蹄足或马蹄内外翻足畸形皆需采用软组织松解术或肌腱延长术矫正。

手术方法以屈髋畸形松解术为例：做髋关节前外侧切口，显露髂嵴前下部分，游离并保护股外侧皮神经，骨膜下推开髂骨内外板及髂前上棘肌肉附丽处，髋关节处于伸直内收位，切断挛缩的臀肌筋膜，松解股直肌起点。若髂腰肌紧张，给予显露。若髂腰肌瘫痪，给予切断，松解髋关节前外侧关节囊，至此凡是有碍髋关节伸直的前外侧软组织（除血管、神经外）皆给予松解。最终达到髋关节完全伸直。若股神经紧张，术后通过石膏或牵引逐渐矫正。

（二）截骨术

截骨术是指完全或不完全截断骨而达到矫正畸形的目的。手术指征：①矫正长管状骨的过度成角、弓形弯曲或旋转畸形等。②矫正踝、足的各种畸形或融合松弛的踝、足关节。③延长或缩短下肢骨骼以均衡双下肢的不等长。④改变持重力线以改善髋部的稳定性，如转子下外展截骨术等。⑤解除髋关节骨关节炎的疼痛或改善髋关节的负重功能，如骨盆内移截骨术等。

手术方法根据截骨的部位、骨质的硬度、患者的年龄、手术的性质和要求等而定。一般分闭合性截骨（用针锯将管状骨截断）、小切口半开放性截骨和开放性截骨。开放性截骨可用截骨刀，对比较薄弱的骨质用骨剪即可。成年人的大长管状骨的骨皮质较为坚硬，可用线锯、电锯等截骨，也可在截骨处做几个钻孔后再用骨刀沿钻孔线截骨。总之，截

骨前要设计、准备好相应的手术器械（包括固定器械），以免在术中发生未按矫形的要求截骨或造成骨干的粉碎性截骨。

（三）关节融合术

在下肢畸形外科中，关节融合术的应用较广泛，尤其是在踝、足关节。手术指征：①已有骨关节改变的马蹄内翻、马蹄外翻、高弓等足的畸形，患者年龄一般在 12 岁以上，可实施距下关节、跗中关节或三关节融合术。②已发生骨关节炎、行走疼痛、功能障碍严重的踝、足关节。③连枷足。④因关节结核、化脓性炎症、类风湿关节炎等原因导致髋、膝关节严重破坏，关节畸形且缺乏人工关节置换的手术指征。⑤为了彻底矫正畸形，如锤状趾。

手术方法：基本的手术方法是切开关节，暴露骨端，切除关节软骨，制造粗糙的骨面，将关节摆在所要求的位置，关节间隙植骨，用钢针固定截骨段或配合石膏外固定，直至临床检查及 X 线片显示坚实的骨性融合为止。应将髋、膝关节融合于功能位，踝、足关节融合的位置视患者的性别、年龄、生活地区、职业、下肢有无短缩等因素而定。

（四）骨移植术

骨移植术分为自体移植骨片（骨片取自患者自身的其他部位，分为带血管蒂骨移植和单纯骨移植两种，近年来还开展了带血管蒂的骨膜移植）、同种异体移植骨片（骨片取自他人）、异种移植骨片（骨片取自动物）以及人造骨。

较大的不带血管蒂的自体骨片从一个部位移植到另一个部位并不能作为一个活组织存活下来，虽然靠近宿主骨表面的少部分骨细胞可能存活，但大部分骨细胞将要死亡。移植骨片主要是作为一个支架起暂时的桥梁作用以形成新骨，整个移植骨片最终将被新生骨爬行所代替。这种代替过程取决于移植骨片有无充足的血运再形成。如果骨片被移植到富有血运的骨床上，则比被移植到缺血组织所包绕的部位更易于完成爬行代替的过程。

手术指征：①骨不连或某些骨延迟愈合；②关节融合术时为了促使关节融合；③为了填充骨缺损或骨腔。

手术操作：移植骨片可为一个结实的骨板，也可以以多数骨条或骨碎片的形式应用。

骨板：骨板往往取自坚硬的皮质骨，胫骨的皮

下部分是经常取骨部位。可用螺钉或内嵌形式将骨板固定于受骨区，这种骨板可作为一个内固定夹板，同时也可作为新生长的桥梁。

骨条：条状骨片一般取自松质骨，特别是取自髂骨。骨条主要用于骨折不愈合，将骨条摆在骨折部位，深及骨膜下，缝合其周围组织以保持其位置不变。

骨块或骨碎片：多取自胫骨结节部外侧或髂骨，将它们紧密地填入或摆在受骨区，单纯缝合其周围组织即可维持其位置不变。

近年来随着 Ilizarov 技术及其他骨外固定技术的广泛应用，各种原因造成的骨缺损、骨不连皆可通过断端生物性加压、病灶的上下两端截骨延长的方法解决，避免或减少了骨的移植手术。

（五）肌肉、肌腱转移术

多种原因导致的肌肉不均衡性瘫痪或萎缩，在矫正软组织或骨性畸形的同时，同期或先后应用肌肉、肌腱转位术，以恢复或改善关节的主动控制或关节内、外、前、后的动力平衡，从而矫正或防止畸形的发生。

肌肉、肌腱转位术应遵循的原则：

1. 手术时间：脊髓灰质炎患病后 2 年以上；神经损伤、神经修复术后 2 年；骨关节损伤或炎症所致畸形后 1~2 年。

2. 患者年龄选择：脊髓灰质炎后遗症应在 6 岁以上，神经损伤、神经修复术后年龄最好在 5~6 岁以上；骨关节损伤或炎症后遗症宜在 8~10 岁以上；患者有炎症性、结核性疾病，手术应在病灶痊愈 2 年以上，皮肤溃疡愈合 3~6 个月以上。

3. 被选择转移的肌肉必须有足够力量牵引患肢（或指、趾），肌力一般不应低于 4 级，肌电测定无明显神经损害图像。如果转移肌的受肢太大，即使肌移植力量强大亦不足以牵引该受肢，术后将导致转移肌被拉松、萎缩和畸形复发。

4. 肌转移之跨越关节应无挛缩、畸形或强直。若有挛缩应予松解，若有骨性畸形应先行矫正骨性畸形。待骨关节活动无障碍时，方可考虑肌转移术。

5. 肌转移之近侧关节应保持稳定的功能位，以保证转移肌发挥较大效益。如做足部肌腱转移重建伸踝功能时，踝关节应背伸于 0° 位，这对其肌转移术后功能的发挥甚有裨益。

6. 转移肌游离端应被牢固地缝合固定于瘫痪肌

附着点或其他能矫正畸形的功能位置上，并力求其起点与新止点保持于一直线。如果不能保持于一直线，应考虑将转移肌力量降低不少于 1 级的可能。

7. 转移肌在行程中改变方向时或跨越关节功能位时，应将其用腱纽或支持带固定，否则其肌腱易脱位或在皮下形成弓弦状隆起，影响效果，有碍衣着和美观。

8. 保护转移肌的血管、神经，以保持转移肌的成活和最大效能的发挥。腱鞘是使肌腱伸缩不受粘连约束的保护膜，在手部手术时应予特别注意。常可见到不得不为转移肌再行粘连松解术的情况。

9. 转移肌的通道应无弯曲和粘连。术后转移肌一般易与相邻肌肉、皮肤等粘连，因此要求其通道是最短的路径，在腱鞘内或人工腱鞘内（由他处切取的腱膜做成），或在脂肪层，以使通道润滑和减少粘连。

10. 取协同肌优于拮抗肌。只要有条件，首先考虑取协同肌移植，因为协同肌比拮抗肌更易于训练，拮抗肌转移后的训练适应时间一般比协同肌长一倍以上。

11. 转移肌应保持适当张力，以免扭转。依转移肌原来的长度移植固定可获得最好的张力。若牵拉过长、过紧或扭转，日久后转移肌会渐趋萎缩。若固定太松弛，转移肌也难以发挥最大收缩力。

12. 转移肌术后外固定时间要适当，下肢为 4~6 周（足部宜 6~8 周）；若同时行骨性手术，如关节成形术或足的关节固定术等，外固定时间原则上服从骨性手术时间，但术后需早期锻炼转移肌的等长收缩运动，以减少转移肌的粘连。

13. 患者智力水平应正常，术后能配合功能训练。

14. 一般情况下不可期望将一块肌肉分为两部分，一半留置原位，另一半用来转移。但某些特殊情况下也可将半片肌移位以部分重建大关节的动力平衡，如将腓肠肌内外侧头前移代替伸踝、伸踇趾肌，保留比目鱼肌的跖屈功能；用腹外斜肌的外侧部分重建髋外展功能。

15. 转移肌需与骨固定时，宜钻骨洞引过肌腱端进行固定，以避免其松弛和撕脱。

（六）下肢均衡术

对各种原因导致的双下肢不等长可施行均衡手术。根据引起下肢不等长的原因、类型，可采用骨盆延长术、股骨延长术或胫骨延长术，某些类型可采用健侧肢体缩短术、骨盆均衡术。

四、骨性畸形矫正后固定方法的选择

截骨后选择何种固定方法，除取决于患者的年龄、截骨的部位和类型以及医生的经验外，还应遵循选择固定方法的基本原则：①操作方便，固定可靠，能促进截骨端愈合，儿童患者首选石膏外固定；②不能长时间（8周以上）影响膝关节的运动；③能早期下床活动，患肢能早期负重行走。常选用的方法是：踝、足的骨关节手术截骨端用钢针穿骨外加石膏固定；胫骨结节下旋转截骨术用外固定器固定；股骨髁上截骨术一般情况仅用石膏外固定；股骨上端的截骨矫形术用有限内固定加外固定术。随着骨外固定技术的逐渐成熟，各种截骨性手术后的固定逐渐被骨外固定技术方法所代替。

五、小儿肢体畸形矫正应注意的基本问题

一个人从受精卵的组织胚胎发育，到出生后从婴儿、幼儿、少儿直到成人的发育过程，多少都重演了亿万年物种进化的历程，由此也决定了小儿不是成人的缩影。小儿骨折、骨关节疾病与肢体畸形具有在成人患者所见不到的许多特点，一个人在儿童时期与成人阶段实际上是两种不同的体质，若不深刻认知人体发育学，遵循小儿体质特点进行骨科疾病的诊断和治疗，会导致不良后果。

（一）整体性与预见性原则

整体性原则是四肢矫形获得良好效果的基本保证，见畸形治畸形、有瘫痪治瘫痪的局部观易产生事倍功半甚至适得其反的结果。重度下肢畸形患者因长期的功能障碍和畸形外观可能影响患者的生活、学习、社交等一系列人生基本的需求，亦可能产生不同类型的心理障碍。矫形外科医生接诊患者时，应把患者的精神心理因素、社会背景与医疗需求、技术方法等联系起来，对其肢体畸形残疾的发生、发展以及功能障碍和肢体代偿的全过程进行全面的分析、判断，以结合患者的要求和条件选择最佳个体化手术方案，确定最终的矫形重建目标；还应评价主持手术的医生能力能否达到确立的矫治目标，然后列出治疗流程、周期、医患配合事项的安排，提出防止医疗风险与规避后患的措施，告知患者或其家属以默契配合，只有这样能获得最佳的治疗效果。

对每个患者都应制订全面而细致的治疗康复计划，包括选择最好的手术时机。对于较复杂的畸形，可拟订几个手术方案，然后统筹、优选出其中最佳的手术方案，安排合理的实施程序以及康复计划。对于一些罕见或复杂肢体畸形的矫治，因无固定的手术方式参考，就要求矫形外科医生在全面熟悉病情的基础上，应用丰富的矫形外科知识，从生物力学的角度，阐明畸形的发生机制，集思广益，制订适当的外科治疗方案、合理的康复程序等。

（二）重视术前准备

知己知彼，方能百战不殆。从事矫形外科工作的医生应充分认识术前准备的重要性，包括术前仔细的体格检查、步态分析、影像测量、功能评价等。若是下肢畸形，术前应拍摄立位下肢全长X线正侧位片，特殊的畸形还应拍摄特殊位置的X线片，由于应用螺旋CT实施三维重建技术能更好地显示复杂畸形的情况，提供大量X线片无法显示的信息，因此，对于复杂的骨关节畸形，应加做CT三维重建。术前必须明确畸形的性质、部位、程度，一种畸形与其他关节之间关系，矫形的要求、目的，可能的治疗周期，治疗目标，可能出现的并发症，选择何种手术方法，选择何种固定方法，器械如何准备，以及术后如何管理。对于多发性或麻痹性原因导致的肢体畸形，还应分清矫正畸形的主次，多种畸形同期矫正还是分期矫正，若分期手术，这次手术与下次手术之间的关系，如何避免发生矛盾。

总之，矫形外科医生的成功与内功更多地表现在手术外，只有知己知彼，跟上现代矫形外科理论与技术的新进展，方能制定出适宜的或优化的矫形策略。矫形外科临床经验不足的医生可选择先易后难、循序渐进的工作方式。

（三）正确评价自己的技术能力

下肢畸形分类繁杂，患者的个体差异、社会背景、经济状况也不同，有些畸形的矫治缺乏成熟的参考资料，有些罕见畸形和骨病即使高年资的矫形外科医生也是第一次诊治。面对疑难罕见或严重复杂的病例，医生在应用既往丰富的矫形外科知识和经验以及在充分熟悉病情的基础上，可进行文献的检索或邀请有关专家会诊，以设计出符合矫形要求的正确手术方案，同时也应当对自己的临床经验与技术能力做适当的评估，以确定制定的治疗策略是

否正确，选择的治疗方法主要的依据是什么，是否能顺利完成此项手术；如果明知有困难，就绝不能勉强意图侥幸成功。

一些矫形手术失败和出现并发症的原因正是医生对自己的技术能力估计过高，对畸形的复杂程度和手术治疗的难度估计不足，过分相信自己既往的临床经验，或术前准备不充分所致。对新开展的特殊疑难手术病例，术前拟定的措施可能与手术中的实际措施有差别（因为个别患者的真实情况只有在手术过程中才能完全了解），因此，术前的某些器械准备应由主持手术的医生进行，以避免术中发生骑虎难下的被动局面。

作者近年来接诊了数百例在多个医院手术治疗失败或出现并发症的肢体畸形患者，综合分析其既往治疗失败的原因，主要是没有把肢体各种畸形的矫正技术看成一种复杂的手术，导致术前准备不充分，或医生在不具备矫形外科技术能力的情况下实施了手术。因此，每个骨科医生在实施矫形手术时都要仔细询问病史、检查患者，检索、阅读相关文献，真正明了患者肢体畸形发生、发展与功能代偿的病理机制，了解人体正常情况下的运动生理，畸形矫正后可能出现的并发症，对所应用的矫形手术方法有真正的把握和理解。

（四）矫正畸形与恢复功能

功能与形态在人体应是辩证的统一，一定正常的形态保证了一定的生理功能。一般来说，恢复正常的解剖形态是重建功能的基础，在下肢首先应恢复正常的持重力线。但在大龄小儿或成年患者，如果他们已经适应畸形位置下的功能变化，矫正畸形就不能以丧失功能为代价，应该以恢复下肢功能为治疗的基本目的。如连枷膝伴有屈膝畸形，患者难以直立行走，实施股骨髁上截骨术，截骨端形成20°左右的后倾角，虽然手术造成了局部不正常的解剖结构，但对改善整个患肢的站立行走功能是很有效的。这也可以解释，下肢某些畸形的形成是功能代偿的表现，矫正局部畸形可能会导致下肢行走功能减弱，如轻度的膝反屈畸形对股四头肌瘫痪者有利于稳定膝关节，马蹄畸形或骨盆倾斜能代偿短肢等。某些畸形发展至成年人阶段时，如重度先天性马蹄内翻足，肢体已相对适应于畸形状态下的运动，若

手术矫正畸形后新步态建立，患者需要经历很长的应变过程，甚至难以适应。因此，对下肢畸形的矫正应该在整体运筹的基础上进行。判断一个畸形有无手术矫治的适应证，就是分析其手术后能不能达到畸形满意矫正、功能获得改善这两个目的。在此，作者想转述骨科前辈孟继懋在1980年出版的《骨与关节损伤》一书总论中的一段话：要善于辩证地分析每个肢体畸形的形成、发展与功能代偿的病理机制及过程，了解一种畸形与另一种畸形之间的因果关系，在矫形外科治疗上要学会对不同的方法扬其长，避其短，不为常规所束缚。

（五）合理应用高新技术

20世纪70年代以来，医学已从实验医学时代步入技术医学 - 数字医学时代，高科技的突飞猛进为临床医学提供了日新月异的设备、器械、技术方法，显著提高了医学的诊疗水平，但也使技术决定论的思潮泛起，医院竞逐高新设备，临床医生对设备、高技术的期待和依赖与日俱增，导致医疗费用迅猛上涨。各种新技术或新药物的应用也导致了较多的医源性疾病，这就出现了医学目的和医学行为的矛盾。正如一位叫波普尔的哲学家曾告诫人们的，"科学的进展是一种悲喜交集的福音，我们要正视这点。"

依据秦泗河矫形外科团队手术治疗的36 000余例各类肢体残疾的地域分布统计，肢体畸形严重的患者多来自于中小城镇或农村。从某种意义上讲，偏远地区经济困难者不能到有条件的医院治疗，即使能够治疗的部分患者也难以完成后期阶段治疗计划，从而延误治疗。对于一些农村经济较贫困的患者，要根据医院的设备条件，医生的技术水平，患者的经济状况以及对治疗的要求等，选择适宜的外科治疗方案。医生认为最优的手术方法或治疗策略并不一定是患者适宜的。手术方法选择的标准是：既能体现时代的高新技术，又必须简便、安全、满足治疗要求；既能保证良好的治疗效果，又能避免发生手术并发症。只有这样，才能满足社会与广大患者的需求。

（秦泗河）

第六节 微创技术与手术技巧

一、微创外科概念

20世纪70年代以来，随着医学模式向生物 - 心理 - 社会医学模式的转变和外科疾病整体治疗观点的形成，推动了微创外科的发展。1985年，英国泌尿外科医生Payne和Wickham首次提出了"微创外科（minimally invasive surgery，MIS）"的概念，但当时并未引起广泛的注意，直到1987年Mouret成功施行了世界上首例腹腔镜胆囊切除术以后，微创外科才逐渐被广泛接受。20世纪后期，随着微电子学、光学、材料学、现代工艺、计算机信息处理和实时成像、三维结构重建等的进步，特别是内镜、腔镜和介入治疗等技术的出现，以及人们对健康和美容提出了更高要求，MIS得到了快速发展。与此同时，人们也开始用循证医学方法对微创技术的应用进行了总结。

所谓微创系指微小创伤（minimally invasive），顾名思义，微创技术是指以最小的侵袭和最小的生理干扰达到最佳外科疗效的一种新的外科技术。它不是独立的新学科或新的分支学科，而是一种比传统的标准外科手术具有更小的手术切口、更佳的内环境稳定状态、更轻的全身反应、更少的瘢痕愈合、更短的恢复时间、更好的心理效应的手术。微创技术是一个相对的概念，有着广泛的内涵。随着科技的进步和外科学的发展，新的创伤更小的治疗方法不断涌现；随着人们对创伤与组织修复过程及机制的认识不断深化，微创技术的内涵将逐步丰富、完善和发展，今天我们认为的微创治疗，不久的将来或许就会成为传统外科的一部分。目前，微创外科已进展到将影像学、信息科学、遥控技术、人工智能等高新技术组合起来的计算机辅助微创技术。

微创涵盖了外科的理念和技术，在临床工作中应以微创理念为指导，微创技术为保证。作为一种理念，微创一直是外科学追求的境界，但对微创的认识不能单纯局限在手术上。需要指明的是，并非所有外科手术都适宜用微创技术来进行，因为微创操作的治疗效果必须等同于或好于传统手术的治疗效果，其手术的并发症应该更低。医生不应该以牺牲治疗效果来一味追求微创手术。

二、外科艺术与矫形手术技巧

外科（surgery）一词是指通过手术的方法来治病的科学，这同以手为主进行创作的艺术有异曲同工之妙。手术和手技在外科学中向来占有主要地位，现代矫形外科的目的是既能最大限度地恢复运动功能，又必须保持外容美观。这就要求矫形外科医生不仅要具备深广的医学知识、敏锐的立体意识、冷静的思维方法，深谙手术适应证的选择和手术方案的制订，还必须练就娴熟的手术技巧和对艺术的鉴赏能力。

"当科学达到完善的顶峰时已经开始成为艺术"，外科手术的"艺术"是外科医生的技巧、解剖学知识、病理学知识和外科基本功的统一表现。同样一个手术在不同的外科医生手中，可能产生不同的感观上和实际上的效果。一个手术在外科名家的操作和指挥下，可以做得有条不紊，条理清晰，步调默契，干净利索，达到科学与艺术的和谐统一。

三、手术速度与手术质量的关系

有人认为手术快了就不会好，其实"快"和"好"并不是对立的，应该而且能够做到又快又好。在一例手术的实施过程中，应该快的时候就应当飞针走线，干净利索，无多余动作，重要环节又要能体现出细微的节奏，从容不迫。同样一种手术方法不同的医生去实施，其手术时间可能相差几倍甚至十几倍。如一例少年重度马蹄内翻足畸形病例，需要实施挛缩筋膜和肌腱松解、肌腱移位恢复动力平衡、骨性畸形截骨矫正的组合手术，术中畸形部分矫正后还需要穿针安装Ilizarov环式外固定器，以便术后体外调控矫正残余畸形。技术熟练的医生用1~2个小时就能准确顺利地完成整个手术操作步骤，而技术不熟练、技能差的医生则需要更长的时间完成。

外科手术总的可以分为三类：手术快疗效好，手术快疗效差，手术慢疗效差。这个世界上不存在手术慢但疗效好的外科手术。显然，具备快速、高效地施行外科手术的能力是成为一名优秀外科医生的先决条件。作者治疗的患者 70% 以上是神经源性下肢畸形残疾，许多患者髋部、膝部、足踝部都有畸形，必须一期手术实施下肢三大关节的软组织松解、截骨矫正、关节融合等，方能矫正畸形、恢复下肢的持重力线，如此复杂的多关节畸形一期手术矫正，整个手术时间很少超过 3 个小时。真正决定手术效率的是手术者的人格魅力、综合素质和优良台风，而绝不是外科技术本身。高效手术是靠减少手术中各个步骤之间空间与时间的衔接，这种高效手术方式可显著提高手术速度，缩短手术时间，显然，无论对术者还是对患者而言都是十分有利的。

临床实践证明，某些较大的手术，如骨科的脊柱侧凸矫正术，手术中出血量超过患者全身血量的 1/4，此时由于患者的凝血酶原和其他凝血因子大量消耗，患者的凝血速度会明显下降，如果此时手术继续进行，而患者没有得到新鲜血液的补充，则会发生难以控制的创面渗血。因此，对于择期的复杂矫形手术，术前不仅应有充分的准备、周密的技术方面的考虑，更应当以哲学的眼光权衡患者的生命、利益与使用的手术技术的关系，以及手术的时间、创伤、可能发生的意外或并发症与治疗的利弊关系。尽可能在较短的时间内稳、准、快、细地完成手术，既能减少患者的创伤、麻醉时间、对身体内环境的干扰以及切口感染等并发症的发生率，也能减少手术台上医生的疲劳和意外情况的发生。因此对于择期的矫形手术，正确把握手术时间是保证手术质量的重要一环，也是矫形外科医生综合能力的体现。

四、外科医生的个人素养

哪些因素能够使外科手术做得又快又好呢？作者认为，除了必备的客观条件外，主持手术的医生应具备过硬的思想作风和对患者的高度责任感、娴熟的操作技巧和遇到问题举一反三的处理能力；并应做到根据自己的业务特点改进工作方法，手术前做充分细致的准备，术前要测试术中应用的特殊器械，若是非常规手术，必要时要对器械进行改造，以达到得心应手；定期总结某一类复杂的外科手术经验，形成科学的手术程序。主持手术医生的综合能力与优良台风（统称外科医生的魅力）对整个手术团队都有影响，可达到手术过程中的默契配合。熟能生巧，医生要长期、大量、刻苦地进行临床实践，反复操练，以产生所谓的"肌肉记忆"，即无须思考，在潜意识中完成操作。

临床事实证明，手术时间的缩短和手术质量的提高除了外科医生的天赋悟性，还要经过长期磨炼的过程，外科医生要具有高度的责任心，冷静的头脑，清醒的决策能力，以及驾驭全局、指挥若定的大将风度，在高质量的前提下科学地应用技术，合理地运筹时间（即不浪费时间）和严格执行各种外科工作制度。

五、微创手术技巧形成的过程和体会

在作者主持手术治疗的 3 万多例各种矫形骨科手术中，未发生一例骨与关节的感染，切口的轻度感染率小于 1/3000，且避免了大血管损伤、神经损伤和肢体坏死等严重并发症的发生。之所以达到这样的结果，主要是做到了高度的责任心和严谨细致的工作作风；选择合适的手术指征，制订正确的手术方案，周密筹划手术程序，组织过硬的手术团队；根据肢体残疾与骨病矫形外科的工作特点，一切以患者为中心，以减少患者手术创伤、减少治疗周期；以提高治疗效果为宗旨，制定规范的、分工明确的工作制度和工作程序（包括麻醉方法的要求），形成独具特色的矫形外科工作流程；从而大大缩短了手术时间，甚至于一些比较复杂的下肢组合性手术半天也可以比较从容地完成 3~4 例。在 20 世纪 80 年代，作者就自觉形成了微创手术操作的概念，特别注重手术程序的合理安排，如髂骨截骨延长、肌移位代臀肌、股骨或胫骨延长等一些较大的手术和组合性手术一般在 1 个小时左右完成。下肢的各种截骨矫形、关节融合术或肌移位手术，手术时间很少超过 1 个小时。对某一例手术而言，明显缩短了手术时间就必然减少了创伤及相关的手术并发症，就意味着提高了手术质量。

矫形骨科医生的最高境界，应该而且能够达到矫正畸形，恢复功能，减少或避免切口瘢痕，不影响或少影响外观，且尽可能在最短的时间内完成手术。手术者每一步操作均应准确、轻柔、正确止血，做到术野清晰，不误伤组织，严格遵循无菌原则，在任何情况下均应保持清晰的立体形象观，注意重要的解剖学标志。因骨科手术器械品种较多，且更新迅速，每位临床医生不但应熟练掌握常用的手术器械，而且必要时应能根据专业的需要对其加以改造创新，达到运用自如，得心应手。

足踝部的畸形矫治在小儿矫形外科治疗中占有突出的位置，但却容易被临床医生认为是小型的手术而被轻视，因此所发生的手术后遗症也最多。实际上在我们的祖先进入"人"的门槛中，"足"立了头功，进化是先从足开始的。到如今，足仍是人类日常运动中最多应用的部位。现代文明生活，经常对足给予美化的包装（穿各种款式的鞋、染趾甲等），足成为表达美的一个器官。足手术后的一些切口瘢痕、畸形、疼痛硬结、关节僵硬、局部增生，以及双足不等长、足底受力不均等皆会给足的功能、感觉和外观带来不良影响，甚至给患者心理造成障碍。

足踝部骨与关节的矫形一旦失误，后期难以弥补。因此，矫形外科医师在手术矫治足部畸形和疾患时，尤其要树立微创意识，减少皮肤切口，减少主要关节融合的比例，减少皮下组织的广泛剥离和对局部组织血液循环的干扰，改善术后固定方法，以既达到畸形恰如其分的矫正，又尽可能避免形成瘢痕、硬结、负重区胼胝、疼痛、严重关节僵硬等手术创伤后遗症。

六、下肢矫形微创手术技巧的应用

下肢矫形微创手术是在不完全切开皮肤的情况下，以尖刀或针刀刺入需要松解的软组织或关节部位，以达到解除软组织痉挛、挛缩或关节挛缩、僵直、粘连的目的。微创技术亦适合于骨干截骨矫形、关节融合等手术。

主要应用部位：①股内收肌、髂胫束挛缩，屈膝，足的内翻、外翻、下垂、凹弓、仰趾等畸形改变，有软组织挛缩。②部分肌腱移位手术。③骨性畸形轻，需做截骨或实施某一单关节融合矫正。

特殊手术器械：①小尖刀、单爪钩的拉钩、肌腱分离器；为减少切口的长度，可将11号尖刀片的近端较宽的刀刃磨掉，仅遗远端刀尖部分。②不同宽度的骨刀。③可将细钢针一端做成刀刃状或铲状、钩状，一端镶在柄上，以此针刀分离皮下组织或切割挛缩的肌腱、筋膜。

七、肌腱、筋膜皮下闭合松解术的注意事项

1. 术者必须清楚了解需要松解的组织与周围组织的解剖毗邻关系，有无重要的血管神经，如果没有充分的把握，不宜勉强应用此技术，避免误伤重要组织。

2. 术前准确判定需要松解的组织和部位，由助手把需要松解的肌腱、筋膜挛缩的关节拉紧。如果做肌腱止点的皮下切断术，需先在肌腱近段切口，游离一段肌腱，再将肌腱牵紧并在远端止点探明，之后才能切断。

3. 对于表浅部位的肌腱或筋膜，术者以手摸清后尖刀进入组织，然后将挛缩的肌腱或筋膜用左手推到刀刃上将其切断或挑断。

4. 对于较深部的组织，尖刀进入组织后先以刀背探碰需要松解的组织，确定后反转刀刃松解之。

5. 对于足的距下关节融合，可切小口，仅以窄的骨刀切掉距下关节后关节面，辅以少量植骨，然后用克氏针贯穿固定截骨面。

6. 软组织松解术的切口一般不需要缝合，切口大者可缝合1~2针。术后用石膏固定于矫形需要位，有关微创手术操作方法与技巧请阅读系列丛书《下肢形态与功能重建》。

八、微创手术的适应证与临床应用介绍

1. 跟腱皮下滑行切开延长术　适用于单纯跟腱挛缩或足内翻型挛缩（图1-6-1）。

2. 跖腱膜皮下松解术　用于跖腱膜挛缩性高弓畸形（图1-6-2）。

3. 踇展肌腱皮下切断术（图1-6-3）　适用高弓和前足内收畸形及其踇展肌肌腱挛缩者。

4. 踝内侧三角纤维韧带浅层松解术　适用于轻度足内翻畸形，内踝浅层韧带挛缩者。

5. 腓骨长肌、腓骨短肌、胫后肌、胫前肌皮下止点切断术（图1-6-4）　用于以上肌腱转位术。

6. 第一跖骨基底截骨术　适用于第一跖骨头硬性下垂。

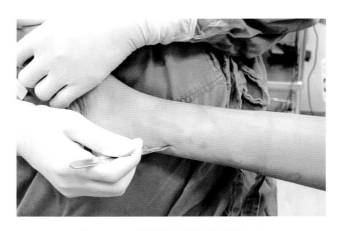

图 1-6-1　跟腱皮下滑行切开延长术

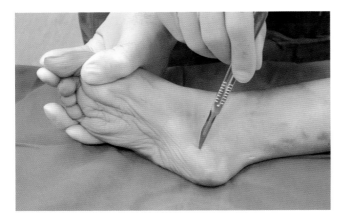

图 1-6-2　跖腱膜皮下松解术

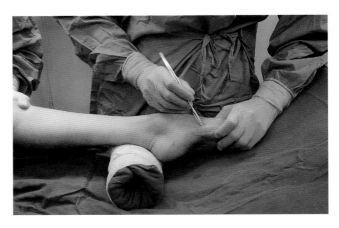

图 1-6-3　姆展肌腱皮下切断术

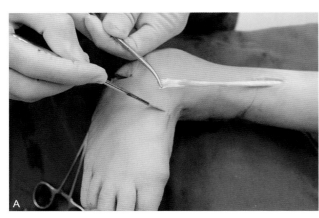

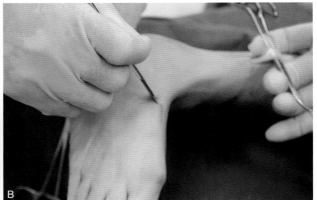

图 1-6-4　胫前肌皮下止点切断术

7. 趾长伸肌腱或趾短伸肌腱皮下切断术　适用于趾长伸肌或趾短伸肌腱挛缩者，因肌腱是在鞘膜内切断，6 周后切断的肌腱因鞘膜细胞的再生会发生再连接。

8. 髂胫束挛缩切断术　在膝关节外侧上 6 cm 处做 1 cm 小切口，下肢内收内旋位，显露紧张的髂胫束，用尖刀将髂胫束横断，股外侧肌间隔应同时横行切断，必要时与髂胫束相连的股前、股后深筋膜可用组织剪刀在皮下将其分离剪断。

9. 内收肌腱皮下切断术　适用于股内收肌挛缩者。手术方法：患肢髋、膝关节伸直，髋关节外展位绷紧股内收肌腱，近耻骨处以尖刀皮下切断股内收长肌和部分内收大肌附着点，术中即发现髋关节已达到适度外展，切口不需缝合。如果股内收肌需要做广泛松解或同时实施闭孔神经浅支切断术，宜施行皮肤切口松解。

10. 小切口股骨髁上截骨术　适用于股骨下段前弓畸形较小、股四头肌瘫痪的青少年。在股骨内髁上切 2~3 cm 长皮肤切口，用一把窄的骨膜剥离器显露股骨下段前侧，用窄的骨刀将股骨下段前侧和内外侧骨皮质做杵形切断，按压截骨断端矫正屈膝畸形，不缝合皮下组织，皮肤切口缝合 2 针。

九、止血带的合理应用

四肢的矫形手术均应采用止血带，尤其是股骨中段以下手术，如此可明显节约手术的时间，提高手术的准确性。如何提高止血带的应用范围和安全性，使大部分下肢手术在止血带控制下完成手术的操作过程，从而达到术野清晰、操作方便、减少出血、提高手术的速度，且不易误伤其他重要组织，应注意以下问题。

（一）下肢肌肉萎缩者止血带应用注意事项

各种手术应常规应用能够控制压力大小的气压止血带，为了有利于消毒、铺无菌单和扩大手术野，应用普通的气压止血带即可满足要求。若实施骨性手术或复杂的软组织手术，宜先用驱血带驱血后再将气压止血带充气。在脊髓灰质炎后遗症患者，由于患肢肌肉萎缩，皮下脂肪少，神经、血管对抗压力的软组织缓冲垫变薄，气压止血带充气的压力若等同于正常肢体，则有发生神经麻痹的可能，因此充气的压力应根据肢体肌肉的萎缩程度而定，一般是患者自身收缩压的 2 倍。机体缺血毕竟对组织会有一定影响，止血带一次持续使用的时间如果太长，组织会因缺血发生渗透压的改变，术后肢体反应性肿胀增加，因此应尽量减少止血带的使用时间。如果压力合适，一次充气持续 1 个小时对肢体不会有明显的损伤；如因手术需要更长时间，每到 1 小时应完全松开止血带，使肢体恢复血运 5 分钟后再充气，但第二次充气后止血带持续应用的时间应缩短。

（二）用驱血带驱血后再用其止血

手术野超过股骨中段以上或同时实施髋关节的手术，无法使用气压止血带时，可用驱血带驱血后捆扎止血，其压力由术者根据患者的年龄、肌肉瘫痪的程度、腿的周径、皮下组织的厚薄等酌定。秦泗河团队在超过上万例手术中应用了驱血带捆扎止血，未发生一例因止血带导致的神经麻痹或周围血管损伤。驱血带捆扎压力的适度掌握需医生根据经验判定，每次持续时间不宜超过 40 分钟。若同期实施髋关节和下肢膝、踝部手术，应先将髋部的手术或主要手术步骤完成后，再抬高患肢让血液回流或用驱血带驱血后再捆扎止血带，实施下肢的手术。如此可减少松开止血带后伤口的渗血时间。手术的部位在大腿中上段时，若要减少术中出血，也可短时间在大腿根部上止血带。操作方法：先在股骨大转子部击入一段骨圆针，在大腿根部内侧股动脉搏动处放置一棉垫，将驱血带于骨圆针上在大腿根部环行捆扎，如此止血带不会下脱，压力也主要作用在绵垫保护下的股内侧处，达到止血的效果。

（三）驱血带与止血带的应用禁忌

患肢有感染则不能用驱血带。若四肢存在血液循环不良或手术需要显露某一血管，应用止血带或止血带的持续时间应尽量缩短。

（秦泗河）

参考文献

[1] Qin S, Zang J, Jiao S, et al. Lower Limb Deformities: deformity correction and function reconstruction[M]. Berlin: Springer, 2020.
[2] Schoenecker PL, Rich MM, Gordon JE. The lower extremity[M]. //. Lovell and Winter's Pediatric Orthopaedics. 7th ed. Weinstein SL, Flynn JM, Philadelphia: Wolters Kluwer Health, 2014.
[3] 张昀. 生物进化[M]. 北京: 北京大学出版社, 1998.
[4] 秦泗河. 脊椎动物进化成人类, 自然选择动力的探索[J]. 医学与哲学, 2009, 30: 13-15.
[5] 秦泗河. 从生物骨骼的起源与演变看肢体损伤与重建的发展史[J]. 中国矫形外科杂志, 2009, 24: 1910-1914.
[6] 秦泗河. 对生物进化与人类骨科疾病的探索[J]. 中国矫形外科杂志, 2007, 15(8): 635-639.
[7] 秦泗河, 郭保逢, 臧建成, 等. 35 075例手术治疗的肢体畸形残疾患者统计分析(秦泗河矫形外科1978. 5. 25—2018. 12. 31)[J]. 中国修复重建外科杂志, 2019, 33(11): 1333-1339.
[8] 秦泗河, 郭保逢, 郑学建, 等. 国产骨外固定器治疗四肢残缺畸形7289例应用报告[J]. 中华外科杂志, 2017, 55(9): 678-683.
[9] 郭保逢, 秦泗河, 潘奇, 等. 14 839例儿童肢体畸形临床数据分析[J]. 骨科, 2021, 12(4): 344-347.
[10] 秦泗河. 论手术时间与外科医生的手术风格[J]. 医学与哲学, 2004, 25(5): 23-24.
[11] 吴英恺. 吴英恺回忆录——医务生活六十年[J]. 上海: 上海科学技术出版社, 1990.
[12] 秦泗河, 郭保逢, 彭爱民, 等. 成人胫骨缺损新分型与骨搬移重建策略: 附58例报告[J]. 中华骨与关节外科杂志, 2020, 5(13): 402-408.
[13] 秦泗河, 郭保逢, 石磊, 等. Ilizarov技术联合髓内钉固定治疗成人I型神经纤维瘤病相关胫骨假关节[J]. 中国骨科杂志, 2021, 11(41): 687-693.
[14] 秦泗河, 郭保逢, 王一岚. 1012例脊柱裂继发下肢畸形患者特点初步分析(秦泗河矫形外科数据库1986年16月12日—2020年12月31日)[J]. 中国修复重建外科杂志, 2021. 11(35): 1380-1383.

第二章 脊柱畸形矫正与功能重建

第一节 小儿脊柱畸形分型分类概述

小儿脊柱畸形，主要指早发性脊柱侧凸（early onset scoliosis，EOS）。EOS 的定义最初指 5 岁以前因各种原因导致的脊柱侧凸畸形。根据国际脊柱侧凸研究学会（Scoliosis Research Society，SRS）的最新定义，10 岁以前因为各种原因导致的脊柱侧凸畸形均称为 EOS，包括婴幼儿特发性脊柱侧凸、先天性脊柱侧凸、神经源性脊柱侧凸、综合征型脊柱侧凸等。目前最常用的分型是 2014 年发表于《骨与关节外科杂志》（*JBJS*）的 EOS 分型系统。该分型包括 5 个维度，即年龄、病因、主弯角度、后凸角度以及进展情况。Brendan A. Williams 的研究显示：EOS 分型系统中主弯角度和后凸角度的观察者间可靠性非常好，平均 Kappa 值分别为 0.95（0.769~1.000）及 0.93（0.795~1.000）；病因的平均 Kappa 值为 0.64（0.364~0.900）；进展情况的平均 Kappa 值为 0.495（0.199~1.000）。

一、特发性早发性脊柱侧凸

（一）概述

特发性早发性脊柱侧凸（idiopathic EOS，IEOS）指在 10 岁以前发病，无明确病因的脊柱侧凸畸形。包括婴儿特发性脊柱侧凸（infantile idiopathic scoliosis，IIS）和幼年特发性脊柱侧凸（juvenile idiopathic scoliosis，JIS）。在诊断过程中，需要进行全面系统的病史采集，包括母亲产前健康情况、既往孕史、产前药物治疗史、分娩史等。分娩史应包括妊娠时间、分娩类型（经阴道顺产或剖宫产）、体重和并发症。患儿出生时是否有难产、窒息，出生时身高、体重、体格检查是否异常等。此外，还应该注意儿童认知功能和生长发育情况。体格检查方面需要注意皮肤、头部、脊柱、骨盆、四肢和神经系统检查。牛奶咖啡斑和腋窝下色素斑可提示神经纤维瘤病；背部毛发提示可能存在先天性脊柱裂及椎管内发育异常；如有腹壁反射异常需警惕合并

Chiari 畸形及脊髓空洞，需要进行彻底的神经系统检查。此外，还应注意是否存在骨盆倾斜、髋关节发育不良、下肢不等长等问题。

影像学评估包括全脊柱正侧位 X 线片、全脊柱 MRI 及 CT 检查。脊柱 X 线片应在直立状态下在后前位和侧位拍摄。应包括整个脊柱，避免遗漏脊柱的近端及远端，并应包含髂嵴和髋关节。尽可能对辐射敏感的结构（甲状腺、卵巢、睾丸等）行屏蔽处理。对于年龄过小不能站立的儿童，可以考虑采取仰卧拍摄 X 线片。通过测量 Cobb 角和肋椎角差，可以有助于侧凸进展风险的预测。肋椎角是指胸椎顶椎终板的垂线分别和凸凹侧肋骨中心线的夹角。凹侧肋椎角减去凸侧肋椎角计算的差值即为肋椎角差。该值 ≥ 20° 提示侧凸可能进展。对于可能存在椎管内异常（如脊髓空洞、脊髓拴系、椎管内占位和脊髓纵裂等）的患儿，应进行全脊柱磁共振检查予以排查。全脊柱 CT 检查能够术前评估椎弓根解剖和骨骼的异常畸形，并有助于固定节段选择。此外，CT 扫描还可以进行肺组织重建，用来评估三维肺容积，其结果也可以作为治疗的指征。

在治疗方面，对于肋椎角差 < 20° 和 Cobb 角 < 25° 的侧凸来说，进展风险较低。可以每 4~6 个月随访一次。病情稳定后，可延长随访间隔至 1~2 年一次，直至骨骼完全成熟。对于肋椎角差 > 20°、Cobb 角为 20°~35° 的婴儿，需要每隔 3~4 个月进行密切随访。如 Cobb 角 1 年内进展超过 5°，可考虑石膏或支具治疗。Halo 重力牵引能够对重度畸形的脊柱给予部分矫正，同时改善患儿的心肺功能和营养状态，降低手术神经并发症发生率，为随后非融合手术或石膏支具治疗创造条件。对于 Cobb 角 45° 或以上且有侧凸进展的儿童，建议手术治疗。手术治疗的目标是在控制脊柱畸形的同时，尽最大可能保证心脏及呼吸系统的发育，允许脊柱生长并

达到尽可能正常的长度。应当尽可能达到 18 cm 以上的胸腔脊柱高度，从而最大限度地实现胸腔生长和内部器官发育。

手术方法大致可分为三类：①撑开技术：包括传统生长棒、磁控生长棒、纵向延长钛合金肋骨假体（VEPTR）等；②生长引导技术：起源于 Luque 棒理念，后来经 Shilla 技术改良。③前路拴系系统：包括 Staple、Tethering 等。

（二）病因

目前特发性早发性脊柱侧凸的病因尚未明确，但遗传因素在其发病中的作用是被广泛接受的。基于广泛人群的研究表明，IEOS 可能属于 X 连锁的常染色体显性遗传疾病。另外，其发病还可能与结缔组织异常、骨骼肌异常等有关。

（三）流行病学

美国 IIS 病例数在其特发性脊柱侧凸畸形的总数中的比例低于 1%，在欧洲这一比例略高。JIS 在特发性脊柱侧凸病例中占比为 12%~21%。男性常于 5 岁确诊，女性常于 7 岁确诊。确诊年龄的差异加之男女性骨骼成熟年龄的差异使得男性患者更易出现病情进展。

（四）疾病进展和预后

据 Dimeglio 和 Bonnel 的研究，婴幼儿脊柱生长速度最快的年龄阶段为出生到 5 岁之间，平均每年生长 >2 cm。此后，脊柱生长速度下降至每年0.5 cm 直至进入第二个生长发育高峰。

Scott 和 Morgan 认为诊断时年龄偏小和发现侧凸进展是 IIS 较差预后的预测因素。IIS 患者的脊柱侧凸可干扰肺正常发育从而引起限制性肺通气功能障碍和肺动脉高压。JIS 进展相对缓慢，但由于其发病较早，常导致更为严重的畸形。

（五）临床表现

在体格检查前须进行系统的病史询问，患者母亲的产前病史、分娩史是问诊的重点。据报道，IIS 在早产、低体重男性中更为常见。对患儿进行体格检查时，应特别注意皮肤、头部、脊柱、骨盆、四肢及神经系统的检查以排除其他诊断可能。如牛奶咖啡斑常提示神经纤维瘤病，沿脊柱生长的多毛斑块可能提示脊柱裂。

（六）影像学表现（图 2-1-1）

1. X 线表现　X 线片上的肋椎角差（ribvertebrae relationship，RVAD）对于预测侧凸进展具有重要意义。RVAD < 20° 提示侧凸可能缓解（85%~90%），而 RVAD > 20° 则提示侧凸可能进展。

2. CT、MRI 表现　CT 有助于对患者的椎弓根解剖和骨骼异常进行术前评估，并有助于固定节段的选择。10 岁以下的侧凸患儿常伴有神经系统发育异常，脑和全脊柱 MRI 是识别这些异常的重要手段。

（七）治疗

1. 观察　对于 RVAD < 20° 和 Cobb 角 < 25° 的患者而言，其侧凸进展风险较低，故可通过每 4~6 个月一次的随访观察得到安全的治疗。对于 RVAD ≥ 20°、2 期肋骨头或 Cobb 角为 20°~35° 之间的患者，则应接受每隔 3~4 个月一次的密切随访。当 Cobb 角一年内进展 ≥ 5° 时，应开始包括石膏和支具在内的积极治疗。

2. 非手术治疗

（1）石膏：石膏可以有效阻止脊柱侧凸的进展或拖延手术介入的时间。目前利用去旋转矫正原理的 Mahta 石膏已逐渐替代传统的 Risser 石膏。特发性脊柱侧凸、主弯角度 >20°、RVAD>20° 且弯度有进展的患者是去旋转石膏治疗的最佳适应证。

（2）支具：支具是石膏治疗的良好替代和补充。支具主要应用于以下三种情况：第一，对于应用石膏治疗获得"治愈"的患者，可通过支具维持和加强；第二，对于无法耐受石膏的患者，支具是一种良好的替代方法；第三，在 EOS 非手术的拖延治疗策略中，可通过"石膏 - 支具 - 石膏"的交替治疗达到拖延的目的。

（3）Halo 牵引：Halo 牵引能对重度畸形的脊柱产生部分矫正效果，从而为进一步的石膏支具治疗、生长棒等非融合手术治疗创造有利条件。同时，Halo 牵引还可以改善患儿的心肺功能、提高患儿的营养状态并降低手术神经损害并发症的发生率。

3. 手术治疗　对于 Cobb 角 ≥ 45° 且有侧凸进展的儿童，建议手术治疗。手术方法主要包括生长棒技术和生长诱导手术。

生长棒技术包括传统生长棒、磁力生长棒等。传统生长棒是目前应用最广泛的生长棒技术类型，但因患者需要多次住院、经历反复延长手术而增加

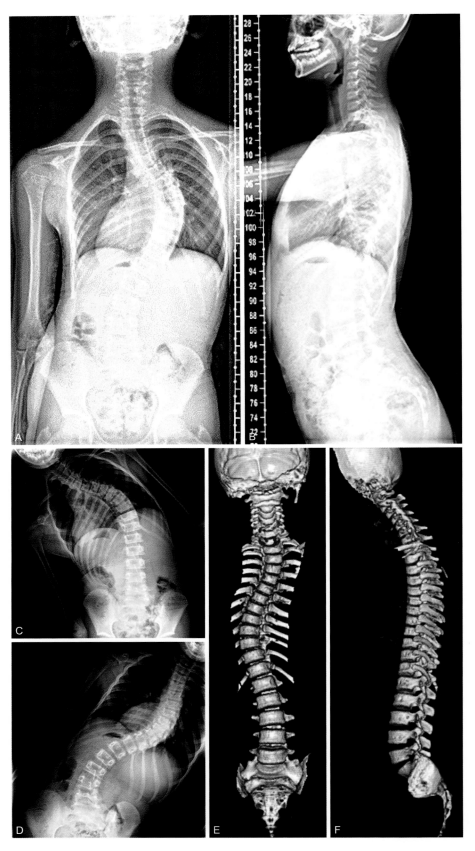

图 2-1-1　特发性早发性脊柱畸形。患儿女，8 岁，诊断为特发性早发性脊柱畸形（幼年特发性脊柱侧凸）。A. 后前位脊柱全长 X 线片，T2-T5：35°，T6-L1：65°，L1-L5：34°；B. 侧位脊柱全长 X 线片；C. 凹侧 Bending 像 X 线片；D. 凸侧 Bending 像 X 线片；E. 脊柱 CT 三维重建正面观；F. 脊柱 CT 三维重建侧面观

了深部手术部位感染、断棒等手术并发症的风险。Bekmez 等在病例对照研究中发现，磁力生长棒组患者经历的手术次数明显少于传统生长棒组。Akesen 等指出，磁力生长棒可以避免传统生长棒技术因重复手术导致的并发症增加的缺点。

生长诱导手术的原则在于通过最小的手术干预来引导脊柱沿设定好的"路径"生长，从而达到矫正脊柱畸形的目的。术中采用的 Shilla 螺钉是一种可以容纳两个内固定棒的特殊多轴螺钉，这种装置允许内固定棒在其结构内滑动，故可引导脊柱沿着新路径自然生长以改善脊柱畸形。

二、先天性EOS

（一）概述

先天性脊柱侧凸（congenital scoliosis，CS）是由胚胎期脊椎发育异常导致的脊柱侧方弯曲，分为形成障碍型（CS Ⅰ）、分节不良型（CS Ⅱ）或混合型（CS Ⅲ型）。CS 发病率为（0.5~1）/1000。对先天性脊柱侧凸患者的诊断过程中应进行详细的脊柱神经系统检查和相关异常的评估。影像学评估包括 X 线片、3D-CT 以及全脊柱 MRI。在治疗方案的选择方面，应综合考量患者年龄、畸形分类、医疗水平等因素以获取最适合的治疗方案。

（二）病因

常见的环境因素包括缺氧、高热、一氧化碳中毒和酒精摄入，这些因素都有可能导致胎儿在发育过程中出现脊柱的异常。实验还表明基因 - 环境的相互作用如遗传易感小鼠妊娠期的缺氧，会导致异常 FGF 信号的产生从而引起先天性脊柱侧凸。

胚胎时期体节在经历一系列的信号通路如 FGF、Wnt 和 Notch 信号通路相互作用和共同调节后会生成椎体。一些 Notch 通路基因，如 MESP2、LFNG、HES7 和 JAG1 的突变与先天性脊柱畸形存在一定关联。北京协和医院邱贵兴院士团队研究发现散发先天性脊柱侧凸患者基因组 16p11.2 区域内存在大片段的 DNA 缺失。在 16p11.2 区域包含的所有基因中，TBX6 与体节发育密切相关，其是最有可能引起 CS 的基因。这一类与 TBX6 相关的脊柱侧凸被归为一类全新类型的先天性脊柱侧凸："TBX6- 相关先天性脊柱侧凸（TBX6-associated congenital scoliosis，TACS）"。

（三）分型

先天性脊柱侧凸主要包括三大类型：形成不良、分节不良和复杂畸形。MacEven 描述了一个由 Winter 等在 1968 年修订的关于先天性脊柱畸形的分类系统：①不可分类；②肋骨融合；③单侧椎体部分形成不良：导致楔形或梯形椎形成；④单侧椎体完全形成不良：导致半椎体形成；⑤双侧分节不良：指相邻椎体之间没有椎间盘；⑥单侧分节不良：导致骨桥形成。

（四）疾病进展

畸形类型、畸形部位和生长潜力是预测先天性脊柱侧凸恶化的最重要因素。胸腰段侧凸比颈胸段、腰椎侧凸进展更快。形态良好的正常椎间盘具有对称生长的潜力，而椎体分节不良或肋骨融合可引起脊柱单侧生长受限并导致进行性畸形。

（五）临床表现

体格检查是对先天性脊柱侧凸患者进行评估的重点，包括详细的脊柱神经系统检查和相关异常的评估。具体评估如下：①记录患儿的坐姿、站立高度和体重；②监测患儿的生长发育状态；③记录脊柱矢状面和冠状面的平衡、骨盆平衡、头倾斜以及肩平衡；④初步评估脊柱畸形的僵硬程度；⑤记录胸腔畸形情况及肺通气功能；⑥进行神经系统检查；⑦检查提示椎管内病变及神经轴异常的皮肤病变；⑧检查下肢有无不对称小腿、高足弓等脊柱闭合不全表现。

（六）影像学表现（图2-1-2）

1. X 线表现　高质量的 X 线片对于确定畸形的类型、弯曲的大小和畸形椎体的生长潜力具有重要作用。在随访中，可根据 X 线片中是否存在椎间盘间隙及间隙的相对大小判断畸形椎体的生长潜力，进而评估侧凸的进展可能性——椎间隙宽、外观正常则提示脊柱生长潜力高、侧凸进展可能性大。

2. CT 三维重建表现　3D-CT 是诊断和评估骨骼发育异常以及异常骨骼间关系的最佳方法。Hedequist 等在研究中发现先天性脊柱侧凸患者的术中解剖结果均与其 3D-CT 表现相符合。

3. MRI 表现　进行全脊柱 MRI 检查的指征包括：存在神经系统症状，出现皮肤凹陷等脊柱表面

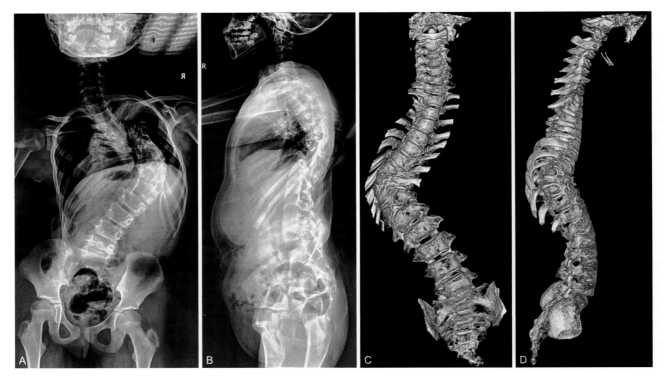

图 2-1-2　先天性早发性脊柱侧凸。患儿女，10 岁，诊断为先天性脊柱侧凸。A. 后前位脊柱全长 X 线片，T4-L1：78°；B. 侧位脊柱全长 X 线片；C. 脊柱 CT 三维重建正面观；D. 脊柱 CT 三维重建侧面观

皮肤异常，出现腿或背部疼痛以及腰骶段后凸、椎弓根间隔增宽等。

（七）治疗

1. 观察　对于存在脊柱畸形但脊柱平衡良好、有半分节移位或阻滞椎倾向较低的患者，可通过每隔 4~6 个月的 X 线检查对其进行随访观察治疗。每次评估需注意患者的脊柱平衡和 Cobb 角变化，且每次随访的 X 线片均应与患者最早的 X 线片进行比较，以发现所有病情进展。

2. 支具治疗　支具治疗可以控制主弯的进展，延缓代偿弯的出现和进展，帮助推迟手术的年龄。支具治疗的适应证有：多发脊柱畸形所致脊柱侧后凸畸形不严重，柔韧性较好的婴幼儿患者以及原发畸形轻微但代偿畸形明显且柔韧性尚可的患者。

3. 手术治疗

（1）调节脊柱生长：调节脊柱生长是一种通过原位融合或使用椎弓根螺钉抑制畸形凸侧生长的治疗方案。年龄处于 5 岁或以下且侧凸不超过 70°、且无前凸 / 后凸畸形的患者是这种方法的理想治疗对象。

（2）保留 / 刺激脊柱生长：包括生长棒技术和胸廓扩张技术两种。生长棒技术最早主要用于特发性或类特发性脊柱畸形，通过对近几年发表的脊柱生长系列研究的详细调查可以发现该技术也被应用于先天性脊柱畸形患者。北京协和医院仉建国教授团队在 2012 年报道了应用双生长棒技术治疗 30 例先天性脊柱侧凸患儿的临床效果。患者平均 7.2 岁，侧凸术前平均为 72.3°，初次术后 34.9°，末次随访 36.2°。对于存在肋骨融合或胸廓功能不全综合征的患者，最好采用胸廓扩张术矫正胸廓畸形，从而避免患者发生肺功能不全及限制性通气功能障碍。

（3）半椎体切除：半椎体切除术是一种直接针对病因的截骨重建手术，对于单发半椎体畸形，这种手术甚至可以达到"治愈"的效果。北京协和医院仉建国教授等首先开展半椎体切除术矫正半椎体导致的先天性脊柱畸形。2006 年他们总结了 18 例患者接受后路一期半椎体切除的治疗效果，术后即刻冠状面节段性侧凸矫形率为 66.40%，矢状面节段性后凸矫形矫正率为 69.98%，经过平均 13.5 个月的随访，冠状面节段性侧凸末次随访丢失 5.14°，矢状面节段性后凸无明显丢失。

（4）Hybrid 技术：对于严重的先天性早发性脊柱侧凸患儿，传统的生长棒技术存在矫形率低、易引起并发症等不足。为应对传统生长棒技术的这些缺陷，仉建国教授提出了截骨短节段融合联合双生长棒技术的混合技术来治疗此类畸形。早期结果证明此类技术可提高严重僵硬畸形的矫正率，并可有效降低生长棒的并发症发生率。

三、神经肌肉型EOS

（一）概述

神经肌肉源型脊柱侧凸（neuromuscular scoliosis，NMS）是指存在神经肌肉疾病相关因素导致或合并的脊柱侧凸。NMS 可见于任何年龄，但以早发性患者为主。多数情况下 NMS 进展较为缓慢，但可能导致严重的神经系统、肌肉骨骼系统损害以及全身损害。本节选取脊髓性肌萎缩症、脑瘫和面肩肱型肌营养不良症合并早发性脊柱侧凸作为神经肌源性脊柱侧凸的代表疾病进行重点阐述。

（二）流行病学和发病机制

脊髓性肌萎缩症（spinal muscular atropy，SMA）是导致婴幼儿死亡的疾病中排名第二位的常染色体隐性遗传病。其发病率为 1/（6000～10 000），人群携带率为 1/（40～60）。SMA 的主要致病基因是位于染色体 5q11.2-q13.3 的 SMN1 基因，该基因的突变导致所编码的运动神经元存活蛋白表达水平下降或功能丧失。

脑性瘫痪患者脊柱侧凸的发病率在 20%～25%。脑瘫病情的严重程度和脊柱侧凸的发生有相关性，在重症脑瘫患者例如痉挛性四联症患者中，脊柱侧凸的发病率相对更高。脑瘫脊柱侧凸的发病机制尚不明确。目前认为，重力作用和由于患儿运动障碍和姿势异常导致的非对称痉挛是导致侧凸的主要原因。

面肩肱型肌营养不良症（facioscapulohumeral muscular dystrophy，FSHD）是发病率居第三位的遗传性神经肌肉疾病，发病率为 1/（15 000～20 000）。该病为常染色体显性遗传疾病，目前普遍认为位于 4 号染色体上 4q35 区 D4Z4 串联重复序列的拷贝数缺失与其发生相关。D4Z4 串联重复序列的拷贝数缺失可导致 DNA 甲基化水平降低，进而导致 DUX4 基因在骨骼肌细胞中表达产生 DUX4 蛋白，该蛋白可诱导骨骼肌细胞凋亡并抑制其分化、再生。

（三）诊断标准及分类

采用 qPCR 等方法证实存在 SMN1 基因第 7 外显子或第 7、8 外显子纯合缺失即可确诊 SMA。SMA 包括四种类型：1 型即婴儿型，约占 SMA 全部病例的 45%；2 型即中间型，占 30%～40%；3 型即青少年型，约占 20%；4 型即成人型。

脑瘫脊柱侧凸分为四种类型：A、B 为无明显骨盆倾斜，A 为平衡型，B 为非平衡型；C、D 为伴有明显骨盆倾斜的脑瘫侧弯。

证实 D4Z4 串联重复序列拷贝数减少是 FSHD 诊断的金标准。95% 的 FSHD 患者存在 D4Z4 串联重复序列的拷贝数缺失，这类患者被称为 FSHD-1 型；5% 的 FSHD 患者虽存在相应临床表型，但是并无 D4Z4 串联重复序列的拷贝数缺失，称为 FSHD-2 型。

（四）临床表现

SMA 主要表现为躯干和四肢近端肢体为主的进行性、对称性肌无力和肌萎缩。各型 SMA 患者间临床表现差异较大：1 型是最常见且最严重的类型，患儿多因呼吸肌无力在 2 岁内死于呼吸衰竭；2 型患者进展较 1 型慢，可出现脊柱侧凸、呼吸功能不全等并发症；3 型患者下肢畸形表现重于上肢，可逐渐丧失行走的能力并出现脊柱侧凸等合并症；4 型患者进展缓慢，呼吸系统一般不受影响。

脑瘫脊柱侧凸患者的侧凸严重程度与脑瘫的病情严重程度有相关性，不同侧凸角度的进展速度亦存在差异。侧凸的进展会导致畸形加重，躯干失代偿以及功能障碍。另外，脑瘫侧凸会导致严重的疼痛以及压疮。

FSHD 常于青少年期出现明显症状。主要表现为对称性或不对称性肌无力和肌萎缩，累及面肌、肩胛带肌和上臂肌群，逐渐向下进展累及躯干肌群、盆肌和下肢肌群。可出现特殊肌病面容、"翼状肩"、腹部隆起、腰椎过度前凸及行走无力等表现。该病进展缓慢，预后相对较好。但约有 4% 的患者表现为婴儿型，患儿早期即可出现面部肌肉无力并迅速累及到肩胛、盆带肌肉，进而导致严重的腰椎前凸和严重的骨盆前倾。

（五）影像学表现（图2-1-3）

1. X 线表现　1 型和 2 型 SMA 患者中 60%～90% 在早期即出现脊柱侧凸并持续进展，故应常规

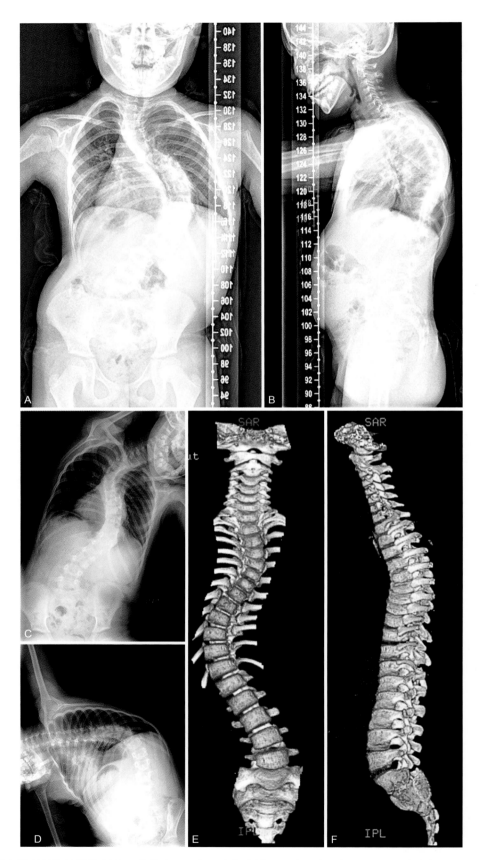

图 2-1-3　神经肌肉源型早发性脊柱侧凸：患儿女，7 岁，诊断为神经肌肉型脊柱侧凸。A. 后前位脊柱全长，T1-T7：74°，T6-L2：96°；B. 侧位脊柱全长 X 线片；C. 凹侧 Bending 像 X 线片；D. 凸侧 Bending 像 X 线片；E. 脊柱 CT 三维重建正面观；F. 脊柱 CT 三维重建侧面观

行全脊柱正侧位 X 线检查。对于脑瘫脊柱侧凸患儿的 X 线评估应着重于侧凸角度的大小、脊柱在冠状位和矢状位的平衡、骨盆倾斜、侧凸柔韧性及进展速度。

2. MRI 表现　对于侧凸进展特别快或出现神经系统体征改变的脑瘫脊柱侧凸患者，怀疑存在椎管内畸形时应行 MRI 检查明确椎管内情况。对于 FSHD 患者，骨骼肌 MRI 可以显示受累肌肉萎缩及脂肪浸润情况。

（六）治疗

1. 治疗研究进展　基于 SMA 的遗传学基础，可通过促进 SMN2 基因第 7 号外显子的转录以达到增加具有完整功能的 SMN 蛋白含量的目的。这一治疗思路已通过反义寡核苷酸药物 Nusinersen（诺西那生钠注射液）得到实现，该药于 2019 年被中国国家药品监督管理局正式批准用于治疗 SMA 患者。北京协和医院于 2019 年 10 月至 11 月在国内首次为 2 例脊髓性肌萎缩症（SMA）患者顺利实施了 SMA 基因治疗药物诺西那生的鞘内注射治疗。

2. 围手术期管理难点探讨　SMA 患者术中出现恶性高热和气道问题的风险较高，术前应针对这两种情况提前做好预案。另外，尽早开始康复训练有助于术后恢复。

脑瘫脊柱侧凸患者的癫痫发作、呼吸问题、胃食管反流问题以及营养状态都是围手术期需要关注的问题。对于下肢仍有部分运动功能的患儿，在术中使用经颅运动诱发电位和感觉诱发电位进行脊髓监测是必要的。

对于 FSHD 患者而言，手术的目的主要是防止前凸畸形进一步加重并处理因脊柱畸形导致的躯干失衡、端坐困难、端坐疼痛等问题。术前准备需注意做好术中发生恶性高热急症的应对预案，同时应关注患者可能存在的失用性骨质疏松。

四、神经纤维瘤性EOS

（一）概述

Ⅰ型神经纤维瘤病（NF1）是一种常染色体显性遗传病，位于 17 号染色体长臂 11 带 2 区的 NF1 肿瘤抑制基因突变是该病的病因学基础。26%~50% 的 NF1 患者会出现脊柱侧凸等骨骼畸形。

（二）流行病学、发病机制和分型

NF1 全球人群发病率为 1/4 000~1/3 000，在新生儿中的发病率为 1/3 000~1/2 500。NF1 是由 NF1 肿瘤抑制基因的突变所致，NF1 基因编码的神经纤维瘤蛋白失活导致细胞异常增殖形成肿瘤。NF1 合并脊柱侧凸可分为营养不良性脊柱侧凸和类特发性脊柱侧凸两类。

（三）疾病进展和预后

与特发性脊柱侧凸相比，NF1 营养不良性脊柱侧凸的发病年龄较早。上述提到的营养不良性骨骼征象越多，侧凸进展越快速。

（四）临床表现

发生于全身各部位的神经纤维瘤是 NF1 的最常见体征。患者出生时常可见牛奶咖啡斑，散布于体表除掌跖外各部。超过 90% 的 16 岁以上患者中可发生虹膜错构瘤（Lisch 结节）。根据 1987 年由 NIH 制定的临床标准，患者满足临床表现 7 项中的 2 项或 2 项以上，即可诊断为 NF1，详细内容可参见相关资料。

（五）影像学表现

胸腰段脊柱侧后凸畸形是 NF1 常见的骨骼畸形。典型的营养不良性 NF1 脊柱畸形表现包括：扇贝样椎体、铅笔样肋骨、纺锤样横突、椎体楔形变、椎弓根发育不良、椎间孔扩大等（图 2-1-4）。

（六）治疗

对于 NF1 相关营养不良性脊柱侧凸，侧凸＜20° 时可采取保守治疗，否则应手术干预。对于 NF1 相关类特发性脊柱侧凸，其治疗方案和特发性脊柱侧凸类似，当侧凸＜40° 时可采取保守治疗，否则应进行手术干预。

五、马方综合征性EOS

（一）概述

马方综合征（Marfan syndrome，MFS）是一种遗传性结缔组织病，可累及各种来源于中胚层的器官，如骨骼、心血管、视觉器官、呼吸系统等（图 2-1-5）。马方综合征患者中，脊柱侧凸的发病率约占 60%。

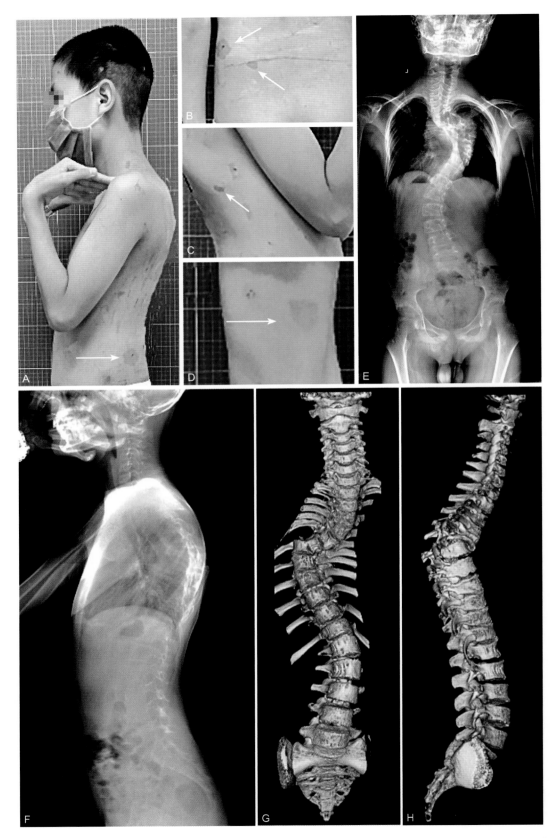

图 2-1-4 NF1 合并脊柱侧凸：患儿男，10 岁，诊断为 NF-1 合并脊柱侧凸。A~D. 体表腰部（A）、背部（B、C）、腿部（D）等多处皮肤表面可见神经纤维瘤，表现为"牛奶咖啡斑"样改变（白色箭头所示）；E. 后前位脊柱全长 X 线片，侧凸 T5-T11：86°，T11-L4：46°；F. 侧位脊柱全长 X 线片，后凸 T2-T5：8°，T5-T12：56°，T10-L2：11°，L1-S1：35°；G、H. 脊柱 CT 三维重建正、侧面观，可见明显骨质破坏

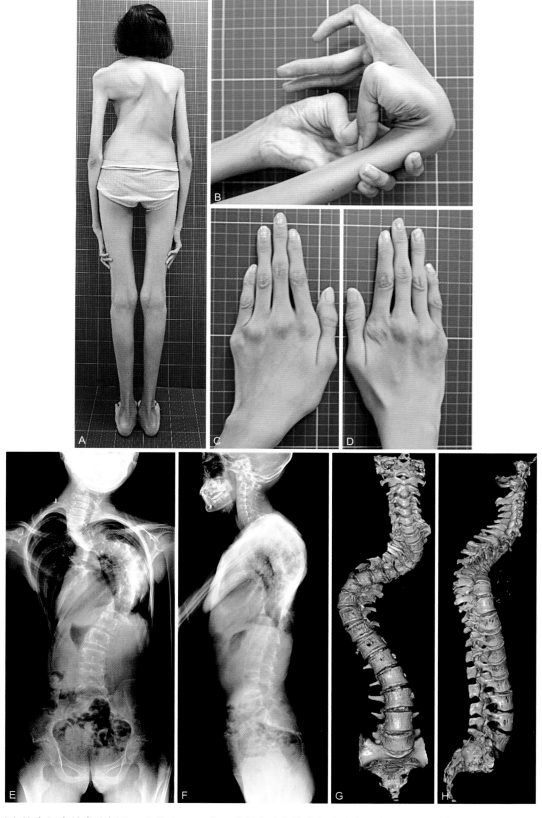

图 2-1-5　马方综合征合并脊柱侧凸：患儿女，12 岁，诊断为马方综合征合并脊柱侧凸。A. 大体照，可见患儿体型瘦长，四肢异常增长；B. 患儿关节韧带松弛，关节活动度异常增大；C. "蜘蛛指"表现；D. 拇指征阳性；E. 后前位脊柱全长 X 线片，侧凸 T5-L1：102°；F. 侧位脊柱全长 X 线片，后凸 T2-T5：10°、T5-T12：64°、T10-L2：4°、L1-S1：62°；G. 脊柱 CT 三维重建正面观；H. 脊柱 CT 三维重建侧面观，可见明显椎体发育不良，椎弓根变细，椎间孔增大

（二）发病机制

马方综合征患者 FBN1 基因突变导致的蛋白结构异常可造成弹力纤维功能异常，进而引起和加重脊柱侧凸。

（三）临床表现

该病可累及心血管系统，造成升主动脉根部扩张、夹层动脉瘤等；视觉器官方面，可造成晶状体脱位、近视、视网膜脱离等。骨骼系统方面，患者常表现为体型瘦长、蜘蛛指、扁平足、关节韧带松弛等。马方综合征型脊柱畸形可表现为脊柱侧凸、颈椎前凸、腰椎滑脱、椎体发育不良等。

（四）影像学表现

X 线片可见椎体发育不良、椎弓根变细、椎板变薄等表现。CT 可见椎弓根细且窄、椎间孔及椎管扩大。当患者脊膜强度低下时，MRI 可见脊膜扩大膨出。

（五）诊断标准及鉴别诊断

马方综合征的诊断主要依靠其骨骼、心血管、视觉等系统的典型临床表现。现行国际公认的诊断标准为修订后的 Ghent 标准（Loeys B2010）。

鉴别诊断包括 Shprintzen-Goldberg 综合征、Loeys-Dietz 综合征等。

（六）治疗

保守治疗方面，有学者认为支具对马方综合征患者的治疗效果不佳。若脊柱侧凸主弯度数大于 40° 或者进展迅速，特别是伴有明显后凸的患者，建议手术治疗。

（仇建国　庄乾宇）

第二节　小儿脊柱畸形手术治疗方法

一、非融合技术

在小儿脊柱畸形的治疗中，必须关注的是手术对患儿生长发育的影响。对于畸形范围较小的患者，短节段的融合固定可以达到良好的治疗效果，但对于畸形累及节段较长的患儿来说，若行长节段的融合固定则有可能会限制和影响患儿脊柱和胸廓的发育，甚至造成胸廓发育不良、身体比例失调等问题。所以，对于保守治疗无效的小儿脊柱畸形，非融合的手术技术可以在保留一定的患儿生长发育潜能的同时对脊柱畸形进行矫正，它们包括各类生长棒技术、可撑开人工钛肋技术等，其中生长棒技术的应用最为广泛。在各类生长棒技术中，传统生长棒被应用的历史最久，但传统生长棒存在手术并发症风险较高的问题，特别是内固定相关并发症的发生率较高，为了解决相关问题，多种改良的生长棒技术逐渐问世。

（一）传统生长棒技术治疗小儿脊柱畸形

传统生长棒手术（traditional growing rod，TGR）主要包括双棒及单棒技术，通常需要多次手术矫正脊柱畸形（图 2-2-1）。初次手术在脊柱畸形的远近两端建立锚定点，并通过可撑开的生长棒连接，并对畸形进行矫正，之后还需定期行手术撑开生长棒，以达到矫正脊柱畸形的同时保留脊柱和胸廓生长潜能的效果。

Harrington 最早提出使用非融合技术治疗 10 岁以下的小儿脊柱畸形，其在脊柱侧凸的凹侧进行骨膜下剥离并在远近段放置椎板钩、横突钩等锚定装置，远近锚定点间用金属螺纹内固定棒进行连接，并定期撑开，是生长棒技术的雏形。在此之后，不断有学者对其进行改进，Moe 将固定棒改为可以预弯的光滑金属棒，并在皮下穿棒，将骨膜下剥离的范围限定在上下锚定点，从而减少了脊柱自发融合的可能性；Marchetti 等将远近锚定点周围 2 个节段进行融合固定，二期手术置入内固定棒，并定期撑开。Akbarnia 在 2005 年首次提出了使用双生长棒技术治疗小儿脊柱畸形，其矫形效果较单棒技术更好、并发症发生率更低且能更好地保留脊柱生长潜力。

1. 手术指征　目前普遍认为双生长棒技术的疗效好于单生长棒技术，因此除非存在畸形过重导致凸侧上棒困难等解剖上的限制，应尽可能在手术中选择双生长棒技术。是否行手术治疗一方面取决于畸形的程度，另一方面取决于患儿的生长发育潜力。具体的手术指征包括：①严重脊柱畸形，Cobb 角＞45°；②脊柱畸形经保守治疗无效；③患儿仍有充足的生长潜能，如 Risser 征仍为 0 级，Y 形软骨未闭。

2. 双生长棒手术技术 双生长棒的首次手术过程主要包括制备锚定点、置入双生长棒以及第一次撑开。

患者全身麻醉后，置于俯卧位，可使用 Wilson 手术体位垫或 Jackson 手术床。对于身高过小的患儿，可以将其俯卧于硅胶垫上。由于使用皮下穿棒技术，可采用独立的 2～3 个背部正中皮肤切口。之

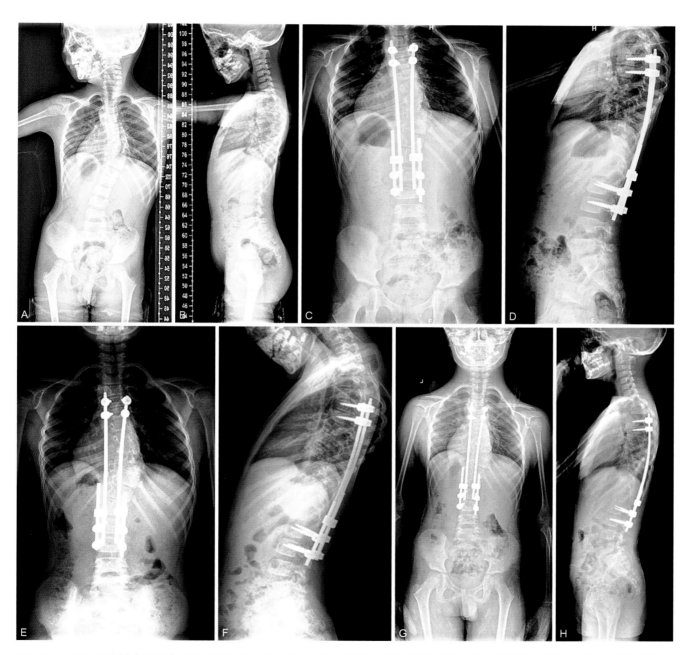

图 2-2-1 双生长棒技术治疗先天性脊柱侧凸。患儿男，6 岁，诊断为先天性脊柱侧凸，接受传统生长棒手术（双生长棒）治疗。A. 术前后前位脊柱全长 X 线片，侧凸 T6-T12：51°；B. 术前侧位脊柱全长 X 线片，后凸 T2-T5：2°，T5-T12：10°，T10-L2：15°，T12-S1：21°；C. 双生长棒置入术后后前位脊柱全长 X 线片，侧凸 T6-T12：33°；D. 双生长棒置入术后侧位脊柱全长 X 线片；E. 双生长棒置入术后 9 个月第一次撑开，后前位脊柱全长 X 线片，侧凸 T6-T12：43°；F. 双生长棒置入术后 9 个月第一次撑开，侧位脊柱全长 X 线片；G. 双生长棒置入术后 16 个月第二次撑开，后前位脊柱全长 X 线片，侧凸 T6-T12：30°；H. 双生长棒置入术后 16 个月第二次撑开，侧位脊柱全长 X 线片

后，在远近端锚定点行骨膜下剥离，两端各应至少暴露2个脊柱节段。近端锚定点通常选择脊柱侧凸的近端椎体，常位于T2~4节段，而远端锚定点应选择稳定椎。对于脊柱严重畸形的患儿，可以将远端锚定点选在骶椎和髂骨。锚定点内固定装置可选用椎弓根螺钉，当螺钉置入困难时则可以换用椎板钩或横突钩。在置入螺钉前，可使用注射器针头进行透视，确认钉道位置准确后依次使用开路锥制备钉道，攻丝后置入椎弓根螺钉。在远近端椎体后方应行去皮质处理并植骨融合。

在选择内固定棒时，应选择儿童专用的体积相对较小的内固定装置，凹侧及凸侧各裁2根内固定棒，一共4根。根据同侧2根内固定棒之间连接方式的不同，目前内固定棒之间的连接器分为串联连接器和并联连接器，并联连接器的特点在于连接前可以对内固定棒进行预弯，从而更好地矫正矢状面畸形；若使用串联连接器，则应将连接器置于脊柱生理曲度相对较直的胸腰段，因为连接器内的内固定棒不能弯曲。将内固定棒经筋膜下穿棒后固定在远近端的底座上并通过连接器连接，之后便可进行撑开，注意勿过度撑开引起内固定失败或神经系统并发症。

术后第2天即可指导患儿下地活动，术后应佩戴定制的胸腰椎支具6个月或至锚定点骨性融合。在初次手术6个月后即可行第一次撑开，之后每次撑开之间的间隔可以根据患者的年龄、侧凸的进展、脊柱的生长等因素进行综合考虑。有学者认为不论侧凸进展与否，都应每隔6个月进行撑开。

目前，关于生长棒手术的最终融合的指征和时机尚无定论。由于在治疗过程中脊柱可发生自发性融合，故对于最终脊柱矫形维持良好的患者可能不需要接受最终融合手术。最近，Kocyigit等将生长棒手术的最终治疗方案分为3类：①当患儿脊柱畸形的矫形效果良好，不需要延长融合节段且维持良好时，可去除生长棒；②当患者矫形效果不佳，出现附加现象等变化需要延长融合节段时，需行最终融合手术；③当患者骨骼有尚未成熟的征象，如Risser征为0级、月经未来、体型小或Tanner分级低时，需继续接受定期撑开手术并推迟最终治疗的时间。对于接受最终融合手术的患儿，通常需要去除之前的内固定系统并使用成人脊柱内固定系统对脊柱畸形进行最终的矫形，并根据侧凸的进展情况决定是否行截骨术及延长融合节段。

3. 双生长棒手术效果　Akbarnia等曾报道使用双生长棒手术治疗非先天性脊柱畸形的手术疗效，畸形的矫正率可达28.8%~49.9%，脊柱T1~S1的增长速度可达每年1.21~1.46 cm，胸廓生长指标SAL（space available for lung ratio）由0.8改善至1.0。北京协和医院仉建国教授团队曾报道使用双生长棒治疗先天性脊柱侧凸患儿的手术效果，初次手术后，患儿平均脊柱侧凸角度由术前的72.3°改善至34.9°，末次随访时36.2°，脊柱T1~S1年增长率为1.49 cm/y，SAL术前平均为0.81，初次术后为0.95，末次随访时为0.96。

4. 手术并发症及其处理　由于双生长棒手术不对脊柱进行融合，同时需要实施多次手术，其并发症的发生率较高。常见的手术并发症包括内固定相关并发症、力线相关并发症以及感染，其中内固定相关并发症的风险最高。除此之外，也应关注如何避免在脊柱尚未达到预期长度时出现自发性融合。

（1）内固定相关并发症：由于未对脊柱进行融合，TGR的内固定相关并发症发生率较高，最高可达29%~58%，且其发生概率与年龄呈负相关，与手术次数呈正相关。内固定相关并发症主要包括断棒、脱钩、内固定移位、椎弓根螺钉松动或拔出，其中断棒最为常见，可能和患者自身因素、内固定棒的材质和规格、穿棒技术、侧凸严重程度、初次矫正率等因素有关。内固定移位可能造成严重的神经系统相关并发症，应尽可能选用椎弓根螺钉作为锚定装置，在两个相邻节段置入4枚椎弓根螺钉可以获得良好的抗拔出效果。若患者后凸角度过大，应避免压棒过度导致后期螺钉拔出，必要时可保留部分后凸。

（2）力线相关并发症：近端交界性后凸（proximal junctional kyphosis，PJK）以及近端交界性失败（proximal junctional failure，PJF）是常见的生长棒手术力线相关并发症，可能与患儿脊柱畸形过度后凸或矫形后内固定装置应力过于集中等因素有关。PJK指术后最上端固定椎（upper instrumented vertebra，UIV）的下终板与UIV以上第2个椎体之间形成大于10°的后凸角或该后凸角较术前增大10°。当PJK合并椎体骨折、后方骨韧带断裂、UIV内固定物脱出等症状时则被称为PJF。预防PJK的方法主要包括术中注意保护脊柱后方骨性和韧带结构、对内固定棒的近端进行充分的预弯、通过截骨减小患者后凸等。

（3）感染相关并发症：由于需要在同一部位多次手术，TGR 的伤口感染发生率高于其他儿童脊柱融合手术，高达 11.1%。预防切口感染的措施主要包括：术前清洁皮肤、术前半小时内及术后 24 小时内使用静脉抗生素、将生长棒及连接器放置于筋膜下以减少皮肤张力、关闭切口前大量生理盐水冲洗、逐层关闭切口、使用可吸收缝线缝合等。当出现感染时，若感染范围局限，可行清创术的同时保留内固定，并在术后使用适当的抗生素抗感染至少 6 周；若感染范围较大，应在充分清创的同时保留 1 根生长棒以维持矫形效果；若需取出所有生长棒，则应在术后佩戴支具对畸形进行控制，并足疗程使用抗生素，在感染得到控制后再次手术矫形。

（4）自发性融合：由于应用生长棒技术的目的在于控制脊柱畸形的同时保留脊柱的生长潜力，所以应该尽量避免提前出现的脊柱自发性融合。有报道称在生长棒撑开过程中自发性融合的发生率高达 89%，其与生长棒系统对脊柱的影响、骨膜的破坏、幼儿脊柱容易融合、手术导致关节囊出血、关节突融合等有关。因此，减少骨膜下脊柱骨性结构的暴露、避免暴力撑开、延迟生长棒的置入时间等都是减少自发性融合的方案。

（二）磁力控制生长棒技术

磁力控制生长棒（magnetically controlled growing rod，MCGR）技术是一种可以使术者进行周期性的无创撑开的技术。它的出现降低了计划手术的次数和重复全身麻醉所致的风险，并减少了因传统手术技术而出现的并发症风险。据报道，MCGR 在侧凸矫正和维持脊柱生长发育的效果上与传统生长棒技术几乎相同。在手术适应证方面，MCGR 与 TGR 相似，适用于任何进展性的 EOS 和存在 TIS 患病风险的儿童。在手术技术方面，MCGR 与 TGR 也非常相似，但由于 MCGR 的撑开是无创的，故可以在患者完全清醒的情况下于门诊完成，且 MCGR 的撑开频率可以更高。对于使用 MCGR 的患者应当定期评估撑棒的效果，目前首选的评估方法是超声检查。Cheung 等已证实超声可以很可靠地替代 X 线检查。从而避免了辐射暴露及其对发育中儿童的潜在危害。迄今为止，MCGR 技术已被证明是一种安全有效的基于撑开的生长友好型手术，患儿和家长对 MCGR 技术感兴趣的程度逐渐超过了传统手术技术。MCGR 技术对于 EOS 治疗来说具有划时代的意义，但需注意的是，有研究表明生长友好型手术通常有着更高的并发症发生率，包括伤口感染、植入物相关并发症和脊柱力线相关的并发症。

1. 纵向可撑开人工钛肋技术　纵向可撑开人工钛肋技术（vertical expandable prosthetic titanium rib，VEPTR）是一种用于扩张肋骨的植入装置，最初是为治疗胸廓功能不全综合征（thoracic insufficiency syndrome，TIS）而研发的。TIS 是指胸廓无法支持正常呼吸和肺的生长发育，脊柱畸形是其基本的发病机制之一。由于 VEPTR 可在保持脊柱生长的同时改善胸廓容积，有利于患儿肺组织的发育进而显著提高其生存率，故被应用于早发性脊柱畸形的治疗。与其他非融合手术相比，在早发性脊柱侧凸的治疗中 VEPTR 手术具有一些明显的优势。该手术切口小，可在脊柱生长的同时进行撑开，且不需要反复切开瘢痕，许多患者免于做最终融合手术，故被认为是一种有效且生长友好的手术方法。VEPTR 的连接方式包括肋骨到肋骨、肋骨到骨盆、肋骨到脊柱。需注意的是，其手术并发症发生率相对较高，包括感染、皮肤坏死、VEPTR 装置移位以及神经系统损伤。因此，多学科的联合治疗模式对于使用 VEPTR 治疗 TIS 和早期脊柱畸形至关重要。

2. 凸侧骨骺阻滞术　对于年龄足够小、存在中度先天性脊柱畸形的患者，凸侧骨骺阻滞术可以减缓或阻止凸侧椎体的生长，保留或促进凹侧椎体持续生长，从而使得畸形得到安全、可控矫正。在临床应用中，应严格把握此类手术的适应证和禁忌证。患者年龄足够小以至于生长潜力可以维持显著矫形的效果是其理想适应证，通常情况下患者应满足以下条件：年龄 < 6 岁，侧凸度数 < 70°，侧凸涉及椎体数目 ≤ 6 个，且凹侧生长潜能巨大。术中可进一步通过在凸侧融合节段植入椎弓根螺钉进行加压操作，提升矫形能力和效果。也可以在凹侧加用内固定棒或生长棒进行撑开，进一步矫正畸形。若应用得当，此类手术可使得患者免于截骨操作或长节段融合。但其整体矫形能力有限，必要时可改用其他手术方式达到矫形目的。

3. Stapling 技术　椎体骑缝钉技术（vertebral body stapling，VBS）是一种治疗骨骼尚未成熟的特发性脊柱侧凸患者的有效方法。VBS 适用于年龄较小、侧凸角度中等大小的患者，尤其适合支具无法阻止侧凸进展或不能忍受支具治疗的患者。Betz 等评估了 41 例侧凸患者（26 例胸弯，15 例腰弯）的骑缝钉手术效果：胸椎平背畸形患者中，71% 的患者矢状面改善为正常；腰弯总体成功率为 87%，只有 1 例患者的侧凸由 40° 进展到 50°。

4. Tethering 技术　椎体骑缝钉技术被证明对骨骼不成熟的中度弯曲患者是有益的，但对于侧凸较大的儿童的选择则比较有限。因此，对于 Cobb 角 >35° 的儿童，椎体拴系技术（vertebral body tethering，VBT）已被提出作为一种替代方案。Samdani 等研究了 25 名接受 VBT 手术的患者的治疗效果，所有患者接受治疗时骨骼发育均尚未成熟，仅有胸弯固定。术前胸椎主要冠状面角平均为 41°，术后首次站立位 X 线片矫正为 20°（p<0.05），侧凸逐步改善，骨骼成熟时侧凸的平均角度为 14°（矫正率 = 66.1%，p<0.05），且在该队列中未观察到重大并发症。除了阻止侧凸进展外，VBT 还能够通过调节脊柱生长在很大一部分患者中实现侧凸矫正。尽管 VBT 的概念令人鼓舞，但相关临床应用经验仍然有限，仍需要继续进行全面的研究来分析其可否作为这一患者群体的主要治疗方案。

二、融合技术

（一）半椎体切除术

先天性脊柱侧凸可分为三种类型：形成障碍型、分节障碍型以及混合性。半椎体障碍是形成障碍型的一种，也是最常见的先天性脊柱侧凸类型。半椎体切除术是一种直接针对病因的截骨重建手术，因其可达到满意的矫形效果和随访结果，被公认是一种治疗半椎体障碍的理想术式（图 2-2-2）。

半椎体切除术的手术指征有：完全分节的非嵌合型半椎体，可在患儿早期进行预防性半椎体切除术；特殊部位例如颈胸段以及腰骶段，未完全分节的半椎体也会导致进行性进展的斜颈、胸段代偿畸形以及躯干偏斜，也应当早期进行预防性手术治疗；其他类型的半椎体，观察呈进行性发展，也应考虑进行手术切除。

半椎体切除术最早由 Royle 于 1928 年提出，但由于假关节形成、后凸加重等并发症风险限制了其应用。此后，由 Leatherman 和 Dickson 提出了分期前后路联合手术——即前路进行半椎体、椎间盘以及椎弓根切除，后路切除半椎体的后方结构，并使用 Harrington 内固定进行后方固定以及后方脊柱结构植骨融合。这一方法取得了良好的临床疗效，并继续发展为一期前后路联合半椎体切除术。1991 年，Harms 最早提出使用后路一期半椎体切除联合椎弓根螺钉内固定治疗此类畸形，并取得良好的临床效果。后路一期半椎体切除术适用于颈胸段以下的胸腰骶椎半椎体畸形患儿，该方法手术时间短、避免了对胸腹腔脏器的影响、患者术后恢复快且并发症发生率较低，目前已成为应用最为广泛的半椎体切除术式。

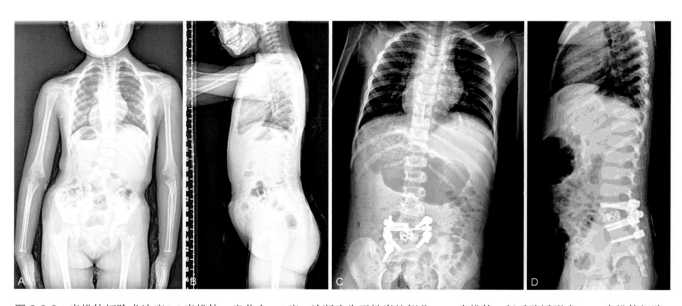

图 2-2-2　半椎体切除术治疗 L5 半椎体。患儿女，4 岁，诊断为先天性脊柱侧凸，L5 半椎体；行后路矫形术，L5 半椎体切除，内固定及 L4-S2 植骨融合。A. 术前后前位脊柱全长 X 线片；B. 术前侧位脊柱全长 X 线片；C. 半椎体切除术后后前位脊柱全长 X 线片；D. 半椎体切除术后侧位脊柱全长 X 线片

（二）颈椎以及颈胸段先天性脊柱畸形的手术治疗

颈椎以及颈胸段脊柱畸形即位于 C1-T1 的脊柱畸形，其常见病因主要为先天性脊柱畸形和神经纤维瘤病合并侧凸畸形，发生率相对较低。由于其解剖学和生物力学特点，该部位的脊柱畸形治疗一直是脊柱外科医生面临的挑战之一。

对于轻、中度进展性畸形，可考虑采用凸侧骨骺阻滞手术进行治疗。该术式利用了脊柱的不对称生长力使得畸形在患儿发育过程中得到矫正。当手术节段涉及 C7 以上时，应当采用前后路联合手术；手术节段局限于 C7 及以下时，可通过单纯后路手术的经椎弓根入路达到侧凸前后柱融合的效果（图 2-2-3）。

对于畸形复杂严重的患者，通常需要进行 360° 截骨术来矫正畸形，包括半椎体切除术、经椎弓根截骨术以及全脊椎切除术。当截骨水平位于 C7 以上时，需要采用前后路联合手术来避免对椎动脉以

及神经的损伤；而当截骨水平位于 C7 及以下且不伴椎动脉变异时，可采用单纯后路入路来进行手术。

北京协和医院骨科团队研究发现，除了颈椎以及颈胸段的原发脊柱畸形之外，此类畸形可存在明显的代偿胸段/胸腰段畸形，且在原发畸形矫正之后，代偿畸形仍有进展的风险。在初次手术后，可根据代偿畸形的严重程度及柔韧性予以进一步的支具或手术治疗。

（三）腰骶段半椎体的手术治疗

腰骶段半椎体是指在最末节腰椎和第一骶椎之间的半椎体。相比于其他部位的半椎体畸形，腰骶段半椎体位置深在、术中操作空间狭小且术后内固定失败率高，这些特点增加了手术治疗的困难。

对于具有生长潜能、进展风险高或畸形明显的腰骶段半椎体，需要尽早手术治疗，否则极易造成代偿弯继发性加重并导致长节段固定融合。近年来，越来越多的文献证实，后路一期半椎体切除内固定

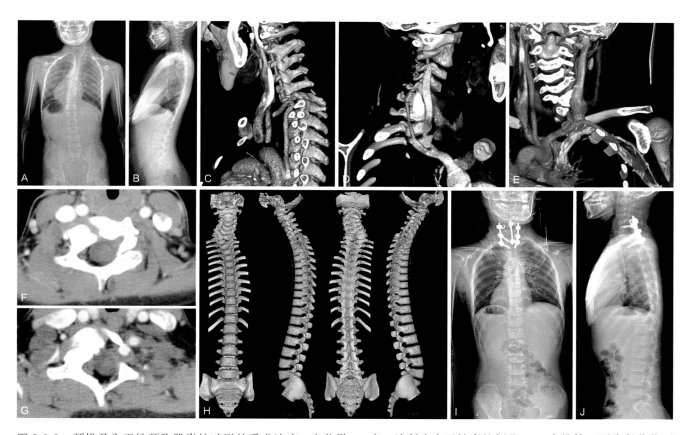

图 2-2-3　颈椎及先天性颈胸段脊柱畸形的手术治疗。患儿男，9岁，诊断为先天性脊柱侧凸，T1半椎体，颈胸段分节不良。行后路 T1 半椎体切除以及上下椎间盘切除、C7 椎弓根以及右侧下半部椎体切除、椎管扩大减压、脊柱侧凸矫形内固定、Moe 植骨融合术（C5-T3）。A. 术前前后位脊柱全长 X 线片；B. 术前侧位脊柱全长 X 线片；C~E. 术前 CTA；F、G. 术前 CT；H. 术前脊柱 CT 三维重建；I. 术后后前位脊柱全长 X 线片；J. 术后侧位脊柱全长 X 线片

植骨融合术是针对腰骶段半椎体最行之有效的治疗方法（图 2-2-4）。北京协和医院骨科团队于 2016 年报道了 14 例后路一期腰骶段半椎体切除、短节段固定融合术，腰骶局部侧凸术后即刻改善率达到 83%，末次随访改善率为 87%。代偿弯末次随访自动改善率为 57%；冠状面躯干失衡术后即刻改善率 63%，矢状面改善率 58%，随访过程中保持稳定。生活质量评分结果显示 SRS-22 总评分、自我形象认知评分、满意度评分均明显优于术前。

三、混合（hybrid）技术：截骨短节段融合生长棒技术

为应对传统生长棒技术在治疗严重早发型脊柱侧凸畸形方面的不足，北京协和医院仉建国教授提出了截骨短节段融合联合双生长棒技术的混合技术来治疗此类畸形。早期结果证明此类技术可提高严重僵硬畸形的矫正率，并可有效降低生长棒的并发症发生率。该技术的临床疗效也被后续的研究证实。

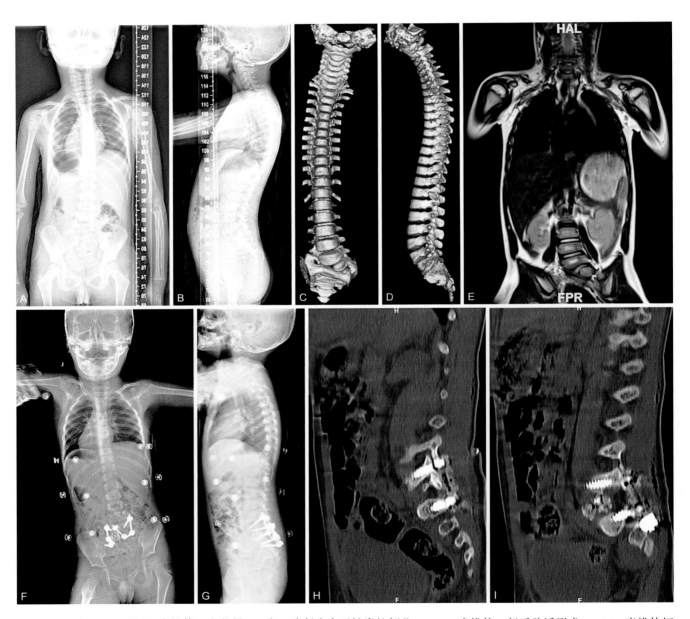

图 2-2-4　手术治疗腰骶段半椎体。患儿男，4 岁，诊断为先天性脊柱侧凸，L5-S1 半椎体。行后路矫形术，L5/S1 半椎体切除，内固定，植骨融合［L5-S1+S2Alar(左侧)］。A. 术前后前位脊柱全长 X 线片，骶骨倾斜角 16°；B. 术前侧位脊柱全长 X 线片；C. 术前脊柱 CT 三维重建正面观，可见明显的 L5-S1 半椎体；D. 术前脊柱 CT 三维重建侧面观；E. 术前 MRI，可见明显的 L5-S1 半椎体；F. 术后后前位脊柱全长 X 线片；G. 术后侧位脊柱全长 X 线片；H. 术后 CT：左侧面观；I. 术后 CT：右侧面观。

（一）适应证

该术式主要适用于严重僵硬性早发型脊柱侧凸，具体适应证包括：①畸形累及范围长，顶椎区畸形严重，顶椎偏距以及旋转严重，可能存在的矢状面短节段后凸，顶椎区不对称生长潜力巨大；②严重的短而锐的原发畸形伴发头侧或者尾侧的结构性代偿畸形，例如颈胸段半椎体伴严重的胸弯；③存在双主弯的早发型脊柱侧凸。

（二）手术技术

1. 截骨节段及融合节段的选择　确定截骨节段的一般原则为：

（1）对于累及范围长的严重畸形，可选择在侧凸顶点进行截骨；

（2）对于原发畸形伴头侧或者尾侧结构性代偿畸形，截骨节段应选择在原发畸形的顶点；

（3）对于侧凸累及范围长且在侧凸弧度内存在明显后凸畸形的患者，截骨节段应当选择在后凸的顶点。

通常情况下，需在截骨水平的双侧进行内固定及融合。如果进行半椎体及对侧椎间盘切除术，可选择融合截骨水平的上下各一个节段；如果进行全脊椎切除术，则应纳入截骨节段的上下各两个节段以确保稳定性。当存在凹侧椎弓根发育差的情况时，可以考虑仅在凸侧进行固定融合，但需警惕由此带来的不稳定及截骨端不愈合等情况。

2. 内固定的选择及双生长棒的连接方式　对于儿童来说，成人脊柱内固定系统切迹过高、对软组织干扰过大，易造成相关并发症，故应选择婴幼儿专用的内固定系统。截骨端及生长棒的锚定点内固定应选用椎弓根螺钉，以提供更好的生物力学性能；若患者椎弓根发育不佳，还可考虑使用椎板钩；在颈椎，可考虑使用侧块螺钉。内固定棒可选择不锈钢棒、钛棒或者钴铬钼合金棒。为方便进行棒的预弯以及连接，优先选用并联连接器作为生长棒的连接器。

根据截骨部位、内固定以及融合方式可将生长棒的连接方式分为以下两种：①串联连接：如果行顶椎截骨且顶椎偏距及旋转得到满意的矫正，可选择将截骨上下节段连接于双生长棒上，局部加压闭合间隙并锁定，此后从连接器处撑开；如果在头、尾侧原发畸形处进行截骨，可将截骨融合节段作为锚定点进行双生长棒的置入连接。②并联连接：如果行顶椎截骨但初次矫正效果不佳，可使用一根或者两根短棒来进行截骨节段的闭合以及短节段融合，再置入双生长棒进行治疗，跨越截骨短节段融合节段。

3. 截骨短节段融合手术操作　患儿全身麻醉后取俯卧位，预防性静脉使用抗生素。使用 C 臂 X 线机透视定位。根据上下锚定点位置以及截骨部位做 2 个或者 3 个切口，在上下锚定点处以及截骨融合部位行有限骨膜下剥离。于上下方锚定点双侧对称置入 2 对椎弓根钉，于截骨平面上下 1 个或 2 个节段置入椎弓根螺钉内固定，之后行透视确定螺钉位置良好。在截骨操作时，先行凹侧截骨以使得位于凹侧的脊髓减压。在凸侧安装临时固定棒后，切除截骨节段的椎板、横突。开放截骨节段上下神经根孔，确认并保护神经根后，沿截骨水平位于椎体的上下终板切除椎体。完成凹侧截骨后，于凹侧放置临时固定棒，再行凸侧截骨。全部截骨完成后，采用串联或者并联方式闭合截骨间隙。

4. 双生长棒的置入以及初次矫形　按照前述的原则确定生长棒的连接方式。采用串联连接时，直接将截骨节段上下螺钉与生长棒的内固定棒相连，并加压闭合截骨间隙。截骨完成后，测量所需棒的长度。将预弯的棒穿过深筋膜下方肌肉，分别与上下锚定点、连接器以及截骨水平上下椎弓根螺钉相连。连接器置于胸腰段肌肉深筋膜下。之后通过截骨平面凸侧上下椎弓根螺钉行加压闭合截骨间隙，如间隙较大，可放置钛笼进行椎间植骨。截骨间隙闭合满意后锁定截骨平面上下螺钉。通过连接器行双侧交替撑开提高矫形效果。最终锁紧各螺钉。采用并联连接方式时，先根据截骨上下的节段长度测量两根短棒，按照矫形目标预弯，之后与截骨节段上下的螺钉相连，加压闭合截骨间隙，并锁定所有螺钉。再测量生长棒所需要的长度，在筋膜下穿棒分别与上下锚定点以及连接器相连。之后通过连接器部位的交替撑开进一步矫形。矫形完成后，大量生理盐水（3000 ml 以上）冲洗切口。分别在生长棒的上下锚定点以及截骨短节段融合部位后方结构去皮质，制备植骨床，使用自体松质骨粒以及同种异体骨或含 BMP 的材料行植骨术。于截骨水平切口放置深筋膜下引流管。

5. 撑开手术　为确保截骨水平达到融合，初次撑开的手术时间需距离初次手术 6 个月以上。患者全身麻醉，取俯卧位，仅暴露位于胸腰段深筋膜下的连接器。用持棒钳固定于需要撑开的一侧棒上，松开同侧连接器螺钉，使用撑开钳在连接器与持棒钳之间进行撑开。撑开手术的时间间隔一般为 12 个月以内，具体需根据患者身高增长情况确定。

6. 脊髓监测　脊髓监测应同时应用体感诱发电位以及运动诱发电位。由于术中神经系统并发症的延迟处理可能导致严重后果，故每次手术均应在脊髓监测下进行。一旦术中出现脊髓监测信号变化，就应首先排查有无可能导致神经损伤的因素并予以相应处理。

（三）临床效果

一期截骨短节段融合联合双生长棒技术是治疗严重、僵硬早发型脊柱侧凸的有效手段（图 2-2-5）。截骨术可以有效提高顶椎区的矫形效果并改善胸廓畸形和肺容积，同时可帮助消除巨大的不对称生长潜力，减少了内固定物所承受的异常应力，进而减少了生长棒内固定相关并发症。除此之外，截骨水平上下的短节段融合可获得确切的生长阻滞效果，而对脊柱的生长能力影响很小。

根据北京协和医院仉建国教授团队于 2014 年在 *Spine* 杂志发表的研究结果，研究中 7 例患者的平均初次手术年龄 5.9 岁，平均每例患者经历 5.3 次撑

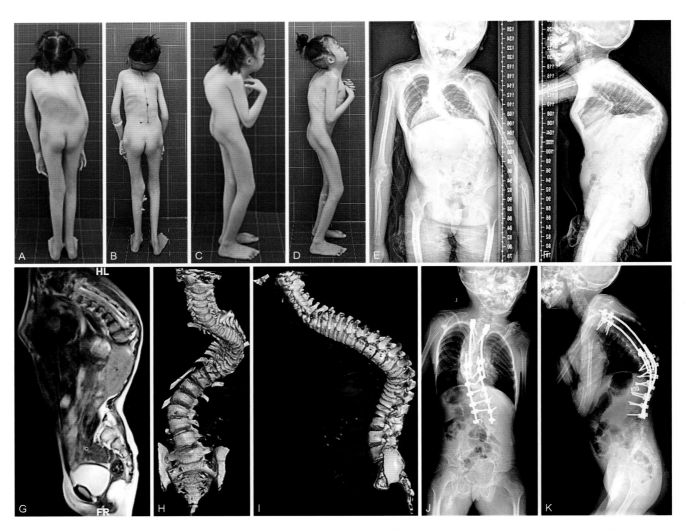

图 2-2-5　患儿女，8 岁，诊断为综合征型脊柱侧凸，9 号染色体 q23 缺失突变，脊髓空洞症。行后路 T12 VCR 截骨，T9-L3 内固定，T2-L3 植入双生长棒，T2-3 及 T9-L3 行植骨融合术。A. 术前大体背面观；B. 术后大体背面观；C. 术前大体侧面观；D. 术后大体侧面观；E. 术前后前位脊柱全长 X 线片；F. 术前侧位脊柱全长 X 线片；G. 术前 MRI；H. 术前脊柱 CT 三维重建正面观；I. 术前脊柱 CT 三维重建侧面观；J. 术后后前位脊柱全长 X 线片；K. 术后侧位脊柱全长 X 线片

开术。冠状面主弯度数术前 81.4°，术后 30.1°，末次随访时 41.0°。T1-S1 年增长率为 1.23 cm/y。SAL 术前为 0.87，术后改善至 0.95，末次随访时为 0.96，截止最近随访，无并发症发生。南京鼓楼医院 Sun 等也报道了使用截骨短节段融合联合生长棒技术治疗严重先天性脊柱畸形，其畸形矫正率可以达到

50% 以上，T1-S1 年增长率达到 1.1 cm/y。Bas 等报道了使用顶椎截骨联合生长棒或者 luque 技术治疗先天性脊柱后凸，可以达到对后凸畸形 70% 以上的矫正，并且允许脊柱生长。

（仉建国　庄乾宇）

第三节　小儿脊柱畸形手术相关技术

小儿脊柱畸形具有发病早、可能合并其他畸形、多伴有脏器受损等特点。脊柱畸形矫正手术创伤大，术中出血量大，因此更应在术前制订恰当的麻醉方案，并全面评估患儿的发育及脏器受累情况、脊柱畸形的严重程度和手术范围，进而判断患儿的围手术期风险，并对临床状况进行优化。

一、小儿脊柱畸形麻醉要点

由于小儿脊柱畸形患者常伴有其他可能影响麻醉策略的合并症，对手术和麻醉的耐受能力较成人为差，因此必须针对患儿制订个体化麻醉方案。除做好术前评估，完善相关检查，调整患儿的营养状态和心肺功能外，还需要术中进行积极的容量管理、神经监测、抗纤溶治疗及体温保护，亦需要注意术后疼痛管理，积极防范和应对肺部并发症。

（一）术前评估

通过进行有效的术前评估，麻醉医师可以掌握患儿的整体健康状况，评估脊柱畸形情况和与脊柱手术相关的其他畸形情况。同时预估手术过程中可能遇到的麻醉相关问题，提高患儿和家属的信任度。

1. 整体评估　主要评估患儿的整体健康状况。首先进行体格检查，观察有无呼吸困难、桶状胸、胸廓畸形，听诊双肺呼吸音是否对称、有无干湿啰音，心脏听诊有无杂音，检查颈椎活动度、张口困难、有无小下颌等。进行全面的神经系统查体，以明确术前有无神经功能受损。

根据美国麻醉医师协会（American Society of Anesthesiologist，ASA）制定的 ASA 分级标准，可以在麻醉前根据患者体质状况对手术危险性进行分类，这是评估患儿全身体格健康状况的常用方法。具体评价标准见表 2-3-1。

表 2-3-1　美国麻醉医师协会（ASA）分级

分级	健康状况
Ⅰ	无器官 / 生理 / 精神问题
Ⅱ	合并症控制良好，对全身系统影响小，功能不受限
Ⅲ	合并症对全身系统有严重的影响，功能受限
Ⅳ	合并症控制很差，伴有严重功能损伤，对生命有威胁
Ⅴ	危及生命的状态，不进行手术存活率很低
Ⅵ	脑死亡，进行器官捐献
Ⅷ	急诊

2. 心肺功能评估　小儿脊柱畸形主要发生于患儿生长发育的过程中，病程中常伴有心肺功能损害。胸段脊柱畸形常直接压迫凸侧肺，导致胸廓容积减少、胸廓运动受限、肺及肺血管发育不全、肺泡数增加，进而导致肺血管阻力增加，肺动脉压力增加，最终严重影响心肺功能。

临床上最常用的心功能评估方法是纽约心脏病协会（NYHA）分级（表 2-3-2）。

表 2-3-2　纽约心脏病协会（NYHA）心功能分级

分级	具体描述
Ⅰ	日常活动不受限，一般体力活动不会引起疲劳、心悸、气喘或胸痛
Ⅱ	体力活动轻度限制，休息时无症状
Ⅲ	体力活动明显受限
Ⅳ	不能从事任何体力活动，休息时也有症状

肺功能检查方法包括肺通气功能、脉冲震荡、体扫描仪、弥散功能、负压通气（NEP）、支气管激发试验、支气管舒张试验等。根据患儿年龄不同，应选择不同的监测方法（表 2-3-3）。

表 2-3-3　不同年龄儿童肺功能检测方法

年龄	常用检测方法
<2 岁	潮气呼吸法
	阻断法
	婴幼儿体扫描仪法
	胸腹腔挤压法
2~<3 岁	潮气呼吸法
3~5 岁	脉冲震荡法
	潮气呼吸法（部分不合作的患儿可镇静后监测潮气呼吸）
>5 岁	常规通气法
	脉冲震荡法
	体扫描仪法（年长儿）
>10 岁	弥散法
	常规通气法
	脉冲震荡法
	体扫描仪法（年长儿）

3. 脊柱畸形评估　一般使用 Cobb 角对脊柱侧弯程度进行评估，进而评估脊柱畸形的严重程度。测量 Cobb 角前应先行脊柱后前位 X 线检查以取得脊柱全长片，随后分别沿侧凸曲线中最靠近头侧椎体的上终板和最靠近尾侧椎体的下终板各做一条直线，两条直线相交所成的角即为 Cobb 角。Cobb 角 >10° 时视为存在脊柱侧弯，Cobb 角越大，代表脊柱侧弯的程度越严重。

研究表明胸段 Cobb 角的大小与呼吸功能受损程度相关。Cobb 角 >60°，会影响肺功能。Cobb 角 >100°，其术后呼吸衰竭或延迟拔管的风险增加。

4. 其他合并症或畸形评估　评估患儿是否患有其他合并疾病，或存在其他系统畸形；了解合并疾病或畸形的严重程度和治疗情况。儿童患者中较为常见的畸形是神经系统畸形、先天性心脏病和泌尿系统畸形，包括脊髓纵裂、Chiari 畸形、脊髓拴系、法洛四联征、动脉导管未闭、房间隔缺损、室间隔缺损、马蹄肾、一侧肾缺如等。术前应详细向患儿及家属查问病史，避免忽略合并疾病影响术中麻醉效果。

5. 既往手术史和并发症　术前应评估患儿是否有既往手术史及是否曾出现手术相关并发症。既往曾接受过脊柱手术者，手术部位可能存在较严重的软组织粘连，将导致本次手术难度和手术时间增加，从而需要在制订麻醉方案时进行针对性调整。曾因神经系统畸形、先天性心脏病或泌尿系统畸形接受过相关治疗者应评估相关系统功能，以确定能否耐受本次手术及麻醉。既往有恶性高热史、延迟拔管以及术后肺部感染史、药物过敏史等手术相关并发症者，应仔细评估麻醉风险，并制订相应预案。

6. 特殊综合征及气道评估　儿童脊柱畸形患者术前进行气道评估对于麻醉和手术的成败至关重要。麻醉医师应根据术前气管插管难易程度评估结果准备术中所需的药物和设备，将患儿术中麻醉相关风险降至最低。

对于有既往手术史的患儿，术前还应向患儿及家属了解有无困难气道史。一些特殊综合征可能导致高危困难气道，如杜氏肌营养不良、多关节挛缩（Klipple-Feil 综合征）、Goldenhar 综合征、黏多糖病 Ⅱ（Hunter 综合征）等。此类患者应通过体格检查评估颈椎活动度，并仔细观察患者有无颈蹼、张口度、Mallampatti 分级、小下颌等可能导致困难气道的表现。此外，对于术前即有呼吸困难或者既往有呼吸困难病史的患者，除评估肺功能外，还应除外气道狭窄。

7. 术前营养评估及治疗　受脊柱畸形及其他合并疾病影响，患儿术前容易处于营养不良状态。此类患儿对手术和麻醉耐受能力差，术后恢复缓慢，影响治疗效果。因此，应在术前对患儿进行积极的营养评估并纠正营养不良状态。临床上常用的营养评估方法为营养风险筛查 NRS 2002 量表，评分 ≥3 分的患儿应接受营养支持治疗。患儿中常见的营养不良表现为低 BMI，提示高代谢状态，此类患儿易发生呼吸肌疲劳及凝血功能障碍。

8. 辅助检查

（1）贫血：术前应常规行血常规检查，根据血红蛋白（Hb）水平判断是否存在贫血。6 个月 ~5 岁儿童 <110 g/L，6~14 岁儿童 <120 g/L 即视为贫血。应积极纠正贫血，并根据患儿贫血情况判断是否术前需要额外备血。

（2）凝血功能：术前应常规行凝血功能检查。凝血功能检查主要包括血浆凝血酶原时间（PT）、PT 活动度、国际标准化比值（INR）、纤维蛋白原（FIB）、活化部分凝血活酶时间（APTT）和血浆凝血酶时间（TT）。当患儿出现 PT 和 APTT 延长时，应警惕弥散性血管内凝血（DIC）、原发性纤溶亢进和血友病等疾病，并通过针对性检查进行排除。

（3）心肺功能：术前常规行超声心动图、心电图、肺功能和（或）血气检查。通过心电图判断有无心肌肥大、心肌缺血、心律失常及传导异常等；通过超声心动图判断心脏结构有无异常、瓣膜功能及射血分数等。肺功能检查包括肺容量、通气和换气功能检查。FVC 小于预计值 50% 提示严重肺功能障碍，FVC 小于预计值 30% 或术前已有二氧化碳潴留则提示患者术后需要长期的呼吸支持。

（4）脊柱影像学：术前应行颈椎正侧位 X 线检查，除外颈椎不稳定；行颈胸部 CT 检查，评估患儿肺发育情况及是否存在气道狭窄。

（5）其他特殊检查：恶性高热是以中心体温升高、呼吸急促、高碳酸血症、肌肉僵直、酸中毒和高钾血症为特征的高代谢状态临床综合征，死亡率极高。当恶性高热易感个体暴露于挥发性麻醉剂（氟烷、异氟烷、恩氟烷、七氟烷）或琥珀酰胆碱时，患者会出现恶性高热的临床症状。若患儿为恶性高热高危患者或有恶性高热家族史，术前应行咖啡因/氟烷挛缩试验、基因检测和肌酸激酶检查评估术中出现恶性高热的风险。

9. 术前优化

（1）纠正贫血和凝血功能异常：贫血患儿首先应评估是否存在引发贫血的原发病，并积极治疗原发疾病；常规补充铁剂，注意膳食均衡。凝血功能异常患儿应考虑补充维生素 K 或应用抗凝/促凝药物纠正凝血异常状态。必要时请血液科会诊。

（2）心肺功能锻炼：脊柱矫形术患儿术后肺功能下降，且恢复缓慢，常需 1 个月以上，肺功能较差者可能需要呼吸机支持，因此围手术期内需要特别注意预防肺部并发症。术前应鼓励患儿做深慢呼吸或咳嗽动作、爬楼梯锻炼，或嘱患儿吹气球锻炼肺功能，必要时可使用无创正压呼吸机辅助呼吸或行头颅骨盆环牵引术等。

（二）术中管理

1. 麻醉方式及用药 脊柱畸形矫正手术常规选用全身麻醉作为麻醉方式。患者进入手术室后应常规进行无创血压、指尖氧饱和度、心电图和麻醉深度监测。根据手术难度和出血风险，判断是否建立有创动脉压监测、双静脉通路或中心静脉置管（peripherally inserted central venous catheters, PICC）。对于困难气道患者，应及时寻找有经验的麻醉医师帮助，并合理选择正确的插管工具（纤维支气管镜、喉罩、可视喉镜等）。根据手术的需要选择单腔或双腔气管插管。进行前路手术时，单肺通气有助于视野的暴露，可选择双腔气管插管或支气管封堵器。

麻醉用药分为术前和术中两部分。术前用药应视患者身体状况而定。对于儿童患者，口服咪达唑仑或右美托咪定滴鼻可抗焦虑，减少患儿哭闹并有助于将患儿转运到手术室。对于计划进行纤维支气管镜插管的患者，术前给予抗胆碱能药将减少气道分泌物，从而有助于观察气道结构。

术中用药的选择应考虑到患者的基础病以及术中脊髓功能监测。临床上常使用丙泊酚联合非去极化肌松药进行静脉诱导。对于摆放体位前进行运动诱发电位监测的患者，应给予短效的肌松药。使用丙泊酚持续泵注进行麻醉维持，以避免对脊髓功能监测产生较大影响。术中根据麻醉深度监测实现药物滴定，使手术过程中麻醉深度维持在合适的范围内（如 BIS 在 40~60 之间）。为了改善脊髓监测的信号，可以持续泵注右美托咪定、氯胺酮或利多卡因。恶性高热高危患者应避免使用吸入麻醉药和琥珀酰胆碱。

2. 容量管理

（1）容量管理目标：麻醉后低血压是常见的临床问题。出现这一问题的原因可能有术前液体损失未补充、麻醉药物的作用等。儿童血容量绝对值很小，心脏对容量负荷敏感以及对血容量的改变耐受性差，麻醉后更容易出现血容量降低，并且术中可能更容易出现低血压诱发的其他并发症，导致手术风险增高；术后可能更容易出现疲劳、组织水肿、吻合口愈合延迟等症状，影响患儿康复。因此，在麻醉过程中进行有效的容量管理，可以避免患儿因麻醉诱导后出现明显的血压下降，保障患儿麻醉期间循环系统功能稳定，生命体征平稳，确保手术能够顺利进行。

（2）体位对循环的影响：脊柱畸形手术时患者大多处于俯卧位或侧卧位，这两种体位可导致回心血量下降；麻醉诱导后如需移动患者体位应在移动前告知麻醉医师，确保麻醉医师已做好充分准备，避免出现体位性高血压或低血压。固定体位时应保证静脉血液回流良好，避免外周血液回流受阻；固定肢体时应使用衬垫，且不能固定过紧。抬高患者下肢可促进外周血液回流，因此手术中可以调节手术台倾斜度，使患者下肢处于相对高位，保证循环通畅。

（3）液体：根据中华医学会麻醉学分会发布的《小儿围手术期液体和输血管理指南（2014）》，可通过维持性输液和补充性输液来维持患儿手术过程中血容量正常。

维持性输液补充生理需要量，可根据体重、热卡消耗和体表面积计算。手术期间的输液量根据患儿体重按小时计算（表2-3-4）。

例如，16 kg小儿每小时水需要量=（4×10）+（2×6）=52 ml/h；每日水需要量=（100×10）+（50×6）=1300 ml/24h。

表2-3-4　小儿维持液需要量

体重（kg）	每小时液体需要量（ml/kg）	每日液体需要量（ml/kg）
0~10	4	100
11~20	40+2（体重-10）	1000+50（体重-10）
>20	60+1（体重-20）	1500+25（体重-20）

补充性输液补充手术创伤导致的局部液体丢失或失血。①补充因术前禁食引起的缺失量：按禁饮时间计算需补充的缺失量，即生理需要量×禁饮时间。计算得出缺失量，在手术第1个小时补充半量，余下液量在随后2小时内输完。②补充不同手术创伤引起的液体丢失（如体腔开放、浆膜下液体积聚等），一般小手术失液量为2 ml/(kg·h)、中等手术为4 ml/(kg·h)、大手术为6 ml/(kg·h)，腹腔大手术和大面积创伤时失液量可高达15 ml/(kg·h)。

通常小儿围手术期使用无糖等张平衡盐溶液（BEL）是比较理想的，而较小的婴幼儿可以酌情使用含1%~2%葡萄糖的平衡盐溶液，当手术中失液、失血较多时应增补胶体液，可选用清蛋白等血液制品或羟乙基淀粉、明胶类等血浆代用品。

（4）血制品：术中应定期监测血气，必要时测量血常规和凝血指标，及时与手术医师沟通，并根据患者的一般情况和手术需要合理输注血制品。根据中华医学会麻醉学分会发布的《小儿围手术期液体和输血管理指南（2014）》，应根据患儿年龄、术前血红蛋白量、手术出血量及患儿的心血管反应等决定是否输血。对于全身状况良好的小儿，当失血量达到有效血容量（effective blood volume，EBV）的15%以上时，应进行输血。

婴幼儿术中少量出血，已丢失其相当大部分的

血容量，因此，失血操作一开始就必须积极、快速、等量地输血或适量的胶体液（如羟乙基淀粉或5%清蛋白）。通常将25%作为血细胞比容可接受的下限，呼吸系统或心血管系统疾患的婴幼儿（如发绀型先心病患儿），需较高的血细胞比容，以保证组织的氧供。

3. 抗纤溶治疗　氨甲环酸是临床常用的抗纤溶药物，其作用机制为与纤维蛋白溶酶原上的赖氨酸位点结合，抑制纤维蛋白溶酶的形成，从而阻断纤维蛋白的降解。预防性使用氨甲环酸被认为是围手术期血液管理的重要组成部分之一，同时多个国家的儿童输血指南中推荐将氨甲环酸用于出血风险高的儿童手术中。脊柱手术时间长并有大量组织暴露和骨面的剥离，从而引起纤溶系统的激活。研究表明无论是静脉还是伤口周围局部应用氨甲环酸，均可以减少脊柱手术围手术期出血。

4. 麻醉药对术中神经监测的影响

（1）吸入麻醉药，如异氟烷、七氟烷、地氟烷、一氧化二氮（笑气）可使SEP和MEP潜伏期延长、波幅下降

（2）阿片类药物：对SEP和MEP潜伏期和波幅影响很小

（3）静脉麻醉药：见表2-3-5。

表2-3-5　静脉麻醉药

药物	SEEP波幅	MEP波幅
丙泊酚	下降	下降
依托咪酯	低剂量-增加 高剂量-抑制	低剂量-增加 高剂量-抑制
苯二氮草类	很小	高剂量长时间抑制
右美托嘧啶	很小	高剂量抑制
利多卡因	很小	很小

5. 体温保护　脊柱手术创伤大、时间长、出血风险高，且患者多为儿童、体重小，术中低体温的发生率高。低体温的危害包括：心输出量下降、室性心律失常、血管收缩、后负荷增加、凝血功能异常、苏醒延迟、药物代谢减慢、代谢性酸中毒、伤口愈合延迟和感染等。避免低体温的措施包括：加强体温监测（如测温尿管）、避免非手术野显露、避免手术室温度过低、术中液体加温和温盐水冲洗术野、温毯的使用等。

（三）术后管理

1.术后镇痛 脊柱侧弯矫形手术后患者疼痛为中重度疼痛，包含躯体痛、神经病理性疼痛、炎性疼痛和内胀痛。其疼痛通常于术后3天内达到高峰。

（1）镇痛方式：不同的手术部位、不同的手术方式、手术节段等均会影响术后急性疼痛的严重程度。通过预防性镇痛、多模式镇痛等措施对疼痛进行全程管理，可以有效缓解患者术后疼痛。

（2）药物选择：术中可以在切口局部"鸡尾酒"皮下注射，术后采用患者静脉自控镇痛或椎管内应用阿片类药物进行术后镇痛。术后恢复进食后，尽早恢复口服用药。同时应用非阿片类药物，如加巴喷丁、对乙酰氨基酚、非甾体抗炎药和曲马多等，尽量减少阿片类药物的使用，减少术后恶心、呕吐及肠麻痹的发生。

2.减少肺部并发症 术后床上多翻身、拍背，尽早下地活动，并加强术后呼吸功能锻炼，减少肺不张的发生。

二、小儿脊柱畸形神经电生理监测

（一）脊柱畸形手术神经电生理监测（IOM）

1.概述 随着 Harrington 技术于20世纪60年代在脊柱畸形矫形手术中的应用，脊柱畸形患者的治疗有了更多可能性。但由于 Harrington 技术尚非十分成熟，屡发与手术相关的神经并发症，因此，术中对脊髓功能进行监测的相关技术也逐渐进入了脊柱外科医生的视野。随着脊柱内固定技术的日臻完善和应用范围不断扩大，术中神经监测（intraoperative neurophysiological monitoring，IOM）技术也随之发展起来了。

术中脊髓功能监测包括脊髓运动传导通路监测、感觉传导通路监测、神经根及周围神经功能监测等；IOM 的应用和发展离不开麻醉技术、电生理学理论及监测设备的更新和发展，是一项需要多学科合作来实施和发展的技术。2009年，国际脊柱侧凸学会（Scoliosis Research Society，SRS）正式倡议将 IOM 作为脊柱矫形手术中的必备技术。目前，IOM 已经成为了脊柱外科不可或缺的重要组成部分。

2.常用方法及原理 目前，脊柱手术中普遍应用且相对成熟的 IOM 技术主要包括：体感诱发电位（somatosensory evoked potentials，SEP）、运动诱发电位（motor evoked potentials，MEP）、自由描记（free-run）及诱发肌电图（trigger electromyogram，EMG）等。

SEP 是 IOM 的重要组成部分，是最早用于脊柱畸形手术中监测脊髓功能的方法之一。SEP 通过对外周感觉神经通路施加电刺激，使刺激从周围神经上行到脊髓、脑干和大脑皮质感觉区，从而可以在中枢神经系统记录到相应的刺激电位。SEP 主要反映了脊髓侧后索和后索的上行传导束功能，能有效地评估脊髓后柱上行感觉传导通路的功能。

MEP 通过刺激大脑皮质运动区并在脊髓和周围神经（或肌肉）记录反应来反映脊髓前索和侧索的运动功能状态。MEP 可以有效地反映整个运动系统的功能状态，可以满足临床上所关心的手术操作所致的偏瘫或全瘫等脊髓神经损伤，且与患者术后运动功能的预后具有良好的相关性。

（1）脊髓运动传导通路监测：脊髓运动传导通路监测中常用的技术是诱发电位和肌电图，其可以在术中对脊髓和运动神经的运动功能是否正常进行有效监测。具体监测位置应根据手术部位损伤后可能出现功能缺失的肌肉群进行选择。近年来，除传统的诱发电位和肌电图等手段外，经颅电刺激运动诱发电位（transcranial electric MEP，TceMEP）的应用也逐渐增加。TceMEP 是 MEP 技术中的一种，可以对脊髓下行运动功能状态和皮质脊髓束的功能状况进行监测，可以对机体运动功能进行较为直观的反映。术中运动神经功能状况良好时，患儿术后四肢活动能力往往较好。

（2）脊髓感觉传导通路监测：脊髓感觉传导通路监测中应用最为广泛的技术是 SEP。SEP 通过在外周感觉神经上施加恒流电刺激，并在中枢神经系统中采集电信号，可以监测脊髓侧后索和后索上行传导束的功能，并且可以监测神经系统上行性信号的传递功能。上肢的正中神经、尺神经，下肢的胫后神经、腓总神经是常用的刺激部位。一般认为，当 SEP 描记波幅下降幅度超过50%和（或）潜伏期延长超过10%时，提示相关神经可能在术中被损伤。

（3）神经根及周围神经功能监测：神经根及周围神经功能监测中通常采用的技术为自发肌电图（spontaneous electro-myography，sEMG）和诱发肌电图（triggered electromyography，tEMG）。

sEMG 主要监测神经根受激惹后诱发的动作电位。当神经根受到牵拉、机械刺激甚至被损伤时，sEMG 可能出现持续的动作电位，但无法据此判断神经传导能力的损伤。sEMG 的监护敏感性较高，但特异性较低，术中出现阳性报警的患者术后出现神经损伤者较少。

使用 tEMG 技术进行神经功能监测时，需要在手术静态期利用微电流对神经根进行刺激，并监测该神经所支配的肌肉的动作电位。tEMG 常被用于术中监测某段周围神经功能，分辨神经组织，判断椎弓根螺钉置入位置等。

3.适合 IOM 的麻醉方案　麻醉方案主要包括静脉麻醉及吸入麻醉的选择和肌松药的应用两部分。对于应用 SEP 进行术中神经监测的患者，静脉麻醉是更恰当的方案，也可以考虑联合应用静脉麻醉和低浓度的吸入麻醉。如果患者的 SEP 波幅较小，则不建议使用吸入麻醉。应避免对使用 MEP 进行术中神经监测的患者使用吸入麻醉，常用丙泊酚和瑞芬太尼进行静脉麻醉。

应用肌松药对 SEP 的负面影响较小，同时可以避免记录点附近肌肉自身电信号对监测的干扰，增加信噪比，改善 SEP 波形的质量。但 MEP 会受到肌松药的严重影响，导致描记出的波幅明显降低，如果使用 MEP 进行神经监测，插管后应注意避免使用肌松药；如果必须使用肌松药，应用前必须知会手术医师和神经监测医师，避免因 IOM 异常报警影响手术进程。

4.IOM 实用经验总结　使用 SEP 进行术中神经监测时需要注意皮肤状态，避免因皮下组织厚度和皮肤不洁、出汗等问题影响表面电极效果。如果皮肤表面电极无法采集到有效数据，可以考虑改用皮下针电极。SEP 数据应在完成气管插管后、皮肤切开前、分离显露椎板后分别记录 3 次，并使用最后一次的 SEP 波幅和潜伏期作为基线。术中需要维持SEP 刺激强度不变。

使用 MEP 进行术中神经监测时需要保证刺激强度从小到大逐渐增加，在改变刺激强度时需要关注基线信号变化，最终选择最佳基线信号对应的刺激强度。同时注意记录电极不能距离太近，至少应距离 2 cm 以上。

（二）早发性脊柱侧凸(EOS)手术IOM

1.概述　早发性脊柱侧凸（early-onset scoliosis，EOS）指小儿 10 岁之前因各种病因导致的脊柱侧凸畸形，如婴幼儿特发性脊柱侧凸、先天性脊柱侧凸、神经肌肉型脊柱侧凸等。对于严重、僵硬的进展性畸形来说，保守治疗效果往往欠佳，多需手术干预。EOS 手术治疗的原则是控制畸形的加重，同时尽可能地保留脊柱的生长潜力，允许胸段脊柱及胸腔的进一步发育。

近年来，针对儿童脊柱畸形手术中神经生理监测（IOM）的研究逐渐增多，但是，针对年龄小于10 岁的早发型脊柱侧凸，特别是小于 5 岁 EOS 的IOM 研究仍然不多见。对于较为复杂的手术来说，术中如何确保神经功能的安全性显得尤为重要。

2.EOS 手术 IOM 特点　在我国成人或者青少年脊柱手术中，IOM 技术经过了几十年的发展，已经初具规模。对于 EOS 手术，一旦发生神经损伤，后果将会十分严重，因此 IOM 的准确性就显得十分重要。根据北京协和医院团队多年经验，总结 IOM特点如下。

（1）以往研究中针对 EOS 手术术中 IOM 存在基线获得率低的情况，尤其是 MEP，为 55%~86%。

（2）单独使用 SEP 监测存在过假阴性报道。

（3）IOM 的敏感性、特异性与成人或者青少年有所不同。

（4）小儿 IOM 易受干扰因素影响，麻醉药物可能是造成 MEP 效果不佳的主要因素。

（5）EOS 手术中，小儿往往难以配合唤醒试验。

3.EOS 手术常用 IOM 方法和技巧

（1）IOM 报警及处理方法：IOM 的报警标准对手术中判断神经功能完好起着至关重要的作用。根据北京协和医院经验及研究报告，采取的报警标准为，在排除了干扰因素并适当优化刺激参数后，与高危手术操作同时伴发并逻辑相关的 IOM 指标改变（MEP 超过 80% 波幅降低或 10% 潜伏期延长，SEP超过 60% 波幅降低或 10% 潜伏期延长），则视为阳性报警。具体如下：①与高危手术操作同时伴发并逻辑相关。②超过 80% MEPs/50% SEP 波幅下降 /潜伏期延长。③排除干扰因素（系统及麻醉原因）。④监护人员 + 手术医师 + 麻醉师：协同配合。

（2）IOM 的刺激参数设置：以美国 Cadwell pro 监护仪为例，MEP 刺激参数可设置为：恒定电压（250~750 V），5~8 串脉冲刺激，每个脉冲的持续时间为 200~400 μs，串刺激时间间隔为 2~4 ms。滤波为 30~1000 Hz，采样时间为 100 ms。刺激电极位于皮质运动区 C3~C4。年龄较小的幼儿往往需要更高的 MEP 阈值电压（300~800 V）。该刺激阈值远高于成人或青少年患者，这可能与儿童神经通路发育不完全有关。根据现有的经验和文献报道，较高的 MEP 刺激强度不会给患儿带来相关危害或并发症风险。关于 MEP 刺激强度的上限至今无明确定论。

小儿 SEP 的刺激参数和成人或青少年基本一致，多数情况下可以由小到大调整，具体可参见 SEP 的监测方法。

（3）IOM 的经验要领：在准确报警的同时，如果我们能及时发现 IOM 改变的手术 / 非手术原因，就能最大限度地帮助外科团队采取正确的措施，尽快实现 IOM 转复。这样 IOM 对于手术进程，将会发挥更大的作用。以下为北京协和医院团队总结的相关措施，供读者参考：①椎弓根螺钉：检查螺钉位置 / 角度（有条件可用 tEMG 检测）。②截骨机械性刺激：暂停 / 减小截骨对神经的刺激，一侧 IOM 报警可以先做对侧操作。③截骨失血过多 / 血压低，尽快输血。④截骨 - 矫形交界处，截骨后脊髓失去稳定（脊髓张力改变），考虑尽快上棒稳定脊柱。⑤矫形：脊柱锐角畸形矫正时（矫形力过大）、V 形截骨端闭合时（脊髓受压）考虑降低矫形强度 / 解除脊髓压迫，并且对可能的脊髓压迫进行检查。⑥ T4~T9 神经根离断，最好先夹闭神经根一段时间看 IOM 变化。

（4）不同监测模式之间互补作用：在适当的麻醉条件下，MEP、SEP 和 EMG 联合监测可对 EOS 患儿可提供术中实时准确的脊髓功能信息。MEP 可提供实时的运动通路信息，一旦出现问题外科团队可以做出快速应对。SEP 可提供实时的感觉功能传导信息。同时，SEP 和 sEMG 相对稳定，可在不明原因下的 MEP 变化时提供重要的补充信息。

有时，手术团队需要在脊柱截骨和矫形期间实时了解脊髓的功能状态，MEP 相对 SEP 避免了平均所需的时间，可以即刻得出监测结果，手术团队可以参考 MEP 结果及时采取行动以防止脊髓损伤。

SEP 在探测脊髓感觉功能上具有稳定、长时间实时监测等优势，此外 EOS 手术中 MEP 幅度往往较低（通常低于 150μV），容易受系统性或其他因素干扰。SEP 则相对比较稳定，可在不明原因的 MEP 改变时，提供重要的脊髓功能信息。因此，不同 IOM 模式各有优点，二者协同判断脊髓整体功能状态是目前 EOS 手术中较为实用的监测方法。

4. EOS 手术中 IOM 的麻醉方法 丙泊酚和芬太尼与短效肌肉松弛剂和吸入剂（七氟醚或一氧化二氮）组合诱导全身麻醉。在诱导和插管后不再给予肌肉松弛剂或吸入麻醉剂。麻醉维持量是丙泊酚、瑞芬太尼和芬太尼（间歇输注）。

麻醉药物对于小儿 IOM 尤其是 MEP 监测的准确性具有关键作用。EOS 手术中 MEP 的基线成功率低、波幅低、诱发电压阈值高的原因可能和麻醉药有关。有些麻醉医师在 EOS 手术中会使用醚类吸入剂，为了获得 MEP 基线，需要显著提高刺激阈值，甚至造成无法获得 MEP 基线的情况，尤其是在 3 岁以下的 EOS 患者中。另外一种挥发性吸入麻醉剂一氧化二氮也可能导致无法获得 MEP 基线。还有一些研究表明吸入剂（七氟醚或一氧化二氮）不仅抑制了 MEP，而且降低了 SEP 的幅度。因此，为了获得最佳的 IOM 效果，在 EOS 手术中应尽量不使用任何吸入麻醉剂。

此外，静脉麻醉药丙泊酚的剂量也会通过影响麻醉深度来抑制术中 MEP 的波幅。当 MEP 发生不伴随高危手术操作的波幅变化时，可以通过适当改变麻醉深度来补偿 MEP 丢失。在具有 IOM 的脊柱手术中应该利用 BIS 或者 EEG 监测麻醉深度的改变。血压也是影响诱发电位的重要因素，特别是平均动脉压低于 70 mmHg 时。同样，低体温也会使神经传导速率降低从而增加诱发电位的潜伏期。

（庄乾宇　仉建国）

第四节　先天性脊柱畸形

一、半椎体畸形

先天性脊柱畸形是指由椎节先天发育异常引起的脊柱畸形，可造成脊柱在生长过程中失衡，按病因主要分为两大类：椎节形成不全（又称 I 型畸形），致畸原因主要为半椎体畸形；分节障碍（又称 II 型畸形），可以是部分或者完全的分节障碍。半椎体畸形是导致先天性脊柱畸形最常见的病因，本节将着重对其进行介绍。

（一）分类

半椎体畸形主要分为以下类型：

1. 分节良好的半椎体　半椎体上下两端均具有生长潜力，相邻椎体形态正常。

2. 部分分节的半椎体　半椎体一端具有生长潜力，另一端与邻近椎体融合。

3. 未分节的半椎体　半椎体两端均没有生长潜力，完全与上下邻近椎体融合。

4. 蝴蝶椎　椎体两个软骨中心联合异常导致两侧形成对称的两个三角形半椎体。

5. 嵌入型半椎体　半椎体上下两端均具有生长潜能，且邻近椎体对其有一定代偿。

半椎体畸形是先天性脊柱畸形最常见的类型，约占总数的 46%，同时约有 20% 的先天性脊柱畸形患者可同时合并半椎体畸形和分节障碍。

（二）自然病程

无论何种致畸因素，脊柱畸形在患者生长过程中很可能持续加重。由于半椎体可逐渐增大，因此畸形具有较为明显的加重趋势，但准确预测患者的畸形进展程度仍然十分困难。畸形进展的速度取决于患者的年龄、半椎体的类型和位置。半椎体邻近节段的椎间盘的表现和质量可能有助于预测脊柱不对称生长的风险，相对"健康"的椎间盘通常意味着侧弯具有潜在进展的可能性。完全分节的半椎体畸形进展可能性较大。目前认为一侧半椎体而对侧生长阻滞的患者脊柱畸形进展最为明显，其次为单侧阻滞、半椎体、楔形椎、阻滞椎。部分患者可能

属于"平衡型"半椎体畸形，即两个单独的半椎体分别存在于脊柱两侧，两者之间至少间隔 1 个正常的椎体，多见于胸椎。此类患者由于畸形的对称存在，脊柱不对称生长起初并不明显，但约 30% 的患者脊柱畸形将明显进展。从年龄角度考虑，5 岁以前和处于快速生长的青少年侧弯进展将明显增加。胸腰段侧弯进展明显早于上胸段。

（三）合并畸形

胎儿期 4~6 周时脊柱、泌尿生殖系统、骨骼肌肉和心血管系统开始发育，因此许多先天性脊柱侧凸患者常常合并其他系统发育异常，如 VACTERL 综合征等。其中骨骼肌肉系统应着重检查，尤其是颈椎（Klippel-Feil 综合征）、上肢（高肩胛）和下肢（髋关节发育不良）等。20%~40% 的先天性脊柱畸形患者可合并泌尿生殖系统异常，但肾功能多数正常，然而肾脏超声仍应作为常规检查。18%~26% 的患者可合并心血管异常，以室间隔缺损最为常见。此外，40% 的患者可合并神经系统异常，包括脊髓纵裂、硬膜内脂肪瘤、脊髓空洞、Chiari 畸形和脊髓拴系等，其中椎管内异常多见于胸椎半椎体患者。

（四）治疗

1. 非手术治疗　由于支具很难控制先天性脊柱侧凸的进展，因此支具治疗目前临床已很少应用。考虑到长节段固定导致的"曲轴现象"和呼吸功能限制，近年来系列石膏固定作为一种有效的"time-buying"治疗方法开始逐渐应用于临床。石膏固定技术主要适用于较大的脊柱侧弯同时合并多节段异常椎体，主要适应证包括：侧凸主弯 >25° 或近半年进展 >5°，侧凸顶椎位于 T6 节段以下，先天性畸形椎体导致的侧凸范围超过 4 个以上椎体，首次石膏矫正年龄 <6 岁。中止石膏矫正的标准包括：石膏矫正无效（经过至少 3 次石膏矫正），侧凸进展；石膏矫正有效，侧凸无进展，患者年龄增加至 4 岁，体重增加至 15kg 以上；石膏矫正有效，侧凸得到控制，但局部皮肤压伤难以继续石膏治疗。研究发现利用系列石膏治疗 1~6.6 岁的先天脊柱侧凸能够推

迟患者手术时间约 26.3 个月。与手术导致的高并发症风险相比，虽然系列石膏的矫形效果有限，但有可能控制畸形进展、推迟手术时间，因此也是治疗方案的一种选择。

2. 手术治疗　手术治疗主要适用于严重畸形、侧凸进展迅速或存在畸形进展高危因素的患者。手术目的是控制畸形进展、恢复脊柱平衡、最大程度地保留脊柱生长潜能。由于半椎体畸形患者的病情各异，手术方式需根据患者的特点制订个体化的治疗方案，目前临床常用的手术方式包括以下几种类型：

（1）原位融合和半骺固定术：该术式主要适用于短节段、轻度畸形的半椎体患者。原位融合术的手术操作相对简单，但也需要谨慎操作，因为患者后方椎板可能缺如，存在神经损伤的风险。手术的融合范围应包括整个侧凸节段。然而，该术式也存在一定缺陷：脊柱前方未进行融合，患者可能发生"曲轴"现象。凸侧半骺阻滞可限制单发半椎体所致的脊柱侧凸的进展，但矫正效果有限（约 15°）。目前原位融合半骺固定术的临床应用已逐渐减少。

（2）半椎体切除术：该术式可将半椎体切除，彻底去除致畸因素，再联合脊柱内固定系统矫正畸形，重建脊柱平衡，是目前治疗半椎体畸形最有效的术式。近年来，随着后路截骨矫形技术的不断改进以及内固定器械的不断更新，半椎体切除短节段融合固定成为治疗半椎体畸形的首选治疗方式。半椎体切除后可选用椎弓根螺钉系统闭合凸侧邻近椎体并进行固定。文献报道该技术能够有效改善患者的主弯（约 75%）和代偿弯（30%~78%），并且避免曲轴现象的发生。一般认为以半椎体为顶椎的局部 Cobb 角 >30°、半椎体畸形导致脊柱冠状面失衡 >2 cm、矢状面后凸角大于正常生理曲度、3 岁以上、体重超过 10kg 的患儿即可接受半椎体切除术，此类患儿通常短节段固定即可达到满意疗效（图 2-4-1）。但对于大龄儿童而言，部分患者代偿弯可能较为僵硬，需进行长节段固定（图 2-4-2）。近年来，有学者发现与未固定的节段相比，固定范围内的椎管宽度并没有受到明显影响，且 6 岁以内手术对患儿椎体和椎管的发育影响并不明显，因此目前推荐患儿均应早期行手术治疗。

（3）纵向可撑开型人工钛肋技术（VEPTR）：胸椎多发半椎体畸形导致的先天性脊柱侧凸患者通常合并胸廓和 / 或肋骨畸形，长节段融合固定对 5 岁以内患儿的肺功能和胸廓发育的影响较大。VEPTR 技术可对胸廓进行扩张成形，主要适用于合并并肋畸形和 TIS 的先天性脊柱侧凸患者（图 2-4-3）。VEPTR 技术在维持脊柱生长的同时能够有效矫正侧弯畸形。文献报道 83% 的患者在 40 个月内脊柱畸形得到改善，Cobb 角平均减少 8.9°，胸廓高度平均增加 3.4 cm，但有 1/3 的患者发生至少一项并发症，主要包括内固定移位、感染和皮肤损伤等。此外，VEPTR 技术也可应用于没有并肋畸形的先天性脊柱侧凸患儿，但目前临床应用较少。

（4）生长棒技术：生长棒技术是治疗早发性脊柱侧凸安全有效的手术方式，该技术主要适用于胸廓发育相对正常的长节段先天性脊柱畸形患者，且脊柱有足够的内固定锚定点。生长棒技术是在凸侧近端和远端选择短节段固定融合，并作为撑开棒的锚定点，同时跨越整个畸形弯曲部分，通过定期撑开以维持脊柱的生长（图 2-4-4）。文献报道先天性脊柱侧凸患者采用双侧生长棒技术 4 年内侧弯矫正率可达 31.8%，T1-S1 节段长度平均每年增加 1.1 cm，胸廓发育和肺功能也有明显改善。生长棒技术的疗效虽然相对满意，但其并发症一直是临床关注的热点，尤其对于合并后凸的先天性脊柱侧凸，生长棒的中间区域承受着较大的压力，反复撑开可导致内固定失效、近端交界性后凸畸形（proximal junction kyphosis，PJK）的发生。据统计 15%~42% 的患者在治疗过程中可发生内固定相关并发症，胸椎后凸角 ≥50° 的患者发生 PJK 的风险是胸椎后凸角 <50° 患者的 2 倍。虽然该技术的并发症相对较多，但通过减少骨膜下剥离、肌层以下放置生长棒、应用双侧生长棒、合理进行撑开等方法可有效提高患者的长期疗效。近年来，磁控生长棒的问世为先天性脊柱侧凸的治疗开辟了新的道路，避免了多次手术切开，减少了患者的痛苦。

综上所述，半椎体畸形导致的先天性脊柱侧凸的治疗方式主要为手术治疗，与特发性脊柱侧凸相比，患者往往需尽早手术，以避免畸形进展为结构性、长节段脊柱侧凸。手术医生除了需关注畸形的控制外，还应尽量减少手术对患儿脊柱生长发育的影响。手术方案应根据患者的年龄、半椎体的部位和数量、主弯和代偿弯的大小、是否合并脊柱后凸和脊髓病变等情况进行综合考虑。

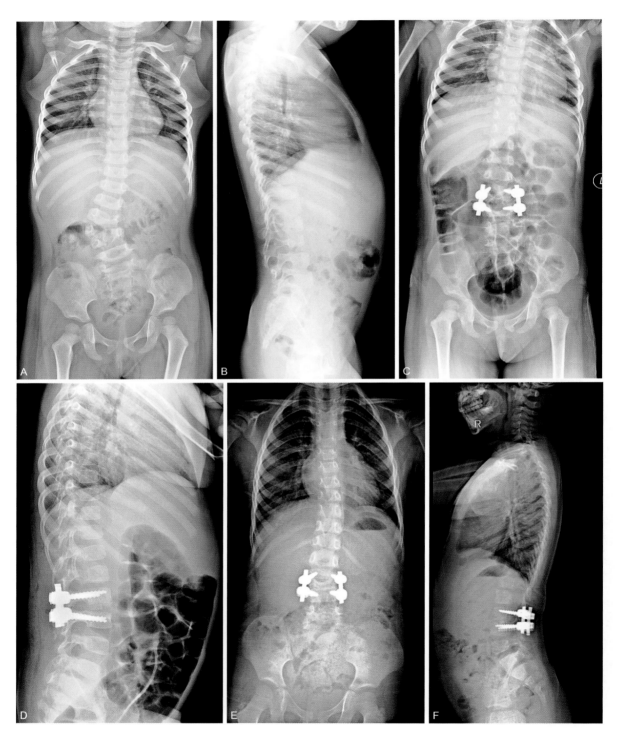

图 2-4-1　患儿女，2 岁 6 月，发现腰背部后凸 1 月余就诊，A、B. X 线片显示腰 3 半椎体畸形，脊柱侧凸；C、D. 入院后完善检查行腰椎半椎体切除短节段植骨融合内固定术，矫形效果满意；E、F. 术后 2 年复查畸形矫正满意，内固定物位置良好

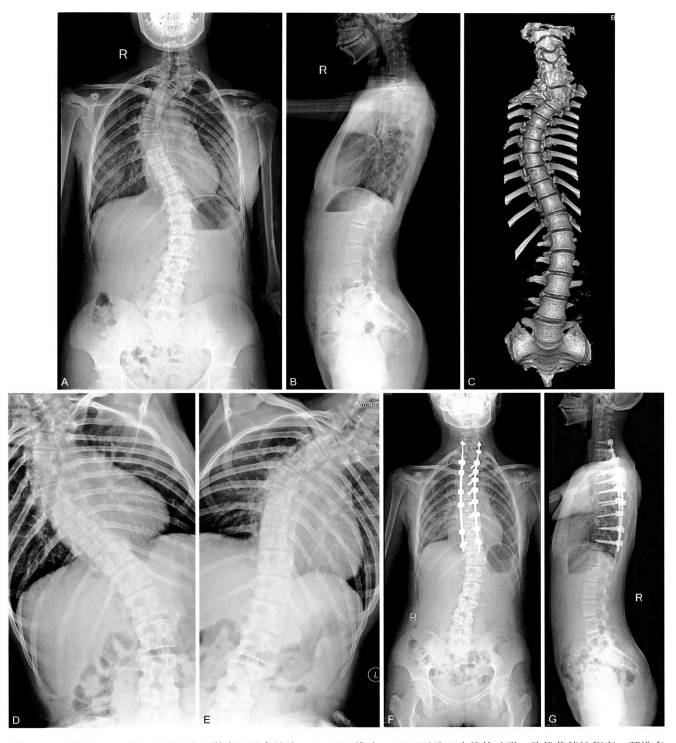

图 2-4-2　患儿女，11 岁，发现双肩不等高 2 月余就诊。A~C. X 线片、CT 显示胸 2 半椎体畸形，胸椎代偿性侧弯，颈椎多发畸形；D、E. 脊柱 Bending 像显示胸椎侧弯僵硬；F、G. 入院后行 T2 半椎体切除、胸椎多节段 Ponte 截骨长节段植骨融合内固定术，矫形效果满意，内固定物位置良好

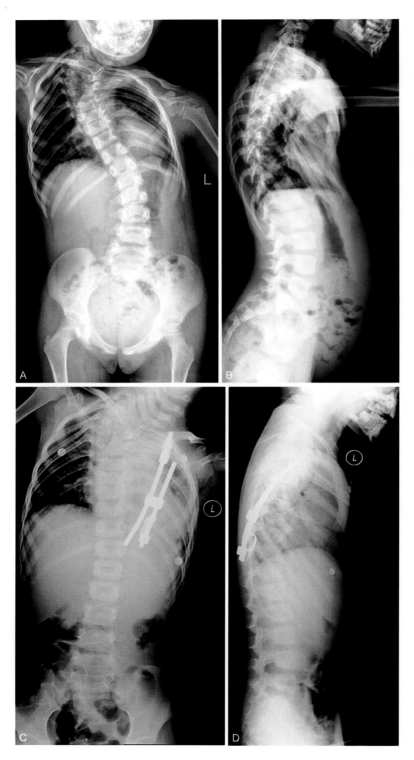

图 2-4-3 患儿女，4 岁，发现背部弯曲 1 年余就诊。A、B. X 线检查显示胸椎多发肋畸形，胸廓发育不对称；C、D. 患儿行 VEPTR 手术撑开肋骨、控制畸形

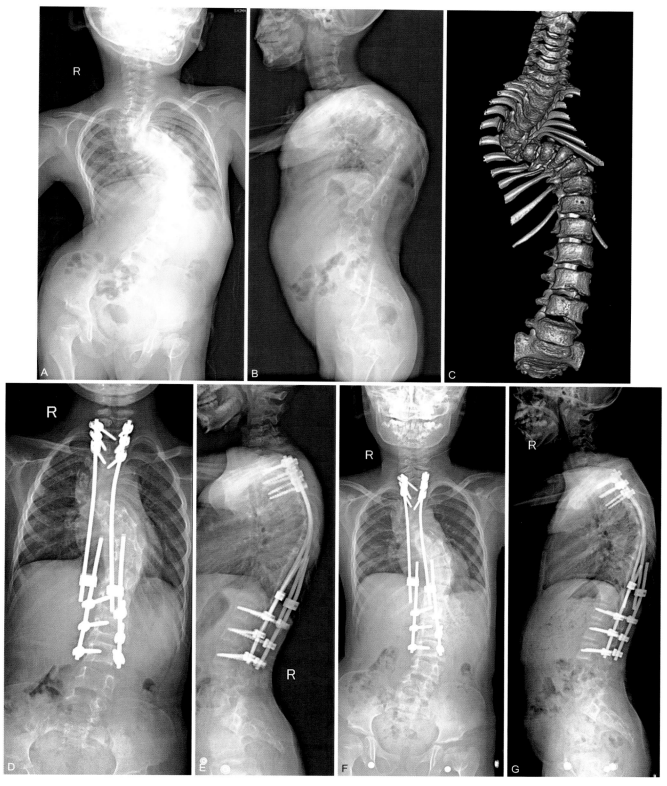

图 2-4-4 患儿男，4 岁，发现背部弯曲 1 年余就诊。A~C.X 线片、CT 显示胸椎多发椎体畸形，胸腰椎侧弯、胸椎后凸明显；D、E.患儿行双侧生长棒技手术，生长棒跨越整个脊柱侧弯范围；F、G.逐年撑开生长棒，畸形控制满意

二、先天性脊柱后凸

先天性脊柱后凸是由于一个或多个椎体分节或形成失败所致的脊柱畸形，与先天性脊柱侧凸一样，患者心脏、肾脏、胃肠道等系统也可合并异常发育，因此需对患者多系统进行评估。

（一）分型

先天性脊柱后凸按病因学通常分为三种类型：Ⅰ型为椎体形成障碍所致；Ⅱ型为椎体分节失败所致；Ⅲ型为混合型，即同时合并椎体形成障碍和分节失败。此外，还包括Ⅳ型：无法通过 X 线诊断的病例；Ⅴ型：先天性脱位的后凸畸形。其中Ⅰ型先天性脊柱后凸的发生率最高，文献报道为 61%~66%；且常因半椎体后方生长板的存在导致脊柱前、后柱生长不平衡，后凸畸形多呈进行性加重。

（二）自然病程

先天性脊柱后凸的自然病程主要与患者年龄、畸形的位置和严重程度有关，其畸形的进展由前后方生长失衡引起，主要见于胸腰椎。通常而言，Ⅰ型先天性脊柱后凸最为常见，且具有较强的进展性，常引起明显的脊柱畸形以至脊髓成角后凸、脊髓受压，从而导致患者截瘫；而Ⅱ型先天性脊柱后凸则较为平滑，因而很少产生神经症状，但每年进展高达 5°；Ⅲ型畸形进展速度最快且最为严重，文献报道青春期前每年进展约 5°，到青春期时每年进展约 8°。先天性脊柱后凸导致的截瘫多常见于上胸段，主要与此区域脊髓的血运侧支循环差，供血动脉吻合不充分有关。截瘫可能在早期出现，但更常见于青少年生长高峰期，此时未予治疗的后凸快速发展。截瘫也可能发生于轻微创伤之后。

（三）治疗

先天性脊柱后凸畸形支具治疗是无效的，只能通过手术进行矫正或阻止其进展，术式的选择需要根据患者的年龄、畸形的类型、畸形的程度、脊柱的顺应性以及是否存在神经损伤而定。对于严重的

Ⅰ型脊柱后凸畸形选择恰当的脊柱截骨技术是获得良好矢状位重建的关键。目前关于儿童脊柱后凸手术时机的选择尚无统一标准，由于先天性脊柱后凸畸形复杂，进展快，保守治疗效果差，多数学者建议应早期进行手术干预。通常而言，患者手术年龄小，畸形程度低，其代偿弯柔韧性好，则手术难度较小、出血少，神经损伤风险小、矫形效果好，且融合节段也相对短。

手术方法可分为前路手术、后路手术以及前后路联合手术。前路手术主要有前方椎体部分切除、脊髓前方减压、前方椎体间支撑植骨融合术。后路手术主要包括：后路原位融合或矫形植骨融合内固定术；截骨术式主要包括：全脊椎切除，半椎体切除，Smith-Peterson 截骨，经椎弓根截骨，根据具体情况决定是否行前方钛笼重建。总体而言，对于Ⅰ型和Ⅲ型畸形患者，后路截骨矫形融合术是安全有效的；Ⅱ型畸形患者除单纯后路手术外，可能需前后路联合手术或三柱截骨（图 2-4-5）。Ⅰ型畸形是最为常见的脊柱后凸畸形，多数患者通过Ⅳ级截骨能够获得满意的疗效，文献报道患者后凸平均可矫正 42.7°~43.3°，且该术式能够有效改善患者疼痛、心理状况和活动能力。由于Ⅳ级截骨仅切除部分椎体，保留的部分椎体能够在一定程度上提供椎体前柱的支撑，可减少椎间融合器的使用。患者年龄是手术方式选择的依据之一，通常 5 岁以下患者多数通过后路截骨手术能够有效矫正畸形，5 岁以上患者可行多节段后柱截骨术；若预计矫形效果不满意，则应考虑行前后路联合截骨术。

脊柱矢状面平衡的恢复情况是评价临床疗效的一个重要指标。多数先天性脊柱后凸患者矢状面为负失衡，部分患者术后负失衡甚至还有加重，但术后随着时间的推移，部分患者通过邻近节段代偿可使矢状面平衡得以改善。文献报道 20% 的先天性后凸患者可伴有脊髓畸形，因此术前应注意排除潜在的神经系统病变和畸形，如脊髓空洞、脑脊膜膨出或脊髓拴系等，在后凸矫正时应特别注意脊髓损伤的发生，如有必要可先治疗脊髓畸形，后期矫正脊柱畸形。

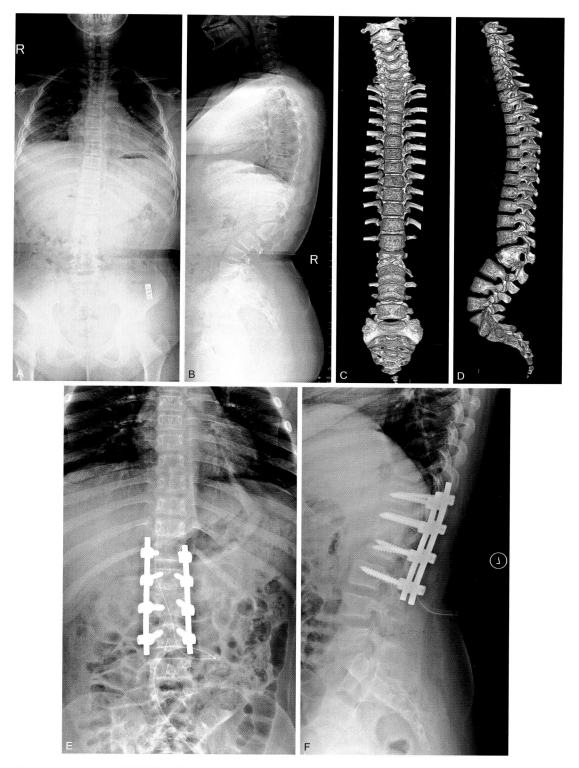

图 2-4-5 患儿女，12 岁，发现腰背部弯曲 2 月余。A、B. X 线片显示脊柱后凸畸形合并轻度侧弯；C、D. 脊柱 CT 显示 L1-2 椎体融合，前缘明显变窄，脊柱后凸明显；E、F. 患儿行后路脊柱截骨（腰 1 椎体）矫形植骨融合内固定术

（刘昊楠　张学军）

第五节　特发性脊柱侧凸

特发性脊柱侧凸确切的病因目前还不清楚，多数认为具有遗传倾向，发病原因是多方面的。美国脊柱侧凸研究学会（SRS）建议把诊断明确的特发性脊柱侧凸按照年龄进行分型，出生到 3 岁为幼儿特发性脊柱侧凸，4~10 岁为儿童特发性脊柱侧凸，10 岁到骨骼成熟为青少年特发性脊柱侧凸。这个传统的依据年龄的分类方法很重要，不同亚型的特发性脊柱侧凸治疗上有所区别，具体以下详细介绍。

一、幼儿特发性脊柱侧凸

（一）概述

幼儿特发性脊柱侧凸指的是 3 岁以下患儿出现的脊柱结构性侧方弯曲。James 首先使用这一名词，他发现弯曲出现在 3 岁以前，男性多于女性，主要发生在胸椎，并且凸向左侧。

多数幼儿特发性脊柱侧凸具有自限性和自愈性（70%~90%），也有部分患者可能继续加重，通常进展较快并难以控制，最终形成明显畸形，同时伴有肺功能缺陷。但在弯度很小时，鉴别两种类型有时很困难。Mehta 提出通过测量肋 - 椎角（rib-vertebral angle，RVA）（图 2-5-1）能够鉴别幼儿特发性脊柱侧凸中的进展型和自愈型。RVA 差（RVAD）就是凹侧 RVA 与凸侧 RVA 值的差。如果凸侧顶椎肋骨头没有超过顶椎椎体，初始 RVAD ≥ 20° 被认为是进展型的。在 X 线片上，如果凸侧顶椎肋骨头超过顶椎椎体，应高度怀疑是进展型的。这种方法对预测侧凸进展很有帮助，但应密切观察随访，评估侧凸进展及其导致胸廓畸形进而影响肺功能的风险。

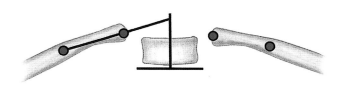

图 2-5-1　肋 - 椎角（RVA）的测量

（二）治疗

由于 70%~90% 的患儿具有较好的自然病史，通常不建议进行积极治疗。如果初诊侧凸＜20°、RVAD＜20°，建议每半年进行影像学随访。大多数自愈型患儿 3 岁前得到自行矫正，但自愈后仍需随访观察，防止青少年时复发。

进展型幼儿特发性脊柱侧凸治疗包括系列石膏、支具固定，晚期脊柱融合；生长棒或可撑开型人工钛肋（VEPTR）非融合固定。对于侧凸度数尚小的幼儿可以考虑制作合适的胸 - 腰 - 骶支具（thoracic-lumbar-sacral-orthosis，TLSO）或颈（cervical）- 胸 - 腰 - 骶支具（CTLSO）。在骨骼成长早期，如果使用合适的支具，多数能够控制幼儿侧凸的进展，甚至使畸形得到明显改善。对于年龄较小的幼儿，随着骨骼的生长，可以在全身麻醉下进行一系列的石膏固定，年龄足够大后，最终使用合适的治疗。更换石膏的间隔应根据患儿的生长速度决定，通常需要 2~3 个月更换一次。佩戴支具要持续到侧凸不再发展，保持稳定至少 2 年。如果侧凸很严重，或使用支具或石膏治疗仍在进展的，就需要进行手术治疗以保持其稳定。手术可以选择生长棒非融合技术，可参考儿童特发性脊柱侧凸生长棒治疗。

系列石膏手术技术：

①患儿采用气管插管。石膏塑形过程中，胸腔压力会导致暂时呼吸困难。

②将患儿移到特制的石膏床，最里层穿着透气性和速干性极佳的内衬。头部枕颌牵引带固定及骨盆带固定，头围对抗牵引，维持患儿稳定，使躯干牵拉变窄。

③先在内层置入薄层纤维网以免骨性突出部位受压。

④存在腰弯的患儿，轻微弯曲髋关节，以减少腰前凸，便于矫正弯曲。

⑤缠绕玻璃纤维或者聚酯绷带固定躯干，骨盆部位是石膏底座，应仔细塑形。

⑥在向后旋转的肋骨上施加使肋骨向前旋转的压力，使胸廓结构趋于正常，同时在骨盆部位及躯干上部施加反向旋转力。此为去旋转操作。

⑦如果顶椎为 T7 或以下，可使用腋下石膏；而以上的则需要超过肩部。

⑧石膏在躯干前部、侧凸后部开窗，释放局部压力。

二、儿童特发性脊柱侧凸

（一）概述

儿童特发性脊柱侧凸发生于 4~10 岁，类型多样，但胸弯常常凸向右侧。在自然发展转归方面，儿童特发性脊柱侧凸比青少年特发性脊柱侧凸更具有进展性。Lonstein 发现 67% 的年龄小于 10 岁的患儿表现为进展性侧凸，而且年龄小于 10 岁、侧凸 > 20° 的患者侧凸进展风险为 100%。

（二）治疗

尽管儿童特发性脊柱侧凸可能加重并需要手术治疗，其治疗应遵循与青少年特发性脊柱侧凸相似的原则。侧凸 < 20°，适合随诊观察，鼓励患儿继续躯体核心力量及腰背肌肉训练，每 3~6 个月进行复查并行脊柱 X 线片检查。在 X 线片上，进展的标准是在严格支具治疗下增加至少 5° 以上。如果侧凸不进展，继续观察直至骨骼发育成熟。

支具治疗儿童特发性脊柱侧凸方面，顶椎在 T8 或以下节段的侧凸畸形中，可以使用胸 - 腰 - 骶支具（TLSO）治疗；对于顶椎节段在 T7 以上的可以选择 Milwaukee 支具。最初支具佩戴时间要求全天 20 小时以上（22 小时或 24 小时）。如果经过至少 1 年的治疗，侧凸度数有所改善，则每天佩戴支具的时间可以逐渐减少，这样更加舒适，特别是患儿到青春期。如果侧凸证实为逐渐加重，要求继续全天佩戴。

如果佩戴支具后侧凸仍加重，支具的作用则是延缓弯曲加重，将手术推迟至患者年龄足够大，避免短躯干和"曲轴现象"的发生。如果患者年龄 < 8 岁且身材矮小，可以选择脊柱非融合手术，如生长棒技术。如果患者 9~10 岁且身材较高，则适合脊柱融合手术。

生长棒技术使用对象为依从性好的患儿及家长，需要每 6~9 个月将生长棒延长 1 次，期间需要支具保护以减少内固定相关并发症的发生。目前大部分学者认为双侧生长棒较单侧生长棒更能有效控制脊柱侧凸的进展并允许脊柱生长，同时术后内固定相关并发症的发生率相对较少。

非融合双侧生长棒技术：

①患者取仰卧位，背部常规消毒，铺手术单。

②辨别侧凸上下端的中立椎，如条件允许可上下端分别取切口，如躯干较短则需自上向下做一长切口，切至皮下组织。

③ X 线下透视确认脊柱节段。

④取上下固定椎局部进行骨膜下剥离棘突和椎板，向外显露至关节突关节。

⑤生长棒的上下端固定点尽可能使用椎弓根螺钉固定，如置钉困难，可以使用椎板钩。

⑥截取适当长度凸侧、凹侧各 2 根棒，预弯生理性胸椎后凸及腰椎前凸。

⑦筋膜下穿棒后分别置入上下端椎弓根螺钉。

⑧将多米诺连接器放置在远端固定椎近端处便于后期撑开手术，用多米诺连接器将棒连接（图 2-5-2、图 2-5-3）。

⑨予以转棒、双侧适当撑开矫形。

⑩ X 线透视下确认矫形效果及内固定位置。逐层缝合伤口，术毕。

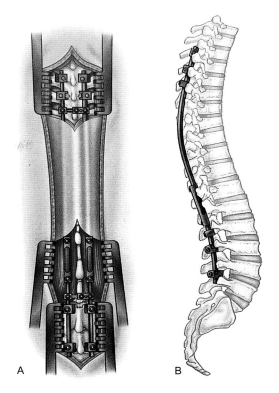

图 2-5-2　双生长棒技术。A.前后位图；B.侧位图

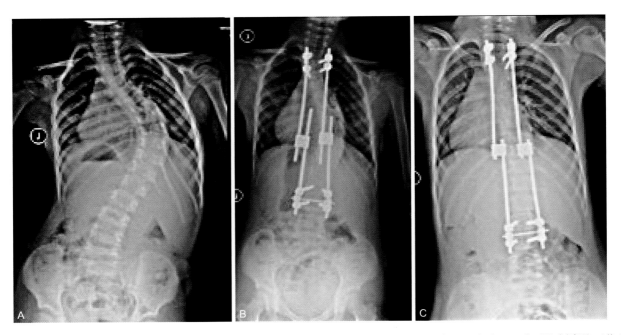

图 2-5-3　8岁女孩，诊断为儿童特发性脊柱侧凸，行后路双侧生长棒手术治疗。A.术前脊柱正位片；B.术后即刻脊柱正位片；C.第 4 次撑开术后脊柱正位片

三、青少年特发性脊柱侧凸

（一）概述

青少年特发性脊柱侧凸的特征是脊柱三维畸形，包括侧向弯曲以及椎体的旋转。在 16 岁以下儿童中，特发性脊柱侧凸 > 10° 的发病率为 2%~3%，女性明显多于男性。

1.弯曲测量　SRS 建议采用的 Cobb 角测量法，其包括 3 个步骤：①确定上端椎；②确定下端椎；③画出上端椎椎体上面和下端椎椎体下面所引出的垂线，两条垂线的夹角即是弯曲的角度（图 2-5-4）。如果椎板不清楚，可用椎弓根替代。端椎是指所测量的侧凸倾斜角度最大的椎体。Cobb 角测量法中，各观测者间或者观测者本人可能出现约 5° 的偏差。当确定一个侧凸是否存在加重时，应考虑到这个因素。

2.椎体旋转测量　确定椎体旋转的最常用的方法是 Nash-Moe 法（图 2-5-5）。如果椎弓根距椎体两侧距离相等，则没有旋转（0° 旋转）。这种测量法本身也存在一定误差，应该小心测量来评价术后旋转情况。从理论上讲，CT 检查是测量旋转的更准确方法，但考虑到射线因素，CT 检查在常规测量脊柱侧凸方面并不合适。

3.骨骼成熟度　当青少年经历青春期时，尽管

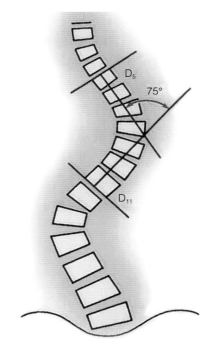

图 2-5-4　Cobb 角测量法图解

还没有绝对准确的方法用于确定骨骼成熟的程度，但是各种 X 线检查都可以用来评估骨骼成熟的程度。最常见的是拍摄手部 X 线片，或者髂骨骨骺骨化的进展程度（Risser 征）、三角软骨及鹰嘴突的骨化程

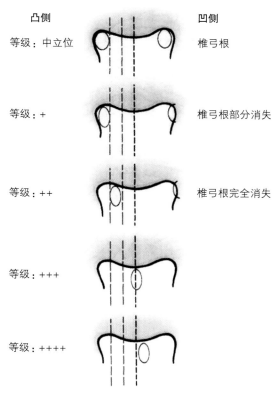

凸侧   凹侧

等级：中立位   椎弓根

等级：+   椎弓根部分消失

等级：++   椎弓根完全消失

等级：+++

等级：++++

图 2-5-5　Nash-Moe 法确定椎体旋转程度

度、手指骨化程度来确定骨龄。同时，有学者指出，Risser 征不如实际年龄更能反映出骨龄，因此建议对于大多数患者，Risser 征不能完全取代手部的 X 线片。建议结合手部 X 线片、Risser 征、月经时间以及乳腺发育等身体成熟征象来确定骨龄。Sanders 等报道了一种基于指骨、掌骨和桡骨远端的骨骺的简单分类方法（图 2-5-6）。他们通过这一方法可靠预测骨骼成熟度和侧凸进展可能性，进而实施手术。

4. 侧凸的类型　目前临床上最常使用的是 Lenke 分型系统。Lenke 等以脊柱冠状面、矢状面、轴位三维因素为基础，提出了 Lenke 分型。根据冠状面结构性侧弯的位置进行分型。根据腰弯顶椎与骶骨中线的关系，对腰弯进行修订。最后，又增加了胸弯矢状面畸形的修订。将侧凸类型、腰弯修订和胸弯矢状位修订三者结合起来，对一个具体侧凸类型进行分析，建议治疗方案。总之，分型是用来指导治疗的。分型目的是为了更好地总结类似的弯曲类型和为不同治疗方法提供比较的基础，最终为治疗每一位青少年特发性脊柱侧凸患者提供一个理想的指导原则。

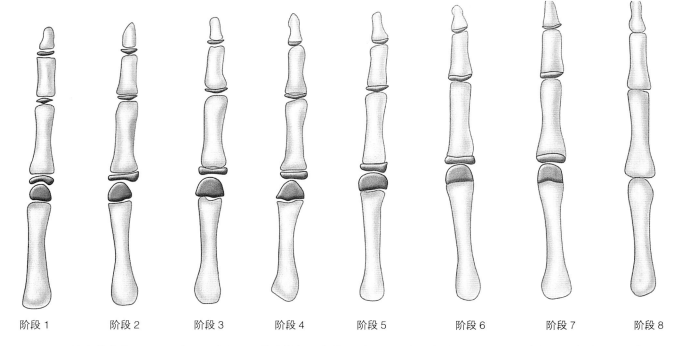

阶段 1　　阶段 2　　阶段 3　　阶段 4　　阶段 5　　阶段 6　　阶段 7　　阶段 8

图 2-5-6　骨成熟度的 Sanders 分型。阶段 1：儿童缓慢生长期；阶段 2：青春期前期；阶段 3：青春期早期快速生长期；阶段 4：青春期晚期快速生长期；阶段 5：青春期生长稳定期早期；阶段 6：青春期生长稳定期晚期；阶段 7：成熟期早期；阶段 8：骨骼成熟期

（二）治疗

1.非手术治疗

（1）观察：在总体人群中，尽管某种程度的脊柱侧凸是普遍存在的，但需要治疗的却非常少。Cobb角＜20°的年轻患者可以每6~12个月检查一次。侧弯度数较大的青少年患者，应该每3个月检查一次。对于Cobb角＜20°的骨骼成熟患者，通常不再需要进一步检查。骨骼尚未成熟的、侧弯Cobb角＞20°的患者，一般需要每3个月复查一次站立位全脊柱X线片。如果Cobb角＞25°、侧弯进展（每6个月增加5°以上），应考虑矫形支具治疗。对于骨骼未成熟的30°~40°脊柱侧凸患者，在初诊时就应该考虑矫形支具治疗。Cobb角30°~40°的骨骼成熟患者一般不需要治疗，但这种程度的弯曲在成年后仍有进展的趋势，所以这些患者应该每年拍摄站立位全脊柱X线片，直至骨骼成熟后2~3年，而后在一生中每5年检查一次。

（2）支具治疗：支具治疗的目标是限制脊柱侧凸的进展并且避免手术治疗。佩戴支具后矫正效果可能开始出现，但是一旦不连续佩戴支具，侧凸一般会恢复到治疗前的角度。脊柱侧凸研究会（SRS）支具及非手术处理委员会推荐最佳的支具佩戴标准：佩戴支具时＞10岁、Risser征0~2级、主弯角度在25°~40°、前期未经治疗；如果是女性，还要在月经初潮前或月经初潮后1年内。

腋下支具（波士顿、威尔明顿、迈阿密支具）适用于那些侧凸顶点在T7或T7以下的患者，T7以上的患者适合Milwaukee支具。Charleston夜间支具保证了患者最大的侧凸矫正，并且只在夜间佩戴8~10小时，很适合于胸腰段或者腰段的单弯患者。

人们起初希望支具能每天23小时佩戴。出于对配合的考虑，采用部分时间佩戴支具的治疗方案。一项meta分析结果发现每天持续佩戴支具的时间与防止侧凸进展的关系，佩戴支具时间越长，侧凸的进展越小。

2.手术治疗 手术矫正脊柱畸形的目的是以畸形自然发展史和患者成年后畸形带来的潜在后果为基础的。青少年特发性脊柱侧凸手术治疗的适应证包括：生长期儿童的侧凸不断加重；青春期的严重畸形（＞50°）伴有躯干不对称；非手术方法不能缓解的疼痛；胸椎前凸；明显的外观畸形。

常用的手术方式是通过后入路椎弓根钉棒系统的固定，矫形并融合脊柱。

（1）后方入路手术技术：

患者俯卧于Jackson台架上，仔细支撑好胳膊，并在肘下垫上衬垫。

不要使肩关节外展超过90°，以防止臂丛受压或牵拉。

Jackson体位可使髋关节保持伸展，这样可以维持腰椎前凸，这一点在器械融合时可以获得合适的脊柱矢状位排列。膝关节要垫好，轻度屈曲可以缓解腿后部肌群的紧张。

仔细在受压点垫上防压疮垫。

常规手术区域消毒、铺巾，用手术贴膜封闭术区。

自预定融合节段上一个椎体至下一个椎体做直切口（图2-5-7A）。

向深方切至棘突水平，使用自动牵开器牵开皮肤，电凝止血。确认棘间韧带，其常为一白线。随着切口的加深，保持牵开器张力，以利于显露术野和止血。然后尽可能靠近中线切开棘突表面软骨帽（图2-5-7B）。中线可能因棘突的旋转而变位。

软骨帽被推向一侧后，使用Cobb剥离器骨膜下显露棘突。

显露几个棘突后，将牵开器插入更深层次，始终保持撑开的张力和止血。

所有的棘突显露完毕后，拍摄定位X线片。定位后，继续在骨膜下显露需要融合的整个区域，始终保持牵开器的撑开状态（图2-5-7C）。由于脊柱短旋转肌和韧带的斜行附着，从尾侧向头侧分离更容易一些。

先骨膜下分离至一侧小关节，然后分离另一侧，根据需要加深牵开器。向两侧继续分离直至横突的末端。

用刮匙或者垂直咬骨钳彻底清除棘间韧带及小关节表面的韧带附着点和关节囊，从中线向两侧进行，以减少刮匙滑脱入椎管的可能（图2-5-8）。

至此已从一个横突向另一个横突完全显露脊柱，已去除所有的软组织，准备根据所选择的手术方式进行脊柱内固定或脊柱融合。

（2）椎弓根螺钉的置入：

对于青少年特发性脊柱侧凸患者，常规使用胸椎椎弓根螺钉越来越常见。

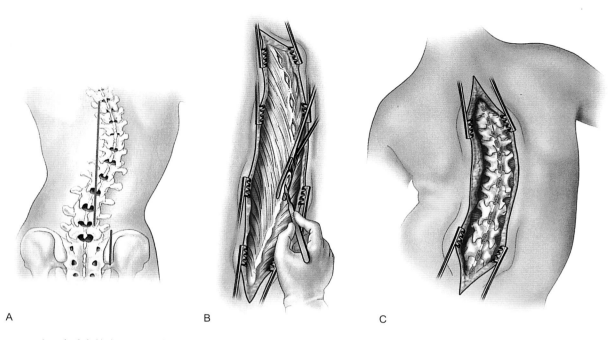

图 2-5-7 后入路手术技术。A.后路融合的皮肤切口和自体骨取骨区切口；B.棘突和棘间韧带表面的切口；C.在剥离过程中使用牵开器维持张力

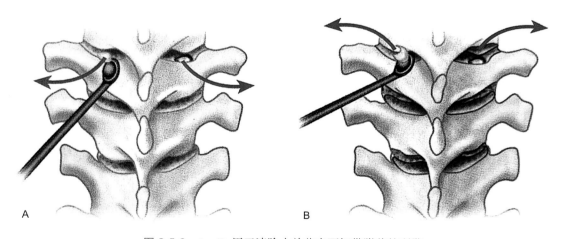

图 2-5-8 A、B.用于清除小关节表面韧带附着的刮匙

胸椎椎弓根螺钉置入技术：

清除小关节所有的关节囊组织，切除部分下关节突，以便融合并增加螺钉入口的暴露（图 2-5-9A）。观察横突、椎弓根峡部的侧面以及上关节突的根部有助于辨认进钉点。通常从最远端的旋转中立椎开始置钉，解剖标志用于确定进钉点和钉道轨迹（图 2-5-9B）。

高速磨钻打破后侧皮质，从椎弓根处涌血提示进入其根部骨松质，但在较小的椎弓根可能看不到，因其内部骨松质很少。

用弯头胸椎椎弓根探针探查骨松质点即进钉点。探针尖端先偏向外侧以免穿破内侧皮质（图 2-5-9C）。

探入 20~25 mm（图 2-5-9D）。

拔出探针，调整尖端方向偏向内侧，小心将探针放回原孔道再探入需要的深度（图 2-5-9E）。青少年的上胸椎平均深度 20~25 mm，中胸椎 20~30 mm，下胸椎 30~40 mm。

转动探针 180° 以获得足够的进钉空间，探针探入时应该有一种顺畅连贯的感觉，任何突破感提示穿透了椎弓根壁或椎体壁。

拔出探针时注意流出的应该只有血液而没有脑脊液。

使用软球探探查孔道的 5 个壁：孔道的底部和四周（内、外、上、下壁），尤其要注意探查孔道的前 10~15 mm 范围（图 2-5-9F）。

如果探到软组织，则应改道。用软球探探至孔道底部，用止血钳标出孔道长度并测量（图 2-5-9G）。

用小于螺钉直径 0.5~1 mm 的攻丝攻入孔道（图

2-5-9H），攻完再用软球探探查，此次探查应感觉到特殊的孔道内骨嵴，确认孔道在骨内。

通过术前 X 线片和术中观察，选择合适直径和长度的螺钉。

将椎弓根螺钉慢慢拧入孔道，如果轨迹正确，应有弹性膨胀的感觉（图 2-5-9I）。

确认螺钉置入骨内。

在 X 线片上确认螺钉的位置相对其他螺钉合适，且螺钉不应超过中线；用侧位片大致估计螺钉长度，螺钉不应该超过椎体前壁。

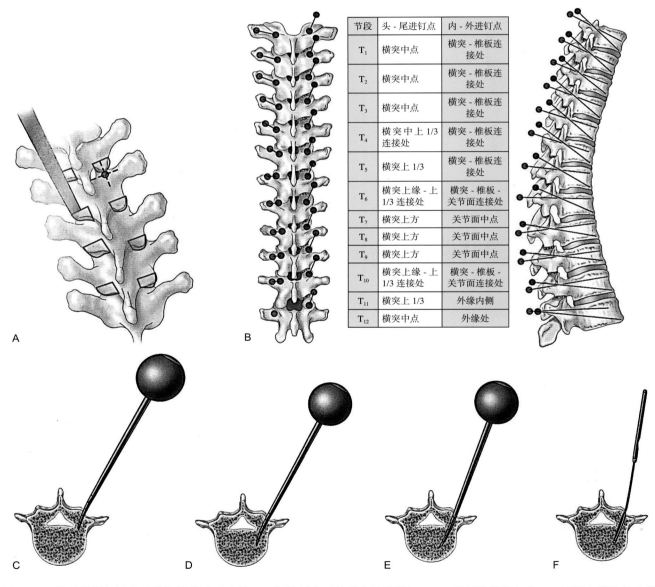

节段	头 - 尾进钉点	内 - 外进钉点
T₁	横突中点	横突 - 椎板连接处
T₂	横突中点	横突 - 椎板连接处
T₃	横突中点	横突 - 椎板连接处
T₄	横突中上 1/3 连接处	横突 - 椎板连接处
T₅	横突上 1/3	横突 - 椎板连接处
T₆	横突上缘 - 上 1/3 连接处	横突 - 椎板 - 关节面连接处
T₇	横突上方	关节面中点
T₈	横突上方	关节面中点
T₉	横突上方	关节面中点
T₁₀	横突上缘 - 上 1/3 连接处	横突 - 椎板 - 关节面连接处
T₁₁	横突上 1/3	外缘内侧
T₁₂	横突中点	外缘处

图 2-5-9　椎弓根螺钉置入及脊柱侧凸矫正过程。A. 切除部分下关节突显露进钉口；B. 常见胸椎进钉点；C. 探针尖端先偏向外侧以免穿破内侧皮质；D. 探入 20~25 mm；E. 调整尖端方向偏向内侧，小心将探针放回原孔道再探入需要的深度；F. 使用软球探探查孔道的 5 个壁：孔道的底部和四周（内、外、上、下壁）[引自《坎贝尔骨科手术学》(第 12 版)]

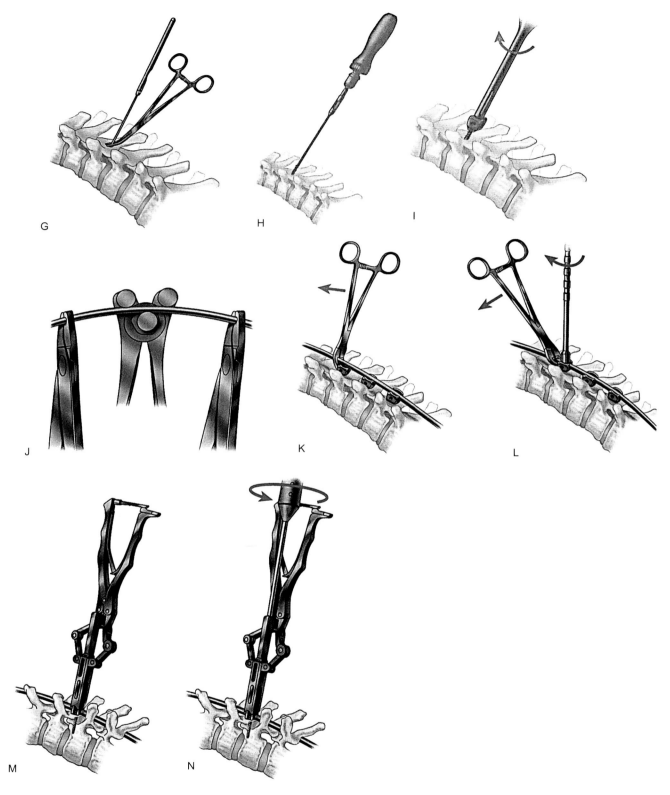

图 2-5-9（续） G.用软球探探至孔道底部，用止血钳标出孔道长度并测量；H.攻丝攻入孔道；I.拧入螺钉；J.弯棒时用持棒器把持以免旋转；K、L.使用摇摆钳将棒压入钉口并拧入螺母；M、N.使用复位钳将棒压入钉口并拧入螺母

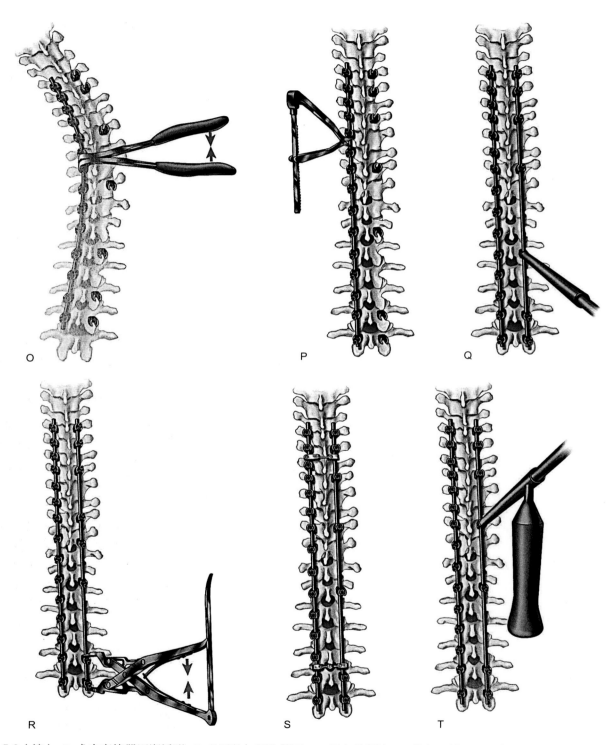

图 2-5-9（续） O. 术中弯棒器逐渐矫形；P. 必要的加压和撑开；Q. 置入凸侧棒；R. 将加压钳置于凸侧并轻轻加压，以使下融合椎水平化；S. 必要时置入横联；T. 锁紧螺母

使用多根胸椎椎弓根螺钉时利用平移技术进行矫形手术技术：

裁剪适当长度的双棒，在矢状面和冠状面预弯棒。

弯棒时用持棒器把持，以免旋转（图 2-5-9J）。后凸不足的畸形最常见，先在凹侧置棒。

将预弯好的棒置入螺钉：可以使用摇摆钳从棒的上方抓住螺钉两侧，然后利用杠杆原理将棒完全压入钉口（图 2-2-9K、L）；也可以使用复位钳置于钉上并使其上方的锁扣感与棒平行，慢慢加紧，外套筒慢慢下滑将棒完全压入钉口（图 2-5-9M、N）。

拧入配套螺母。

左、右两侧使用术中弯棒器慢慢将凹侧棒扳直，每次扳直动作都在椎弓根螺钉上进行，每次只扳直一点（图 2-5-9O）。

矫形完成后，进行必要的加压和撑开（图 2-5-9P）。

预弯的另一根棒置入凸侧钉口（图 2-5-9Q）。

将加压钳置于凸侧并轻轻加压，以使下融合椎水平化（图 2-5-9R）。

根据需要酌情使用合适的横联（图 2-5-9S）。

使用抗扭力扳手锁紧螺母（图 2-5-9T）。

用磨钻进行去除骨皮质并植骨。

（高荣轩　张学军）

第六节　其他类型脊柱畸形

一、神经肌肉性脊柱侧凸

（一）概述

神经肌肉性脊柱侧凸是继发于神经肌肉疾病、由于肌肉发育不对称引起的脊柱侧弯畸形。该类型包括神经性病变及肌肉性病变，前者主要包含脑瘫、脊髓空洞、脊髓肿瘤、脊髓灰质炎等，后者主要包含 Duchenne 型肌营养不良、肢带型肌营养不良等。

脑瘫患儿中，脊柱侧弯发生率为 6.5%~38%。该类型脊柱畸形出现年龄比特发性脊柱侧凸更早，且累及的范围较广。脑瘫程度越严重，脊柱畸形的程度也越重。需要倚靠才能坐起的患者伴有抬头困难时，脊柱侧凸发生率接近 90%。

（二）治疗

脑瘫导致的脊柱侧凸畸形，治疗目的主要是给患者的坐起、外观、舒适和护理方面带来益处。弯度<20°的患儿可以单纯观察，密切随访；弯度有进展则需要进行支具治疗。支具往往无法阻止畸形的进展，但是可以减慢进展速度。对于弯度超过40°~50°的患者则需要手术治疗，矫正畸形、重建冠状面和矢状面平衡、恢复骨盆倾斜。

常用的手术方式是通过后路椎弓根钉棒系统的固定，矫形并融合脊柱（图 2-6-1）。对于不能下地走路，骨盆倾斜严重的患儿，往往远端需要固定至骨盆，而对于可以下床活动的患儿可根据畸形位置选择融合节段。该类型脊柱侧凸通常较柔软，2 级截骨即可满足矫形及融合的需求。

单纯脊髓空洞引起的脊柱侧凸，形态类似于特发性脊柱侧凸，治疗方式也可以参考特发性脊柱侧凸的治疗。其他类型的神经肌肉性脊柱侧凸，手术治疗方式可参考脑瘫导致的脊柱侧凸。需要强调的是，神经肌肉性脊柱侧凸的患儿常合并其他脏器的问题，术前进行全面的评估是必要的。如 Duchenne 型肌营养不良患儿常有肺功能的恶化及心肌病。术后由于患者躯干不平衡，内固定受持续的外力影响，容易发生断棒、断钉、假关节等并发症。

二、结核导致的脊柱畸形

（一）概述

脊柱结核占所有肺外结核的 10%~20%，任何节段脊椎都可受累，最常见的受累部位为下胸段。如果出现脊柱后凸畸形或神经症状之前进行有效的抗结核治疗，通常可获得较好的结果。最先受累的部位通常是椎间盘，结核杆菌可沿韧带下或任何周围的间隙进行播散。当邻近多个椎体受累、椎体破坏严重时可出现典型的脊柱角状后凸畸形，即 Pott's 畸形。后凸畸形严重时可因脊髓受压出现神经症状，更严重时，患者可瘫痪。

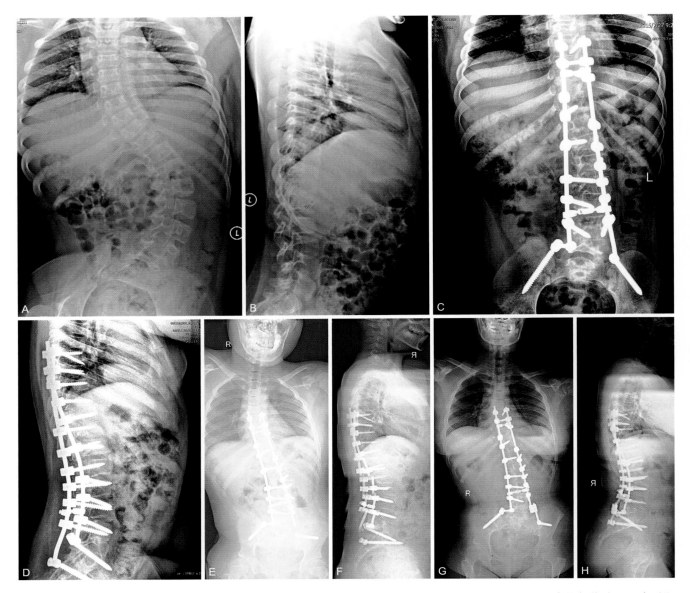

图 2-6-1 脊髓灰质炎导致神经肌肉性脊柱侧凸患者的手术治疗。A. 患者女，10 岁，脊柱正位片；B. 脊柱侧位片；C. 术后即刻脊柱正位片；D. 术后即刻脊柱侧位片；E. 术后 1 年复查全脊柱正位片见左侧髂骨钉脱棒；F. 术后 1 年复查全脊柱侧位片见左侧髂骨钉脱棒；G. 翻修后随访 4 年全脊柱正位片；H. 翻修后随访 4 年全脊柱侧位片

（二）治疗

手术治疗的适应证包括：后凸畸形严重、椎体或小关节脱位、出现神经症状、椎体周围脓肿形成。对于活动期脊柱结核，除了矫正脊柱畸形外，还要进行结核脓肿的清除。对于静止期脊柱结核，手术治疗主要为矫正畸形。脓肿位于脊柱前方时，需要通过前路进行脓肿清除引流。后凸畸形的矫正一般通过后路完成，根据畸形的情况可以选择 3 级、4 级或 5 级截骨术。为防止脊髓过度短缩，往往需要前柱的支撑重建（图 2-6-2）。术后需要根据结核的活动情况使用抗结核药物治疗。

三、休门氏病脊柱后凸

（一）概述

休门氏病脊柱后凸有典型的影像学特征：后凸顶椎区连续 3 个及以上的椎体楔形变超过 5°，椎间盘间隙变窄，多个相邻椎体终板不规则并伴有许莫氏结节。后凸可以发生于胸段、胸腰段或腰段。男性多于女性。青少年患者多因后背突起或背部酸胀不适就诊。

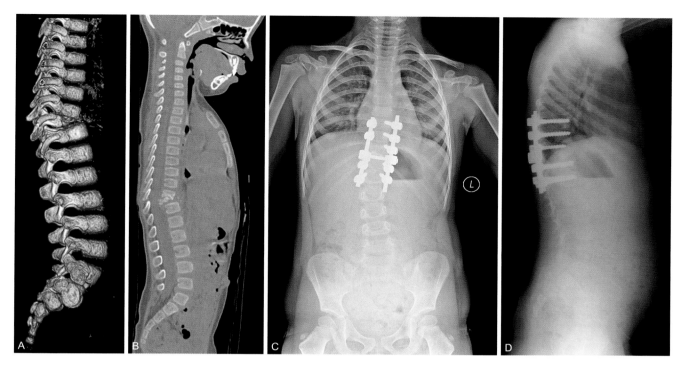

图 2-6-2 结核导致脊柱后凸畸形（Pott's 畸形）患者的手术治疗。A.患者女，2 岁，术前脊柱 CT 三维重建可见 T11 椎体破坏；B.术前脊柱矢状面重建可见 T10、T11 椎体破坏，局部后凸畸形；C.术后 3 个月脊柱正位片，T11 行全脊椎切除术，内固定 T8-L1；D.术后 3 个月脊柱侧位片可见局部后凸矫正良好

（二）治疗

对于出现典型休门氏病脊柱后凸表现，且后凸进行性加重的患儿需要开始进行治疗。保守治疗可以选择支具，胸段后凸畸形的患儿可使用密尔沃基支具，胸腰段或腰段后凸的患儿则使用胸 - 腰 - 骶支具。

如就诊时后凸畸形已经非常严重（＞70°），或骨骼已经发育成熟支具治疗失败则需要选择手术治疗（图 2-6-3）。手术的目的是获得后凸矫正、矢状面平衡且稳定的脊柱。通常后凸畸形矫正到接近正常的生理性后凸即可。经典的截骨方式是 Ponte 截骨。近端固定节段可选择后凸的端椎，远端固定节段可选择第一个参与腰前凸的椎体。

四、神经纤维瘤病型脊柱侧凸

（一）概述

I 型 神 经 纤 维 瘤 病（neurofibromatosis type 1，NF-1）可引起多种骨骼畸形，其中脊柱畸形最常见，发生率 10%~60%。畸形位置通常位于胸段，一般累及 4~6 个节段，弧度短锐。其发生的原因不明，可

能与初级中胚层发育不良，骨质硬化、侵蚀，局部瘤体浸润有关。根据影像表现不同可分为营养不良性和非营养不良性脊柱侧凸。非营养不良性脊柱侧凸的影像表现类似于特发性脊柱侧凸。营养不良性脊柱侧凸进展更迅速，导致神经症状的风险也更高。

（二）非营养不良性脊柱侧凸

非营养不良性脊柱侧凸患者皮肤虽有 NF-1 的牛奶咖啡斑，但临床表现、影像表现及侧弯的形态更类似于特发性脊柱侧凸。前者发生的年龄可能更小。两者的治疗类似。对于 25° 以下的侧弯，可以不采取治疗措施，仅需密切随访；25°~40° 的侧弯可以选择支具治疗；侧弯超过 40° 时需要脊柱后路融合手术。术后需要密切随访，警惕假关节的发生。也有一些非营养不良性脊柱侧凸会向营养不良性脊柱侧凸转变。

（三）营养不良性脊柱侧凸

营养不良性脊柱侧凸有典型的影像表现：累及节段短，弧度锐利；肋骨近端变细（铅笔样征），肋椎关节脱位，肋骨头可突入椎管内；横突及椎弓根

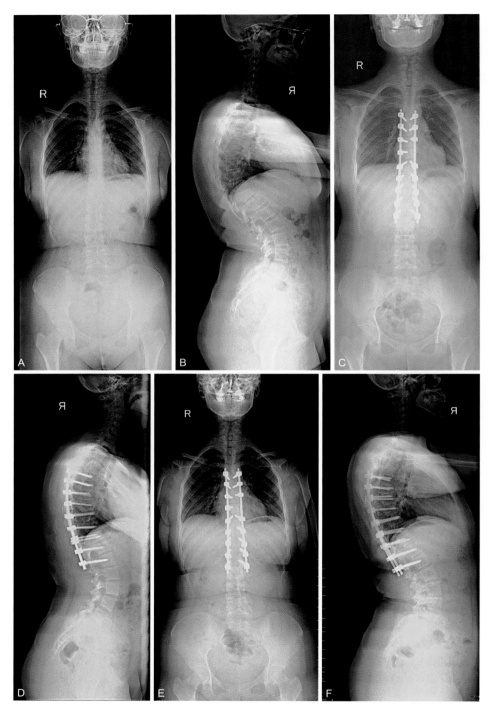

图 2-6-3　休门氏病脊柱后凸患者的手术治疗。A. 患者女，13 岁，站立位全脊柱正位 X 线片未见侧弯；B. 站立位全脊柱侧位 X 线片可见胸腰段后凸畸形，T8-T11 椎体楔形变；C. 术后站立位全脊柱正位 X 线片；D. 术后站立位全脊柱侧位 X 线片，椎弓根螺钉固定 T5-L1；E. 术后 2 年站立位全脊柱正位 X 线片；F. 术后 2 年站立位全脊柱侧位 X 线片，后凸矫正良好

变细；椎板变薄并有硬化；椎体扇贝样变；椎管扩张，可向四周侵蚀。

该类型脊柱侧凸保守治疗通常无效，且进展迅速，累及节段会向上下椎体扩展，所以需要早期手术干预。对于年龄较小、累及节段较长的患者需要进行非融合手术治疗，通常选择生长棒手术，在脊柱高度满足肺功能需要后再行融合手术。对于年龄较大（10岁以上），或侧弯较短时可直接选择脊柱

融合手术（图2-6-4）。

该类型脊柱侧凸手术难度往往较大，且手术并发症多。因为脊椎破坏严重，内固定置入困难，把持力下降，且受累节段会在术后进一步增加，容易出现侧凸进行性加重、断棒、螺钉拔除等内固定相关并发症。椎体及椎旁肌肉均可受瘤体侵犯，血供丰富，术中容易出血，术前需充分准备。

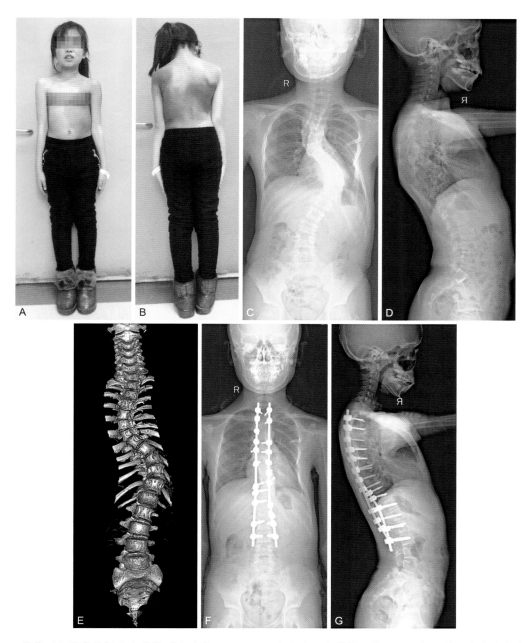

图2-6-4　NF-1营养不良性脊柱侧凸患者的手术治疗。A、B. 11岁女孩，术前外观像，可见躯干前后有大片色素沉着；C. 站立位全脊柱正位X线片提示胸段侧凸畸形，肋骨铅笔样征；D. 站立位全脊柱侧位X线片提示胸段局部后凸畸形；E. 术前全脊柱CT提示椎体扇贝样变，楔形变，累及范围T3-L2；F、G. 脊柱后路多节段Ponte截骨矫形融合，固定T2-L3，全脊柱正侧位X线片显示矫形效果良好

五、马方综合征

（一）概述

马方综合征是一种遗传性的结缔组织病，为常染色体显性遗传。典型临床表现为四肢、手指、脚趾细长，身高超过正常人，晶状体脱落，心脏异常。由于韧带松弛和肌张力低下，脊柱容易发生侧弯或后凸畸形，发生率约 60%。

（二）治疗

该类型脊柱侧凸较青少年特发性脊柱侧凸更容易进展，治疗可参考特发性脊柱侧凸。侧凸大于40°时骨骼发育成熟仍可进展，因此往往需要手术治疗（图 2-6-5）。

手术治疗时需注意，由于患者身体瘦高，胸廓狭小，俯卧位时容易压迫心脏，造成术中心搏骤停或血压的急剧改变。因此，术前必须对心血管系统及肺功能进行全面评估。与 NF-1 脊柱侧凸类似，患者也可有硬膜扩张，椎体的侵蚀性损害，因此置钉容易穿破椎弓根，术中进行操作的时候也容易造成硬膜撕裂，出现脑脊液漏。

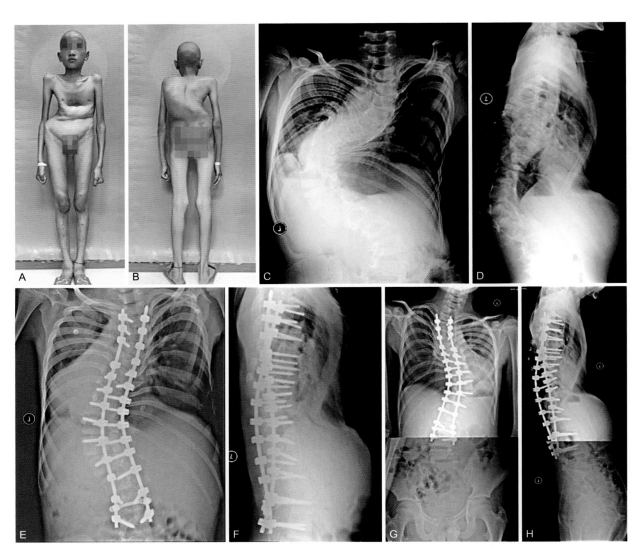

图 2-6-5　马方综合征脊柱侧凸患者的手术治疗。A、B.12 岁男孩，外观照显示患者四肢细长，漏斗胸，脊柱胸段左侧后凸畸形；C 术前脊柱正位 X 线片提示胸段严重左侧凸畸形；D 术前脊柱侧位 X 线片提示胸腰段后凸畸形；E 术后脊柱正位 X 线片提示脊柱侧凸得到矫正；F 术后脊柱侧位 X 线片提示脊柱后凸得到矫正；G 术后 1 年全脊柱正位 X 线片提示冠状面矫形效果维持良好；H.术后 1 年全脊柱侧位 X 线片提示矢状面矫形效果维持良好

（姚子明　张学军）

第七节　头盆环牵引结合手术矫正重度脊柱畸形

针对重度甚至极重度脊柱畸形常面临外科矫形困难、临床效果不满意。国内梁益建采用了头盆环辅助牵引＋脊柱后路松解＋脊柱后路截骨矫形的分期治疗方案，取得了令人满意的临床疗效。他在治疗极重度脊柱畸形患者过程中，提出了整体矫正平衡的概念，提出了"三平一正一改善一平衡"（肩平、背平、髋平、血气正常、肺功能改善、胸廓平衡）的治疗目标。针对极重度脊柱畸形患者合并严重的呼吸功能障碍、胸廓畸形、肩部失衡、骨盆倾斜等问题，梁益建创新性地设计了针对极重度脊柱畸形患者的凹侧、凸侧胸廓成形术、肩胛骨成形术等，有效地为实现整体矫形的治疗目标提供了理论指导；针对部分极重度脊柱畸形患者存在胸腔部分缺失的情况，提出"胸腔再造"的概念，进一步提高患者的肺功能，提高临床疗效；另外针对极重度的角状后凸畸形，首次提出"次顶椎截骨、远端后移、脊柱重建、脊髓重置"的新矫形策略，提高了矫形效果，降低了围手术期神经并发症的发生风险。

一、极重度脊柱侧弯畸形伴肺动脉高压矫正实例分析

患者男，14 岁，主因"发现后背部不平 14 年，伴活动后心累、气促 2 年"于 2018 年 8 月 1 日就诊。患者 14 年前无明显诱因出现后背部轻微后凸，未接受特殊诊疗，后凸逐渐加重，约 2 年前患者出现活动耐量降低，行走 500~600 m 即气喘明显，夜间不能平卧。入院前一月，患者因气促、呼吸困难及双下肢水肿入住外院，经强心利尿、补钾、降低肺动脉高压、改善心功能等治疗后症状好转。患者入院后完善相关检查，鼻导管 3 L/min 吸氧状态下血气分析（2018-08-04）示二氧化碳分压（PCO_2）79.6 mmHg，氧分压（PO_2）81.7 mmHg；心脏彩超（2018-08-20）示右心增大，右室壁增厚（前壁厚 7 mm），三尖瓣反流（轻度），推测肺动脉压约 95 mmHg，左室顺应性降低；肺功能（2018-08-02）示 FVC 0.93 L，实测／预计 29.61%，FEV_1 0.64 L，实测／预计 24.55%，VC_{max} 0.93L，实测／预

计 29.25%，结论示极重度混合性通气功能障碍，以阻塞性为主，大气道气流中度受阻，小气道气流重度受阻，重度肺气肿，弥散功能重度降低，通气储备功能重度下降，过度通气，肺功能极重度受损；全脊柱正侧位片、CT、MRI 示脊柱侧弯后凸畸形、胸廓畸形、寰枕融合、胸椎分节不良。考虑诊断"①先天性脊柱侧弯后凸畸形；②Ⅱ型呼吸衰竭；③慢性心力衰竭、心功能Ⅱ级、心脏扩大；④肺动脉高压：重度；⑤肺气肿：重度；⑥胸廓畸形；⑦三尖瓣反流：轻度"。经讨论后，采用分期治疗方案：一期行头盆环牵引术（2018 年 08 月 20 日）；经持续头盆环牵引，间断调整牵引高度，患者脊柱畸形明显改善，心肺功能明显改善；因患者脊柱畸形程度严重，遂于 2019 年 05 月 15 日全麻下行二期"脊柱后路松解术"；松解术后继续行头盆环牵引，调整牵引高度，患者脊柱畸形程度及心肺功能进一步改善，于 2020 年 1 月 14 日全麻下行三期"脊柱后路截骨矫形植骨融合椎弓根螺钉内固定术＋胸廓成形术＋头盆环拆除术"，手术过程顺利，术后恢复良好，于 2020 年 3 月 6 日出院。

（一）术前临床表现

患者主要表现为脊柱外观畸形（图 2-7-1），活动耐量下降等；不伴有神经系统损害。查体：发育一般、营养一般，神清语晰，步入病房，查体合作，对答切题。全身未见异常毛发及色素沉着，头颅五官无畸形，站立位躯干向右倾斜，双侧髂嵴等高；右肩较左肩高约 1 cm，前胸不对称，胸廓向右旋转，右侧胸廓突出，左侧胸廓塌陷；可见剃刀背，脊柱右侧弯并后凸畸形，脊柱各棘突及椎旁无压痛、叩击痛，颈椎及胸腰椎活动受限，四肢肌力及感觉正常，生理反射存在，病理反射未引出。患者站立位身高 147 cm，臂长 154 cm，体重 38 kg。

（二）术前影像学检查

全脊柱正、侧位片及全脊柱 CT＋三维重建见图 2-7-2、图 2-7-3。

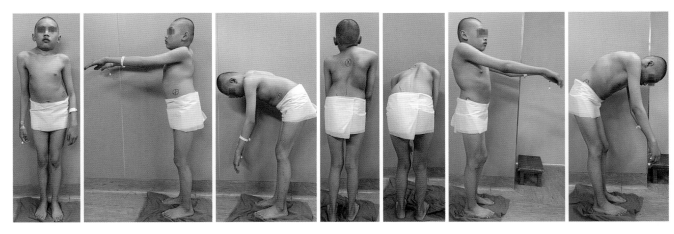

图 2-7-1　患者入院时的外观照

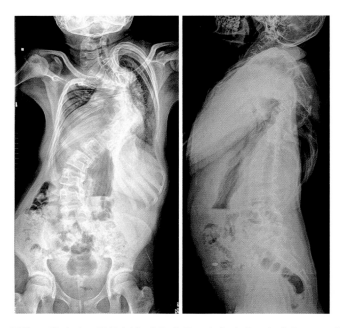

图 2-7-2　全脊柱正、侧位 X 线片示：脊柱侧弯后凸畸形，胸廓畸形，主胸弯 Cobb 角 137°，胸椎后凸 95°

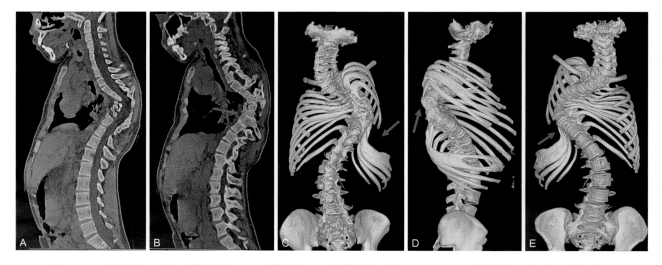

图 2-7-3　全脊柱 CT 及三维重建示：A.寰枕融合；B.胸椎分节不良；C、D、E.肋骨缺如、并肋、胸廓畸形

全脊柱 MRI：脊柱侧弯后凸畸形，脊髓未见明显异常；未见明显硬膜囊受压。

（三）病例特点分析

青少年男性，慢性病程，主要表现为"发现后背部不平 14 年，伴活动后心累、气促 2 年"；诊断"①先天性脊柱侧弯后凸畸形；②Ⅱ型呼吸衰竭；③慢性心力衰竭、心功能Ⅱ级、心脏扩大；④肺动脉高压：重度；⑤肺气肿：重度；⑥胸廓畸形；⑦三尖瓣反流：轻度"，诊断明确；患者患有先天性脊柱侧弯后凸畸形同时合并胸廓畸形，进入青春期生长高峰后脊柱畸形进展迅速，患者入院前已出现Ⅱ型呼吸衰竭，慢性心力衰竭，严重心肺功能受损，一期矫形手术难度高，风险大，患者入院后首要治疗目标以改善心肺功能，创造手术机会为主。

（四）肢体重建需要克服的难点

1. 外科治疗决策　患者入院前已出现较为严重的心肺功能受损表现，一期矫形手术麻醉与手术风险均较高。此外，结合患者畸形情况，一期矫形手术若想取得较好的矫形效果，必定伴随创伤大、出血量多、手术时间长等问题，患者身体情况无法耐受，会增加围手术期主要并发症的风险。结合患者实际情况，入院后第一步治疗目标为改善患者心肺功能。患者为先天性脊柱侧弯，胸椎分节不良，且主胸弯 Cobb 角达到 137°，胸椎后凸为 95°，因此早期治疗选择牵引力度更大的头盆环牵引。后期根据牵引效果以及牵引耐受情况，选择行脊柱后路松解或脊柱后路截骨矫形内固定手术。

2. 治疗目标　患者因脊柱胸廓畸形于青少年时期即出现心肺功能受损，严重影响患者生活质量及预期寿命，因此，首要治疗目标为改善患者心肺功能，延长预期寿命；此外，患者正值青春期，严重外观畸形影响患者自我认同与心理健康，因此，改善患者外观、重筑患者自信亦是另一重要治疗目标。

根据我们提出的重度脊柱侧弯后凸畸形的治疗目标，即三平一正一改善：肩平、背平、髋平、血气正常，肺功能改善；恢复患者矢状位平衡、冠状位平衡。达到治疗目标后，患者可以获得更好的治疗效果，恢复自信，更好地适应社会生活。但是无疑提出了更高的治疗难度。

3. 手术基本步骤

（1）头盆环牵引（局麻）：①患者右侧卧位，常规消毒铺巾；②定位左侧髂前上棘与髂后上棘，骨盆针从左侧髂前上棘上方约 1 cm 穿入，顺髂骨内外板之间通过，由髂后上棘处穿出，检查无误，在骨盆针上方约 1 cm 同法再穿入另外一根骨盆针；辅料包扎；③将患者左侧卧位，同法在右侧髂骨穿入 2 根骨盆针；④将患者仰卧位，在双侧耳廓上方约 0.5 cm 各拧入 3 枚颅骨钉，双侧眉弓各拧入 2 枚颅骨钉，安装头环固定。

（2）脊柱后路松解（全麻）：①患者俯卧位，常规消毒铺巾；②以顶椎为中心，沿棘突做一长约 30 cm 纵行切口，逐层切开皮肤及皮下组织，剥离椎旁肌肉，显露椎板及横突以及部分肋骨；③根据术前影像学结果分析及术中椎板形态，选择旋转、侧弯变化最明显的 4 处位置，做 Ponte 截骨；④留置椎弓根螺钉于截骨处，做定位；⑤大量生理盐水冲洗，留置引流管，逐层缝合伤口。

（3）脊柱截骨矫形（全麻）：①患者俯卧位，常规消毒铺巾；②沿胸 1 至腰 3 棘突做一纵行切口，长约 38 cm，逐层切开皮肤及皮下组织，剥离椎旁肌肉，显露椎板及横突以及部分肋骨；③在 C 臂定位下，神经导航引导下，左、右椎弓根分别植入长短适宜的椎弓根螺钉；④凹侧安装预弯的内固定棒做临时固定；⑤选择顶椎处，以超声骨刀切除顶椎及上下邻近椎体的椎板，切断顶椎横突，沿骨膜下，以 Cobb 剥离器分离椎体周围软组织，至椎体前方；⑥在凸侧拟截骨上下的椎弓根螺钉，安装短棒做临时固定，以超声骨刀做顶椎全椎体截骨；⑦更换凸侧临时固定棒为预弯好的内固定棒；⑧通过凸侧加压，凹侧撑开，逐渐矫正患者侧弯畸形，恢复冠状位平衡；⑨检查内固定物松动，安装横连接；⑩大量生理盐水冲洗，留置引流管，逐层缝合切口。

4. 技术要点

（1）患者入院有严重心肺功能受损，Ⅱ型呼吸衰竭，慢性心力衰竭，心功能Ⅱ级，为降低麻醉相关风险，头盆环牵引术在局麻下进行。骨盆针的置入，位置及方向要准确，以提供足够的牵引力；避免盆腔脏器及血管神经的损伤。

（2）脊柱松解术：患者侧弯后凸畸形严重，显露存在一定困难；Ponte 截骨时，位置选择对松解效果很重要；截骨操作时一定充分显露脊髓，避免脊髓神经损伤。

（3）脊柱截骨矫形：患者侧弯后凸畸形严重，显露存在一定困难，尤其是上次松解手术的位置，可能存在椎板缺失；截骨操作时一定充分显露脊髓，注意脊髓神经保护，避免脊髓神经损伤；术中临时固定要稳定，避免矫形时出现椎体意外移位导致脊髓损伤。

5. 风险规避

（1）提高手术耐受能力：①心肺功能锻炼：患者入院时患有Ⅱ型呼吸衰竭，心功能Ⅱ级，入院前劳累后曾有心力衰竭表现，因此初期不适用大强度心肺功能锻炼，主要以适当步行、吹气球、呼吸训练仪辅助训练，结合定期调高牵引架逐步改善患者心肺功能，同时辅以内科药物治疗，改善肺动脉高压控制慢性心力衰竭；②加强营养支持：整个治疗过程中，反复叮嘱患者加强营养支持，并明确提出了在矫形手术前对体重的最低要求，不能达到则予以延缓手术。

（2）术中操作：①头盆环牵引：为减小心肺功能差带来的麻醉风险，本例患者头盆环牵引手术在局麻下进行，使用利多卡因于进针与出针点做局部麻醉，术中严密监测患者生命体征；②脊柱后路松解：严格控制手术时间与术中出血量，先天性脊柱侧弯具有椎体结构变异，术中椎体解剖结构辨识更为小心仔细。麻醉医师控制术中入量，监测出量，密切关注患者循环与呼吸；③脊柱后路矫形：a. 暴露：此为一期松解手术后的二期矫形手术，二期手术因切口内广泛瘢痕增生，使得局部解剖结构不清晰，显露困难，出血量增加，此外一期松解手术产生的较大椎板缺失增加了暴露过程中发生脊髓神经损害的风险，术中操作需格外小心谨慎；b. 置钉：患者椎体结构变异大，故置钉困难的椎体选择在导航引导下进行；c. 矫形：该例患者接受长时牵引，牵引对脊髓牵拉较明显，术中矫形时凹侧撑开不宜过度，凸侧加压需注意有无神经卡压；d. 胸廓成形：避免过多损伤肋骨及胸膜，尽力减小术手术对肺部的刺激；e. 缝合：避免死腔，预防切口感染。

（3）牵引过程中应定时观察患者神经功能症状：包括声音嘶哑、呛咳、吞咽困难，上肢麻木、无力，下肢无力，行走不稳以及大小便困难等。若有异常，随时终止牵引，并降低牵引高度。定期复查患者血气与肺功能，评估牵引与锻炼效果，选择良好的手术时机。

（4）围手术期管理：术后营养支持，早期给予无创呼吸辅助通气，促进呼吸功能恢复，行呼吸功能锻炼，鼓励咳嗽、咳痰，预防压疮、深静脉血栓，尽早下地，减少术后并发症的发生。

6. 治疗过程　患者入院后即行 BiPAP 模式下的无创呼吸辅助通气改善二氧化碳潴留程度，并于后续治疗过程中持续使用。

一期行头盆环牵引术（2018 年 8 月 20 日）；经持续头盆环牵引，间断调整牵引高度，患者脊柱畸形明显改善，心肺功能明显改善（图 2-7-4）。

2018 年 12 月 5 日复查血气分析显示患者 PCO_2 由入院时的 79.6 mmHg 下降至 56.7 mmHg，进一步证明牵引治疗辅助呼吸锻炼能有效改善患者心肺功能，为该病例下一阶段的治疗提供了良好基础。

第一阶段的牵引治疗共持续 9 个月（图 2-7-5）。2019 年 2 月 14 日复查肺功能示 FVC 1.25L，实测/预计 39.72%，FEV_1 1.10L，实测/预计 41.73%，VC_{max} 1.27L，实测/预计 39.83%，均较入院时显著改善。2019 年 4 月 10 日复查心脏彩超示右心增大，右室肥厚，三尖瓣反流（轻度），肺动脉压由入院时 95 mmHg 下降至 61 mmHg；2019 年 5 月 11 日复查血气分析显示患者 PCO_2 52.2 mmHg，考虑患者残留畸形较大，脊柱柔韧性较差，评估患者心肺储备已可耐受脊柱全麻手术，故于 2019 年 5 月 15 日于全麻下行"脊柱后路松解 + 椎弓根螺钉置入术"（图 2-7-6~ 图 2-7-7）。

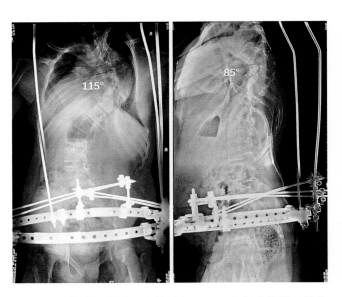

图 2-7-4　头盆环牵引 2 个月后（2018-10）复查脊柱正侧位片示：脊柱侧弯后凸畸形较前明显改善，主胸弯 Cobb 角由 137°减小至 115°，胸椎后凸由 95°减小至 85°，冠、矢状面平衡较前均有明显改善

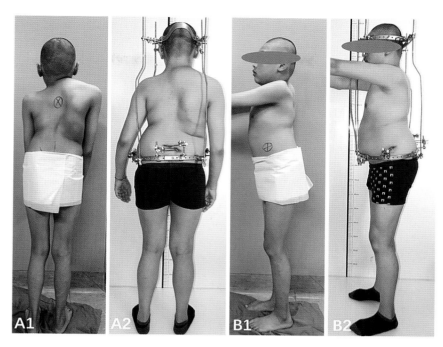

图 2-7-5 治疗前（A1、B1）外观与牵引 9 个月后外观（A2、B2）对比

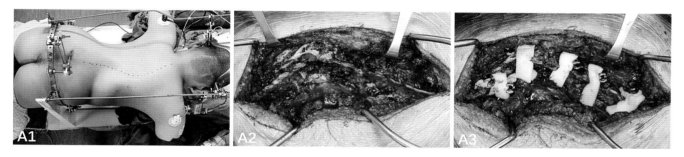

图 2-7-6 脊柱后路松解手术：A1，俯卧位标记手术节段；A2，暴露；A3，多节段 SPO（明胶海绵覆盖处）及椎弓根螺钉置入

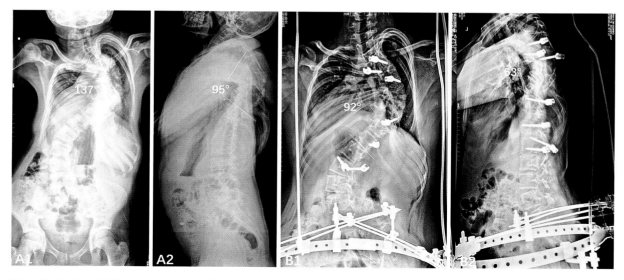

图 2-7-7 松解术后全脊柱正（A1、B1）侧位（A2、B2）片示冠状面 Cobb 角由入院初 137° 减小至 92°，矢状面后凸 Cobb 角由入院初的 95° 减小至 63°

松解术后开始第二阶段牵引治疗，继续辅以呼吸体能训练，并密切观察患者牵引过程中是否出现神经受损症状。第二阶段的牵引共持续7个月。2019年11月12日复查肺功能示 FVC 1.62 L，实测 / 预计34.9%，FEV$_1$ 1.45 L，实测 / 预计37.8%，VC$_{max}$ 1.63 L，实测 / 预计35.5%，均较入院时进一步改善。2019年11月8日复查心脏彩超示右心轻度增大，右室肥厚，三尖瓣反流（少量），肺动脉压由入院时95 mmHg下降至51 mmHg；2019年12月3日复查血气分析显示患者 PCO$_2$ 46.1 mmHg，PO$_2$ 67.9 mmHg。以上各项指标较松解术前亦有显著改善。

历经16个月牵引联合松解手术治疗及呼吸体能锻炼，患者已彻底摆脱呼吸衰竭的困扰，由Ⅱ型呼吸衰竭改善至低氧血症，肺动脉亦下降至51 mmHg，同时患者脊柱畸形也获得了明显改善，已具备接受后路脊柱矫形手术的条件（图2-7-8），故于2020年1月14日于全麻下行"脊柱后路截骨矫形植骨融合椎弓根螺钉内固定术 + 胸廓成形术 + 头盆环环拆除术"（图2-7-9～图2-7-11）。

7. 随访结果　手术1年后随访，患者无内固定

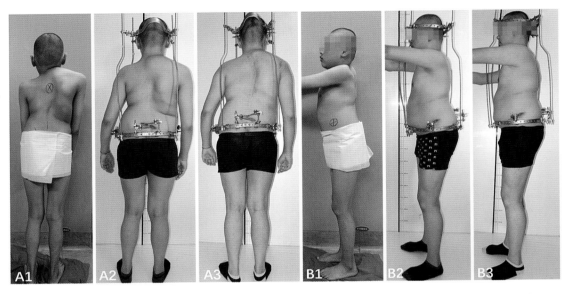

图 2-7-8　治疗前（A1、B1）外观、松解手术前外观（A2、B2）与矫形手术前外观（A3、B3）对比

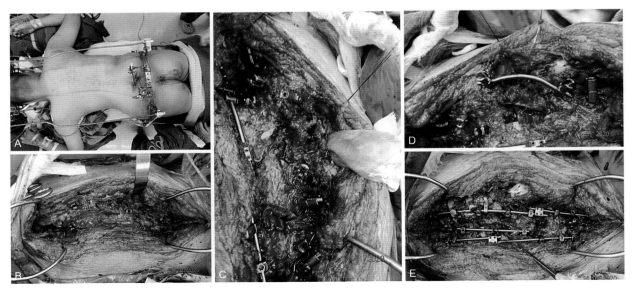

图 2-7-9　矫形手术术中照片。A. 体位摆放；B. 小心暴露；C. 置钉 + 凹侧临时固定 + 暴露截骨部位；D. 截骨完成；E. 截骨矫形 + 胸廓成形

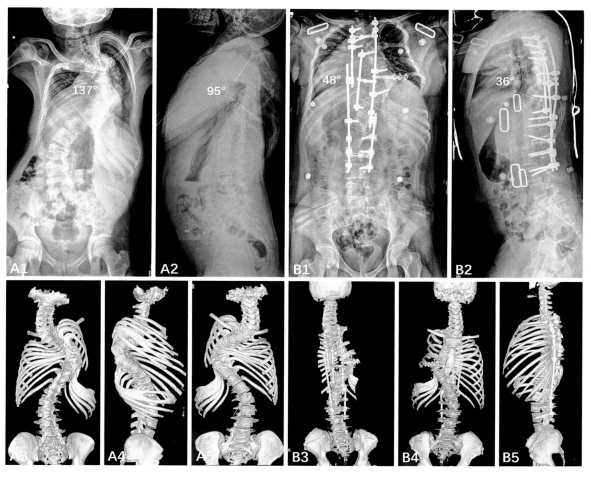

图 2-7-10 入院初（A1~A5）与矫形术后（B1~B5）影像学对比。主胸弯 Cobb 角由 137° 减小至 48°，矫正率 64.9%；胸椎后凸由术前 95° 减小至 36°，矫正率 62.1%，术后冠、矢状面平衡均较术前有明显改善

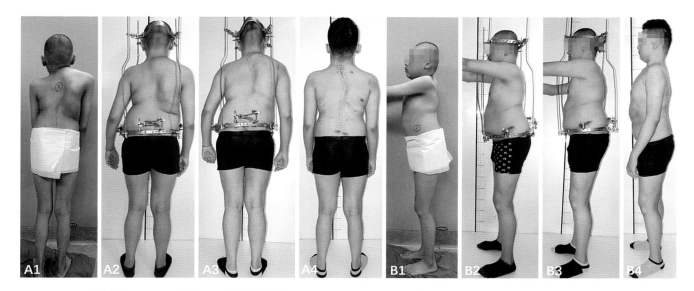

图 2-7-11 治疗前（A1、B1）外观、松解手术前外观（A2、B2）、矫形手术前外观（A3、B3）与矫形术后外观（A4、B4）对比

相关并发症发生，亦未诉特殊不适，复查血气符合低氧血症诊断，日常生活能力正常，治疗效果满意。

（五）点睛之笔

本例患者患有先天性脊柱侧弯后凸畸形伴肺动高压、Ⅱ型呼吸衰竭，同时伴有重度胸廓畸形。对该例患者的治疗目标主要有以下几点：①明确心肺功能受损病因，改善心肺状态；②矫正脊柱畸形，改善患者外观，提高自我满意度；③矫正胸廓畸形，重建胸廓结构，支持呼吸功能恢复；④保证治疗过程与围手术期安全性，降低术后并发症的发生概率。在治疗过程中，我们采用了一期头盆环牵引联合无创呼吸辅助通气与呼吸功能锻炼初步改善了患者心肺功能，创造了全麻下行脊柱松解手术的条件，二期松解术后持续牵引与锻炼进一步使患者脊柱胸廓畸形及呼吸循环状态得到改善，同时一期与二期的长时牵引增加了患者脊髓神经对手术的耐受程度，提高了矫形手术的安全性。终末截骨矫形取得了良好的手术效果，且围手术期及随访阶段无神经、心肺及内固定相关并发症发生。

该例病例归于因先天性椎体发育异常所导致的重度（Cobb 角 ＞100°）僵硬型脊柱侧弯，该类患者一直是脊柱矫形外科领域的治疗难点。其中多数患者伴有心肺功能损害是治疗过程中的主要挑战之一。

既往报道侧弯度数在 50°～70° 之间的脊柱畸形患者中约 20% 表现有中至重度肺功能受损，而对于 Cobb 角 ＞100° 的患者均普遍存在明显肺功能损害表现。肺功能较差甚至出现呼吸衰竭可显著增加矫形手术术后并发症发生率，甚至影响患者预后。当患者肺活量低于预测值的 40% 时，术后肺部相关并发症的发生率高达 19%。在患有神经肌源性脊柱侧弯的患者中，肺活量下降与术后并发症发生呈显著正相关。术前改善患者心肺功能是对重度僵硬型脊柱侧弯患者治疗的首要关键措施。

Halo 牵引被证明对减小重度僵硬型脊柱侧弯患者畸形程度、改善心肺功能具有重要作用，同时可以提高脊柱神经耐受程度，降低手术相关神经并发症的发生。Swank 等报道，对于患有脊柱侧弯同时伴有肺心病的患者，接受长时 Halo 股骨牵引可有效改善血气结果与肺活量，并可进一步改善右心衰竭症状。Bao 等报道了 21 例，冠状面平均 Cobb 角达到 131° 的重度脊柱畸形患者接受 Halo 重力牵引联合无创呼吸辅助通气治疗结合肺功能锻炼的优良治

疗结果，终末矫形术后无呼吸及神经系统并发症发生，证实了 Halo 牵引或牵引联合无创辅助通气治疗对改善患者心肺功能，提高患者手术耐受程度，减小术后并发症具有重要作用。

尽管牵引对重度僵硬型脊柱侧弯患者的肺功能改善效果已有广泛报道，但对于合并肺动脉高压患者的成功治疗却鲜有报道。Okada 等报道了一例严重休门氏病伴肺动脉高压患者的内科治疗，其通过无创正压辅助通气联合氧疗与口服他达那非治疗成功降低了患者的肺动脉压力并取得了长期维持效果。在本例患者中，我们未使用内科药物亦取得了对肺动脉高压的良好治疗效果，显示了外固定牵引联合无创辅助呼吸治疗与呼吸功能锻炼对该类疾病治疗的良好前景。先天性脊柱发育畸形的患者多合并肋骨发育异常，后者亦能成为导致肺功能受损的叠加因素。既往研究报道，19%～50% 先天性脊柱畸形患者合并有肋骨发育异常，尤其是单侧肋骨融合。我们于本例患者终末矫形手术中行胸廓成形，矫正患者肋骨畸形，重建胸廓结构，为术后呼吸功能恢复提供了良好支持。

二、Ⅰ型神经纤维瘤病伴营养不良型重度脊柱侧弯后凸畸形矫正实例分析

患者男，16 岁，因发现脊柱后凸畸形 6 年，伴活动耐量降低 2 年入院。入院诊断：Ⅰ型神经纤维瘤病伴营养不良型脊柱侧弯后凸畸形，肺功能重度受损。入院后完善术前准备，于 2017 年 12 月 18 日全麻下行头盆环牵引术；经持续头盆环牵引，间断调整牵引高度，逐步改善患者脊柱畸形及肺功能；于 2019 年 2 月 27 日全麻下行脊柱后路顶椎远端截骨矫形植骨融合椎弓根螺钉内固定术，手术过程顺利，术后恢复良好，于 2019 年 3 月 14 日出院。

（一）病史介绍

患者入院 6 年前由家属发现其后背部轻微凸起，无潮热、盗汗，不伴局部红肿、压痛，不伴下肢感觉异常及活动障碍，无其他不适或异常表现；随患者年龄增加，后背部向后及左侧凸起逐渐加重，不伴有疼痛、双下肢感觉运动异常等；近 2 年出现活动耐量降低，行走 1 km 出现心悸气促，休息后缓解，为求进一步诊治入院。既往体健，否认烟酒史，否认过敏史，否认家族史。

（二）临床表现

患者胸腰段脊柱呈角状后凸，伴左侧凸，双肩不等高，胸廓畸形，无双下肢无力及感觉障碍表现。查体：神清语利，步入病房，全身广泛散在咖啡斑，最大者约 7 cm×3.5 cm，背部可见数个皮下结节，约花生米大小，质地中等，活动度好，胸腰段脊柱后凸畸形，局部高出 12 cm（图 2-7-12）；站立位身高 130 cm，臂展 150 cm，双下肢感觉运动正常，生理反射存在，病理反射未引出。

（三）影像学检查

全脊柱正侧位 X 线片（图 2-7-13）：脊柱侧弯后凸畸形全脊柱 CT（图 2-7-14、图 2-7-15）；全脊柱 MRI（图 2-7-16）：脊柱侧弯后凸畸形，脊髓未见明显异常；胸腰段硬脊膜囊异常扩张。

（四）病例特点分析

1. 青年男性，慢性病程，主要表现为"脊柱后凸畸形 6 年，伴活动耐量降低 2 年"。

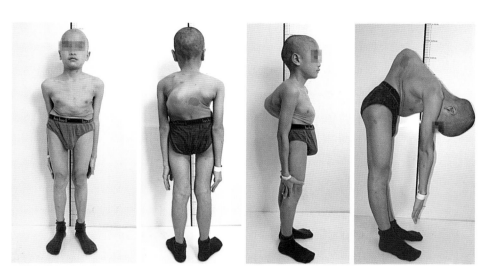

图 2-7-12 患者入院时外观照

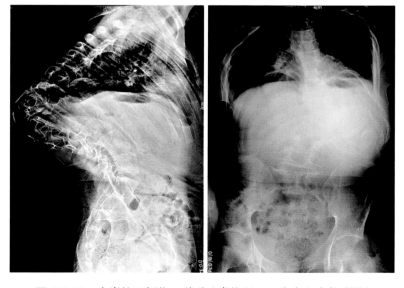

图 2-7-13 全脊柱正侧位 X 线片（脊柱以 T11 为中心成角畸形）

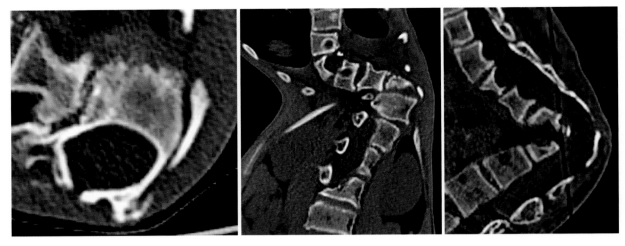

图 2-7-14　脊柱 CT（椎体、椎弓根、椎板破坏、椎管异常扩大；脊柱侧弯后凸改变）

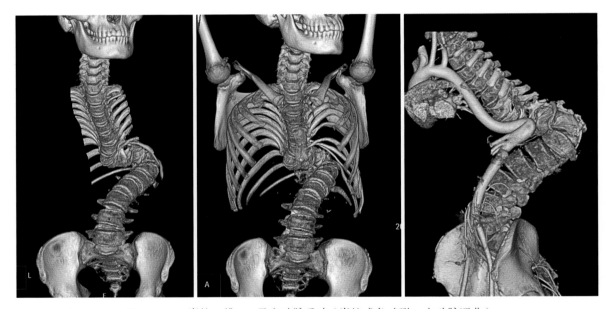

图 2-7-15　脊柱三维 CT 及主动脉重建（脊柱成角畸形，主动脉迂曲）

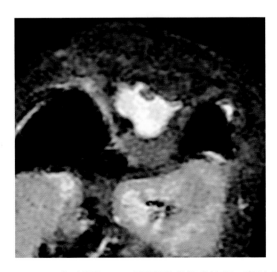

图 2-7-16　入院时脊柱 MRI（硬脊膜囊异常扩张，脊髓萎缩）

2.临床诊断：Ⅰ型神经纤维瘤病伴营养不良型脊柱侧弯后凸畸形，肺功能重度受损，有手术指征。

3.患者脊柱畸形严重，呈角状后凸改变，顶椎区最大后凸角度大，手术矫形难度大、风险高，容易出现脊髓神经损害并发症。患者肺功能重度受损，手术耐受差，麻醉风险高。

（五）肢体重建要克服的难点

1.外科治疗决策　一期先行头盆环牵引：该患者为重度、僵硬性胸腰椎角状后凸，目前对于此类疾病国内外以手术治疗为主。因其后凸角度大，一次性手术难以完全矫正；患者长期心肺受压，肺功能差，一次性手术风险极高，因此我们讨论决定采取分阶段治疗，一期头盆环牵引，逐步改善患者脊柱侧弯后凸的角度，同时患者行肺功能锻炼、体能锻炼。

二期截骨矫形：待患者脊柱侧弯后凸部分减轻、肺功能改善后二期进行脊柱后路截骨矫形内固定手术。截骨节段选择：本例患者为Ⅰ型神经纤维瘤病伴营养不良型脊柱侧弯后凸畸形，经牵引后患者后凸角度仍很大，后凸顶点位于T11，顶椎区最大后凸角度（T10-T12 Cobb角）为160°，若截骨部位选在顶椎区域，需要矫正的角度大，将切除顶椎区多个椎体，以重建脊柱矢状面失衡，同时顶椎区神经根及节段动脉相对密集，手术破坏脊髓血供可能性相对更高，顶椎区截骨矫形后，脊髓形态改变大，术中术后出现脊髓神经损伤的风险增高。因此我们采用在顶椎区下方正常椎体（L1）处进行截骨，解剖结构相对正常，从解剖结构方面降低手术操作的风险。将顶椎区视为一个整体，旷置其中，手术需要矫正的角度明显减小，手术难度及手术风险降低。

2. 治疗目标

（1）矫正脊柱矢状位失平衡：在矢状面上正常脊柱包含颈前屈、胸后屈、腰前屈、骶后屈四个生理弯曲。脊柱正常生理弯曲最重要的一项功能是维持直立、端坐姿势，同时避免肌肉过度劳损。对于重度胸腰椎角状后凸的患者，其矢状位失代偿将导致矢状位失衡，腰背部肌肉做功增加，患者会出现严重腰背部疼痛，且躯干重心改变可导致患者站立困难。矢状面失平衡矫正的同时也可带来患者外观的改变，从而可改善患者心理状态，恢复患者自信。

（2）改善心肺功能：重度脊柱畸形可导致患者的胸廓结构畸形、胸廓容积减小、肺容积减小，肺实质和气道受压，肺呼气换气功能异常，肺功能受损严重者可进展为呼吸衰竭、心力衰竭。因此，通过矫正脊柱侧弯后凸畸形，缓解心肺受压，改善心肺功能是该手术的另一个重要目标。

3. 手术基本步骤

（1）头盆环牵引：①患者右侧卧位，常规消毒铺巾；②定位左侧髂前上棘与髂后上棘，骨盆针从左侧髂前上棘上方约1 cm穿入，顺髂骨内外板之间通过，由髂后上棘处穿出，检查无误，在骨盆针上方约1 cm同法再穿入另外一根骨盆针；辅料包扎；③将患者左侧卧位，同法在右侧髂骨穿入两根骨盆针；④将患者仰卧位，在双侧耳廓上约0.5 cm各

拧入3枚颅骨钉，双侧眉弓各拧入2枚颅骨钉，安装头环固定；⑤待患者下地自由活动后安装牵引杆。

（2）脊柱截骨矫形：①麻醉成功后，患者俯卧位，常规消毒铺巾；②沿胸2至腰4棘突做一纵行切口，长约35 cm，逐层切开皮肤及皮下组织，剥离椎旁肌肉，显露椎板及横突以及部分肋骨；③在C臂定位下，神经导航引导下，左、右椎弓根分别植入长短适宜的椎弓根螺钉；④左、右两侧用临时棒固定；⑤使用超声骨刀切除腰1椎板及胸12、腰2部分椎板，显露脊髓及腰1神经根，沿腰1双侧椎弓根外侧骨膜下剥离至椎体前方；⑥经腰1椎体椎弓根行椎体截骨，并将T12椎体后下缘处理为粗糙面供矫形后植骨使用；⑦预弯固定棒，通过膝下氧气枕逐渐充气以抬高骨盆及下肢，使用固定棒将截骨远端腰2~4椎体连接成一个整体，抬高下肢，让截骨远端逐渐向后上方移位；⑧交替折弯固定棒重复上述操作直到接骨面与T12椎体后下方大致对合，脊柱角状后凸畸形纠正；⑨锁紧内固定，安装横连接；⑩大量生理盐水冲洗，充分植骨后留置血浆引流管，逐层缝合切口。

4. 技术要点

（1）头盆环牵引术：骨盆针的置入，位置及方向要准确，以提供足够的牵引力；避免盆腔脏器及血管神经的损伤。

（2）脊柱后路截骨矫形术：该术式与传统脊柱角状后凸畸形顶椎区截骨矫形有一定区别，包括截骨的范围、截骨断端吻合、脊柱脊髓位置重置等。

（3）手术关键步骤：椎板充分减压，除了做全椎体截骨外还包括近端吻合面的处理，常需要楔形部分切除上位椎体后下份，以利于截骨面吻合及植骨融合（图2-7-17）。截骨完成后，使用内固定棒将远端3~4个椎体固定为一个整体，以截骨部位为中心旋转撬拨，抬高远端，使截骨远端向后方移位，截骨端向近端逐渐靠拢，脊髓随之向后移位，同时可见脊髓皱缩；通过两侧交替上述动作以达到矫形目的。整个过程均需密切查看电生理监测情况。矫形完成后需查看截骨断端，残留间隙植入自体颗粒骨，促进截骨端融合，减少后期出现内固定失败风险。

5. 风险规避

（1）充分术前准备：患者极重度脊柱侧弯后凸畸形，伴有严重肺功能受损，手术耐受差，风险高。患者除完善常规检查检验、术前准备外，术前还需

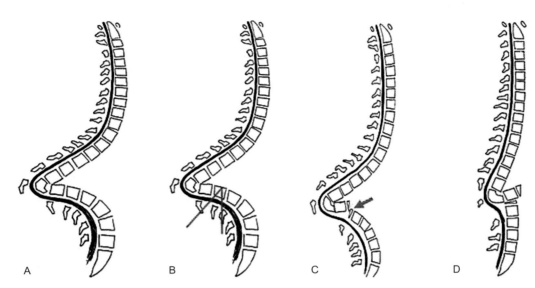

图 2-7-17　手术设计与示意图。A.脊柱矫形术前示意图；B.顶椎远端截骨；C.截骨后，截骨远端向后移位；D.矫形完成，角状后凸顶点保留

持续行呼吸功能锻炼及体能锻炼，包括：呼吸训练器锻炼、爬楼梯锻炼等，二期截骨矫形手术需由多学科（包括麻醉科、心内科、呼吸科、重症医学科等）共同评估后实施。

（2）术中操作仔细：①头盆环牵引：骨盆针置入准确，避免伤及腹盆腔脏器、血管及神经，尽量一次性置入成功，保证骨盆针牵引力；置入颅骨钉时，要控制力度，在保证螺钉稳定、牢固的同时，避免穿破颅骨内板，引发颅内损伤如出血、感染等；②脊柱后路截骨矫形：营养不良型脊柱侧弯的特征是椎骨呈楔形，椎骨旋转，椎间孔扩大，部分患者合并椎板缺如，椎间隙增宽。暴露时需警惕显露过深误入椎管，置钉时尽量在导航引导下置入，避免置钉位置不佳损伤脊髓、血管等重要组织。截骨时椎板充分减压，并在矫形过程中反复检查是否有脊髓受压。通过两侧反复交替弯棒逐步矫形，切忌一步到位，整个过程均需密切查看电生理监测情况。

（3）术后积极治疗：术后加强营养支持，积极纠正水、电解质失衡，纠正贫血、低蛋白血症；密切观察伤口愈合情况，合理使用抗生素预防感染；早期行呼吸功能锻炼，预防肺部感染、压疮、深静脉血栓等并发症。

（4）牵引过程：定时观察患者神经功能症状：包括声音嘶哑、呛咳、吞咽困难；上肢麻木、无力，下肢无力，行走不稳；大小便困难等；若有异常，随时终止牵引，并降低牵引高度。

6.治疗过程

（1）一期行头盆环牵引术（2017 年 12 月 18 日）；经持续头盆环牵引，间断调整牵引高度，患者脊柱畸形部分改善，其中侧弯改善明显，顶椎区后凸角度减小较少，肺功能明显改善，身高较前增加 15 cm（图 2-7-18）。

（2）因头盆环遮挡手术切口，于 2019 年 2 月 26 日先行取出头盆环牵引装置。

（3）于 2019 年 3 月 14 日全麻下行"脊柱后路截骨矫形植骨融合椎弓根螺钉内固定术"（图 2-7-19~ 图 2-7-24），手术过程顺利，术后恢复良好，于 2019 年 4 月 24 日出院。

7.随访结果　手术 2 年后随访，患者无内固定松动、断裂等远期并发症发生，患者日常生活能力正常，治疗效果满意（图 2-7-25）。

（六）点睛之笔

该例患者治疗过程中，首先明确了患者的治疗目标，根据患者的实际病情及身体状况，制订了分期治疗的策略，最终实现了治疗目标。在治疗过程中，首先利用头盆环牵引，将极重度的脊柱侧弯后凸畸形，逐渐缓慢地改善，降低脊柱侧弯后凸畸形的严重程度，同时配合患者呼吸、体能锻炼，增强患者体质，提升患者手术耐受能力。二期行脊柱后路截骨矫形手术时，采用在顶椎区下发育正常椎体处进行截骨，远端脊柱旋转后移矫形，从解剖结构

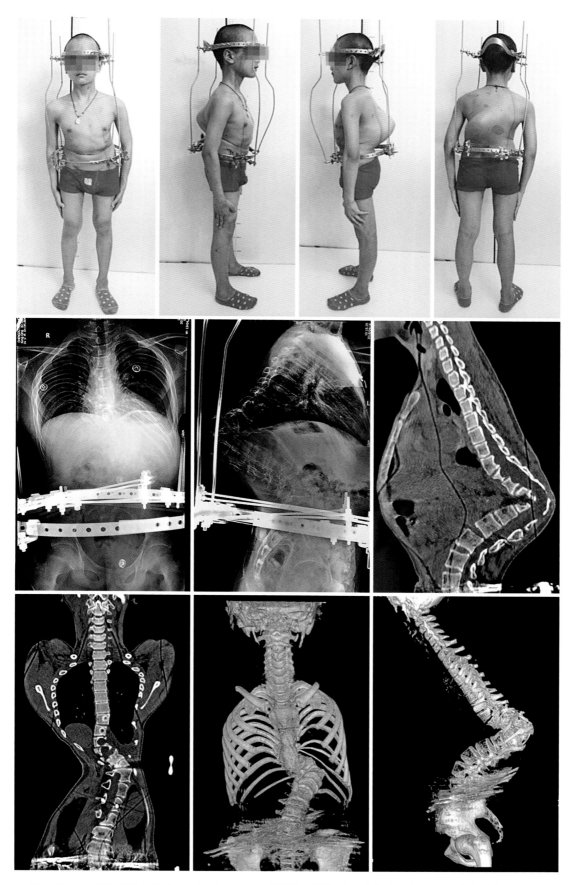

图 2-7-18 牵引后的大体像、X 线片、CT 片（侧弯改善明显，后凸改善角度小，身高增加 15 cm）

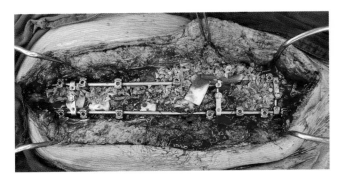

图 2-7-20　矫形完成

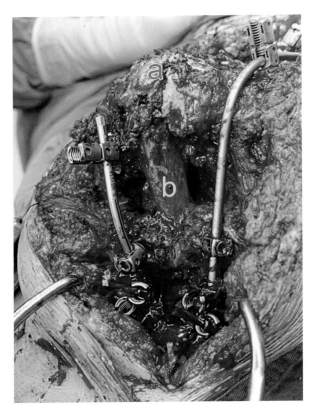

图 2-7-19　截骨完成后（a：顶椎位置，b：暴露的脊髓）

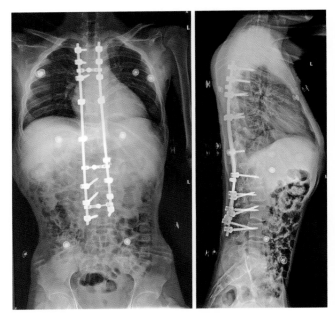

图 2-7-21　矫形术后全脊柱正、侧位 X 线片

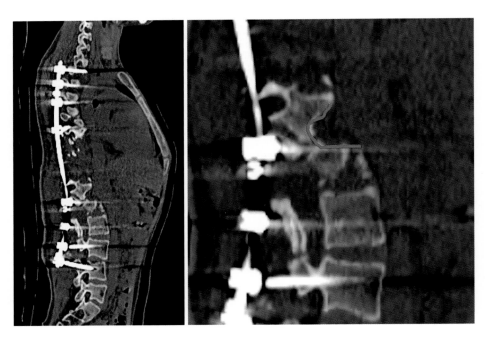

图 2-7-22　矫形术后矢状位 CT 片（顶椎旷置、顶椎远端截骨）

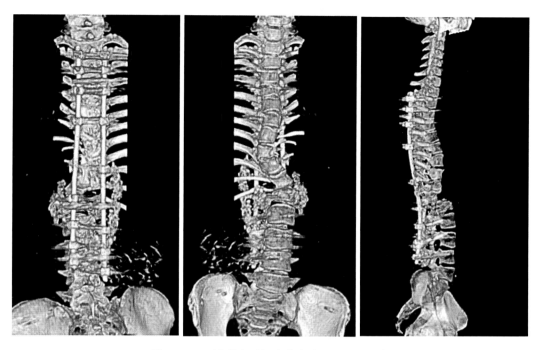

图 2-7-23　矫形术后复查全脊柱 CT 三维重建

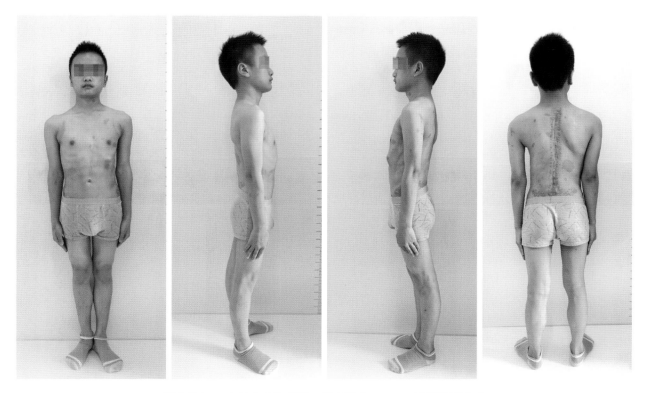

图 2-7-24　患者术后外观照，身高增高 20 cm，矫形效果满意

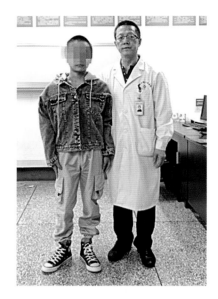

图 2-7-25　患者复查时和梁益建主任合影

方面降低手术操作的风险。将顶椎区旷置，减小手术需要矫正角度，手术难度及手术风险降低。本例患者选择旷置顶椎区，行腰 1 全椎体截骨矫形，重建矢状面平衡，术后身高较术前增加 20 cm，肺功能明显改善，外观畸形矫正满意。该患者末次随访见植骨融合，矫正角度无明显丢失。通过该病例，我们认为营养不良型神经纤维瘤病伴角状后凸畸形的患者，在角状后凸下方椎体进行椎体截骨、远端后移矫正的方法，可以重建脊柱矢状平衡，重塑椎管形态，重新调整脊髓的位置，达到良好的矫形效果，较好地避免脊髓神经损伤的风险，是一个值得进一步探讨的治疗脊柱角状后凸畸形的方法。

（梁益建）

第八节　中国脊柱畸形矫正与功能重建进展

一、中国脊柱畸形外科发展史

新中国成立以来，中国脊柱外科经历了从相对落后、封闭到逐步开放，与世界接轨，逐渐达到与国际先进水平同步，在脊柱矫形方面的自主创新令全球脊柱外科界瞩目。回顾我国脊柱矫形发展史，主要可分为单平面矫形技术和三维矫形技术两个重要阶段。

20 世纪 60 年代由 Harrington 发明了哈氏棒治疗脊柱侧凸，后逐渐应用到了脊柱侧凸的手术矫正。鉴于此手术术后需长期石膏外固定的缺点，1974 年 Luque 发明了鲁氏棒和钢丝矫正技术，将哈氏棒的二点固定发展为多点固定，提高了矫正效果，并且不需要术后外固定，而组合两者优势的 Harrington-Luque 技术成为当时治疗脊柱侧凸的标准技术。

国内脊柱矫形手术始于 20 世纪 80 年代初的北京协和医院，吴之康首次引进了此技术矫正脊柱侧凸，并邀请 Armstrong 于 1983 年来中国举办了第一届脊柱侧凸学习班，为全国培养了很多脊柱外科专家，哈氏棒在当时的中国成为治疗脊柱侧凸的标准方法。但该技术仅能矫正冠状面畸形，由于术后并发症发生率较高，至 90 年代后期此技术在中国一直开展不多，脊柱侧凸的治疗在中国处于低潮。

90 年代后，由于椎弓根螺钉的广泛使用，脊柱矫形也得到了里程碑式的发展。苏州唐天驷在国内最早开展了经椎弓根内固定技术的系列研究，并率先将这一技术成功应用于临床，替代了并发症发生率相对较高的棘突钢板和哈氏棒。90 年代后期，邱勇在留学法国学习先进脊柱侧凸三维矫正技术和理论后回国，他引进脊柱畸形三维矫治技术并加以研究创新，探索出一套符合中国严重脊柱畸形患者的有效治疗方案，填补了国内的空白。使原来传统认为无法治疗的严重脊柱畸形如伴 Chiari 畸形、脊髓空洞、脊髓裂、呼吸衰竭等复杂脊柱侧凸得以矫正。他在国内率先开展脊柱微创矫形技术，包括胸腔镜下脊柱畸形前路松解术及前路矫形术、保护膈肌的微创小切口胸腰椎矫形术。

进入 21 世纪以来，我国脊柱矫形事业得到了更加迅猛的发展，成果显著，诸多领域已达国际先进水平。邱贵兴等提出新的特发性脊柱侧凸的手术分型——"协和分型"（PUMC 分型），被世界同行所接受并指导制订手术策略。王岩等首次提出脊柱去松质骨截骨（VCD）治疗严重强直性脊柱炎后凸畸形，为此类常需两次手术的严重畸形提供了一个安全有效的单次治疗方法。在技术革新方面，邱勇首创多棒分段技术显著提高了重度僵硬型脊柱畸形矫形率，在此基础上发明的卫星棒技术和序贯矫形治疗策略，可有效简化该类患者矫形手术的复杂性，在提高疗效的同时降低了手术风险和内固定失败等并发症，研发出了全新双头螺钉固定装置并实现临床转化，配合卫星棒技术可进一步提高重度僵硬性脊柱侧凸矫形效果（图2-8-1、图2-8-2），成为受外国专家青睐的技术，并获得在欧洲的应用。邱勇针对 Lenke 1、2 型 AIS 的胸弯融合节段提出了新型"鼓楼标准"，可较传统选择性融合策略减少一个节段，更多地保留了腰椎的运动；针对成人退变性冠状面形态的差异首次提出鼓楼分型（A、B、C 三型），并根据分型提出相应的手术策略，如躯干在冠状面向主弯凸侧倾斜（C 型）的患者，应

在主弯远端而非在主弯顶椎区截骨。

基础研究方面，邱勇等首次对汉族青少年特发性脊柱侧凸开展大规模全基因组芯片研究，定位数个新的致病基因以及 Wnt-beta/catenin 通路与 AIS 发生相关，并建立了适用于汉族人群的 AIS 发病分子预测模型。邱贵兴等通过建立基因组 - 表型关联分析首次定义了一种全新的先天性脊柱侧凸亚型，即 TBX6 相关先天性脊柱侧凸（TBX6-associated congenital scoliosis，TACS），成功建立了 TACScore 预测系统来评估临床 TACS 的患病风险。

春华秋实 70 余载，经历几代医者薪火相传，砥砺进取，我国脊柱矫形事业取得了举世瞩目的成就。

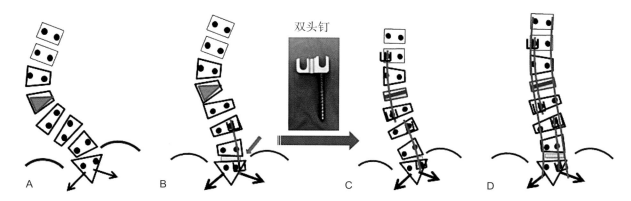

图 2-8-1　成人腰椎侧凸畸形冠状面失代偿的序贯矫形示意图。A. 在术前计划的融合节段分别置入椎弓根螺钉；B. 于主弯凹侧远端行椎体截骨或多节段 TLIF，使用双头钉使 L5 水平化并放置短棒，首先纠正冠状面失衡；C. 于主弯凸侧顶椎区行截骨术，放置短棒进行加压抱紧，可纠正矢状面后凸畸形；D. 放置双侧长棒一体化固定融合区

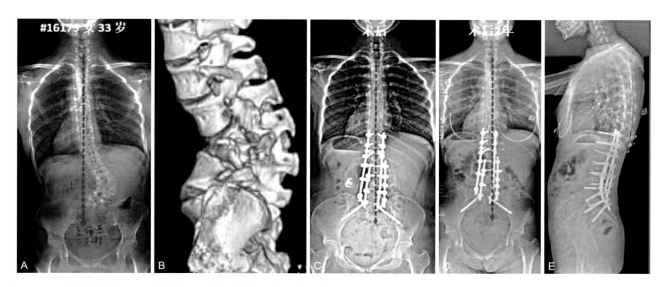

图 2-8-2　序贯矫形技术在僵硬性成人脊柱侧凸畸形矫形中的应用。患者女，33 岁，成人腰椎侧后凸畸形（A、B），接受序贯矫正技术矫形（C），术后 2 年无明显矫形丢失，冠状面、矢状面平衡维持良好（D、E）

（邱　勇）

二、"田慧中"脊柱骨刀截骨矫形术

最早对强直性脊柱后凸做脊柱截骨矫正畸形的是 Smith Petersen（1945 年），开始采用椎板截骨术加手法矫正强直性脊柱后凸畸形，当时 Smith Petersen 把单纯的椎板截骨术命名为"脊柱截骨术（spinal osteotomy）"。在国内新疆脊柱外科研究所田慧中教授于 1961 年至 1980 年，遵照 Smith Petersen 的手术方法，开始对强直性脊柱炎合并脊柱后凸畸形的患者做了脊柱截骨术。病例的选择为年龄在 30 岁左右、后凸畸形的弯度小于 80° Cobb 角者。

在气管插管全麻下，做椎板横行截骨和 V 形截骨矫正术，术中经牵引和手法按压使截骨间隙闭合，将截下来的骨质植于椎板后，用石膏床固定，患者返回病房 2~3 周后更换石膏背心。田慧中 1981 年至 2011 年将强直性脊柱后凸患者分为轻型（＜80° Cobb 角）和重型（＞80° Cobb 角）两类。对轻型病例采用椎板 V 形截骨不加内固定，术后只用石膏外固定治疗的手术方法。对重型病例截骨复位后同时进行内固定，对椎体间骨性融合坚固，截骨后无法造成椎体间张开的病例，采用了次全椎弓椎体截骨术或全脊柱截骨术（图 2-8-3）。

"田氏脊柱骨刀"为田慧中教授经 50 余年的骨科临床经验，摸索出来的一套具有不同形状和不同弯度的薄刃骨刀，共 20 把，于 1979 年在山西大同召开的全国创伤骨科会议上与骨科同道们见面，深受骨科界先辈们的称赞，如叶衍庆、尚天裕、吴之

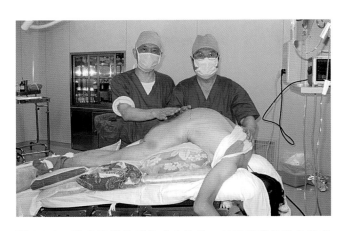

图 2-8-3　强直性脊柱后凸术中体位：对重度脊柱后凸患者采取俯卧位时，应将托肩板垫好，托住患者的两肩，使患者的头部伸出床头置于床下，额部放在能自动调节的圆凳上。将床调成反 V 形，腹部和两髂前上棘垫实，两脚用绷带固定在床尾，防止患者向前滑移。牵引带置于腋下，以便截骨完成后作牵引用

康等教授都给予了很高的评价。特别是吴之康教授，会后邀田慧中去北京解放军总医院，演示"田氏脊柱骨刀"的应用，并提出改进意见，之后发展为"Ⅱ型田氏脊柱骨刀"。到 20 世纪 90 年代初，"Ⅲ型田式脊柱骨刀"在日本东京瑞穗株式会社正式投产，其产品销往中、日、美及欧洲各国。随后田氏脊柱骨刀在应用中又不断改进，至今已衍变成"Ⅵ型田氏脊柱骨刀"，该型分简易型和全脊柱截骨型两种，在数量上全脊柱截骨型为 20 把，简易型为 10 把。田氏脊柱骨刀的出现，促进了全脊柱截骨术的发展，除应用于强直性脊柱后凸截骨矫正术之外，使以往被认为无法矫正的角形脊柱后凸，如结核性或先天性角形驼背，如今也变成能治之症。但因用骨刀做脊柱手术是一门工艺性技巧，手术者需要有纯熟的解剖概念和训练有素的使用薄刃骨刀做手术的特殊技巧和基本功。

在以往的教科书中规定是不允许用骨刀在脊柱上做手术的，因为骨刀的震动大，难以掌握其深度，一旦失手将会造成脊髓损伤。但田慧中于 20 世纪 50 年代末期开始研究应用薄刃锐利的骨刀在脊柱上做楔形截骨切除、刨槽、清底等工作，均能迎刃而解，运用自如，比任何电动钻、锯来得更快，更能得心应手和掌握分寸。如能熟练掌握其技巧，绝无损伤脊髓或神经组织之虑。自 1979 年田氏脊柱骨刀的出现，在我国脊柱截骨术的历史上建立起一座"里程碑"，从单纯器械矫正脊柱弯曲，走向牵引加器械矫正脊柱弯曲，最后达到牵引截骨加器械矫正脊柱弯曲的历程，特别是在强直性脊柱后凸的病例，离开了"脊柱截骨术"，就无法谈到矫正脊柱后凸畸形的问题，所以在强直性脊柱后凸的患者，单纯椎板截骨外固定、单纯椎板截骨内固定、椎弓椎体次全截骨术内固定、全脊柱截骨术内固定，这些都是治疗强直性脊柱后凸的主要手段。为了推广应用脊柱畸形截骨矫形术，田慧中于 1997 年开始与中国医科大学脊髓损伤研究所联合，在全国各地强直性脊柱炎的多发区，如辽东半岛及山东半岛、广东粤西地区，设立了 4 个脊柱中心，即大连脊柱中心、高州脊柱中心、阳江脊柱中心、佛山脊柱中心。在全国各地的基层医院（具备手术条件的医院）建立起了 30 个手术点，由脊柱中心派主刀医师前往协助手术并带教培养人才。自 1997 年至 2011 年外设脊柱中心及 30 个手术点共完成脊柱截骨矫形手术 825 例，培养出大批能使用薄刃骨刀做脊柱手术的年轻

医生，推广了截骨矫形术的临床应用。

Ⅶ型田氏脊柱骨刀经过精心研究，使其更符合经后路绕过硬膜管和脊神经根，做前方椎体截骨切除的需要，在器械的弯度和形状上，又作了进一步的修改，在骨刀的件数上增加到23把，使这套器械能够满足脊柱外科中各种手术的需要（图2-8-4）。

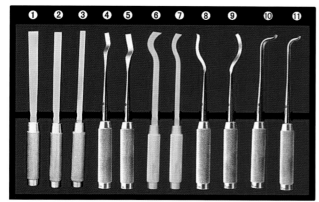
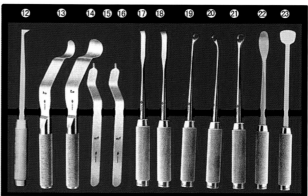

图2-8-4　Ⅶ型田氏脊柱骨刀一套23把：1~3.直骨刀（大、中、小）；4、5.铲刀（大、小）；6、7.月牙刀（大、小）；8、9.左右弯刀；10、11.推倒刀（大、小）；12.斜尖刀；13、14.撬板（宽窄）；15、16.神经根拉钩；17、18.无名氏剥离器（大、小）；19、21.空心刮勺（左、右、直）；22.田氏小剥离器；23.田氏大剥离器

（田慧中　马　原　吕　霞）

参考文献

[1] Zhuang Q, Zhang J, Wang S, et al. How to select the lowest instrumented vertebra in lenke type 5 adolescent idiopathic scoliosis patients[J]? Spine J, 2021, 21: 141-149.

[2] Zhang YB, Zhang JG. Treatment of early-onset scoliosis: techniques, indications, and complications[J]. Chin Med J (Engl), 2020, 133(3): 351-357.

[3] Wang CH, Finkel RS, Bertini ES, et al. Consensus statement for standard of care in spinal muscular atrophy [J]. J Child Neurol, 2007, 22(8): 1027-1049.

[4] Tan KA, Sewell MD, Clarke AJ, et al. Recommendations for lengthening of magnetically controlled growing rods in children with pacemakers[J]. Journal of Pediatric Orthopedics, 2017, 37(4): e250-e4.

[5] Wang S, Zhang J, Qiu G, et al. One-stage posterior osteotomy with short segmental fusion and dual growing rod technique for severe rigid congenital scoliosis: the preliminary clinical outcomes of a hybrid technique [J]. Spine (Phila Pa 1976), 2014, 39(4): E294-9.

[6] Wang S, Zhang J, Qiu G, et al. Posterior-only hemivertebra resection with anterior structural reconstruction with titanium mesh cage and short segmental fusion for the treatment of congenital scoliokyphosis: the indications and preliminary results [J]. Spine (Phila Pa 1976), 2017, 42(22): 1687-92.

[7] Bao H, Liu Z, Zhang Y, et al. Sequential correction technique to avoid postoperative global coronal decompensation in rigid adult spinal deformity: a technical note and preliminary results[J]. Eur Spine J, 2019, 28(9): 2179-2186.

[8] Zhu Z, Tang NL, Xu L, et al. Genome-wide association study identifies new susceptibility loci for adolescent idiopathic scoliosis in Chinese girls[J]. Nat Commun, 2015, 6: 8355.

[9] Wang S, Aikenmu K, Zhang J, et al. The aim of this retrospective study is to evaluate the efficacy and safety of posterior-only vertebral column resection (PVCR) for the treatment of angular and isolated congenital kyphosis [J]. Eur Spine J, 2017, 26(7): 1817-1825.

[10] Zhao H, Hu Z, Zhao D, et al. The valuation of concave-side thoracoplasty on the treatment of extremely severe scoliosis with severe pulmonary dysfunction on the base of halo-pelvic traction[J]. Medicine (Baltimore), 2019, 98(36): e17073.

[11] Zhong R, Hu Z, Zhao D, et al. Shoulder imbalance treated with scapuloplasty surgery in scoliosis patients: a clinical retrospective study[J]. J Orthop Surg Res, 2020, 16, 15(1): 149.

[12] 中华医学会麻醉学分会. 小儿围手术期液体和输血管理指南(2014)[J]. 实用器官移植电子杂志, 2015, 3(6): 328-332.

[13] 田慧中, 张宏其, 梁益建. 脊柱畸形手术学[M]. 广州: 广东科技出版社, 2012. 1-19.

[14] 田慧中, 李明. 强直性脊柱炎脊柱畸形截骨矫形手术技巧[M]. 北京: 人民军医出版社, 2014, 1-328.

第三章 髋关节脱位和髋部畸形矫正与功能重建

第一节 发育性髋关节发育不良

一、发育性髋关节发育不良的自然史

发育性髋关节发育不良（developmental dysplasia of the hip，DDH）并不是一个狭义的术语，它描述的是在一个范围之内与发育相关的髋关节的畸形，包括股骨头和（或）髋臼的发育不良，以及通常合并二者之间的关系异常。畸形可以有多种不同的表现形式和见于不同的年龄。DDH 通常在新生儿期即可被确诊，畸形的进展是动态性的，可以进行性加重或逐渐改善，取决于是否给予了规范的治疗。

DDH 髋关节畸形类型：

1. 半脱位或全脱位 半脱位指股骨头软骨与髋臼软骨面之间有部分接触，全脱位则指失去接触。在某些特定姿势如屈髋和外展时，股骨头可以恢复与髋臼间的正常对位关系；而在其他姿势如伸髋和内收时，股骨头则部分或全部失去与髋臼软骨面间

的正常对位关系。这种情况如果在出生早期给予恰当的干预，髋关节的发育不良可以被逐渐改善、畸形被纠正；反之，则可能成为持续存在和固定的畸形（图 3-1-1）。

2. 股骨头部分脱离髋臼 畸形持续存在，在髋关节的全范围活动中均不能被完全纠正（图 3-1-2）。

3. 股骨头完全脱离髋臼 在髋关节的全范围活动中均不能恢复正常的头臼对位关系（图 3-1-3）。

二、髋关节完全脱位的自然史

在过去的几十年里，对未经治疗的髋关节全脱位的患者进入成年期后的转归的研究，数量非常有限。一种很有代表性的观点认为，髋关节全脱位后，股骨头深陷于肌肉之中，由于头臼之间并没有直接的骨性接触，因此患者很少会感觉到疼痛，特别是在人生的前三十年当中。虽然通常合并有明显的摇

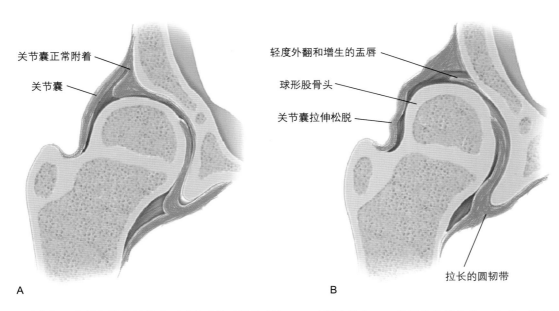

图 3-1-1 不稳定、半脱位的髋关节病理改变（非可脱位型）。A. 正常髋关节；B. 半脱位的髋关节。注意：关节囊松弛，圆韧带被拉长，肥大的盂唇轻度外翻

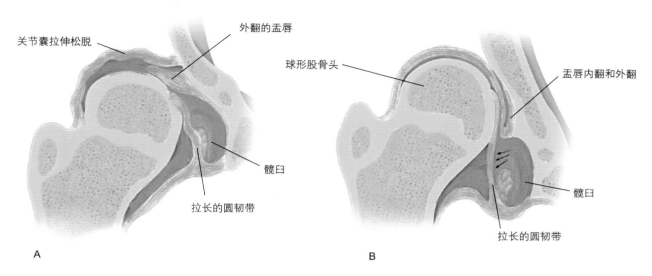

图 3-1-2 可脱位型髋关节的病理改变。A.不稳定的髋关节。B.股骨头完全脱位于髋臼外

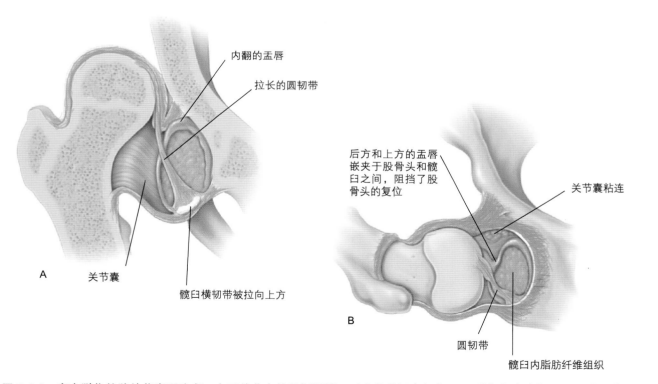

图 3-1-3 完全脱位的髋关节病理改变：由于关节内的组织阻挡，无法获得闭合复位。A.脱位的髋关节。B.屈髋、外展或外旋髋关节无法复位

摆步态，而且髋关节的不稳定限制了患者的快速奔跑和参加竞技运动，但由于髋关节功能往往不受影响，患者几乎都可以独立行走并参与社会正常活动。囿于历史上外科治疗水平和经济发展水平的限制，患者在人生的前半段甚至终生可能都不会表现出强烈的治疗愿望。

以往的长期研究显示，通常在进入人生的第四个十年之后，髋关节全脱位的患者开始出现下腰背部与腰椎前凸相关的或脱位侧髋部的不适感。一项经典的来自加拿大的研究中，Wedge 和 Wasylenko 报告了一组 32 例共 42 个全脱位的髋关节，患者年龄 16~86 岁。以改良 Harris 评分评估其关节功能，41% 的患者评分为优，14% 为良，45% 为差。假臼的是否存在对于最终临床结果影响很大。Wedge 和 Wasylenko 的研究表明，当出现形成良好的假臼时，临床疗效良好的比例只有 24%；而未形成良好假臼或没有假臼时，临床疗效良好的比例则提升到了 52%。假臼的定义即指股骨头与髋臼间的位置关系不正常，这种异常的对位关系会导致头臼软骨间的磨损和继发的临床症状。那么显然，没有假臼时的情况要好得多，而正是由于假臼的存在所继发的软骨退变和变性，导致了症状的产生。有学者认为，双侧脱位患者的下腰痛，更多是由于严重的代偿性

腰椎前凸所致。而在单侧全脱位的患者中，症状与肢体不等长、同侧膝关节畸形和疼痛、脊柱侧凸和显著的步态障碍有关。患侧髋关节的屈曲内收畸形通常由同侧的膝关节外翻所代偿，外翻本身导致了膝关节应力的异常增加和不适。

三、髋关节半脱位和发育不良的自然史

髋关节发育不良最糟糕和症状最严重的位置就是半脱位。半脱位的患者在人生早期可以行走，但股骨头和髋臼外缘软骨的持续磨损和撕裂通常严重（图 3-1-4）。髋臼畸形程度较轻的髋臼发育不良患者，退行性关节病的症状一般发生在成年的中晚期。事实上，髋关节半脱位是导致退行性关节疾病和临床症状的主要原因，Wedge 和 Wasylenko 也强调了这一事实，他们注意到 38 个半脱或全脱位的髋关节中，只有 42% 的患者具有良好的临床评分。半脱位的严重程度似乎也与症状大致相关。最严重的半脱位可以在人生的第二个十年中即出现症状；中度半脱位的症状出现在第三和第四个十年，而轻度半脱位出现症状则更晚。

Wiberg 于 1939 年提出的中心边缘角（center-edge angle，CEA）是迄今最为广泛接受和使用的评估半脱位和髋臼发育不良的放射学参数（图 3-1-5）。

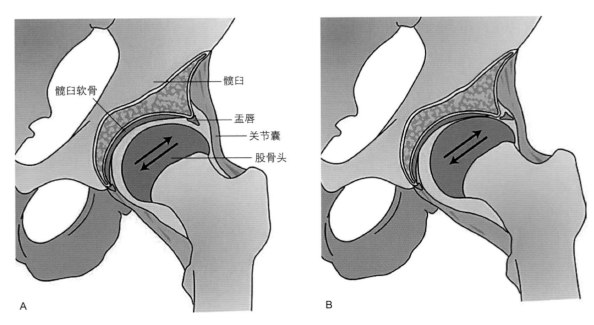

图 3-1-4　A. 正常髋关节结构；B. 股骨头向外侧移位，髋关节半脱位。发育不良髋关节的不稳定性和力学环境的改变，使得不正常力学载荷转移至盂唇和软骨盂唇交界区。这种局部的异常过载荷，被认为是导致发育不良髋关节病理解剖改变和盂唇损伤的重要原因

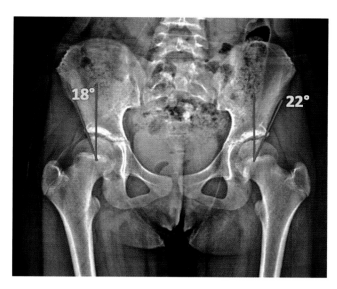

图 3-1-5　患者女，11 岁，运动后双髋部疼痛进行性加重 1 年，右侧为著；右侧 CEA 约 18°

其为由股骨头中心与臼顶外缘的连线，与水平线的垂线形成的夹角。根据 Severin 等学者的研究，CEA 适用于 6 岁以上的儿童及成年人：正常值大于 25°，20° 以下则被定义为发育不良。

　　DDH 的治疗目标是在骨骼发育成熟时获得影像学上证实的正常髋关节，以预防未来的退行性关节疾病的可能。任何程度的髋关节半脱位一经发现都须予以纠正。而即便不合并半脱位的髋臼发育不良，由于最终都将导致退行性关节疾病的发生，因此均应争取在青春期前予以纠正。

四、发育性髋关节发育不良的外科治疗目标和原则

　　1. 通过闭合复位或开放手术，解剖复位股骨头至髋臼内的正常位置，头臼之间没有内翻的盂唇或关节囊嵌夹。

　　2. 维持复位（外固定）足够长的时间，以使组织重建从而获得足够的稳定性；当解除外固定时，髋关节的正常位置不易再发生丢失。

　　3. 髋关节结构获得良好的发育。如果复位后髋关节的发育没有随着年龄而改善，则应考虑行手术治疗，重建一个形态结构近似正常的髋关节。可能的手术包括：股骨近端去旋转、内翻截骨术、髋臼截骨术或关节囊修补术。

　　4. 避免股骨头坏死的发生。

五、儿童发育性髋关节发育不良的外科重建技术

（一）学步龄前发育性髋关节脱位

　　"学步龄儿童"的英文是"toddler"，在世界最权威的 Merriam-Webster（韦氏）词典中，对 toddler 的定义是 1～3 岁的儿童，意即儿童从开始学会独立行走到步态逐渐发育完善的年龄。但在 DDH 的治疗中，通常把 18 月龄视为一个转折点和分水岭。这是由于所有不合并潜在系统性疾病的普通 DDH 的患儿，几乎都能在 18 月龄前学会独立行走；而在这之后才学会独立行走的孩子，则几乎均被判为合并潜在的系统性问题如神经肌肉型疾病。而从另一个角度来说，没有能够在 6 月龄前的早期筛查中确诊的 DDH 患儿，则绝大多数在 12～18 月龄的学步期被发现和确诊，这在中国尤其普遍。

　　对于 3～6 月龄前被早期确诊并佩戴功能性吊带或外展支具的患儿，如果连续佩戴 2～6 周仍效果不佳；或年龄介于 6～18 月龄、屈髋外展位未能获得同心圆复位的患儿，应该考虑进行麻醉下的关节造影、闭合复位和人类位（human position）石膏固定术。对于闭合复位的患儿年龄的选择，不同国家、不同中心采取的策略差异较大。在国内目前通用的"2016 版发育性髋关节发育不良临床诊疗指南（0～2 岁）"中这样描述：对 6～18 月龄 DDH 的治疗目的：中心复位并维持复位，防止股骨头缺血坏死的发生；治疗方式可选择闭合复位和切开复位，闭合复位应为首选。对 18～24 月龄的 DDH，随患儿年龄的增长并开始学步行走，该年龄段患儿髋关节脱位的程度更大，肌肉软组织的挛缩更重，治疗也更加复杂。治疗上仍可试行闭合复位，但闭合复位即使成功其残余髋臼发育不良的概率也会大大增加，因此一期切开复位同时行股骨截骨、髂骨截骨也是该年龄段的可选择的治疗方式。

　　国外多数中心则通常以 12 月龄为界，作为选择是否进行闭合复位的年龄。Hefti 在其著作 *Pediatric Orthopedics in Practice*（2nd edition）中提到，对于 1 岁龄后的 DDH，不再尝试闭合复位，直接切开。在著名的 *Campbell's Operative Orthopaedics*（12th edition）中，对于 DDH 的手术指征有这样的描述：选择手术方式应主要依据病理而非年龄；因为开放复位甚至在 6 月龄内的患儿也可能需要，而闭合复

位在 18 月龄的患儿则几乎不可能成功。而世界权威小儿骨科著作 *Tachdjian's Pediatric Orthopaedics*（5th edition）指出：由于对可接受的闭合复位的标准掌握极其严格，在某些中心，通常并不再尝试闭合复位，而首选开放复位；其他一些医师则只接受同心圆的闭合复位，并认为只要存在头臼间隙的任何增宽，即应切开复位。

英语国家对于 DDH 闭合复位年龄严格限制的观点，其实最早可追溯到 20 世纪 80 年代出版的名著 *Congenital Dysplasia & Dislocation of the Hip in Children & Adults*，作者是世界权威的小儿骨科先驱——德国的 Dietrich Tonnis 教授。Tonnis 在他的著作中指出：超过 12 月龄以上的 DDH 患儿以及合并严重髋臼发育不良时，单纯闭合复位石膏固定往往会发生残留的髋臼发育不良（residual acetabular dysplasia），远期通常需要再行髋臼截骨术来进行纠正。

残留髋臼发育不良在 DDH 的治疗中是一个非常重要的概念，Tonnis 是这样来定义的：经过前期的保守治疗髋关节已处于稳定期后，骨性包容已改善，髋关节没有再脱位；但髋臼指数仍未恢复正常，髋臼外上缘可能存在缺损。对于残留髋臼发育不良形成的原因，John A. Herring 是这样来解释的：髋关节复位后，头臼间的匹配和应力刺激，使得髋臼开始正常塑形，臼窝加深，髋臼指数下降。但此过程往往难以完美，髋臼仍可能较浅且斜度下降不足。眉弓形态是代表髋臼发育的可靠指标，倾斜的形态不良的眉弓是提示未来髋臼发育不良的重要标志。

发育不良是异常应力长期作用于髋臼的结果。髋臼倾斜如果超过 15°，股骨头剪切和外移应力即超过其内移应力，持续半脱位将不可避免（图 3-1-6）。

（二）复位前牵引

对于闭合复位前是否需要进行牵引，目前仍存争议。以往的观点认为，术前牵引能够减少 ANV 的发生和切开复位的概率。而由于医院床位资源普遍有限，有推荐家庭牵引以降低对医疗资源的占用和医疗费用。但也有很多研究认为，术前是否牵引并不影响 AVN 的发生率。来自 TSRH 医院的 Sucato 进行了一项著名的研究，他回顾了 2009 年之前的 30 年间治疗过的 342 个髋关节，其中 276 个术前接受了 Bryant 牵引，最终发现牵引组与未牵引组在闭合复位的成功率和 AVN 的发生率方面并无显著差异。而且在实际操作中，由于牵引多为垂直悬吊牵引，理论上并不能放松髂腰肌和内收肌，因而可能无法增加闭合复位的成功率，故多数研究并不推荐在闭合复位前常规行牵引治疗。但在 Langenskiold 和 Paavilainen 进行的另一项经典的研究中，他们对照了 1957 年前治疗过的 86 个髋关节，在闭合复位前均接受了牵引；而 1957 年后治疗的 176 个髋关节均未接受牵引。两组病例的年龄为 6~36 月龄，结果显示复位前牵引可以有效降低 AVN 的发生率。

本文中并不将术前牵引作为常规的必须推荐措施，但提供如下图片作为可供选择的悬吊牵引方法，图 3-1-7A 所示的增加髋外展的悬吊牵引方法，或再辅助于增加屈髋角度，理论上可能有助于放松

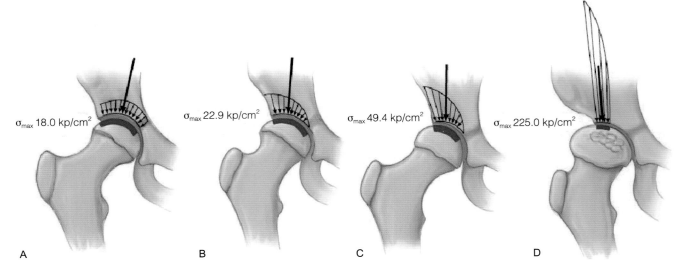

σ_{max} 18.0 kp/cm²　　　σ_{max} 22.9 kp/cm²　　　σ_{max} 49.4 kp/cm²　　　σ_{max} 225.0 kp/cm²

A　　　　　　　　B　　　　　　　　C　　　　　　　　D

图 3-1-6　A. 正常髋关节；B~D. 随半脱位持续加重，关节面压应力进行性增加

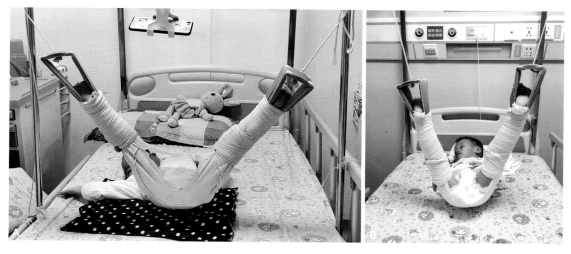

图 3-1-7　悬吊牵引方法（Bryant 牵引）：A.增加髋外展的悬吊牵引；B.接近垂直的悬吊牵引

髂腰肌、内收肌和关节周围的韧带、筋膜等软组织，从而增加闭合复位的成功率，以及减少 AVN 发生的可能。

（三）闭合复位的方法

1. 安全区的评估　闭合复位（closed reduction）须在全麻下进行；由于低龄儿童髋关节骨化的不健全，术中推荐行髋关节造影，以显示和评估股骨头与髋臼间的对位关系和复位效果。闭合复位前，根据内收肌是否紧张，同时行内收长肌肌腱的经皮或开放切断，必要时可同时经髋前方入路于骨盆缘切断髂腰肌肌腱，以轻柔的 Ortolani 手法（屈髋 90° 以上并外展髋关节）复位髋关节，并记录在屈髋 90°~100° 时逐渐内收髋关节至恰好脱位时的髋外展角度；以可允许的最大髋外展角度 60° 减去脱位时的髋外展角度，两者差值即为复位的安全区（safe zone）（图 3-1-8），内收肌和髂腰肌的松解有助于增加安全区。应同时记录下是否需要内旋来维持复位。如果安全区 <20°，则认为是复位不稳定；此时，结合造影结果可考虑是否需行切开复位。

2. 髋关节造影　髋关节造影可选择正前方或内侧（经内收肌下方）入路，术中通常需辅助透视（图 3-1-9）。造影时，患儿平卧位，常规消毒铺单，以如下常用方法进行髋关节穿刺：①正前方穿刺入路：穿刺点位于腹股沟中点处，股动脉外下方 1 cm，垂直入针；②内侧穿刺入路：患儿摆蛙位，经内收肌群下方，针尖指向髂前上棘与耻骨联合的中点，入针穿刺；③术中透视（屈髋 110°、外展 50°~60°）：若造影池 <2 mm（Tonnis 复位造

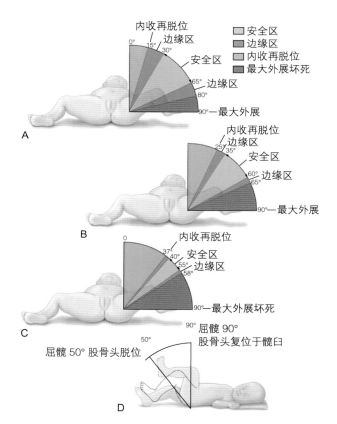

图 3-1-8　安全区的概念。蓝色区域：股骨头内收再脱位的区域；绿色区域：安全区（复位稳定、AVN 风险低）；红色区域：增加外展（通常指超过 60°）的危险区域（虽然复位稳定，但 AVN 风险高）。"边缘区"为"安全区"与"内收再脱位"和"最大外展坏死"区之间的交界区域，其并无明确的角度范围定义，但通常认为"安全区"与相邻两个区域之间的 10°~15° 范围（边缘区），存在再脱位或股骨头坏死的风险，应尽量避免将最终固定的外展角度置于"边缘区"之内

影 I 型），为满意的中心复位，采取闭合复位安全稳定；若造影池 2~7 mm 且头臼间无明显间置物

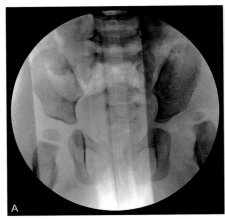
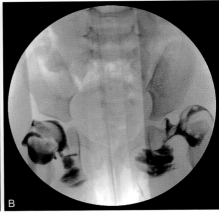
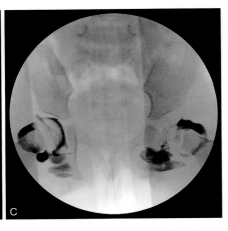

图 3-1-9　患者女，1 岁 6 月龄，左侧 DDH，麻醉下髋关节造影。A.未注射造影剂前透视；B.注射造影剂之后的骨盆正位片，显示股骨头的软骨轮廓、头臼间嵌夹的内翻盂唇及狭窄的关节囊；C.屈髋外展位显示股骨头位于盂唇下方略偏外，造影池内侧间隙增宽，头臼间有软组织嵌顿，Tonnis 复位造影分型界于 Ⅱ ~ Ⅲ 型

（Tonnis 复位造影 Ⅱ 型），部分病例通过闭合复位石膏固定后的"靠港（docking）"效应或可以达到中心复位，但存在术后再脱位或残留髋臼发育不良的风险，可能需行二期的髋臼成形手术；若造影池过宽（≥7 mm），或造影提示盂唇内翻、股骨头位于臼缘软骨以外（Tonnis 复位造影 Ⅲ 型），提示头臼间有软组织嵌顿，阻挡复位。此时如强行闭合复位，再脱位或残留髋臼发育不良的风险极高，结合复位安全区的判断，首选切开复位。

3.人类位石膏固定　Salter 的人类位（human position）指髋关节屈曲 100°~110°、外展 50°~60°、旋转中立位（图 3-1-10）。人类位石膏应防止髋外展大于 60°，否则会增加 AVN 的风险，并注意大腿根与躯干结合处及股骨大转子处的石膏塑形，以利于保持髋关节的稳定。6~18 月龄不同年龄的患儿，建议结合患儿不同年龄的生长速度考虑；石膏总的固定时间为 8~12 周。4~6 周时可更换一次石膏；更换石膏时同样需在麻醉下进行并再次行关节造影，目的为评估复位的质量和稳定性，更换一个更适合患儿身材的较大的石膏，同时可适当减少屈髋和外展的角度，以降低 AVN 的风险。该阶段固定的目的为稳定复位，极少数病例出于继续增加稳定性的考虑，需要第二次更换石膏，则总的石膏固定时间可能超过 16 周。

8~12 周后拆除石膏，可更换为外展支具继续固定 3~6 个月，后可改为间断佩戴外展支具（夜间佩戴），该阶段固定的目的为促进髋臼的良好发育。

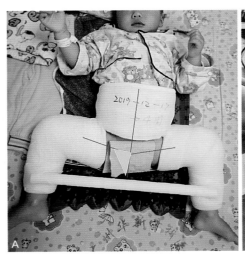
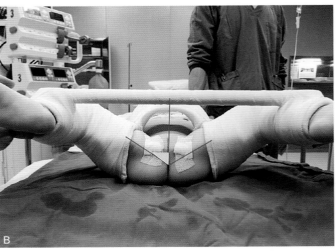

图 3-1-10　闭合复位人类位石膏。A.屈髋角度（100°~110°）；B.外展角度（50°~60°）

（四）闭合复位失败及学步龄后DDH的开放手术复位

印度学者 Benjamin Joseph 在其著作 *Paediatric Orthopaedics: A System of Decision-Making* 中，对于闭合复位年龄的 DDH 需行开放复位的指征是这样描述的：闭合复位失败；闭合复位后髋关节非常不稳定；闭合复位后极度外展和内旋才能获得稳定性；非同心圆复位。

欧洲学者 Hefti 在其著作 *Pediatric Ortho-pedics in Practice*（2nd edition）中则指出：1 岁龄以内，闭合复位不成功者及畸胎性髋脱位，需行切开复位；对于 1 岁龄后的 DDH，不再尝试闭合复位，直接切开。

美国骨科医师学会（AAOS）发表于 2014 年的指南中也明确阐述：对于 18 月龄以下的 DDH，如果闭合不能获得同心圆复位，则选择切开复位。

1. 切开复位手术入路　内侧入路（主要适于 1 岁龄以内的患儿）包括：①前内侧入路（Weinstein/Ponseti 入路）：经耻骨肌和股鞘间隙进入；②内侧入路（Ludloff 入路）：经前方耻骨肌和后侧内收长、短肌的间隙进入；③后内侧入路（Ferguson 入路）：经前方内收长、短肌和后方股薄肌、大收肌的间隙进入。内侧入路的优点为分离范围较小，出血少；缺点为视野小，显露较困难，可能会损伤旋股内侧动脉，从而增加 AVN 的风险（文献中有争议），且内侧入路难以进行关节囊的修整和缝合。

2. 前方 S-P 入路（Bikini 入路）　适于年龄（＞1岁）较大的患儿。优点是显露视野好，损伤旋股内侧动脉风险低，易于进行关节囊的修整和缝合。切开复位可能需要处理的阻碍复位的结构包括：①髂腰肌肌腱；②缩窄的关节囊；③内翻变性的盂唇；④增粗变长的圆韧带；⑤臼底脂肪组织；⑥挛缩的髋臼横韧带等。

（五）18~24月龄DDH的推荐治疗意见

随着患儿年龄的增长，并开始学步行走，该年龄段患儿髋关节脱位的程度往往更高，肌肉等软组织的挛缩更严重，治疗也更加复杂。在这个年龄的治疗上仍可尝试行闭合复位，并时有成功的报道。因此有的中心会推荐在患儿入院后仍常规行 Bryant 悬吊牵引，以争取闭合复位的成功机会。但推荐在患儿进入手术室前做好闭合复位和开放手术两手准备；以备一旦闭合复位失败，可即刻转为开放手术。但需注意，18 月龄左右及以上的患儿，闭合复位即使成功，其残余发育不良的概率也会大大增加，而往往需要二期的再次髋臼成形手术。因此，更多的指南推荐，一期切开复位和同时骨盆（和股骨）截骨术，作为该年龄段治疗的首选。

在笔者单中心的临床实践中，对18月龄左右（最低至 16 月龄）至 24 月龄间、经尝试闭合复位不成功而改行切开复位的约 50 例患儿，仅行切开复位 + 骨盆截骨，而不行股骨截骨术，取得了良好的中短期疗效。笔者推荐对 24 月龄及以下患儿不常规行股骨截骨；而仅对 24 月龄以上者做处理股骨的准备。

1. Salter 骨盆截骨术　Salter 骨盆截骨术（图3-1-11 ~ 图 3-1-16）为一种针对髋臼发育不良设计以提高髋关节稳定性的手术，由 Salter 教授于 1961 年正式提出。他认为 DDH 患儿髋臼发育不良早期的病理改变并不限于髋臼容量的减小（髋臼变浅），而

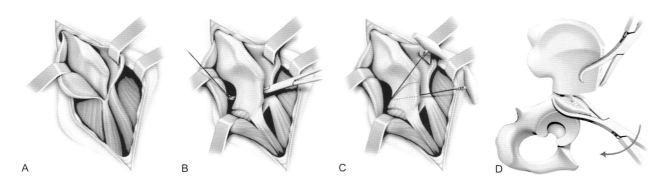

图 3-1-11　经典 Salter 骨盆截骨术。A. 纵行劈开髂骨骨骺，沿髂骨内外板骨膜下剥离软组织至髋臼缘；B. 显露坐骨大切迹并导入线锯；C. 对患侧（髋臼发育不良）髂骨进行的自坐骨大切迹向髂前下棘稍上方的直线型截骨；D. 截骨后对远端截骨块进行旋转，改变髋臼方向，增加对股骨头的覆盖［引自 Sales D G J. Pelvic reorientation osteotomies and acetabuloplasties in children. Surgical technique.Orthop Traumatol Surg Res, 2010, 96(7): 793-799.］

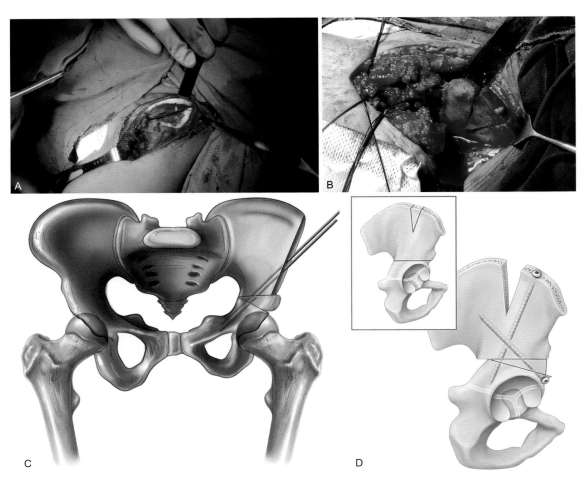

图 3-1-12　经典 Salter 骨盆截骨术。A.纵行劈开髂骨骨骺，并沿髂骨翼内外板骨膜下剥离（术中所见）；B.自髂骨翼取三角形骨块备用（术中所见）；C.自髂前上棘或髂骨翼中部（D）取骨块，对旋转后的截骨断端缺口进行填充，克氏针或螺钉固定（示意图）

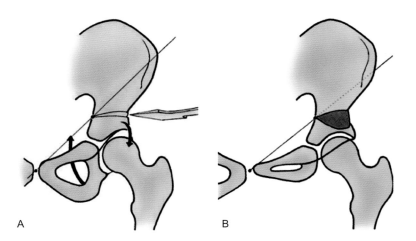

图 3-1-13　经典 Salter 骨盆截骨绕轴旋转机制。A.进行髂骨截骨后使截骨远端骨块旋转，方向如箭头所示；B 旋转后，使用骨块填充截骨撑开部分，髋臼对股骨头前外侧覆盖改善

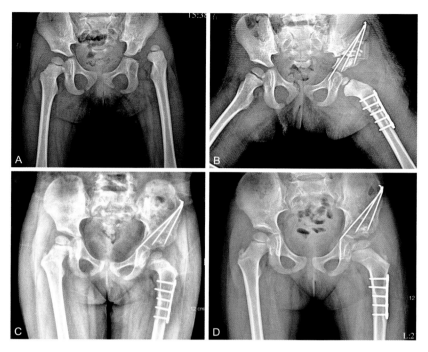

图 3-1-14 患儿女，2 岁 9 个月（手术时年龄）。A. 左侧发育性髋关节脱位术前骨盆正位 X 线片：左侧髋关节脱位；B. 术后骨盆正位 X 线片：左侧经典 Salter 骨盆截骨及股骨截骨术后，左侧股骨头复位，髋臼指数下降；C. 术后 6 个月，截骨断端愈合情况良好；D. 1 年后随访复查，骨盆正位 X 线片：截骨断端愈合良好，左侧髋关节发育良好

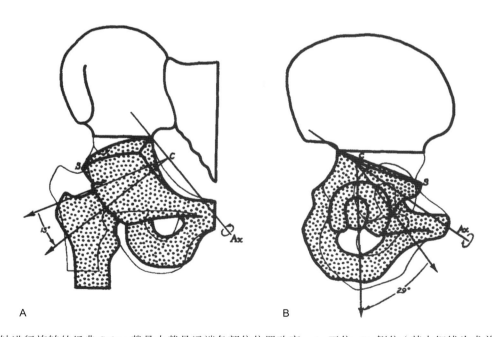

图 3-1-15 以轴进行旋转的经典 Salter 截骨中截骨远端各部位位置改变。A. 正位；B. 侧位（其中细线为术前位置，实体为术后位置）

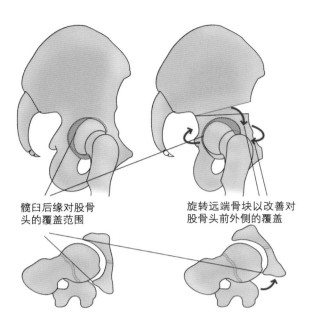

髋臼后缘对股骨头的覆盖范围　　旋转远端骨块以改善对股骨头前外侧的覆盖

图 3-1-16　经典 Salter 截骨术同时增加前外侧覆盖，但可能导致前方覆盖过多（前方撞击征）或后方覆盖不足（髋臼后倾）

更趋向于髋臼方向的改变。通过尸体研究，他发现通过对髋臼上方的髂骨进行横断截骨，可以将远端截骨块包含髋臼一起以耻骨联合为铰链在一定范围内随意改变髋臼的指向，改善髋臼对股骨头的覆盖，增加功能位下的稳定性，利于功能活动刺激以促进髋关节的正常发育。

虽然大量的研究证实，Salter 骨盆截骨术可以有效解决低龄儿童的髋臼畸形，并取得了良好的远期疗效。但众多研究对此存在争议，认为该术式设计的本身仍有其局限性。Salter 医生本人最初提出的手术原理为：从髋臼上方将髂骨进行横行截断，将截骨远端以耻骨联合为旋转中心向外、向前侧旋转，使髋臼指向向内、向后移动，增加髋臼对股骨头前方及外侧的覆盖，但实际 Salter 截骨的髋臼方向改变机制是一个更加复杂的过程。由于髋臼指向的改变其实是髋臼随截骨远端围绕轴线的旋转运动，该轴线为耻骨联合与坐骨大切迹骨皮质连接处的连线。Rab 等对 Salter 截骨术进行生物力学因素分析后提出，经典的 Salter 骨盆截骨术后，髋关节中心并非全为向外、向下旋转，而是向内、向下、向后移位。Joseph 也指出，经典 Salter 截骨术同时增加前外侧覆盖，但可能导致前方覆盖过多（前方撞击征）或后方覆盖不足（髋臼后倾）（见图 3-1-16）。

而且，经典的 Salter 骨盆截骨术需要广泛的劈

开髂骨翼骨骺，其造成的远期髂骨翼发育畸形往往不可避免。而对于髂骨翼两侧软组织特别是臀肌的广泛剥离，可能造成长期的步态异常和破坏髋臼缘血运的潜在风险，而后者可能是造成部分病例远期的残留髋臼发育不良的重要因素（图 3-1-17）。同时，由于经典 Salter 截骨术以轴进行旋转的模式，其必须保证在旋转时截骨后缘的皮质始终保持接触，这使得该术式能够解决髋臼畸形的能力有限；通常认为，对于需要纠正 15° 以上的髋臼指数畸形，经典 Salter 截骨术难以完成。

2. 对经典 Salter 骨盆截骨术的改良　自 2015 年起，笔者对经典的 Salter 骨盆截骨术进行了大幅改良，包括：完全不劈开髂骨骨骺，仅通过髂骨内板的部分骨膜外软组织剥离（约 2 cm），向内侧显露至坐骨大切迹，可以非常容易且清晰地显露和处理滋养孔血管（图 3-1-18）；从而完整保留髂嵴骨骺的完整性和髂骨外板软组织的附着，避免了对臀中肌的损害，大大减少了术中出血，且不破坏髋臼外缘的血运。而从髂前上棘下方到坐骨切迹的改良截骨线，改变了经典 Salter 截骨术的轴旋转为绕耻骨联合进行的点旋转（图 3-1-19），从而可使术者获得髂骨截骨块更大程度的旋转，大大提升了对于髋臼畸形的矫正能力。由于特殊的截骨线设计，旋转后的远端截骨块可以与近端骨块保持两点的骨性接触，这使得通常无须放置骨移植物即可保证截骨处的良好稳定和愈合。

笔者改良的 Salter 骨盆截骨术（图 3-1-20、图 3-1-21）所展示出的优点包括：①对髂骨翼骨骺更好的保护，完全避免髂骨翼的远期发育畸形；②切口短、对软组织破坏和干扰少，手术时间短，术中出血量少；③远端截骨块为点旋转而非轴旋转，从而获得对髋臼畸形更强大的矫正能力和对股骨头更好的覆盖；④对臀中肌干扰的减少而带来的更优的术后步态；⑤学习曲线短等。

3. 股骨近端畸形的处理　DDH 的常见病理解剖特征包括髋臼对股骨头的覆盖不良和髋臼顶负重区的倾斜；这使得在髋臼上产生剪切应力，并可能导致股骨头向上外侧的半脱位和脱位，以及髋臼盂唇和髋臼前外侧周围骨质的长期慢性超负荷。髋臼发育不良常伴有股骨侧的解剖和发育异常，包括髋外翻和股骨前倾角的增加。然而，从病理解剖和生物力学角度来看，髋臼侧是最重要的骨性畸形，因此，在 DDH 的手术治疗中，股骨近端截骨术（proximal

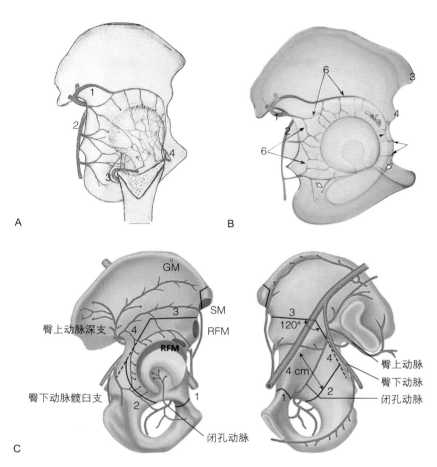

图 3-1-17 A、B. 沿髋臼缘的血运分布，经典 Salter 截骨术的广泛软组织剥离，可能对髋臼缘血运造成潜在的伤害。A 图：1 臀上动脉；2 臀下动脉；3 旋股内侧动脉；4 旋股外侧动脉。B 图：1 臀上动脉；2 臀下动脉；3 髂前上棘；4 髂前下棘；5 股直肌反折头残端；6 髋臼周围血管网。C 图：骨盆内侧面（左）及外侧面（右）的髋臼血供示意图，GM 臀中肌，RFM 股直肌（直头和斜头），SM 缝匠肌。图 C 中数字 1、2、3、4 为 PAO 截骨术的截骨线（不在本文中阐述）

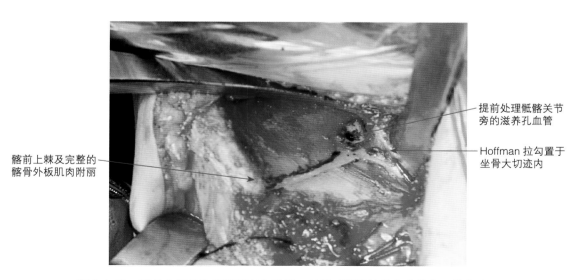

图 3-1-18 髂骨内板的软组织剥离和显露，以及对骶髂关节旁滋养孔血管的处理

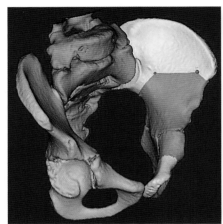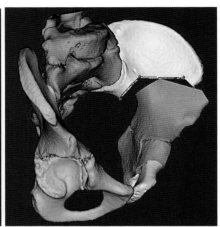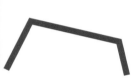

图 3-1-19　特殊的倒"L"形截骨线设计，使得远端骨块在旋转时，仍可与近端保持 1~2 点接触；力的传导改善，无须取骨块填充仍可保持良好的稳定性和愈合能力

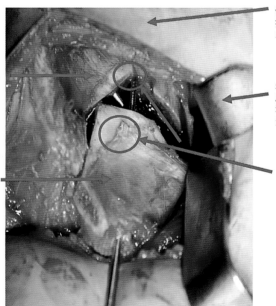

髂骨内板骨膜外剥离，提前处理骶髂关节旁滋养血管，减少术中失血

髂前上棘

坐骨大切迹处骨膜保持完整，有利于快速成骨而无须植骨

两点骨性接触，保证良好的稳定性且无须结构性植骨

截骨块的最外侧以平面而非尖端位于髂前上棘下方

图 3-1-20　笔者改良 Salter 骨盆截骨术的特殊截骨线设计

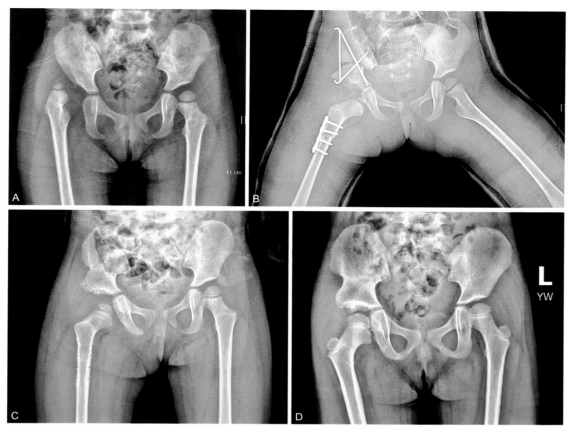

图 3-1-21 患儿女，2 岁 7 个月（手术时年龄），右侧发育性髋关节脱位：A. 术前骨盆正位 X 线片示右侧髋关节脱位；B. 术后骨盆正位 X 线片：右侧改良 Salter 骨盆截骨及股骨截骨术后，股骨头复位，髋臼指数显著改善；C. 术后 8 个月复查，截骨断端愈合良好；D. 术后 4 年复查，右侧髋关节发育良好

femoral osteotomies，PFO）很少单独使用；其更常被用于辅助的保髋手术措施，通常与髋臼侧手术联合使用。而对于 2~3 岁龄以上的 DDH，以及更为严重、复杂的髋关节畸形，单纯行开放复位和髋臼侧的处理，往往不足以纠正脱位髋关节的全部畸形和获得良好复位稳定，股骨近端畸形的处理往往成为必需；此时髋臼与股骨侧联合手术（截骨）有助于获得更好的临床结果。

本章节只讨论 DDH 的手术治疗中最常用的股骨处理技术，包括股骨近端内翻、去旋转和短缩截骨技术；对于其他或更复杂的股骨近端截骨技术，将在后续其他章节中讨论。

（1）股骨近端内翻截骨术（FVO）：儿童股骨近端重要的常用放射学测量参数见图 3-1-22。该图所示病例患儿 ZZY 的股骨近端的冠状面畸形，NSA偏大（通常认为大于 130°~140°）、HEA 偏小，是股骨近端内翻截骨术（FVO）的良好指征。但注意，如前文所述，对于 DDH 而言，FVO 由于不能

解决最重要的髋臼侧的畸形，其较少单独被使用；而往往需要联合进行髋臼侧的旋转截骨术，以达到髋臼对股骨头的良好覆盖，从而获得远期的稳定性。目前国内广泛使用的小儿髋部截（接）骨板是由 Synthes 公司设计和推出的 LCP PHP（LCP Pediatric Hip Plate）系列钢板，其设计理念先进，良好的解剖学设计和角稳定性，使其在精准矫正股骨近端畸形的同时，很好地控制和保持了下肢的力线不受影响（图 3-1-23），且可早期进行主动活动和功能锻炼，已在全世界获得了广泛的认可和使用。而与其设计理念相应的国内同类产品也已在国内多个中心普及和使用。病例（ZZY）术后随访的 X 线片如图3-1-24 所示。

（2）股骨前倾角（femoral anteversion angle，FAA）及去旋转问题：人类股骨前倾角出生时为30°~50°，随年龄增加，逐渐下降至骨骼发育成熟时的 8°~15°；而通常在青春期前甚至在 8 岁前，这种改变即已大部完成。正常儿童的 FAA 增大也可能

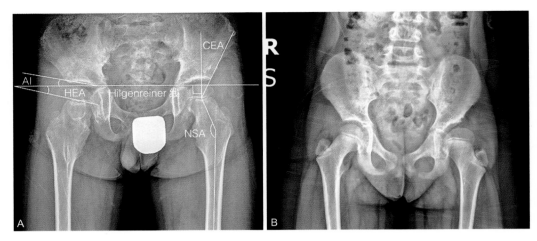

图 3-1-22　A. 儿童股骨近端重要的常用放射学测量参数：股骨头骺板倾斜角（hilgenreiner epiphyseal angle, HEA）；中心边缘角（center-edge angle, CEA）；髋臼指数（acetabular index, AI）；颈干角（neck-shaft angle, NSA）。其中 HEA 用于评价股骨头、颈的发育，股骨头骺板正常为外高内低，与 Hilgenreiner 线（水平线）呈 16° 夹角。B. 患儿 ZZY，女，左侧 DDH，1 岁 6 月龄开放复位，残留髋臼发育不良并股骨近端生长紊乱；NSA 较对侧明显偏大，HEA 近 0°

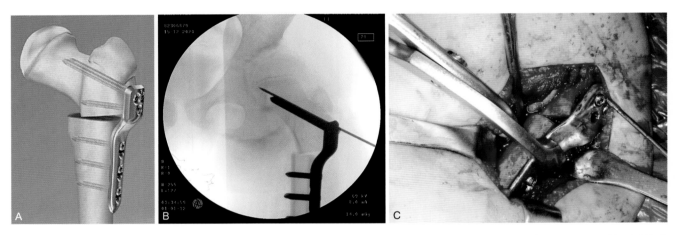

图 3-1-23　A. Synthes 公司设计的小儿股骨近端 110° 内翻截骨钢板；B. 术中透视使用，注意近端颈螺钉上方的导针，导针准确置入是 PHP 系列钢板应用的核心操作步骤；C. 术中所见，两骨块间在冠状面上所形成的夹角，即为实际内翻的角度（NSA 减小的度数）

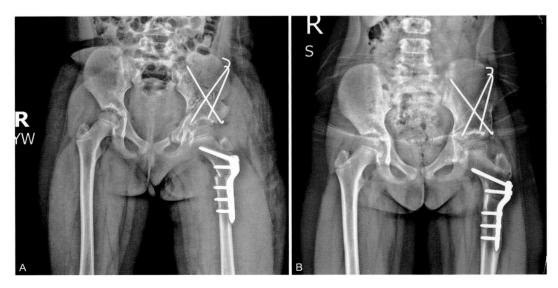

图 3-1-24　A. 患儿 ZZY 行 FVO 和髋臼三联截骨术后 X 线片；B. 术后 1 年随访

会持续存在，可表现为髋关节的内旋活动度异常增大而外旋活动度减小。FAA 增大会使得儿童在行走时股骨内扭，而胫骨出现代偿性的外扭，并继而可能会形成平足或足外翻；而此时髌骨仍保持内聚的位置。持续的前倾角增大常表现为双侧且多见于女性，在正常儿童中其是否需要治疗仍存争议。有观点认为，8 岁后 FAA 增大仍超过 50°，可能需要手术矫正。对于 FAA 持续增大特别是 8 岁以上的儿童，决定继续随访还是给予治疗干预非常重要。而要对此做出正确的决策，必须了解年龄和性别对于 FAA 的影响，了解 FAA 对步态的影响和其自然转归等相关知识。

FAA 增大也见于许多病理状态中，DDH 的患儿在患侧和健侧髋关节均可能出现高于正常值 17°～20° 的前倾角。但需注意的是，患侧的 FAA 并不必然大于健侧；而实际上，患侧的 FAA 与健侧等大、甚至健侧 FAA 更大，这种情况在临床上屡见不鲜。在 Perthes 病中，FAA 最初接近正常，但在一些患儿中 12 岁前可能略有增加，这通常是继发性改变所致，而非病因。脑瘫和脊髓脊膜膨出的患者，通常合并 FAA 增加。

在以往的研究和临床实践中，三维 CT（3D-CT）重建已被证实为最准确和可靠的测量 FAA 的方法，并已在临床中获得了广泛的应用（图 3-1-25）。但在 DDH 的外科治疗中，对于 FAA 的股骨截骨去

旋转矫正的必要性，同样存在争议。目前较为一致的认识是，对于低龄的 DDH 且患侧 FAA 并不显著大于健侧的情况下，由于患儿仍具备较强大的再塑形能力，故应把同心圆复位和增加稳定性作为手术的主要目的，通常无须常规矫正 FAA。对于较大龄的 DDH 患儿且患侧 FAA 显著大于健侧（正常值）的情况下，由于术后患儿的再塑形能力相对有限，故可考虑将 FAA 的矫正作为手术策略的必需内容之一（图 3-1-26、图 3-1-27）。但需警惕的是，由于术中对于股骨截骨去旋转的精确度量往往存在困难和误差，导致矫正不足特别是过度矫正的情况屡见不鲜（图 3-1-28、图 3-1-29）。

（3）股骨短缩截骨：在 DDH 全脱位的手术治疗中，股骨短缩经常起到重要的作用，尤其是在 2～3 岁龄以上、脱位严重（Tönnis 分级 3 或 4 级）、需要行开放复位和骨盆 / 股骨截骨时。股骨短缩后，由于释放了因髋关节周围软组织紧张而带来的头臼之间的压力，并避免了对血管结构的过度牵拉，从而降低了发生股骨头缺血性坏死（AVN）和再脱位的风险，因此术后发生 AVN 相对少见。而对于 2 岁以内的未曾接受过治疗的患儿，则极少需要被使用。对于高脱位的患儿，开放复位同时行股骨短缩，在很大程度上已经替代了传统的术前（骨）牵引的使用（见图 3-1-29）。因此，对于 2～3 岁龄以上的患儿，术前常规进行股骨短缩截骨的准备是有必要的，但

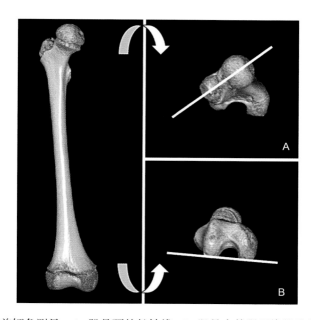

图 3-1-25　3D-CT 重建下的股骨前倾角测量。A. 股骨颈的长轴线；B. 股骨内外髁后缘的连线；两条轴线在横断面（轴面）投影的角度，即为 FAA

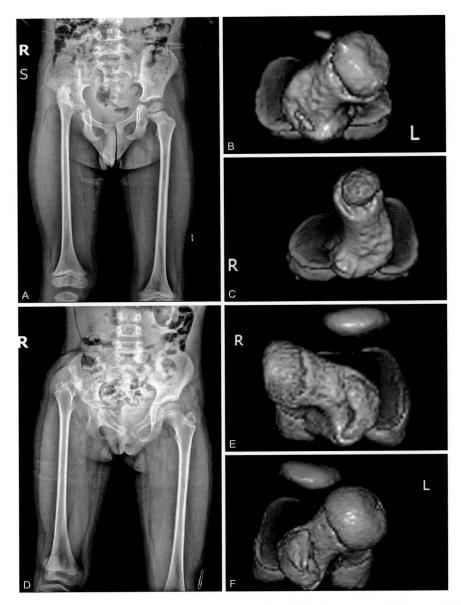

图 3-1-26　A.患儿男，5 岁，右侧 DDH，高脱位；B. 3D-CT 重建的左侧股骨 FAA；C.右侧 FAA 显示较健侧明显增大；
D.患儿女，8 岁 4 月龄，右侧 DDH，高脱位；E. 3D-CT 重建的右侧股骨 FAA；F.右侧 FAA 显示较健侧偏小

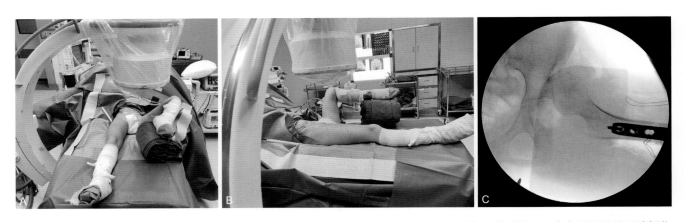

图 3-1-27　术中简易、精准的透视评估股骨前倾角的方法。A、B.屈髋 90°、外展 45° 位 C 臂透视；C.术中透视股骨近端侧位
像，股骨颈长轴与股骨干长轴之间的夹角即可近似作为前倾角

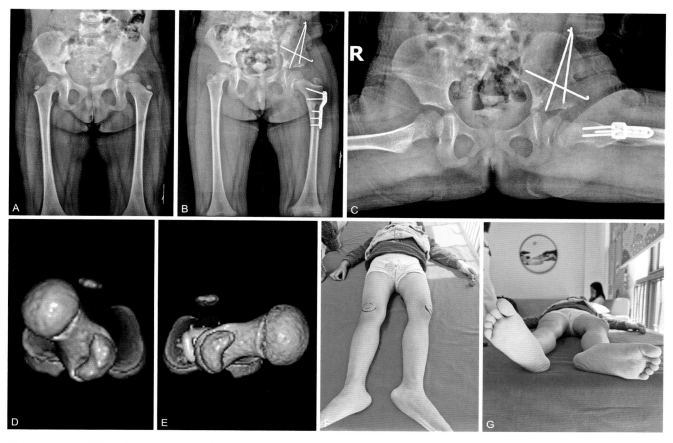

图 3-1-28 前倾角的过度矫正。A. 患儿女，4 岁龄，左侧 DDH 早期治疗后残留畸形，显示头臼覆盖差；B. 行关节囊外骨盆和股骨截骨术；C. 术后屈髋 90° 外展位片，显示左侧股骨前倾角丢失；D. 右侧股骨前倾角（健侧）的 CT 重建；E. 左侧股骨前倾角的 CT 重建（FAA 明显丢失）。F. 患儿平卧位，左侧下肢明显外扭转，髌骨朝向外侧；G. 患儿平卧位时双足尖方向，显示左下肢明显外扭转

最终的决策应该在术中根据复位时的头臼压力和容易程度来决定。在低龄儿童，行股骨短缩截骨后出现的过度生长（overgrowth）现象非常普遍，由此而导致的下肢不等长也往往成为家长对治疗效果不满的重要原因。过度生长是指在生长期的儿童骨干或干骺端骨折后，骨长度的异常增加。过度生长幅度往往难以预测，我们通常将之归因于局部（骨折部生长板／或其另一端生长板）血供异常增加。文献报道过度生长多见于股骨和胫骨，关于发生部位、年龄、持续时间等因素，多有争议。通常认为，在低龄儿童中，过度生长的现象更加显著和普遍；而在8 岁龄以上的儿童中，则很少再见到。

（4）骨盆三联截骨术（triple pelvic osteotomy，TPO）及改良：历史上曾出现过多种改变髋臼方向的截骨术式，用于治疗 Y 形软骨尚未闭合的儿童髋臼发育不良。通常而言，根据截骨部位的数量来对不同的截骨术式进行简单的分类和命名。例如，仅

在髂骨进行截骨的 Salter 手术又被命名为"一联"截骨术；进行两部位截骨的则被称为"二联"截骨，如 Sutherland 截骨术；而在髂骨、耻骨、坐骨三个部位均行截骨的则被称为"三联"截骨术，代表性的 TPO 手术包括 Steel 术、Carlioz 术、Tönnis 术等。

TPO 手术广泛应用于治疗学龄期儿童、青少年和年轻成年人的复杂髋臼畸形，其特别适用于髋臼 Y 形软骨尚未闭合的儿童。由于将髂骨、耻骨和坐骨完全截断，髋臼等同于被从骨盆上完全游离，其可以在多个平面上任意旋转并完成对股骨头的覆盖，从而具备了强大的矫形能力。最早的 TPO 手术由 Le Cœur 于 1965 年发表，此后其改良术式由Steel 于 1973 年报道，并成为历史上应用最为广泛的骨盆三联截骨术式。在 Steel 术的基础上，Tönnis 于 1976 年对术式做出了一个重大改良：他将坐骨的截骨线设计得更靠近髋臼，方向朝向坐骨棘的近端，恰好贴近于关节边缘，从而将附丽于坐骨棘的骶棘

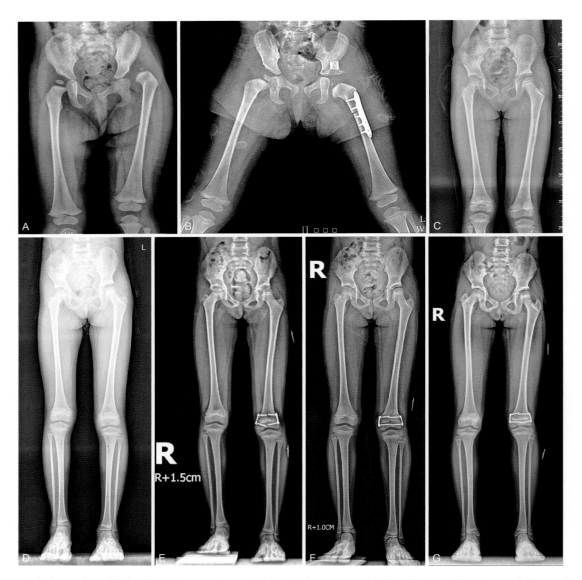

图 3-1-29　患儿女，1 岁 11 月龄确诊左侧 DDH，行开放复位、髋臼 Pemberton 截骨、股骨短缩截骨术；A. 术前，双股骨等长；B. 术后 X 线片（股骨短缩后，长度短于对侧）；C. 5 岁，术后 3 年（左股骨过度生长后，较对侧长）；D. 6 岁 8 月龄，术后 4 年 8 个月，左股骨明显长于对侧；E. 7 岁 9 月龄，初次术后 5 年 9 个月，行股骨远端双侧八字钢板生长调控术；F. 8 岁 4 月龄，初次术后 6 年 4 个月，生长调控效果满意；G. 10 岁 1 月龄，初次术后 8 年 2 个月，生长调控术后 2 年 4 个月，双下肢完全等长

韧带保留在原位（图 3-1-30）。由于旋转时截骨块不会受到骶棘韧带的牵拉，使得髋臼骨块更易于被旋转，且增加了向内侧的位移。Tönnis 的三联截骨术式目前已被国内多个中心所广泛使用。

笔者自 2016 年始对 Tönnis 三联截骨术式的切口、显露和髋骨截骨进行了新的简化和改良。对于完成学习曲线的熟练的术者，可以将手术时间控制在 45~60 分钟以内，出血量不超过 200 ml。手术步骤大致分为两部分：无须经肌间隙的坐骨和耻骨截骨；有限剥离髋骨内板软组织、不损伤髂骨翼骨骺

的微创髋骨截骨（Salter-Li Innominate Osteotomy，SLIO）。具体手术操作如下。

无须经肌间隙的坐骨和耻骨截骨（图 3-1-31）：①经皮肤触及耻骨上支及坐骨结节，大致从髂耻隆起内侧至坐骨结节方向，垂直于股骨长轴于大腿根部内侧做横行切口，长约 5 cm；②沿股骨长轴方向垂直切口打开内收肌群肌膜，视需要行内收长肌肌腱松解；③于肌膜下、经内收肌群下缘（无须经肌间隙）分离显露至坐骨结节，电刀烧灼分离附丽于坐骨结节上的大收肌一部和闭孔外肌；做坐骨支前

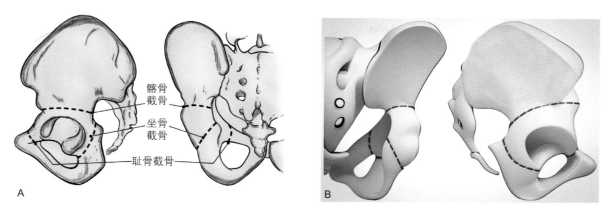

图 3-1-30　Tönnis 三联截骨术的截骨线设计 (引自 Paul E. Beaulé. Hip Dysplasia. Understanding and Treating Instability of the Native Hip. Springer, 2020.)

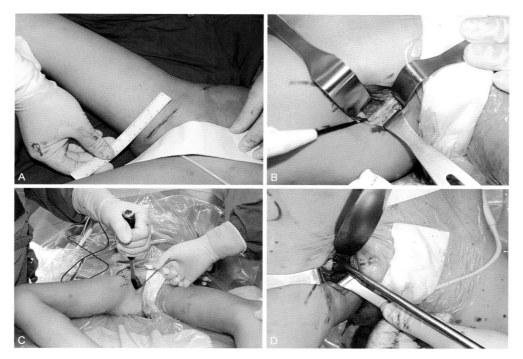

图 3-1-31　A. 坐骨及耻骨截骨皮肤切口；B. 显露坐骨结节并做附丽的软组织剥离；C. 弧形骨刀经内收肌群下缘、坐骨支前方骨面的软组织间隙置入，完成坐骨截骨；D. 经内收肌群上缘、劈开耻骨肌行耻骨上支截骨

方骨面的钝性骨膜下剥离，剥离软组织范围通常以插入术者的示指即可；④将弧形骨刀沿坐骨支前方骨面的软组织间隙置入，向近端可毫不困难地在骨膜下剥离并触及髋臼下切迹，于髋臼下切迹下缘水平垂直于床面或向坐骨棘上缘水平截断坐骨；⑤于肌膜下，由内收肌群上缘触及耻骨上支，经耻骨肌钝性显露，于髂耻隆起内侧截断耻骨。

微创髂骨截骨（图 3-1-32）：①以髂前上棘为中心，切口沿 Smith-Peterson 入路向远端延伸约 2 cm、近端约 3 cm。经阔筋膜张肌、缝匠肌间隙分

离保护股外侧皮神经，并牵向内侧；②经髂前上棘远端向髂前下棘做适度软组织剥离，造成第一个软组织窗，保证髋臼骨块旋转时不易受到髂前下棘周围的软组织阻碍；③于髂骨翼内缘距离髂前上棘后方约 1.5 cm 处，不伤及髂骨翼骨骺以电刀做一长 2~2.5 cm 的腹外斜肌剥离，遂以骨膜剥离子向深处沿髂骨内板进行骨膜外的软组织剥离，直至坐骨大切迹，此为第二个软组织窗，软组织窗的宽度以允许插入术者一个示指即可。由于骨膜外的剥离通常不会撕裂骶髂关节旁的滋养孔血管，以电刀烧灼后

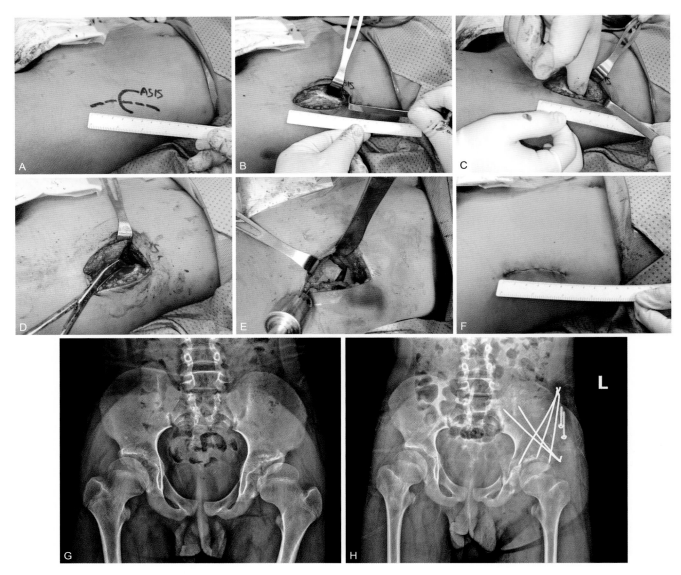

图 3-1-32　患儿男，13 岁，体重 43.8 kg，脊髓拴系综合征合并髋关节发育不良。A. 切口设计（ASIS，髂前上棘）；B. 沿髂骨内板做成的第二个软组织窗，宽度以仅插入术者一个示指为宜（C）；D. 削下并掀起髂前上棘及附丽其上的缝匠肌；E. 以笔者的改良术式完成对髂骨的截骨；F. 切口长度 5~5.5 cm；G、H. 术前、术后 X 线片

可有效减少传统手术所导致的大量失血。④锐性削下（大龄儿童需使用摆锯）髂前上棘连同附丽的缝匠肌，向内侧于骨膜外剥离髂前上棘与髂前下棘间的软组织，进一步改善术野显露；⑤如图 3-1-19、图 3-1-20 所示，以笔者的"L"形截骨线设计完成髂骨

截骨，操作步骤同笔者所设计的改良 Salter 截骨术（Salter-Li Innominate Osteotomy，SLIO）。

（李　旭）

第二节　脑瘫髋关节移位

　　脑瘫患者的髋关节移位，是仅次于马蹄足的第二常见的骨骼肌肉畸形，在所有脑瘫患者人群中的发生概率约为35%；其发生率随大运动分级和功能受累严重度的增加而增加。在功能受累最严重的情况下（大运动Ⅴ级），脑瘫髋关节移位的发生率可以达到90%以上。绝大多数的脑瘫髋关节移位需要进行手术干预，包括从简单的内收肌延长，到复杂的股骨、髋臼截骨重建髋关节。在疼痛、退变性关节炎发生之前完成对脑瘫髋关节移位的重建，是治疗的首要目标。大量研究已证实，在潜在的髋关节发育不良变严重之前开始治疗，其远期手术效果可获得显著改善。

一、大运动功能分级

　　大运动功能分级（gross motor function classification system，GMFCS）是一种描述脑瘫患儿大运动功能的分类方法。GMFCS描述了运动功能的5个"水平"，特别强调了在坐、站立和行走方面的能力和局限性（图3-2-1）。GMFCS水平为Ⅰ、Ⅱ级的儿童可以独立行走；GMFCS水平为Ⅲ级的儿童需要拐杖或助行器；GMFCS水平为Ⅳ、Ⅴ级的儿童通常需要轮椅。故通常把GMFCS Ⅰ、Ⅱ、Ⅲ级称为能行走脑瘫患者；而GMFCS Ⅳ、Ⅴ级称为不能行走的或严重的脑瘫患者。

二、脑瘫髋关节移位的自然史

　　未经治疗的脑瘫髋关节移位的自然史，是临床治疗决策的重要依据。目前已被业内广为接受的观点是，脑瘫髋关节移位如不进行干预，将随发育而逐渐加重；并使得患儿出现髋部疼痛、坐位不平衡、会阴卫生护理困难、褥疮、步态异常和髋风吹样畸形等问题。上述因素对于生活质量存在重大影响，但可以通过手术重建来获得显著改善。

　　治疗半脱位或脱位的脑瘫髋关节的首要原因，是预防疼痛性关节炎的发生；而后者可以占到所有髋关节移位患者的90%。脑瘫患儿疼痛的髋关节存在有炎症反应、关节软骨变性和炎性介质的级联反应，使得关节软骨对机械刺激的敏感性增加。而脑瘫的肌肉痉挛所导致的关节反应力增加，导致了关节软骨的压力增大而最终被破坏。

　　图3-2-2展示了一例未经正规治疗的痉挛性偏瘫、大运动Ⅳ级的脑瘫患儿，从1岁6月龄至8岁10月龄髋关节移位逐渐出现并加重的自然过程，其手术处理详见后叙。

三、脑瘫髋关节移位的病理解剖

（一）股骨近端发育不良

　　脑瘫髋关节的股骨近端几何形态最重要的解剖学异常表现为：①胎儿期的股骨前倾角增大仍持续存在；②股骨近端生长板方向异常；③形成髋外翻。负重和行走减少以及髋外展肌功能不全，可能是导致持续的股骨前倾角增大和髋外翻的重要原因。而股骨近端畸形的严重程度与髋外展肌肌力的丧失成正比，受累更严重的患儿则表现出更大的髋外翻和继发髋关节移位的风险。髋外翻的严重程度同样与神经受累程度和大运动分级呈正相关。

（二）髋臼发育缺陷

　　脑瘫患儿的髋关节发育不良，与典型的DDH髋臼前缘和外上缘受累显著不同。以往的传统观点认为，脑瘫髋关节发育不良通常为合并髋臼的后方发育缺陷；但近年来多项借助于三维CT进行的研究认为，脑瘫髋关节发育不良多为髋臼广泛的发育不良，可表现为前方、外上方、后方或全范围的发育缺陷。因此脑瘫髋关节移位可表现为向后方、前方或外上方的移位。髋臼发育缺陷的严重程度与大运动分级呈正相关。

四、脑瘫髋关节移位的放射学评估

　　外移指数（migration percentage，MP）为股骨近端骨骺在Perkin线外侧部分与其直径的比值（图3-2-3），在脑瘫髋关节的影像学评估中，MP值被公认为最重要的测量指标。其于1980年由丹麦医生Reimers提出，以股骨头未被髋臼所覆盖的范围，描述股骨头相对于髋臼移位的严重程度。MP值应用广泛，包括对脑瘫髋关节监控和手术干预指征的

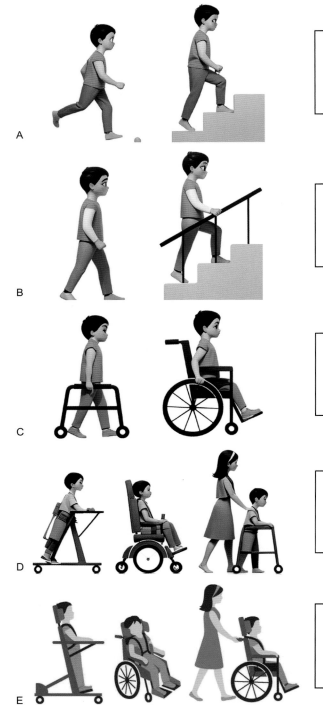

GMFCS Ⅰ级
患儿在室内行走、爬楼梯不受限制。患儿
表现出大的运动技能，包括奔跑和跳跃，
但速度、平衡和协调能力可能有轻度受损。

GMFCS Ⅱ级
患儿在室内行走不受限制，爬楼梯则需要
扶着扶手；但在凹凸不平的地面和斜坡上以
及在人群中或狭窄的空间中行走，都会受
到限制。

GMFCS Ⅲ级
患儿在室内或室外使用辅助移动装置在水
平面上行走，爬楼梯时需要抓扶手。在长
距离出行和在崎岖的地面上移动时，患儿
可以自己用手推动轮椅或者被运送。

GMFCS Ⅳ级
患儿可以在家、学校和社区使用助行器或
更多地依靠轮式移动设备，来完成短距离
的行走。

GMFCS Ⅴ级
身体障碍限制了患儿自主控制运动和保持
头、躯干对抗重力的能力；所有的运动功
能都是有限的。患儿没有独立行动的能力，
只能被运送。

图 3-2-1 脑瘫患者肢体大运动功能分级

预判，其有效性和可靠性已获得广泛认可。

测量 MP 值时须注意，由于脑瘫髋关节移位经常合并有因风吹样畸形或屈髋挛缩而导致的骨盆前倾，拍摄骨盆 X 线片时需保持髌骨朝上、双髋外展中立位，并在膝下垫枕头以消除腰椎前凸和骨盆前倾（图 3-2-4）。有两点需要注意：首先，做临床决策应基于一系列的骨盆正位 X 线片和 MP 值的测量，而非单次的图片；其次，骨盆正位 X 线片对于脑瘫患儿髋关节前后方移位的评估能力非常有限，结合临床查体和轴向成像（CT）则可以对前后方移位进行更好的评估。

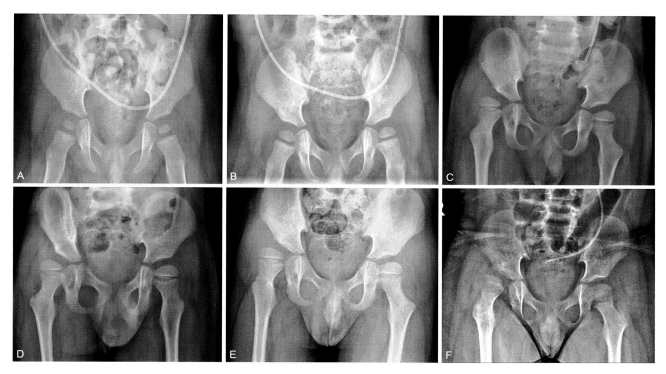

图 3-2-2　患儿男，就诊年龄 8 岁 10 个月。患儿 G1P1、32 周早产、顺产，出生体重 1.25 kg；新生儿期有肺部感染、颅内出血史，继发脑积水，6 月龄行脑室腹腔分流术；大运动发育迟缓，不能独走。查体发现右下肢短缩畸形、双下肢肌张力高、右髋外展小于 20°、轻度屈髋挛缩。由 A 至 F，分别为患儿 1 岁 6 个月、2 岁 8 个月、6 岁 10 个月、7 岁 3 个月、8 岁 4 个月、8 岁 10 个月龄骨盆 X 线片，可见患儿右髋半脱位随年龄增长进行性加重，几近完全脱位

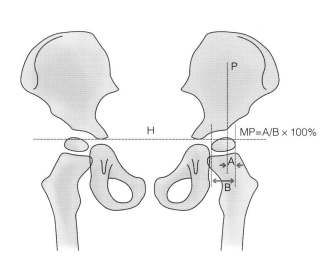

图 3-2-3　外移指数 (migration percentage, MP=A/B × 100%) 又称 Reimers 指数；用于髋关节移位严重程度的评估

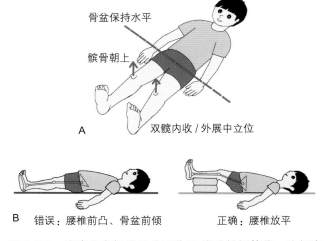

图 3-2-4　脑瘫患者标准骨盆正位 X 线片拍摄体位。为提高拍摄和测量的可重复性和可靠性，须保证以下两点：①髌骨朝向正上方，双髋外展中立位；②膝下垫一枕头，以消除腰椎前凸和骨盆前倾

五、脑瘫髋关节分级

传统上将 MP 大于 30% 的髋关节定义为髋关节移位。2009 年澳大利亚学者提出的墨尔本脑瘫髋关节分级量表（Melbourne Cerebral Palsy Hip Classification Scale，MCPHCS），根据 MP 指数的大小将脑瘫髋关节移位进一步细分，目前已被全世界学者广泛接受（图 3-2-5）。MCPHCS 将 MP ＜ 15% 的脑瘫髋定义为正常或基本正常髋关节；将 MP 15%～30% 定义为髋关节发育不良；将 MP 30%～60% 定义为髋关节发育不良伴轻度半脱位；将 MP 60%～100% 定义为髋关节中、重度脱位；将 MP ≥ 100% 定义为髋关节脱位，并且根据不同髋关节分级提出了相对应的治疗策略。

六、脑瘫髋关节移位的髋关节外科重建技术

对脑瘫髋关节移位的治疗，可简单概括为三个阶段：①对髋关节病理改变的预防性治疗，包括非手术治疗和软组织松解；②对低龄脑瘫患儿髋关节移位的治疗，包括软组织松解和股骨近端内翻去旋转截骨（varus derotation osteotomy of the proximal femur，VDRO）手术；③对大龄脑瘫患儿髋关节移位的治疗，包括髋关节重建手术和姑息性手术。

（一）术前评估和手术计划的制订

脑瘫髋关节移位的术前评估包括营养状态、运动类型、影像学检查、大运动分级、肌力、肌张力、关节活动度、脊柱四肢畸形等的整体评估；脑瘫骨科治疗手术策略的制订，应在上述综合考虑的基础上进行制订。对于髋关节而言，影像学评估和体格检查是制订手术计划最重要的依据。

脑瘫髋关节移位时常合并有骨盆倾斜，后者被定义为骨盆在冠状面上的旋转而导致髂嵴高度不对称，可继发于骨盆下（如髋关节移位合并的静态髋关节挛缩）或骨盆上（如结构性胸腰椎侧凸）的原因。单侧髋关节脱位的病例，常合并风吹样畸形（windswept deformity），即骨盆倾斜高的一侧为髋内收挛缩，而低的一侧则表现为外展挛缩（图 3-2-6）。如果骨盆倾斜同时合并有风吹样髋畸形和脊柱侧凸，应细致甄别每个问题的解决对整体姿态改善的相对贡献。脊柱侧凸的存在是否会影响髋关节移位的发展目前尚不清楚。然而，确定骨盆倾斜的主要原因及其可纠正性，对于解决这种疑难情况的临床决策和治疗优先权的判断至关重要。

（二）脑瘫髋关节移位的软组织平衡手术

在所有类型脑瘫患儿中，髋关节移位的根本原因为内收肌和屈髋肌的痉挛。肌痉挛使得屈髋与伸髋、内收与外展之间的肌力失去平衡（图 3-2-7），导致髋关节长期处于内收和屈曲位。长期得不到控制的内收肌和屈髋肌痉挛导致被动髋外展和被动伸髋活动的进行性受限，最终导致屈髋和内收挛缩畸形的进行性加重。

基于 Reimers 等学者的工作，脑瘫髋关节移位的手术指征总结如下：① MP＞40%；② MP＞30%，且经两次以上 X 线片监控显示进行性增大；③坐位、会阴护理等功能受限，髋内收挛缩继发褥疮等并发症；④早期或进行性退变性骨性关节炎继发疼痛。

单纯行软组织松解的指征为：低龄儿童合并内收肌、屈髋肌挛缩，MP 为 30%～50%，骨性畸形轻微。而一旦 MP＞40% 且合并明显骨性畸形时，单纯行内收肌松解几乎难以成功。内收肌延长后，儿童常感到内收肌明显疼痛和痉挛，他们的自然反应是内收和屈髋，使延长的肌腱末端更紧密地结合在一起，从而为瘢痕组织和继发性挛缩的发展创造条件，故术后建议常规使用 A 字架维持双髋外展至 45°～60° 不超过 3 周时间。注意：支架不应限制踝关节，以避免可能增加高肌张力患者的足跟皮肤压疮的风险。

对能够行走的脑瘫患儿，应避免内收肌过度延长，避免佩戴 A 字支架保持过度外展和超过 3 周以上时间，以防止"风吹样"髋畸形的发生（图 3-2-8）。

屈髋肌的延长，应遵循以下基本原则：对于能行走的脑瘫患者，腰肌挛缩应在骨盆边缘行部分延长，而不是在小粗隆处完全切断髂腰肌；对于不能行走的脑瘫患者，可从小转子松解整个髂腰肌。

（三）脑瘫等神经肌肉型疾病髋关节截骨术的特殊性

前文提到，一旦 MP＞40% 且合并明显骨性畸形时，单纯行内收肌松解通常难以成功。对于不能行走的严重脑瘫患儿（GMFCS Ⅳ/Ⅴ级），推荐同时行内收肌松解和股骨近端内翻去旋转截骨（VDRO）来作为预防措施；对于严重脑瘫合并髋关节脱位，VDRO 通常需联合髋臼截骨来重建髋关节。VDRO 的手术指征包括：MP 持续大于 50% 或在内收肌松解后仍持续增加；或初次就诊时即大于

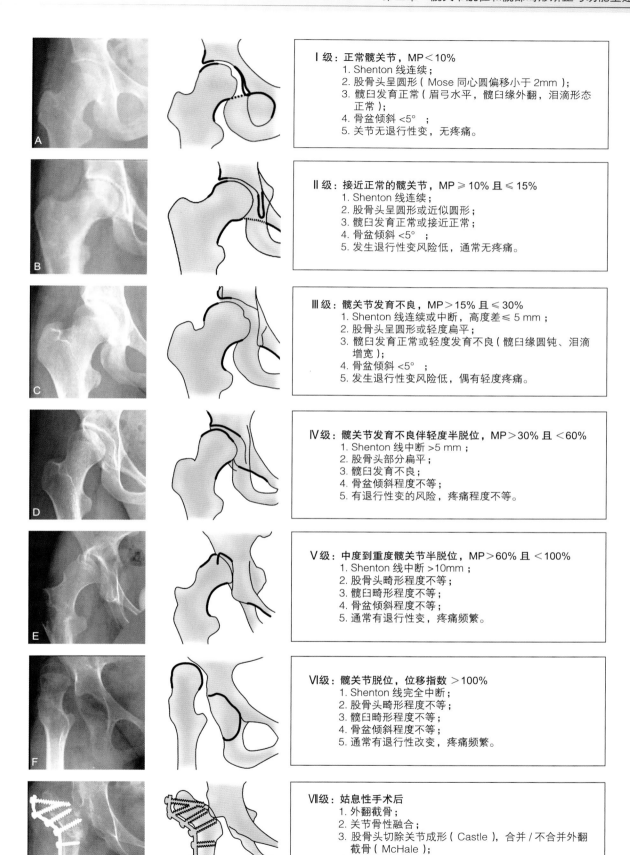

Ⅰ级：正常髋关节，MP＜10%
1. Shenton 线连续；
2. 股骨头呈圆形（Mose 同心圆偏移小于 2mm）；
3. 髋臼发育正常（眉弓水平，髋臼缘外翻，泪滴形态正常）；
4. 骨盆倾斜 <5°；
5. 关节无退行性变，无疼痛。

Ⅱ级：接近正常的髋关节，MP ≥ 10% 且 ≤ 15%
1. Shenton 线连续；
2. 股骨头呈圆形或近似圆形；
3. 髋臼发育正常或接近正常；
4. 骨盆倾斜 <5°；
5. 发生退行性变风险低，通常无疼痛。

Ⅲ级：髋关节发育不良，MP＞15% 且 ≤ 30%
1. Shenton 线连续或中断，高度差 ≤ 5 mm；
2. 股骨头呈圆形或轻度扁平；
3. 髋臼发育正常或轻度发育不良（髋臼缘圆钝、泪滴增宽）；
4. 骨盆倾斜 <5°；
5. 发生退行性变风险低，偶有轻度疼痛。

Ⅳ级：髋关节发育不良伴轻度半脱位，MP＞30% 且 ＜60%
1. Shenton 线中断 >5 mm；
2. 股骨头部分扁平；
3. 髋臼发育不良；
4. 骨盆倾斜程度不等；
5. 有退行性变的风险，疼痛程度不等。

Ⅴ级：中度到重度髋关节半脱位，MP＞60% 且 ＜100%
1. Shenton 线中断 >10mm；
2. 股骨头畸形程度不等；
3. 髋臼畸形程度不等；
4. 骨盆倾斜程度不等；
5. 通常有退行性变，疼痛频繁。

Ⅵ级：髋关节脱位，位移指数 >100%
1. Shenton 线完全中断；
2. 股骨头畸形程度不等；
3. 髋臼畸形程度不等；
4. 骨盆倾斜程度不等；
5. 通常有退行性改变，疼痛频繁。

Ⅶ级：姑息性手术后
1. 外翻截骨；
2. 关节骨性融合；
3. 股骨头切除关节成形（Castle），合并 / 不合并外翻截骨（McHale）；
4. 关节置换；
5. 姑息性手术后，疼痛缓解的程度不等。

图 3-2-5 墨尔本脑瘫髋关节分级量表（扩展及修订版）

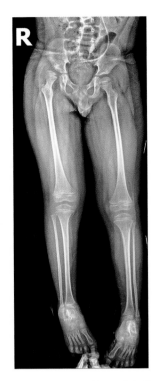

图 3-2-6　病例 CJZ，8 岁 10 月龄，手术前下肢卧位全长 X 线片。骨盆明显倾斜，右侧髋关节脱位；右侧骨盆高于左侧，右髋内收位、左髋外展位，形成"风吹样"畸形

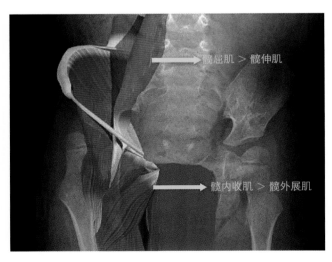

图 3-2-7　脑瘫。右侧髋关节移位的软组织失平衡机制：髋屈肌力量大于伸肌力量，内收肌力量大于外展肌力量

50%。VDRO在3~8岁龄的患儿中可同时作为预防性和重建性手术使用；在更大龄的患儿中，则通常成为髋关节重建手术中不可或缺的部分。

作为纠正脑瘫髋关节发育不良股骨侧畸形的重

要操作步骤，VDRO 将髋外翻畸形的颈干角（neck-shaft angle，NSA）做小，使患儿髋关节在未来能够保持长期稳定，这对于保证患儿良好的生活质量和恢复运动功能至关重要。VDRO 的术前计划应综合考虑患儿的大运动分级和髋关节的移位程度。对于大运动 V 级特别是低龄的儿童，NSA 宜做到 90°~100°，以预留"髋外翻反弹"可能；对于大运动 III 级的儿童，NSA 宜做到 110°；对于大运动 I ~ II 级的儿童，NSA 宜做到正常值 120°~130°。须注意，对于严重脑瘫的髋关节移位，将 NSA 做到 110° 甚至更低，成为了"髋内翻"，这对于一个发育正常的儿童来说似乎不可接受；但对于脑瘫等神经肌肉型疾病的患儿，随着大运动分级的增高，对运动功能的需要则远不如保持稳定的髋关节更为重要。因此，如果患儿注定不能够行走或长期要在辅助下行走，则髋内翻大粗隆抬高的意义并不重要。

在内收肌松解或行 VDRO 后，如果在轴向载荷下髋关节仍不稳定，MP 仍大于 30%，或髋臼指数（AI）大于 30%，则应行骨盆截骨术。

San Diego 髋臼成形术的核心是重建髋臼的后方发育缺陷，其适于髋臼 Y 形软骨尚未闭合的较低龄的患儿，也因而成为最经典、也是目前西方国家应用最为广泛、适于脑瘫等神经肌肉型疾病髋关节重建的手术方式。其操作步骤见图 3-2-9。

（四）改良Salter及三联骨盆截骨术在脑瘫髋关节中的应用

脑瘫髋的髋臼常为全范围发育不良，故改变髋臼方向的手术存在一定风险，即改善髋臼一侧覆盖的同时会相应地减少另一侧的覆盖。传统Salter手术由于主要增加股骨头前方和外侧的覆盖，而后方的覆盖会减少，通常被认为不适于脑瘫髋关节移位的手术治疗。因此，术前必须完善地评估髋臼覆盖不良与髋关节半脱位或脱位之间的关系和具体方向，主要选择能够增加股骨头后方覆盖的手术方式。除上文所阐述的San Diego髋臼成形术外，推荐笔者改良的Salter手术或骨盆三联截骨手术，不但易于增加对股骨头后方的覆盖，而且创伤更小、出血更少、手术时间更短。图3-2-10、图3-2-11为笔者对上文中的病例CJZ行改良骨盆三联截骨术的术中和术后影像。

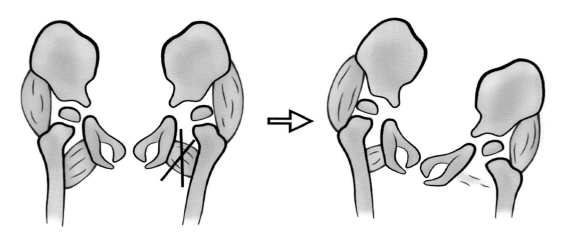

图 3-2-8　软组织松解后形成的医源性"风吹样"畸形。单侧内收肌松解后，患侧肌力失平衡出现外展挛缩，并继发骨盆倾斜，患侧低而对侧高，对侧形成内收挛缩和股骨头覆盖变差，形成"风吹样"畸形

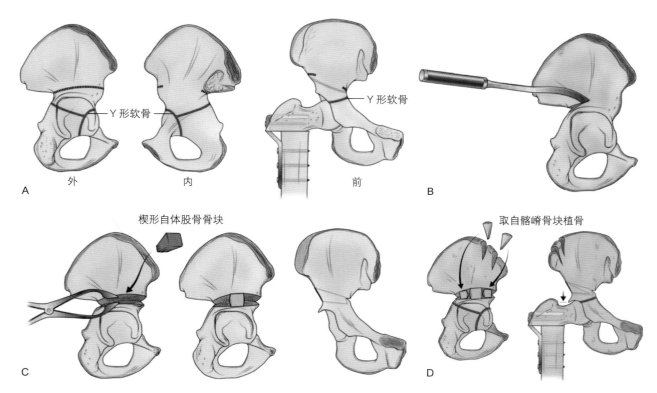

图 3-2-9　San Diego 髋臼成形术手术技术，经髋关节前方入路到达髋臼。A. 截骨线从髋臼边缘近端 10~15 mm 处开始，向内侧直达 Y 形软骨上方。截骨线向前和向后延伸穿过内侧皮质，但须在 Y 形软骨上方保持内侧皮质完整。B. 以不同尺寸弧形骨刀进行截骨，注意以钝头髋臼拉钩插入坐骨大切迹小心地牵开和保护软组织。C. 当截骨块被撬动之后，先以弧形骨刀、再以椎板撑开钳向下压髋臼骨块；C 臂透视下确认矫正满意，将取自股骨的梯形骨块适当修整后，嵌入截骨间隙内直至其外层皮质与髂骨齐平。D. 自髂嵴再取多枚楔形骨块嵌入截骨间隙的前部和后部，以保证植骨的稳定性；以恰好位于 Y 形软骨上方的骨块为支点，C 臂再次透视确认纠正后的髋臼指数和不同体位下的截骨稳定性；通常无须内固定

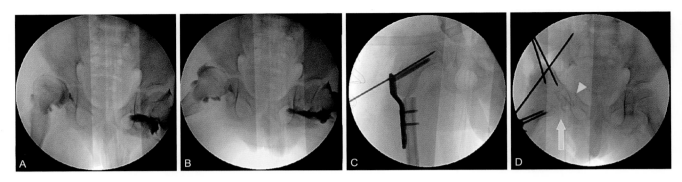

图 3-2-10　A~D. 患儿 CJZ 的术中透视影像。A. 关节囊内注入碘海醇，髋关节正位透视，见股骨头、髋臼边缘清晰，内壁造影剂积聚，盂唇清晰无翻折，股骨头外侧明显覆盖不良；B. 右髋不能完全摆成蛙位，透视可见头臼匹配可，同心圆对位良好；C. 示股骨近端内翻去旋转截骨、锁定钢板内固定过程；D. 示骨盆三联截骨、克氏针内固定过程，见髂骨三段式截骨、耻骨截骨线（三角）、坐骨截骨线（箭头）

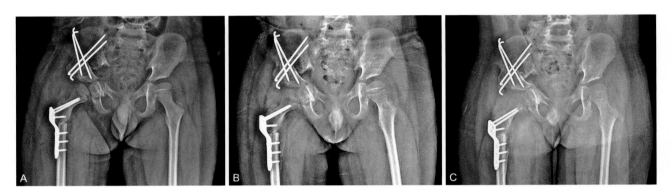

图 3-2-11　A~C. 分别为术后 3 天、6 周、14 周复查骨盆平片。患儿术后 6 周患肢即可负重，术后 14 周复查见骨盆、股骨截骨线已模糊，股骨头无再移位迹象

（五）对股骨近端畸形处理的特殊要求（屈髋挛缩、伸展截骨）

　　脑瘫髋关节畸形的股骨侧处理，与 DDH 的处理策略有很大不同。脑瘫髋关节移位合并屈髋挛缩是常见的问题（图 3-2-12）。当 MP＞40% 且合并明显骨性畸形时，单纯行软组织松解难以成功，需同时行股骨近端截骨（VDRO）来作为预防和重建髋关节稳定性的措施。而大龄患儿的屈髋挛缩由于已不局限于屈髋肌群的挛缩，而是髋关节周围软组织的广泛挛缩，其同样无法单纯通过有限软组织松解予以解决；此时，行股骨近端在矢状面上的伸展截骨可获得有效改善（图 3-2-13）。

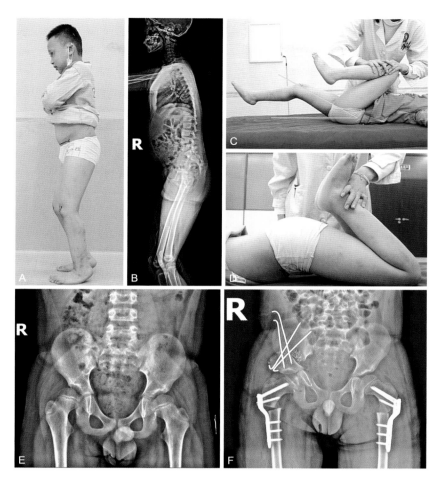

图 3-2-12　患儿男，9 岁，G3P3，34 周早产，出生体重 1.7 kg；双下肢瘫，混合型肌张力增高，GMFCS Ⅱ级。新生儿期诊断肺透明膜病、脑室周围白质软化。3 岁时发现双髋半脱位，曾于外院接受内收肌松解、闭孔神经切断术；4 岁时能独立行走，尖足、剪刀步态。A、B. 患儿站立位显示明显屈髋、屈膝挛缩；C. Thomas 征（＋），提示明显屈髋挛缩；患侧股骨纵轴与水平面之间的夹角，即为屈髋挛缩的角度；D. Duncan Ely 试验（＋），提示股直肌挛缩。E. 术前卧位骨盆 X 线片，右侧 MP=47%，左侧 MP=43%；F. 术后 X 线片，双侧股骨 VDRO、右侧髋臼三联截骨（一次手术完成）

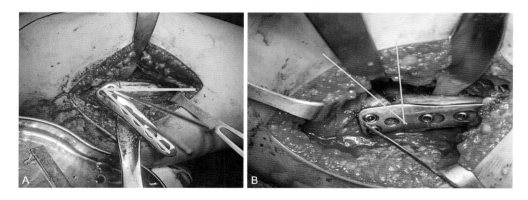

图 3-2-13　A. 矢状面股骨近端伸展截骨。注意：在完成截骨前，钢板置入轴线与股骨长轴在矢状面上所成夹角即参照术前查体 Thomas 征的屈髋挛缩角度；B. 截骨完成后，将钢板远端与股骨截骨远端骨块对线并固定后，截骨线前缘可见向前方开口，此开口在矢状面上所成角度即为图 A 所设计的伸展截骨角度（注意：本图仅为展示术中如何进行股骨近端伸展截骨，与图 3-2-12 非同一病例）

（李　旭）

第三节　其他复杂髋关节畸形的术前评估和手术重建策略

本章节将借助 3 个复杂的髋关节病例，展示对于更为复杂的儿童髋关节畸形，进行术前评估和手术计划制订的基本原则和方法。因篇幅所限，本文对于其他几种较少使用、学习曲线更长的手术技术，如外科脱位、PAO 截骨、软组织瓣延长、股骨颈截骨、股骨头缩头、Colonna 关节囊成形术等，将不做阐述；对之有兴趣的读者，可查阅相关资料。

一、病例1

患者女，16 岁，轻度智力缺陷，因右下肢跛行多年、近 2 年出现疼痛并进行性加重就诊。

根据术前影像学表现（图 3-3-1），从髋关节不同自由度平面分析畸形和矫正目标，具体如下：

（1）冠状面：右侧颈干角偏小，轻度髋内翻，需行股骨近端外翻截骨。

（2）矢状面：右股骨头向前脱位，屈髋至近 90° 可显著改善，需行股骨近端矢状面伸展截骨（近 90°）。

（3）轴面：右侧前倾角偏大，可适度去旋转。

（4）大粗隆：严重高位，股骨近端外翻截骨亦不能纠正可能存在的臀中肌步态，需行下移。

（5）头臼包容：股骨近端外翻后臼对头包容变差，矢状面伸展截骨后股骨头复位改善，但冠状面显示臼对头包容仍显不足，需行髋臼三联截骨或 PAO 截骨术。

术后定期复查，2.5 个月、9 个月、1 年 2 个月

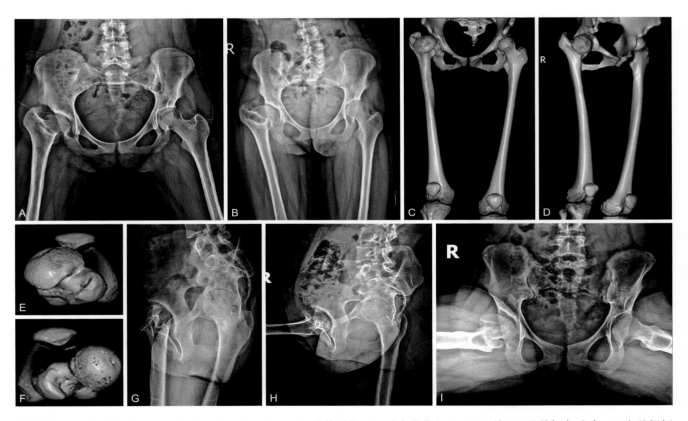

图 3-3-1　A、B. 术前影像：骨盆正位（A. Von Rosen 双髋外展位；B. 髋内收位）；C~F. 三维 CT 及前倾角重建；G. 右髋假侧位；H. 右侧屈髋 90° 假侧位；I. 屈髋 90°、外展 20°（Dunn 位）。均提示早期可疑右侧股骨头坏死后遗畸形，包括头颈发育异常、股骨头前脱位、大粗隆高位、髋臼发育缺陷等。术前测量颈干角：R 117°，L 140°；右侧颈干角较左侧明显丢失，图 B 模拟纠正颈干角（髋内收位模拟外翻截骨），显示臼对头包容明显变差；图 E、F 显示前倾角：R 40°，L 20°，右侧较左侧明显增大；图 G 显示右侧股骨头向前脱位，图 H 显示屈髋 90° 后，臼对头的矢状面覆盖显著改善；图 I 为屈髋 90°、外展 20°（Dunn 位），显示臼对头的冠状面覆盖仍显不足

复查显示（图 3-3-2），头臼形态和匹配均显著改善；患儿髋关节功能和步态亦较术前明显好转。患儿年已 18 岁，继续长期随访。

二、病例2

患儿 6 月龄前右髋部肿痛、发热史，当地医院行内科保守治疗后症状缓解（具体不详）。8 月龄始发现右侧髋关节脱位，于当地医院行闭合复位、人类位石膏固定 3 月余，后佩戴蛙式支架至约 2 岁龄；之后未再行特殊治疗。6 岁龄后逐渐出现右下肢轻微跛行，8 岁龄后跛行逐渐加重，伴久走后右髋部不适感就诊。

根据术前影像学表现（图 3-3-3），同样从髋关节不同自由度平面分析畸形和矫正目标，具体如下：

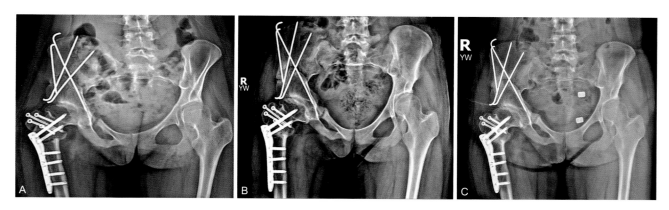

图 3-3-2 A~C.分别为术后 2.5 个月、9 个月和 1 年 2 个月复查的 X 线片

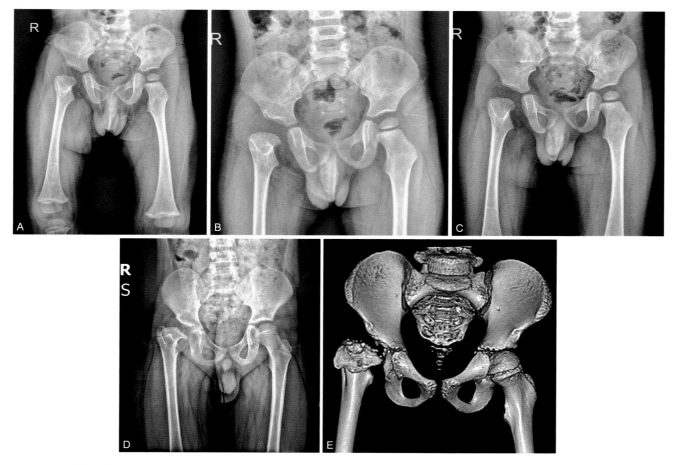

图 3-3-3 影像学检查：A~D.分别为患儿 2 岁、3 岁、5 岁和 8 岁龄的骨盆 X 线片，显示右股骨近端半脱位状态进行性加重；股骨头、颈形态持续变差，合并髋内翻畸形（右侧颈干角约 90°）；E.股骨头向前方半脱位

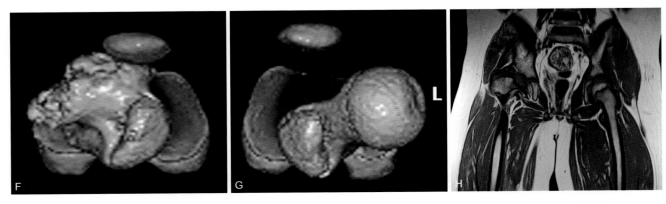

图 3-3-3（续） F、G. 双侧股骨前倾角：R 42°，L 26°；H. 髋关节 MR 同样显示右侧股骨近端明显半脱位

（1）冠状面：右侧颈干角约 90°，明显髋内翻，需行股骨近端外翻截骨。

（2）矢状面：右侧股骨头向前半脱位，需行股骨近端矢状面伸展截骨。

（3）轴面：右侧前倾角偏大，需行去旋转截骨。

（4）头臼包容：股骨近端外翻后，髋臼包容将可能继续丢失，需行三联截骨。

（5）化脓性髋关节炎残留畸形，髋臼内软组织填充为阻碍复位的重要原因，需行开放复位。

术后定期复查显示（图 3-3-4），头臼形态和匹配均显著改善。

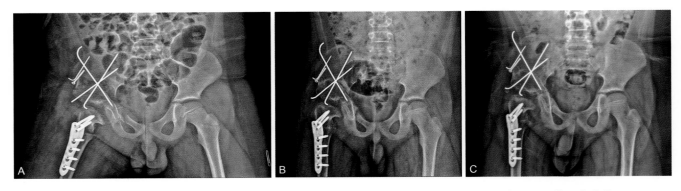

图 3-3-4   A~C. 分别为术后、术后 8 个月和术后 14 个月复查 X 线片，显示头臼形态和匹配均显著改善

三、病例 3

患者女，16 岁；15 月龄独立行走后发现左下肢跛行，确诊"左侧髋关节脱位"，于当地医院行"手法复位 + 石膏固定"半年，佩戴支具至 4~5 岁（具体不详）。13 岁始无诱因出现左髋部行走后疼痛，并进行性加重；于当地医院以"左髋关节滑膜炎"行"关节镜下滑膜清理术"，术后症状无改善并进行性加重。

根据术前检查及影像学表现（图 3-3-5），从髋关节不同自由度平面分析畸形和矫正目标，具体如下：

（1）冠状面：左侧颈干角略偏小，股骨头外侧缘塌陷明显且恰位于负重区，头臼外侧撞击形成铰链髋；如行股骨近端内翻截骨，会导致股骨头外侧缘塌陷部分完全进入负重区；而行股骨近端外翻截骨，则可将股骨头外侧塌陷部分完全转出负重区，有助于彻底改善症状。

（2）矢状面：左侧髋关节间隙狭窄且严重骨盆前倾，屈髋挛缩，仅靠软组织松解无法纠正；需行股骨近端矢状面伸展截骨，设计的矢状面伸展角度等同于屈髋挛缩的角度。

（3）头臼包容：股骨近端外翻后，臼对股骨头包容将可能丢失，需行三联截骨；术前 CT 扫描和

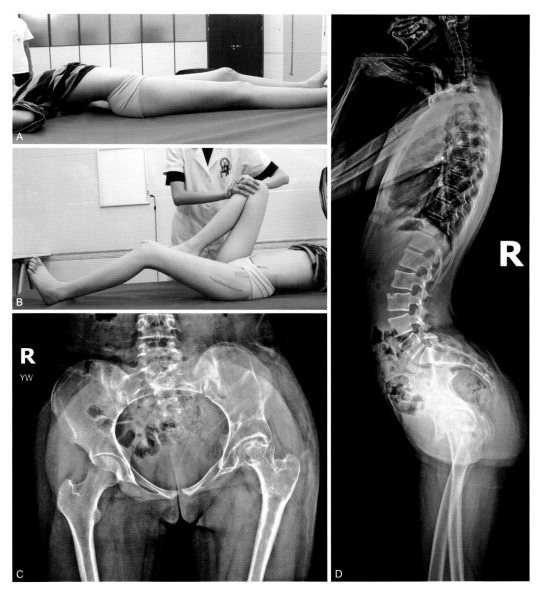

图 3-3-5　A.患儿伸髋平卧位显示腰椎明显前凸；B.左髋 Thomas 征 30°(+)，提示存在严重左侧屈髋挛缩；C.左侧 DDH 治疗后残留畸形、髋关节僵硬、间隙狭窄、内收挛缩、头臼外侧撞击、骨盆严重前倾；D.站立位脊柱、骨盆侧位片显示骨盆严重前倾、腰椎代偿性前凸

重建，有助于对髋臼发育缺陷进行评价，并在三联截骨时调整骨块旋转方向，视需要增加对某一方向的覆盖（髋臼后壁发育缺陷居多）。

　　术后定期复查显示（图 3-3-6），患者骨盆前倾及腰椎代偿性前凸较术前显著改善。

　　笔者通过以上 3 个较为严重和复杂的儿童髋关节畸形病例，展示了进行术前评估和手术计划制订的基本原则和常用策略。归纳以下几点意见，供读者在临床工作中借鉴和体会，希望通过较短的学习曲线，系统性掌握对复杂儿童髋关节畸形的外科治

疗策略，造福更多的患儿。

　　1. 重视体格检查，作为进行临床治疗决策的重要参考依据。

　　2. 在标准规范的影像学检查的基础上进行评估。

　　3. 对儿童复杂髋关节畸形的评估需重视所有关节活动自由度平面，从每个平面上评估畸形并制订矫正计划。

　　4. 理解和掌握假侧位、Dunn 位、Cross-table 侧位等某些特殊体位 X 线片的拍摄，有助于对髋关节畸形进行更为全面的评估。

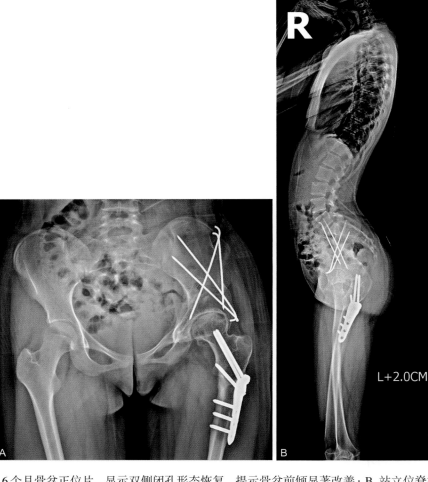

图 3-3-6　A.翻修术后 6 个月骨盆正位片，显示双侧闭孔形态恢复，提示骨盆前倾显著改善；B.站立位脊柱、骨盆侧位片显示，骨盆前倾及腰椎代偿性前凸均较术前显著改善

5.重视脊柱、骨盆的冠状面和矢状面平衡。

6.重视和深入了解儿童的步态（4 岁成熟），特别应关注低龄和伴有神经肌肉型疾病的儿童。

7.对股骨去旋转和前倾角的处理，不教条于单纯角度数字的纠正；应综合考虑髌骨方向、步向角、髋关节旋转活动度等诸多因素。

8.重视软组织的平衡和整体肌力、肌张力的评估。

9.重视肢体不等长问题，综合考虑股骨短缩、股骨近端外翻、过度生长、髂骨延长、骨盆倾斜、生长潜能等诸多问题，减少未来再行下肢等长手术的风险。

（李　旭）

第四节　骨盆倾斜并发髋关节移位

骨盆（pelvic）一词源自拉丁词"碗"，说明人类的骨盆呈碗状。具有高等脊椎动物基本结构特性的人类，自从双下肢直立行走生活以后，骨盆成了上支持体重、托付内脏，下将所支持的重力均衡地传导于下肢的重要环节。因此骨盆是体重力线传导的枢纽，维持身体平衡的力学杠杆结构，骨盆的平衡是整个人体姿势的基础。女性骨盆的碗底口空隙大，自然选择了对分娩需求和步行需求的双权衡。

无论是肩颈部畸形、上肢麻痹、脊柱畸形、髋关节疾患还是下肢肌肉麻痹、关节畸形或下肢短缩，皆能影响骨盆的平衡，即发生骨盆倾斜（pelvic obliquity）。骨盆倾斜造成的病残远不止骨盆倾斜本身。也只有恢复骨盆平衡，才有可能恢复双下肢正常的持重力线和负重功能，避免由骨盆倾斜所继发的脊柱、髋关节、下肢的其他畸形。

一、骨盆倾斜病因

骨盆倾斜的实质是在各种致畸因素作用下，人体站立行走时为维持骨盆新平衡的代偿性改变。从骨盆倾斜的畸形成因与畸形演变机制分析，骨盆倾斜的原因总的分为盆上因素、髋关节本身所致的盆部因素和双下肢不等长所致的盆下因素，有些骨盆倾斜是两种致畸因素作用的结果，如下肢短缩伴髂胫束挛缩、脊柱侧凸伴髋外展肌挛缩等。

1. 盆上因素　脊柱侧凸尤其是腰椎 C 形弯曲所致。

2. 骨盆髋关节因素（亦称真性骨盆倾斜）　盆部因素主要是一侧髋部外展侧肌肉、筋膜挛缩，或者创伤性、感染性瘢痕挛缩等导致髋关节纤维僵直于外展位，其中髂胫束挛缩继而发生髋关节周围挛缩牵拉同侧骨盆下降是最常见的致畸病因。

3. 盆下因素　主要为双下肢不等长所致，当一侧下肢短缩患侧下肢负重行走，骨盆必然发生代偿性倾斜，久之发生骨性改变。患肢股四头肌瘫痪伴屈膝畸形的患者，长期手压膝行走也能继发骨盆倾斜。

二、骨盆倾斜的测量

骨盆倾斜的测量方法较多，至今尚未统一，常用的检查方法是体外骨盆倾斜程度测量法：

1. 患者仰卧，双下肢摆放在相同的角度，正常时两侧髂嵴应在同一水平线上，骨盆倾斜者双侧髂前上棘连线的交角，即可测出其倾斜度数（图3-4-1）。

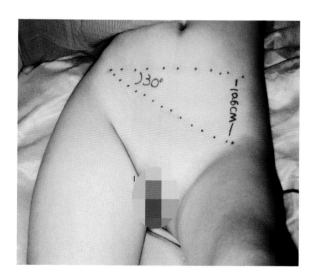

图 3-4-1　骨盆倾斜角度测量

2. 双侧髂嵴至肋缘的距离之差亦能显示骨盆倾斜的程度。

3. 从肚脐至双下肢内踝的距离之差，与下肢的真性长度比较也能测出骨盆倾斜的程度。

4. 患者站立，用重锤测出身体重力线与双侧髂前或髂后上棘连线的交角。

5. X 线检查。目前较一致的方法是：在立位（无法立位的患者将持重腿放在尽可能中立位）骨盆 X 线片上，两侧髂嵴或髋臼外缘的顶点各画一条与躯干纵轴垂直的连线，正常时两线相遇成两个直角，如一侧呈明显锐角则表示对侧骨盆上移；测量两侧髋臼外缘顶点连线与水平线的夹角为倾斜度，两线的高度之差即为骨盆倾斜的距离（图 3-4-2）。

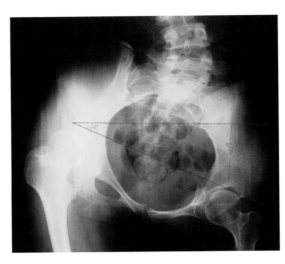

图 3-4-2　骨盆倾斜 X 线片角度测量

三、脊柱侧凸性骨盆倾斜

　　一侧或两侧腰背伸肌和腹肌瘫痪后两侧竖脊肌肌力不平衡。脊柱（主要是腰椎）一般是向肌力强的一侧侧弯，儿童期脊柱尚未发生明显结构性改变，其凸侧髂胫束紧张，从而加重了脊柱凸侧骨盆的下倾。腰脊柱 C 形侧凸后，骨盆代偿身体直立姿势而发生向脊柱凸侧倾斜。骨盆倾斜的发生发展又加重了脊柱侧凸的畸形，严重者，患者坐位时仅用脊柱凸侧股骨大转子负重，脊柱发生明显旋转畸形。脊柱侧凸性骨盆倾斜的程度有较大的弹性，在腰椎牵引下其骨盆倾斜的程度会有很大的改变，术前 X 线检查应包括立位和骨盆牵引位 X 线正位片以确定腰椎、骨盆骨性畸形改变的程度和性质（图 3-4-3）。

有关手术矫正脊柱侧凸性骨盆倾斜在第二章有详尽阐述，此节不再赘述。

四、真性骨盆倾斜的病理机制

　　附着在骨盆上的不同的肌群、骨骼杠杆和负重推力都有一个对称的三角关系，如图 3-4-4 所示，BC 线代表髋关节外展肌；AB 线代表为外展肌提供杠杆的股骨头、颈和转子；AC 线代表作用于股骨头的负重推力；DF 和 CF 代表躯干外侧肌肉；CE 代表躯干肌肉作用于骨盆的骨杠杆；FE 代表由上方作用于骨盆中线的负重推力。当机体保持平衡时，骨盆上下的三角形是对称的。正常步行时，负重侧髋关节外展肌下拉骨盆，而对侧的外侧躯干肌上提骨盆；这两组肌肉使骨盆与躯干纵轴保持直角。负重侧股骨头充当支点，躯干肌的固定点（肋骨和脊柱）较外展肌固定点更不稳定。因此，当 DF 抬高骨盆时，CF 必须提供一个对抗固定，而 CF 又需要髋关节肌肉 BC 的对抗固定。因此在每走一步中，负重侧股骨都是该固定和对抗固定系统的作用中心点。在步行时为获得正常的骨盆平衡，系统的每一部分均需依靠其他部分。

　　当髋关节有外展挛缩时，BC 线缩短；当患肢置于负重位时，股骨通过挛缩的外展肌即 BC 使同侧骨盆压低，对侧骨盆升高，在这一运动过程中，患肢和骨盆作为一个单位一起运动，患肢负重时骨盆倾斜的程度与髋关节外展挛缩的程度成正比（图 3-4-5）。

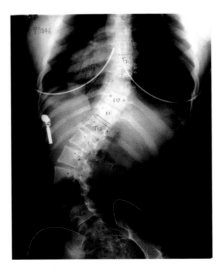

图 3-4-3　腰椎侧凸性骨盆倾斜畸形特点

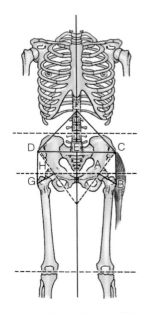

图 3-4-4　骨盆上下的三角形是对称的

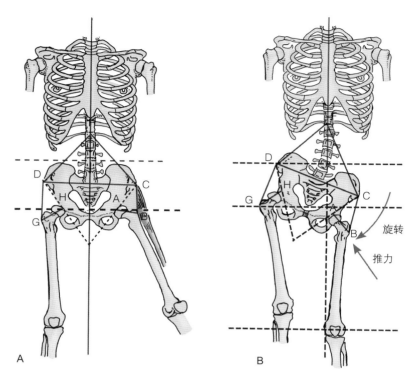

图 3-4-5　A、B.髋关节外展挛缩发生骨盆倾斜的病理机制

　　盆部因素引起的骨盆倾斜，由于肌肉瘫痪的范围和关节挛缩的部位、程度不同，加上双下肢不正常的负重应力，形成了不同的类型。

五、骨盆倾斜秦泗河分型与手术矫正策略

（一）秦泗河分型

　　秦泗河根据致畸原因、步态特点及骨盆 X 线片特征对骨盆倾斜做如下分型：

　　Ⅰ型：患肢侧骨盆下倾斜型。发生的原因是一侧髋关节外展、外旋或者合并屈曲挛缩，当患肢负重时牵拉同侧髂嵴下降，对侧髂嵴升高而导致骨盆倾斜（图 3-4-6）。

　　Ⅱ型：健肢侧骨盆下倾型。发生原因主要是健侧髋关节外展挛缩，形成髋关节外翻、外展畸形。对侧下肢肌肉瘫痪较广泛，或为连枷腿。负重肢体臀肌肌力越强，年龄越大，骨盆倾斜的程度越重。依据股骨上段前倾角和颈干角的畸形改变，又分为：

　　Ⅱa 型：单纯健侧髋关节挛缩型。患者多为青少年，挛缩轻，对侧下肢残存一定肌力，外展侧股骨上端无明显骨性畸形改变。

　　Ⅱb 型：股骨上端改变型。患者持单拐或双拐，长期单用健肢负重行走，除健侧髋关节软组织外展

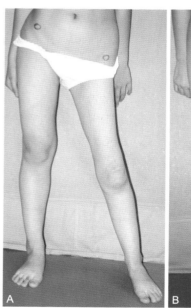
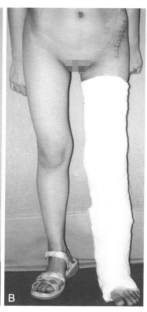

图 3-4-6　髋外展、外旋挛缩的骨盆倾斜，松解术后上长腿管型石膏加横木以控制下肢外旋畸形

挛缩外，继发股骨颈干角变大形成髋外翻畸形。对侧患肢重度短缩，甚至悬吊不落地，且多合并对侧髋臼发育不良或髋关节半脱位，身体的重力线偏移到负重腿（图 3-4-7）。

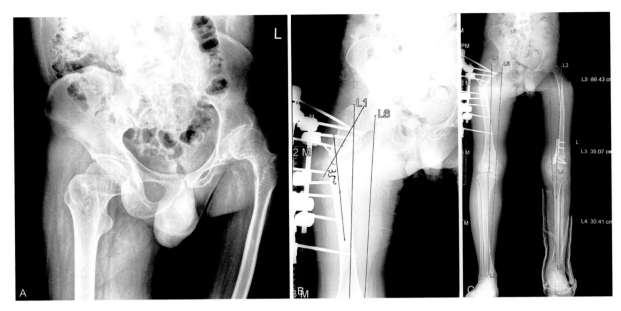

图 3-4-7   A~C. 健侧髋外展挛缩性骨盆倾斜，术后 3 周复查骨盆倾斜矫正，对侧下肢落地

（二）骨盆倾斜不同类型的手术策略

秦泗河依据真性骨盆倾斜的致畸原因，单下肢或双下肢负重行走及步态特点（此因素决定了盆部倾斜形成发展的类型和畸形程度）及骨盆 X 线片特征将骨盆倾斜分为 I 型及 IIa 型、IIb 型，此分类简明易行，适用于以盆部病变为主的骨盆倾斜的手术方式选择。根据以上骨盆倾斜的分型，分别采用不同的手术方式。

I 型骨盆倾斜：外展侧髋关节挛缩松解术。彻底解除髋关节屈曲外展挛缩筋膜与肌群，如果患者已经发生骨盆 - 股骨上段骨性畸形改变，应加做股骨转子下内收、内旋截骨术矫正骨性畸形，然后双侧髂骨穿针与股骨截骨的外固定连在一起，如此能一期矫正髋外展软组织挛缩及骨性骨盆倾斜。术后早期锻炼行提髋运动，下床踏一条线行走有利于骨盆倾斜矫正（图 3-4-8）。

某些骨盆倾斜严重的成年患者，骨盆上倾侧继发髋关节半脱位，秦泗河实施两期手术：第一期手术矫正患侧髋关节挛缩，恢复患肢的持重力线，解除了骨盆倾斜的发生原因，待骨盆倾斜获得部分矫正后，第二期再实施对侧髋关节改进的 Chiari 骨盆内移截骨术。如此术后骨盆会获得平衡，髋关节脱位也达到满意矫正，术后获得良好的行走、站立功能（图 3-4-9）。

IIa 型骨盆倾斜：外展侧臀肌起点松解、对侧髂骨延长。IIa 型骨盆倾斜，伴患侧骨盆严重发育不良可手术采用髋外展侧髂骨内外板肌肉起点松解，术中即可发现阔筋膜张肌、臀中肌起点下移。挛缩的臀大肌筋膜也应松解，解除髋外展挛缩，并取髂骨备用。对侧髂骨、耻骨截骨延长，延长间隙植入健侧髂骨块，如此术后健侧骨盆高度变短，患侧骨盆延长，骨盆倾斜自然获得平整。

IIb 型骨盆倾斜：若对侧髋关节头臼关系正常，股骨上端无畸形改变，下肢短缩＜5 cm，则实施健侧股骨转子下内收短缩（不超 3 cm）截骨，即可矫正骨盆倾斜等长双下肢。合并髋关节半脱位者，在实施健侧股骨转子下截骨的同期或之后加作对侧髋臼顶造盖术。

成年人重度骨盆倾斜合并上升侧髋内翻及髋臼发育不良者，需要实施组合性手术矫正。即：髋外展侧股骨转子下内收截骨、内收侧外展截骨术同期实施髂骨延长术改变头臼关系，如此一期手术矫正了骨盆倾斜、股骨上端畸形，改善了患侧髋关节头臼关系，恢复了双下肢长度，使患肢落地能参与负重行走。

六、骨盆截骨平衡术联合腹肌移位代臀中肌

（一）适应证

IIa 型骨盆倾斜即健侧髋关节挛缩型，患侧股骨上段无明显骨性畸形改变，合并臀肌瘫痪。双下肢长度差别较小。双下肢膝、踝、足关节无畸形或畸

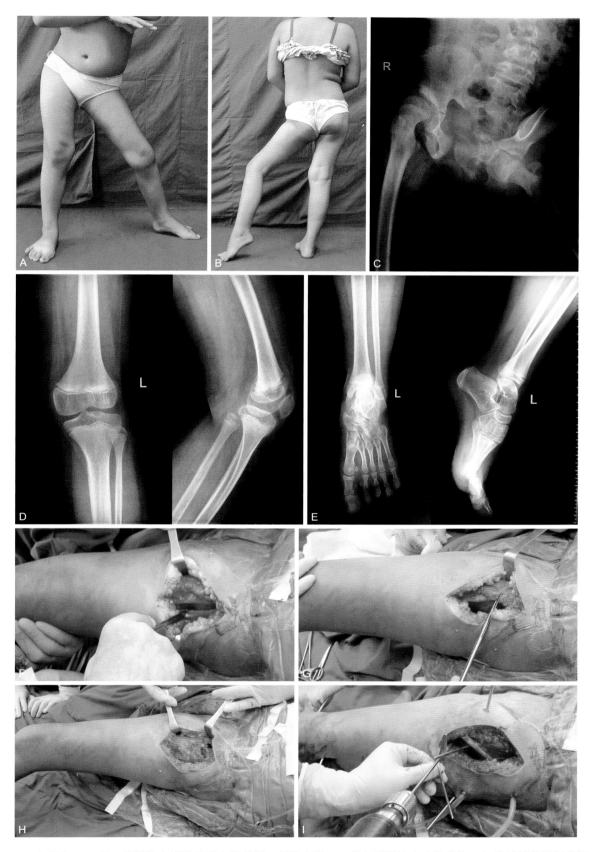

图 3-4-8　A.患者女，10 岁，弛缓性麻痹致重度左髋外展、外旋挛缩；B.单右下肢站立支撑身体，加重了骨盆倾斜发展；C.骨盆倾斜继发腰椎 C 形侧凸，对侧髋关节半脱位；D.轻度左屈膝畸形为代偿所致；E.左踝足未有骨性畸形改变；F.纵行切开挛缩的阔筋膜；G.不同平面横断外展挛缩的筋膜；H.助手行髋内收、内旋测试是否还有挛缩筋膜未松解；I.股骨大转子下电钻打孔截骨

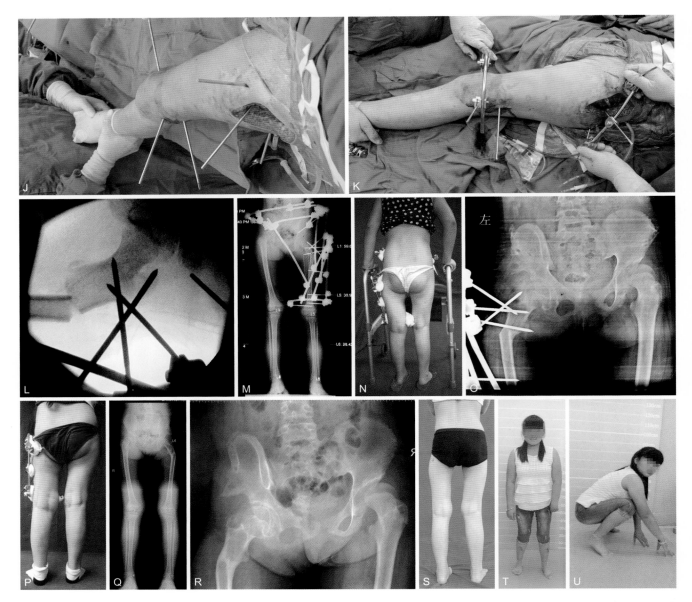

图 3-4-8（续）　J.股骨截骨端上下穿针；K.断骨后将截骨远端内收、内旋至髌骨中立位，加针杆固定；L.X 线检测：截骨端内收矫形达到要求；M.术后 22 天，骨盆倾斜基本矫正；N.术后 34 天，双侧臀纹高度基本相同，佩戴外固定行走；O.术后 94天，骨盆固定器早拆除，股骨截骨断端愈合；P.术后 113 天，来医院拆除股骨外固定；Q.术后 11 个月下肢立位全长 X 线片；R.骨盆倾斜矫正，对侧髋半脱位改善，需要单独手术矫正；S.术后 11 个月平衡站立；T.术后 4 年复查步态接近正常；U.术后4 年复查下蹲功能正常

形能同期手术矫正。对合并对侧髋臼发育不良或关节半脱位的Ⅱb 型也可应用，患者年龄 12 岁以上。

（二）手术方法

1.第一切口：沿健侧（外展侧）髂嵴切口长约8cm，切开骨膜剥离髂骨内外板，彻底松解挛缩的髋外展组织。若臀大肌筋膜挛缩，可在大转子后上将其斜行切断。然后做髋关节内收试验，必须松解到髋关节内收至中立位，骨盆无牵拉性下移为度。

松解后髂骨内外板的肌肉附着下移，故髂骨明显突出。将突出的髂骨切除一块长 9 cm、宽 3 cm 的髂骨备用于对侧髂骨延长术，缝合第一切口。

2.第二切口：起于髂前上棘下 5 cm，沿髂嵴内缘至髂嵴中上。切开皮肤、皮下组织后先游离 3 cm宽的腹外斜肌腱膜，将其在耻骨部切断，将腹外斜肌肌腹向上游离到肋缘下将腱膜做袖状缝合备用。

将皮瓣和精索（男性）向外拉开（女性可以切断或向外牵拉圆韧带），骨膜下显露耻骨支。注意勿损

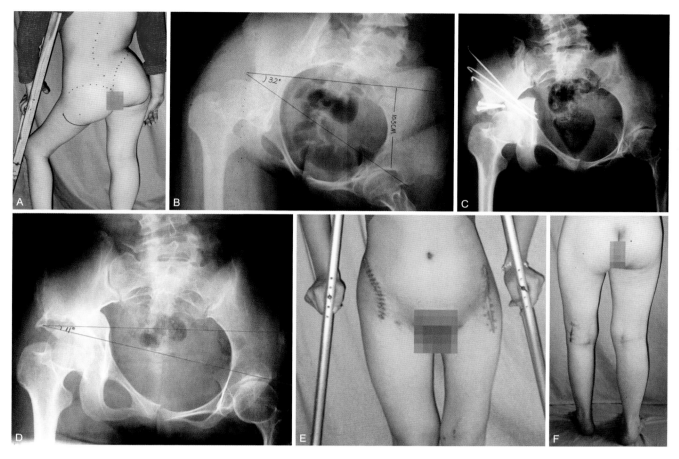

图 3-4-9　A.重度骨盆倾斜继发对侧髋关节半脱位、腰椎侧凸；B.X 线检查骨盆倾斜 32°，继发对侧髋关节半脱位，第一期手术先矫正髋关节挛缩；C.二期实施骨盆内移截骨覆盖股骨头，并使健侧下肢持重中心内移；D.术后 3 年半复查髋头臼关系恢复，骨盆倾斜大部矫正；E.双侧髋关节手术后恢复期，站立位骨盆平整；F.术后 3 年半复查，骨盆倾斜矫正后，双侧臀纹接近于一个平面

伤尿生殖隔膜下会阴动静脉及神经，在耻骨联合与耻骨结节间用骨刀从上向下切断耻骨，用尖嘴咬骨钳咬除部分骨质，用纱布填塞切口，暂不缝合。

3.充分剥离髂骨内外板直至坐骨大切迹，通过坐骨切迹下引过线锯将髂骨在髂前上棘上部切断，髂骨内板放置预弯的普通 9 cm 长 6 孔钢板，钢板预弯的角度视髂骨远段向外向下旋转的角度而定，一般为 25°~30°。先将钢板最下端的螺丝钉孔与髂骨远断端固定，用骨盆撑开器逐渐将骨盆截骨段撑开，骨盆的远断端即逐渐向外向下移动。为防止近段髂骨旋转移动，在撑开的过程中，助手可用力下推近段髂骨，当撑开 4~5 cm 后将骨盆内板的钢板上端固定。

4.将备用的对侧髂骨根据延长底口和外口的距离剪成相应的 3 cm 和 5 cm 两块梯形骨块，小块嵌入到近坐骨大切迹的底口，然后撤掉撑开器，大块

骨置入延长的外口并用骨锤敲击镶嵌紧，再用一枚螺丝钉将钢板与植骨块固定。若骨块不够可在同侧髂骨切取，缝合髂骨内外板。用手探测耻骨支截断处的移动情况并关闭此切口。

5.从大转子向下做直切口，显露股骨大转子并打骨洞，从皮下引过腹外斜肌腱膜，并测试腹外斜肌的拉力线至合适为度。助手维持髋关节外展位，腱膜穿股骨大转子骨洞在适当张力下固定，缝合切口前常规放负压引流管。术后用髋关节外展支具固定髋外展 30° 位 6 周。由于髂骨延长处用钢板固定，植骨块是取自健侧发育良好的髂骨，髂骨延长间隙采用两块梯形骨块镶嵌植骨，螺丝钉固定，植骨块已成为环行骨盆的一个稳定的整体。耻骨截骨后周围有坚强韧带连接，且断端仅有少许分离，此处不需内固定。髂骨延长与腹外斜肌移位代臀中肌者佩戴上预先备用的髋外展支具。为了增强臀中肌替代

的效果，秦泗河取髂胫束固定在大转子上，然后与游离的腹外斜肌腱膜吻合。如此明显增强了动力牵拉腱膜的强度，避免了切取薄弱的腹外斜肌腱膜，减少了术后髋外展位固定时间（图 3-4-10）。

（三）术后处理

术后 2~3 周嘱患者手扶助行器佩戴髋外展支具下床，在医生的指导下患肢外展位适度负重行走。髂骨延长的骨愈合时间一般需 4~6 个月。

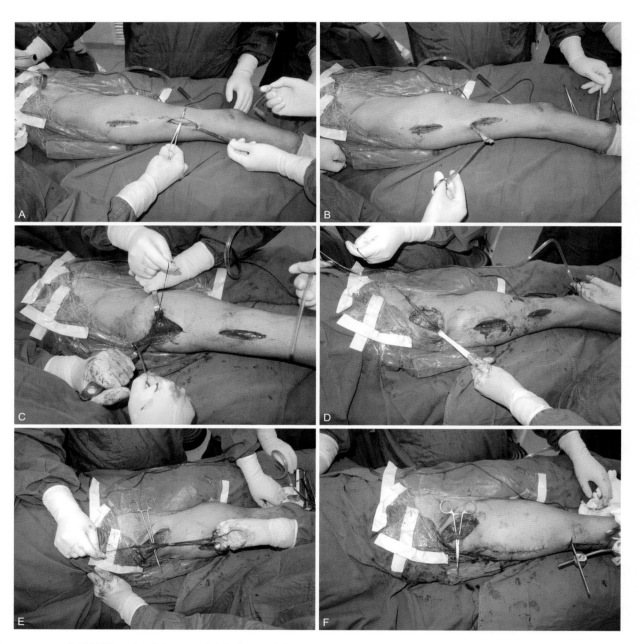

图 3-4-10　A. 大腿外侧上下 2 个切口显露髂胫束；B. 游离 3cm 宽髂胫束条；C. 将髂胫束条穿过股骨大转子骨洞后固定；D. 将髂胫束远端引入显露腹外斜肌的切口中备用；E. 髋关节适当外展位，将游离的腹外斜肌腱膜与髂胫束在合适张力下缝合；F. 肌腱牢固缝合完毕，术后用髋关节外展支具固定髋关节于外展 30°~40° 位置

（秦泗河）

第五节　Ilizarov髋重建术治疗髋关节毁损性畸形

一、术式概况

Ilizarov 医师创造性地将股骨粗隆下外展截骨术，与同侧股骨远端内收截骨延长术结合起来，很好地解决了传统外展截骨术后残留的膝外翻畸形和下肢不等长问题，为人们开启了一扇通往治疗髋关节病变理想境界的微妙之门，因此称为"Ilizarov 髋关节重建术"，而 Dror Paley 将 Ilizarov 髋重建术称为骨盆支撑截骨术（pelvis support osteotomy，PSO）。

Ilizarov 骨盆支撑截骨术虽然改变了股骨近端的解剖形态，但经临床应用验证，确实能解除关节疼痛，纠正患肢力线与长度，明显改善步态。为那些不适宜行人工髋关节置换的患者，提供了一种自然有效的功能重建策略，如果手术设计合理、手术操作正确，其手术后的下肢功能是越用越好。

二、手术原理

PSO 采用髋关节的极限内收，于股骨近端外翻截骨，利用宽大的股骨上段来支撑骨盆，极限内收髋关节时使股骨大转子移向远端和外侧，形成杠杆力系的动态结构，同时增加了外展肌的张力来消除 Trendelenburg 步态，通过股骨中段再次截骨延长逐渐纠正膝关节过度外翻和下肢短缩畸形。它以仿生理念为基础，利用活体组织的再生潜能，借助 Ilizarov 外固定器，通过持续、缓慢而稳定的牵拉来实现组织的再生、修复和重建。该技术将骨盆补充支点支撑截骨术与股骨中段延长术联合起来重建髋关节功能，既保留了自身的髋关节，同时又恢复了患肢的力线和长度，消除了髋关节的疼痛，纠正了患肢跛行步态。

三、术前检查和截骨点设计

术前常规拍摄双下肢全长正侧位片，患者仰卧最大内收位摄正位片确定患肢股骨干与坐骨结节接触点为第一截骨点，并确定内收角度，若患髋内收40°，加上过度矫正15°，总共外展截骨角度为55°。垂直骨盆通过第一截骨顶点垂线，与胫骨机械轴向股骨延长线在股骨中下段相交点，为第二截骨延长点（图 3-5-1）。

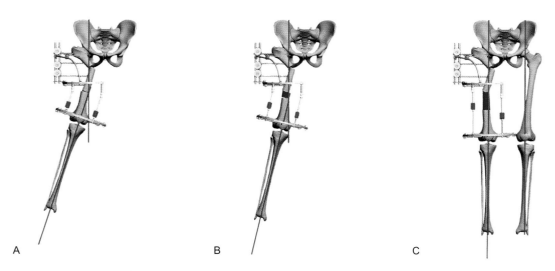

图 3-5-1　改进 Ilizarov 骨盆支撑截骨术示意图，股骨近端用半螺纹钉固定。A. 股骨截骨 2 处截骨术后，延长之前；B. 股骨远端截骨平面缓慢延长同时内收；C. 延长及矫形结束，下肢机械轴、长度达到要求

四、手术操作与重建策略的经验

1. 单纯用外固定者，用电钻打孔的微创截骨器，手术切口与创伤小，骨愈合快。

2. 成年人大腿较肥胖者，股骨近端截骨，术中角度达到要求后，可用预弯的钢板固定。

3. 术后的全程追踪到恢复结束，应由同一位医生管理。

4. 根据延长骨痂的矿化程度，逐渐简化骨外固定器，延长骨痂至完全矿化后，完全松开骨外固定器，患者自由行走 3 周，见骨质无变形，患者无不适后，拆除骨外固定器，再扶拐 3 个月保护行走。

五、典型病例

（一）病例一

患者女，27 岁，幼年因髋关节化脓性感染致右股骨头缺如，髋关节脱位。行 Ilizarov 髋重建术（图 3-5-2 ）。

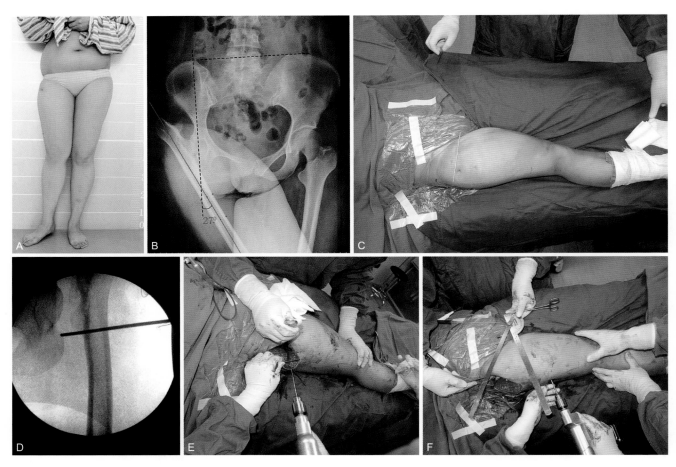

图 3-5-2　结合有限钢板内固定 -Ilizarov 髋重建术。A. 患者女，27 岁。幼年因髋关节化脓性感染致右股骨头缺如，髋关节脱位；B. 术前股骨最大内收角度 27°，计算股骨近端外展截骨角度为 27°+15°=42°；C、D. 术中以 X 线透视定位，确定第一截骨线，于坐骨结节与股骨相交处；E. 约 10 cm 手术切口，暴露股骨，用电钻打孔式截骨；F. 用角度尺按 42° 于第一截骨线近远端各穿 1 枚 5 mm 螺纹半针

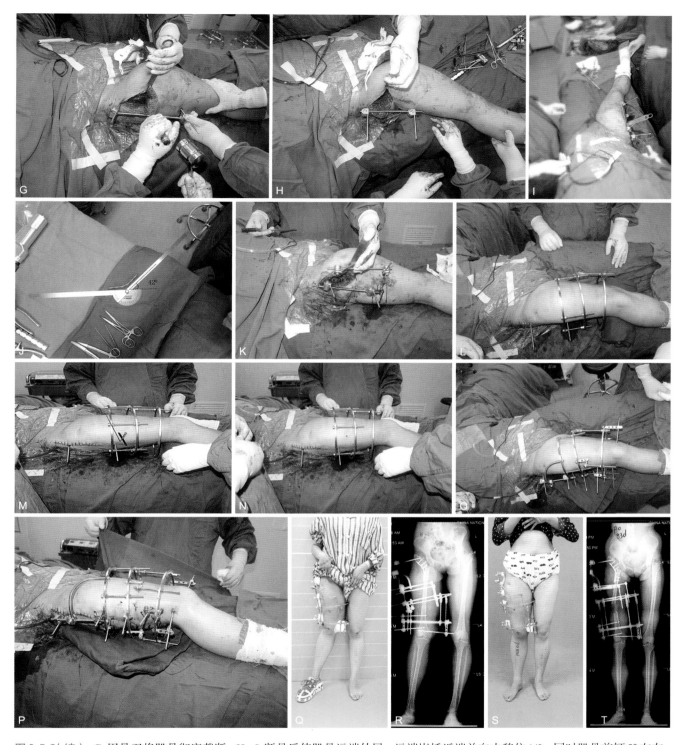

图 3-5-2（续） G.用骨刀将股骨彻底截断；H、I.断骨后使股骨远端外展，远端嵌插近端并向内移位 1/2，同时股骨前倾 5° 左右，至 2 枚螺纹半针平行后，用组合式连接杆连接固定；J、K.将限制性钢板折弯 42° 角，安装固定钢板；L～N.第二截骨线位于骨盆平行线与第一处截骨点的垂直线——与胫骨机械轴的 CORA 中心，于此处行 1 cm 皮肤切口，置入截骨器套管，进行电钻打孔截骨；O、P.穿针安装改良的 Ilizarov 环式外固定器，将第二截骨处股骨彻底截断，术后逐渐牵伸延长；Q、R.术后 7 天，开始第二截骨端延长，以 1 mm/d 的速度进行，术后第 2 周复查 X 线片观察延长情况，减慢延长速度，以 0.6～0.7 mm/d 的速度均匀延长。确定延长骨痂生长均匀良好后，采用内慢外快延长，逐渐内收延长股骨，至患肢力线恢复正常，双下肢等长；S、T.术后 83 天，第二截骨处内收延长结束，骨痂矿化良好，下肢力线佳，等待骨痂完全矿化

（二）病例二

患者女，24 岁，双侧先天性髋关节脱位，无手术治疗史，行走呈摇摆步态，长距离行走髋关节酸痛。完善相关检查后行左骨盆支撑截骨术。术后 5

天下地扶双拐行走，7 天开始调整外固定器延长股骨，并使股骨远端内翻。双下肢等长，右下肢轴线恢复后，停止延长，继续固定至骨愈合后拆除外固定器（图 3-5-3）。

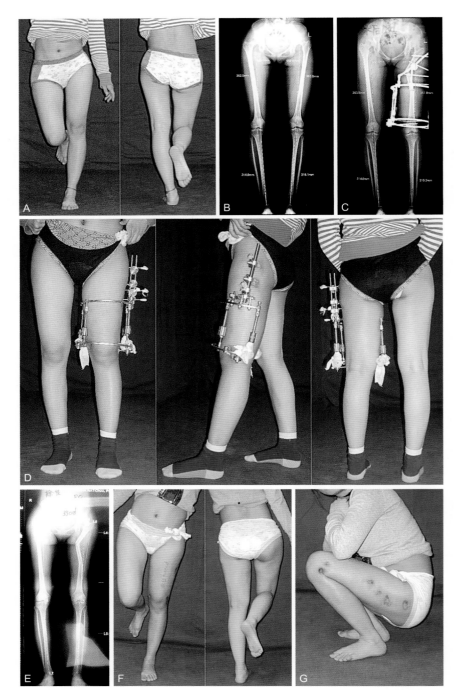

图 3-5-3　A～G 骨盆支撑截骨术治疗成人 DDH。A. 术前左侧 Trendlenburg 征阳性；B.X 线片显示双侧髋关节脱位；C. 术后 18 天 X 线片；D. 术后 252 天外观，下肢力线及长度恢复；E. 术后 1 年拆除外固定器后 X 线片；F. 术后 Trendlenburg 征转为阴性；G. 拆外固定器后，髋、膝关节屈伸功能良好

（秦泗河　秦绪磊）

参考文献

[1] Wedge JH, Wasylenko MJ. The natural history of congenital disease of the hip[J]. J Bone Joint Surg Br, 1979, 61B: 334-338.

[2] Wedge JH, Wasylenko MJ. The natural history of congenital dislocation of the hip: a critical review[J]. Clin Orthop Relat Res, 1978, 137: 154-162.

[3] Tonnis D. Congenital dysplasia and dislocation of the hip in children and adults[M]. Berlin Heidelberg: Springer-Verlag, 1987.

[4] John A. Herring. Tachdjian's pediatric orthopaedics: from the Texas Scottish Rite Hospital for Children. 5th edition[M]. Elsevier, 2014.

[5] Fritz Hefti. Pediatric orthopedics in practice, 2nd edition[M]. Springer-Verlag Berlin Heidelberg, 2015.

[6] S. Terry Canale, James H. Beaty. Campbell's Operative Orthopaedics, 12 edition[M]. Elsevier, 2013.

[7] 中华医学会小儿外科学分会骨科学组, 中华医学会骨科学分会小儿创伤矫形学组. 发育性髋关节发育不良临床诊疗指南 (0~2 岁)[J]. 中华骨科杂志, 2017, 37 (11): 641-650.

[8] Sucato DJ, De La Rocha A, Lau K, et al. Overhead Bryant's Traction does not improve the success of closed reduction or limit AVN in developmental dysplasia of the hip[J]. J Pediatr Orthop, 2017, 37: e108–e113.

[9] Langenskiold A, Paavilainen T. The effect of prereduction traction on the results of closed reduction of developmental dislocation of the hip[J]. J Pediatr Orthop, 2000, 20: 471–474.

[10] Salter RB. Innominate osteotomy in the treatment of congenital dislocation and subluxation of the hip[J]. J Bone Joint Surg (Br), 1961, 43: 518-539.

[11] Glorion C. Surgical reduction of congenital hip dislocation[J]. Orthop Traumatol Surg Res, 2018, 104(1S): S147-S157.

[12] Sales DGJ. Pelvic reorientation osteotomies and acetabuloplasties in children. Surgical technique [J]. Orthop Traumatol Surg Res, 2010, 96(7): 793-799.

[13] Rab G T. Biomechanical aspects of Salter osteotomy [J]. Clin Orthop Relat Res, 1978, (132): 82-87.

[14] Sattar Alshryda, Jason J. Howard, et al. The pediatric and adolescent hip, essentials and evidence[M]. Springer, 2019.

[15] Rab GT. Biomechanical aspects of Salter osteotomy [J]. Clin Orthop Relat Res, 1978, (132): 82-87.

[16] 秦泗河. 脊髓灰质炎后遗症外科治疗 [M]. 北京：人民卫生出版社, 2006.

第四章 膝关节畸形矫正与功能重建

第一节 膝内翻、膝外翻畸形

一、膝部畸形矫正常用概念

（一）股胫角（FTA）

股胫角（femorotibial angle，FTA）指股骨与胫骨解剖轴外侧的夹角。为股骨远端解剖轴外侧角（anatomic lateral distal femoral angle，aLDFA）与胫骨近端解剖轴外侧角（anatomic lateral proximal tibial angle，aLPTA）之和。正常情况下 aLDFA 约为 81°，aLDFA 约为 93°，FTA 正常为 171°~175°（平均 173°），膝内翻者大于 175°，膝外翻者小于 171°。

（二）机械轴偏移（MAD）

机械轴偏移（mechanical axis deviation，MAD）指额状面机械轴与膝关节中心点的距离，正常机械轴线在膝关节中心内侧 8±7 mm 处。

（三）股骨远端机械轴外侧角（mLDFA）

股骨远端机械轴外侧角（mechaincal lateral distal femoral angle，mLDFA）正常为 85°~90°（平均 88°）。

（四）胫骨近端机械轴内侧角（mMPTA）

胫骨近端机械轴内侧角（mechanical medial proximal tibial angle，mMPTA）正常为 85°~90°（平均 87°）。

二、膝内翻、膝外翻畸形

膝内翻、膝外翻是儿童青少年发育过程中常见的下肢畸形。膝内翻和膝外翻是指冠状面上膝关节的成角畸形。双膝内翻，又称 O 形腿，膝关节以下部分内旋，踝关节面向内倾斜，表现为站立或下肢自然伸直时两足内踝相接触但两膝不能靠拢。双膝外翻，又称 X 形腿，膝部以下外翻，股骨下关节面外倾，表现为两腿并在一起站立或伸直时，两膝能

接触而两内踝之间有明显距离。一般双膝外翻占比 60% 以上，双膝内翻占 25% 左右，其他为单侧膝内翻或膝外翻。若一侧下肢膝内翻，另一侧下肢为膝外翻，站立时身体向一边倾斜，称为风吹样畸形。

小儿大部分膝内翻或膝外翻为生理性的，在儿童生长发育过程中可逐渐自行矫正，无须过多干预。正常儿童下肢力线自然发育过程为：膝内翻（婴儿）、下肢变直（18 个月）、生理性膝外翻（2~6 岁）、下肢变直（>7 岁）。但仍有部分膝外翻或膝内翻是病理因素导致，不仅严重影响患儿肢体外观，还会对下肢活动功能造成不同程度的影响，轻者表现为步态异常、行走不稳，发展到成年期可继发膝骨关节炎，出现膝关节疼痛。一旦发生明显骨性畸形的膝内翻或膝外翻，手术是唯一有效的矫正方法。

根据国内王正义对 862 名膝内、外翻患者所进行的病因学分析发现，40% 以上的膝内、外翻起因于婴幼儿时期的佝偻病，30% 左右是由于青春期迟发性佝偻病所引起。因此，由于各种青春期佝偻病所致的膝内、外翻约占总患者数的 70%。秦泗河手术治疗 753 例膝内、外翻畸形，患者也大部分来源于北方省、市，北方地区冬季长，儿童室外活动量少，日光紫外线照射不足，故维生素 D 缺乏，加之北方人平均身材高于南方人，在儿童生长过快的情况下，需要维生素 D 多，也就更容易发生维生素 D 缺乏，导致青春期膝内、外翻畸形。其他引起膝内、外翻的原因还有骨发育紊乱性疾病如低磷性佝偻病、软骨发育不全、干骺端软骨发育不全、膝关节一侧骨骺早闭、非化脓性关节炎、大骨节病、类风湿疾病、膝关节骨骺损伤等。

（一）临床表现

对于新生儿或 2 岁以下儿童而言，轻度膝内翻是正常现象。膝内翻通常发生在双侧股骨和胫骨，双腿对称，随生长发育可在 2.5~4 岁逐渐矫正；儿

童 2~6 岁期间，15° 以内双侧对称的膝外翻是正常现象，最迟至 7~8 岁可恢复至正常，如 8 岁时仍存在膝外翻者，多数不能自行矫正。如外翻超过 15° 或双侧不对称或身材明显矮小，则高度怀疑病理性膝外翻，应拍摄 X 线片明确病因。当儿童有严重膝外翻时，可继发小腿或足部畸形，走路显得很笨拙，两膝之间发生摩擦，双足之间保持一定距离。为了防止双膝之间相碰，走路时呈摇摆步态，容易发生疲劳。双足呈旋前位及足尖内偏，以便使身体重心落在足底中心。如果小腿三头肌及髂胫束挛缩，其足尖则发生外偏，常常造成腓肠肌和大腿前方疼痛。在严重膝外翻中，由于股四头肌的力线异常，髌骨可发生外侧半脱位。由于膝外翻儿童活动量少，常常发生肥胖，异常的负重力线使膝关节的内侧韧带受牵拉，加重了膝外翻畸形的发展。

（二）膝内翻畸形鉴别诊断

可引起膝内翻的疾病很多，主要有以下几类：

1. 影响内分泌及代谢的疾病　此类疾病以佝偻病为代表，还包括甲状旁腺功能亢进、坏血病、肝豆状核变性等。此类疾病的特点为，干扰骨骼生长及代谢的相关因素，引起成骨、破骨平衡紊乱，钙吸收和沉积障碍，造成骨骼强度降低、承受应力的能力下降，膝关节内侧受到持续应力作用造成骨质破坏，可出现膝内翻改变。

2. 直接引起骨关节破坏的疾病　主要包括下肢的外伤、炎症、肿瘤等疾病，疾病直接造成骨骼的破坏，引起骨骼畸形改变，或破坏骺板，造成骨的生长不对称，导致膝内翻的发生。此类疾病中包含一种特殊疾病——Blount 病，又称胫内翻，是由于胫骨近端内侧骺板受压，影响了正常的生长，导致胫骨近端内侧生长慢于外侧而发生向内侧弯曲。

3. 影响软骨、结缔组织发育的疾病　如成骨不全、黏多糖病、多发性骨骺发育不良、半肢骨骺发育不全、干骺端软骨发育不全等，此类疾病多为遗传性疾病，致病基因导致胶原、软骨等结缔组织形成障碍，影响骨的形成或发育，最终表现为骨骼生长和形态的异常。

4. 神经肌肉病变　脊髓灰质炎后遗症、脑性瘫痪、下运动神经元病、肌营养不良及神经肌肉损伤等，疾病引起内翻肌群的痉挛或外翻肌群的松弛，导致骨骼受力的异常，不平衡的肌力长期存在，造成骨骼的畸形发育。

（三）保守治疗

生理性膝内翻多不需治疗。对于 <6 岁儿童的生理性膝外翻，约 95% 能自行矫正。尤其走路时双足趾内偏者，自行矫正的可能性更大。如果因髂胫束或小腿三头肌挛缩引起的膝外翻，应通过手法被动牵伸锻炼，到达矫正膝外翻的目的。对于少数严重膝外翻，一般不能自行矫正；到青少年期才发生膝外翻者，一般也不能自行矫正。这些儿童因膝外翻及双足旋前严重，使身体的重心落在第一足列的内侧。为了防止足的疲劳损伤，可通过应用足的纵弓支撑垫或足跟楔形鞋垫，起到一定的治疗作用。对于严重的膝外翻，尤其 8 岁以上肥胖儿童以及病理性膝外翻角度 <20° 者，主张白天应用膝外翻矫形支具，主要通过保护膝关节防止发生侧副韧带不稳定，另外也可减轻股骨远端和胫骨近端骺板遭受异常应力的损伤。夜间因不负重，不必要使用矫形支具。应用 1~2 年后效果不佳时应手术治疗。

（四）手术治疗

1. 手术适应证

（1）凡是畸形 >30° 者或者伴有小腿扭转畸形，应尽早实施微创截骨手术矫正，秦泗河矫形外科手术的患者最小年龄 2 岁。

（2）畸形发展较快，影响患儿的外观与行走功能。

（3）低磷性佝偻病、成骨不全等体质性疾病形成的膝内、外翻畸形几乎都伴有明显的扭转畸形，手术矫正畸形后必须长期佩带矫形器锻炼行走，并嘱咐患者定期复查。

2. 外科矫形方法

主要有两大类：

（1）骺板阻滞术：适用于骺板仍然有生长潜力者，通常采用"八字钢板"可恢复性骺板阻滞术。

（2）截骨术：凡是畸形严重、造成明显偏心受力者，不论年龄大小皆应截骨矫正。①胫骨近端内翻截骨术：本手术适合于膝外翻畸形发生在胫骨近端，膝关节纵轴线不发生上外侧倾斜者。其手术并发症主要有腓总神经麻痹、小腿骨筋膜室综合征。截骨术后可采用外固定器或 Ilizarov 技术固定，使外翻和旋转畸形同时逐渐得到矫正。术中如果髂胫束挛缩，应将其松解。②股骨远端截骨术：对于膝外翻畸形大于 12°~15°，合并有膝关节纵轴线向上外侧倾斜超过 10°者，应选用股骨远端截骨术，才能矫正其畸形。

三、手术治疗膝内翻、膝外翻畸形753例分析

截至 2017 年 12 月，秦泗河矫形外科共手术治疗膝内翻、膝外翻畸形 753 例，统计分析如下。

（一）性别比例

患者性别	膝内翻	膝外翻	骨关节炎
男	69	43	8
女	401	198	34

注意，本组 753 例膝内翻、膝外翻畸形，女性 633 例，男性 120 例，男女之比竟然达 1：5.27，且患者主要分布于寒冷的东北、西北地区。显然，此地区冬季漫长，阳光照射不足，女孩的青春发育期明显快于男孩，钙代谢与快速发育之间失衡，因此，也有人称其为青春期佝偻病性膝内、外翻畸形。成年期继发膝骨性关节炎者女性明显多于男性。

（二）753例手术时年龄

年龄段（岁）	膝内翻	膝外翻	继发骨关节炎
1～5	8	7	0
6～10	17	14	0
11～15	58	34	0
16～20	131	80	2
21～25	122	56	2
26～30	68	23	2
31～35	25	10	3
36～40	21	11	1
41～50	9	5	9
51～60	9	0	14
61～70	2	1	8
＞70	0	0	3
最大年龄	67	65	82
最小年龄	2	3	17
平均年龄	25.0	17.6	52.1

（三）畸形侧别

畸形侧别	膝内翻	膝外翻	骨关节炎
左侧	64	59	5
右侧	63	57	13
双侧	343	125	24

753 例统计显示，膝内翻与膝外翻双下肢罹患者明显多于单侧。

（四）矫形手术结合应用骨外固定器

年份	Ilizarov	组合式	单臂	泰勒
1990—1999	16	9	2	0
2000—2009	50	33	0	0
2010—2017	97	52	0	5

16 岁以上靠近膝关节的股骨内、外翻畸形，截骨后用外固定器达到畸形矫正的需要目标，然后安装钢板固定，如此能减少对膝关节的干扰。

（五）秦泗河常用的矫形术式及病例数

术式类别	术式名称	膝内翻	膝外翻	骨关节炎
股骨截骨	股骨中段或中下段截骨	37	5	0
	股骨髁上截骨	36	108	12
胫腓骨截骨	胫骨上段、高位、平台下、结节下截骨	316	23	32
	胫骨中段或中下段、中上段截骨	22	6	0
	胫骨下段、踝上截骨	51	3	1
截骨矫形与延长	大腿延长	1	2	0
	小腿延长	20	2	0

胫骨、腓骨截骨几乎都采用皮下微创电钻打孔截骨术，然后穿针安装骨外固定器（不上钢板），保障了手术矫正后皮肤没有切口瘢痕。

（郭保逢　秦泗河）

第二节　骨外固定技术矫正膝内翻与膝外翻畸形

膝内翻根据畸形弯曲的中心部位分小腿内翻（上段、中段、下段）、大腿内翻或大腿与小腿皆内翻。膝外翻畸形发生的部位绝大多数在股骨下段。少部分合并胫骨上端的外翻外旋畸形。

一般用"膝间距"或"踝间距"衡量膝内翻或膝外翻的严重程度，"膝间距"或"踝间距"小于 3 cm 为轻度，3~10 cm 为中度，超过 10 cm 为重度。根据畸形角度大小，分为轻度（畸形在 20° 以内）、中度（畸形 20°~40°）、重度（畸形 >40°）。

膝内、外翻截骨矫形后的固定方法有钢板、骨圆针、外固定器、石膏外固定等，而唯有用骨外固定器固定截骨断端，效果可靠，操作简单，且能在术后任意调节截骨端的角度，双下肢多节段截骨亦能顺利完成。应用骨外固定器矫正膝内、外翻畸形由于切口内不放置内置物，使皮肤的切口与手术创伤明显减少。

严重的膝内、外翻畸形不能手术中一次矫正，截骨后安装带关节铰链的外固定矫形器，铰链的旋转中心必须与截骨断端的矫形轨迹同步，如此，手术后在器械调整的过程中可以达到满意的畸形矫正（图 4-2-1）。

在实施膝内、外翻畸形截骨矫正与安装外固定器者，术后 5~7 天即可嘱患者下床扶拐以健肢持重行走，并定期实施 X 线检查，再根据膝关节残留内翻或外翻畸形的程度、类型，旋转或压缩外固定器不同的螺纹杆，达到畸形的逐渐牵拉矫正。截骨端骨获得良好愈合后再拆除外固定器。

一、截骨后外固定工具的选择

术前对膝内、外翻畸形的性质、程度、治疗的目标作出准确判断，以便提前准备应用何种外固定矫形器。截骨断端固定器的选择，一般取决于膝内、外翻畸形的类型、程度与术者的习惯，轻度畸形术后不做调整，仅单纯固定截骨断端，可选用单臂或组合式外固定器；重度畸形术后需要做单平面逐渐矫形者，应选用半环槽式或具有伸缩功能的外固定器；膝关节复合畸形的牵拉矫正，必须应用具有三维矫形功能的外固定器，如 Ilizarov 外固定治疗器，计算机控制下的三维矫形外固定器（Taylor 架）等。膝内、外翻矫形外固定手术后 1 周，患者即可扶助行器锻炼行走。

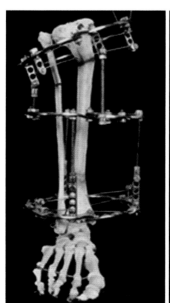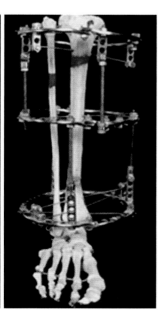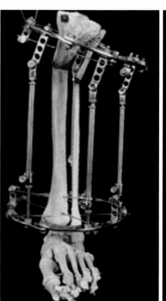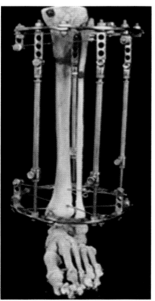

图 4-2-1　Ilizarov 技术矫正膝内翻畸形，外固定器铰链关节的安装固定与矫形方法

二、手术策略与外固定器安装的基本方法

1.通过必要的检查判明膝内、外翻畸形发生的原因。

2.术前拍摄站立位下肢全长的X线正、侧位片，仔细在股骨和胫骨上画出解剖轴线及机械轴线。骨干部畸形参考解剖轴线，近关节畸形参考机械轴线，精确地测量畸形的部位、程度，骨干的解剖轴与下肢持重力线之间的关系，如此方能选择正确的一处或多处的截骨矫形部位，确定合适的穿针点及穿针数量。截骨部位一般在畸形的顶点，即股骨或胫骨上下两条轴线相交处（图4-2-2）。

双侧膝内翻可同期截骨矫形（图4-2-3）。若股骨、胫骨皆合并内翻畸形者，宜先矫正胫骨畸形（图4-2-4），二期再实施股骨内翻畸形的矫正。若畸形为弧状必然形成两个以上的成角中心，应在一个骨干上实施两处以上部位的截骨矫正。

3.膝内翻畸形应矫正稍过正，形成生理性膝外翻角，膝外翻畸形矫正至保留6°左右的膝外翻角。畸形矫正后应达到的理想标准是：站立位术后膝关节面平衡，膝关节X线正位检查，股骨髁轴线与胫骨髁轴线应基本达到正常角度，冠状位下肢持重力线——股骨干与胫骨干垂直轴线应通过膝关节中间。

4.膝内翻或胫骨内翻矫正截骨方法有线形、楔形、U形、V形等，应根据患者的年龄、畸形的部位和手术者的经验而定。胫骨结节下U形截骨断端稳定，接触面大，畸形矫正容易，肢体不短缩，可适合任何膝内翻畸形的矫正，应注意矫正膝内翻畸形时腓骨必须截断。

股骨髁上截骨矫正膝外翻畸形，宜采用楔形或V形截骨法。

5.膝内翻合并身材矮小者，在矫正膝内翻的同时安装能够实施下肢延长的骨外固定器，可同期实施下肢适量延长。

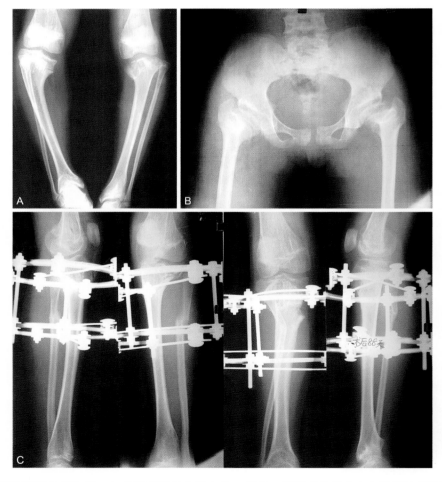

图4-2-2　双膝内翻截骨矫形点的选择。A.拍摄双胫骨全长立位X线片，畸形成角的中心在胫骨结节部。B.该患者同时合并双侧扁平髋。C.实施双胫骨结节下截骨，术后88天X线检查，双膝内翻畸形矫正，截骨断端骨愈合

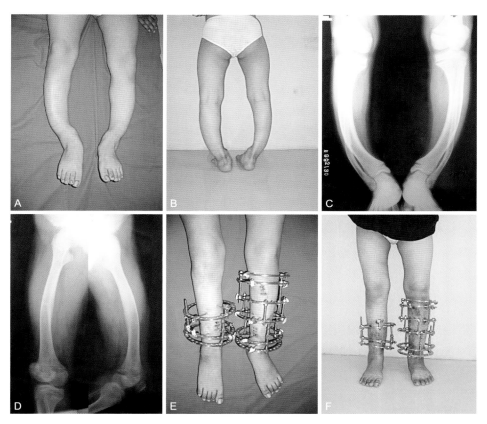

图 4-2-3　双侧膝内翻畸形同期截骨矫正。A.患者女，11 岁，双膝内翻。B.站立后位像。C.X 线检查双胫骨弧形内翻畸形。D.双股骨亦有轻度内翻畸形。E、F.左胫骨上下段、右胫骨中下段截骨，安装 Ilizarov 外固定矫形器，术后 19 天可全负重行走

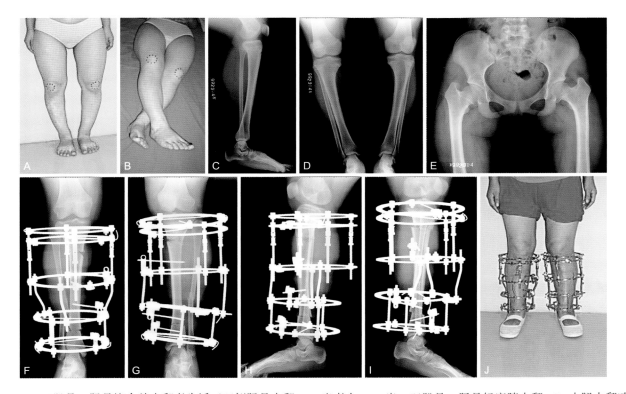

图 4-2-4　双股骨、胫骨皆合并内翻者先矫正双侧胫骨内翻。A.患者女，14 岁，双股骨、胫骨轻度膝内翻。B.小腿内翻畸形的交点，显示小腿下段有明显内旋畸形。C.侧位 X 线检查示胫骨无畸形。D.正位 X 线检查，双侧胫骨内翻畸形在中上段。E 双股骨有轻度内翻畸形。F~I.实施双侧胫骨上下段双截骨，安装 Ilizarov 外固定器，矫正内翻、内旋畸形。J.双小腿内翻、内旋畸形完全矫正

6. 膝内、外翻合并其他畸形如股骨或胫骨前弓畸形、小腿外旋畸形等，应同期实施股骨髁上截骨加胫骨结节下截骨，截骨断端可用跨膝关节组合式外固定器固定，如此方能恢复双下肢的持重力线。畸形严重者实施截骨手术后，可部分矫正畸形，残余的膝关节畸形手术后按照肢体延长的牵伸原则，通过逐渐调整外固定牵伸器矫正。

7. 严重的大龄膝内翻患者多合并膝关节外侧韧带松弛，畸形矫正的同期或矫正之后应行外侧副韧带起点上移紧缩术。

8. 为减少外固定器的钢针穿过软组织，又能达到对截骨断端的有效固定，作者设计了"膝内翻外固定矫形器"，器械的基本结构和固定方法是：截骨近端为双钢环，其连接杆与截骨近段的钢环之间以关节器连接，在胫骨平台下可交叉穿 2.5 mm 克氏针固定，截骨远端在胫骨前内侧连接固定杆，穿 4 mm 或 5 mm 的 3 根螺纹钉固定，这样截骨后的骨外固定，避免了钢针穿过胫骨上段的肌肉组织，减

少了副损伤。由于连接杆与截骨近段的钢环之间以关节器连接，残余的膝内翻、小腿内旋畸形术后通过调整固定器的螺纹杆，缓慢矫正畸形。

9. 膝外翻主要是股骨下段的畸形改变，选择截骨的手术切口应在股骨下段内侧或外侧，为减少外固定器的钢针对大腿软组织的损伤，增加固定的强度，对股骨下段的截骨远端应用环形或半环形钢环，选用细的穿珠钢针在股骨下段或内外髁交叉穿针。近段应用单臂固定杆，用 5~6 mm 的螺纹半针固定。若股骨下段畸形严重，需要术后逐渐调整外固定器矫正股骨下段畸形，仍应用安装环式外固定器为宜。

10. 因体质性骨病导致的重度膝内翻畸形，其股骨与胫骨多发生弧形改变，术前应仔细测量 X 线片，确定骨干畸形的交点与截骨部位。管状骨的严重弧状畸形，应采用多平面截骨矫正（图 4-2-5），方能恢复下肢正常的持重力线与膝踝关节的平衡。胫骨下端内翻畸形多继发足内翻畸形，实施踝上截骨矫正足内翻畸形自然矫正。

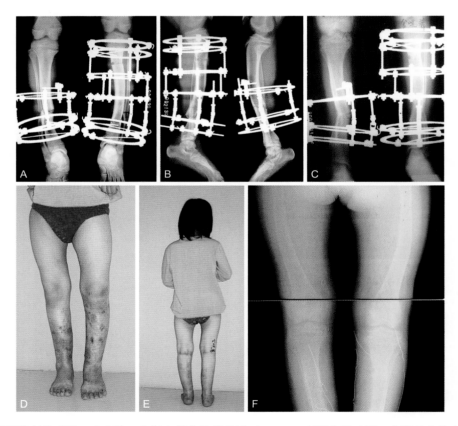

图 4-2-5　下肢骨干弧状弯曲畸形，应实施 2 个以上部位的截骨矫正。A~C. 双膝内翻畸形，右胫骨实施上下段双截骨，左胫骨实施中下段截骨矫形。D、E. 术后半年复查，从站立位外形观，左下肢矫形效果不如右下肢满意。F. 双下肢全长立位 X 线检查，持重力线皆恢复，但左胫骨截骨处形成外翻成角畸形。

（秦泗河　郑学建）

第三节 骨骺阻滞术矫正儿童膝内翻、膝外翻畸形

半骨骺骑缝钉技术侵入性较小，可以施行永久性或者暂时性半骨骺融合术。据 Mielke 和 Stevens 1996 年报告的资料显示，6 岁的幼童可以接受半骨骺骑缝钉技术，假如在 4 年内去除骑缝钉，并不具有永久性生长停滞的显著危险性。

半骨骺骑缝钉只适用于骨骼未成熟的病例，并具有充分的剩余预测生长的范围，能够进行所期望的成角矫形。但试图矫正大于 25° 的成角畸形并非适合，因为必须长时间保留骑缝钉才能取得大角度的矫形，可能由此会引起永久性生长停滞。年龄的下限尚不清楚，由于干骺端的软骨学特性，在年幼儿童（小于 5 岁）中要取得满意的骑缝钉固定，在技术上存在困难。

一、手术适应证

骑缝钉技术主要用于膝关节和踝关节周围的成角畸形，尽管大多数适应证是治疗额状面的成角（内翻 - 外翻），但也可以在矢状面上或者在非解剖斜面上置入骑缝钉，来矫正矢状面上或者斜面的畸形。需要在术前使用 X 线片进行细致的分析，计算畸形的 CORA 平面、方向和程度。

二、固定时间

关于骑缝钉的固定时间问题，从概念出发来确定，可假设在骑缝钉固定后，将会形成三角形的新骨。该三角形的长边或者弦就是骨骺的宽度，三角形的基底就是在骑缝钉存留期间预期的骨骺正常生长数量，该三角形最小的锐角，位于骑缝钉一侧，应该是所期望的成角矫形数量。采用简单三角几何分析法，输入不同的骺板宽度和所期望的矫形结果，可以得出三角形的基底值（需要从骨皮质远侧的骨骼生长毫米数，得出所期望的矫形数量）。假如手术医师已知每个年龄组的骨骺剩余生长数量，可以建立三角几何等式计算出答案。由于骑缝钉固定后在患儿生长发育过程中有滑移和阻滞不完全的可能，目前应用更多的是双螺钉钢板（八字钢板），可代替骑缝钉固定，提高了骨骺阻滞的效果（图 4-3-1）。

7 岁后儿童实施单侧骨骺阻滞术需要安装 2 个八字钢板，方能有效平衡阻滞活跃发育的一侧骨骺，减轻畸形发展的程度（图 4-3-2），若通过骨骺阻滞不能较好控制畸形发展，仍需要结合截骨矫形。

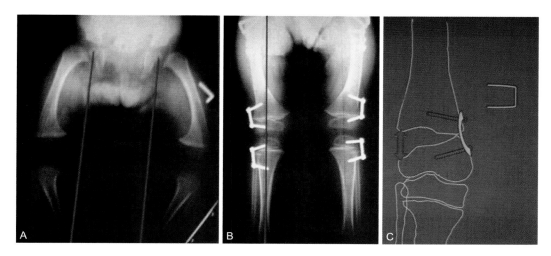

图 4-3-1 双螺钉钢板阻滞术效果可靠，由于骑缝钉术后容易松动、脱出，双螺钉钢板阻滞术逐渐代替了骑缝钉。A. 患者男，3 岁，双髋内翻伴双膝内翻畸形；B. 实施双股骨转子下外展截骨加双膝关节外侧骨骺阻滞术，术后 4 年复查，双膝内翻畸形完全矫正；C. 双螺钉八字钢板一侧骨骺阻滞，在生长中畸形自然矫正示意图，骨骺阻滞原理与效果比骑缝钉优越

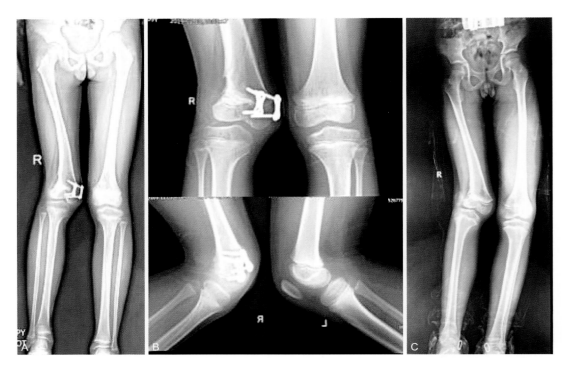

图 4-3-2　A. 8 岁，患者创伤致右股骨下段外侧骨骺闭合，实施内侧骨骺双八字钢板阻滞术；B. 可复性八字钢板阻滞术后应 X 线定期检查；C. 术后 3 年患者 11 岁，取出八字钢板，因胫骨平台外移，髌骨外脱位，需行复合手术矫正

（秦泗河）

第四节　先天性膝关节脱位

先天性膝关节脱位（congenital dislocation of knee，CDK）是一种罕见畸形，表现为膝关节过伸、屈曲受限，患肢股四头肌挛缩，髂胫束紧张，髌骨多移至膝关节外侧，胫骨平台位于股骨前方呈半脱位或全脱位。常伴有肢体的骨骺异常，也常合并其他肢体的畸形，如先天性髋关节脱位、多发性关节挛缩症、腓骨发育不良和足部畸形等。该畸形女性多见，为男性的 2~8 倍。可以单侧或双侧发病，其病理改变随畸形的严重程度而不同，常伴有膝关节的前关节囊和股四头肌装置的挛缩、粘连，腘绳肌常向前半脱位，在畸形位屈伸膝动作，后关节囊松弛。

一、病因

本病原因不明，有人认为是胎内股四头肌的退化或胎儿期肌营养不良；还有人认为是膝关节交叉韧带发育不良或缺如可能是原发病，也可能是继发畸形的结果；还有人认为关节挛缩或股外侧肌、股中间肌纤维化也可能是本症的一个重要原因；少数有遗传倾向。

二、诊断

膝关节活动明显过伸、松弛，过伸范围一般为 20°~120°，屈曲范围为 0°~90°，被动屈曲仍可弹回原过伸位。膝关节可有侧方运动，其范围可比前后屈伸活动范围更大。股骨髁向腘窝突起，胫骨内旋。X 线片可见胫骨及股骨内、外髁发育不良，髌骨移位至股骨髁的外侧；侧位片上可见胫骨向股骨前上方移位，重者胫股关节关系失去正常形态。

三、治疗

外科治疗取决于膝关节脱位程度和患者的年龄。新生儿的轻度过伸或半脱位者可用支具固定。也可手法将膝关节屈曲，石膏固定，2周更换一次，逐步增加屈曲角度。畸形矫正后，白天小儿可做日常活动，晚间改用支具外固定，一般可矫正畸形。如治疗失败，可改用牵引逐步屈膝矫形，再用石膏维持矫形。

严重的膝关节半脱位、脱位，宜在2岁以前行手术治疗。膝关节形态无异常，手术也仅限于股四头肌肌腱Z字成形，使膝关节尽量屈曲至90°，术后用石膏夹板固定8周，此后白天活动，晚间用支具固定，保持膝关节轻度屈曲位。如膝关节内形态异常，则有必要行股骨远端或胫骨近端截骨术。也有人对该病的手术治疗采用将前交叉字韧带的止点在胫骨上向远侧移位，但移动不可过远，否则易导致屈曲性挛缩，同时行股四头肌Z字形延长术。术后用长腿石膏固定屈曲30°位8周，然后配制支具至少1年，生长完成后行关节成形术（图4-4-1）。

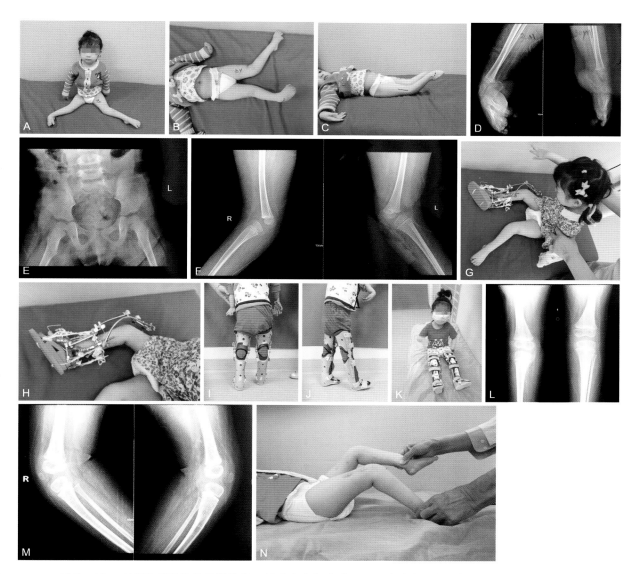

图4-4-1　A.患儿3岁，双侧先天性膝关节脱位伴双足马蹄内翻畸形；B.双膝关节重度僵直于反屈畸形；C.患儿双膝关节僵直于反屈位，仰卧位小腿跷起，股四头肌挛缩松解切口与足跗骨松动切口；D.双足畸形；E 髋关节头臼关系基本正常；F.双膝关节X线侧位片显示，胫骨平台前脱位；G.右膝术后40天，恢复了50°的屈膝，膝关节脱位矫正；H.右马蹄内翻足畸形同期牵拉矫正；I.佩戴支具能独立行走；J.术后10个月双屈膝畸形、足内翻畸形完全矫正，装配支具保护下锻炼；K.术后10个月装配支具后；L.术后13个月正位X线片；M.术后13个月侧位X线片，双膝关节能够屈曲；N.术后13个月双膝被动屈曲达到45°

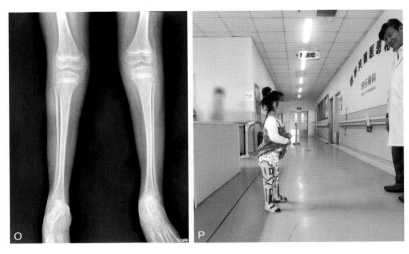

图 4-4-1（续） O. 术后 2 年膝关节结构正常；术后 22 个月能够满意地徒手行走

四、先天性双侧髋、膝关节脱位外科治疗循序

先天性双侧髋、膝关节完全脱位极其罕见，作者治疗 1 例来自西藏的 2 岁女孩。其手术矫正循序与方法如下：先手术松解双侧挛缩的股四头肌及其膝前筋膜，术中屈膝牵引小腿，恢复胫骨平台与股骨髁之间的关节关系，穿针安装外固定器将膝关节固定于矫形需要的位置，术后通过体外调整外固定改善膝屈曲的角度，拆除外固定后装配带膝关节铰链的下肢支具，在患儿行走发育的过程中重建膝关节的形态与功能。双侧髋关节脱位是否手术矫正，应待膝关节结构与功能较好重建后，再评估手术矫正髋关节脱位的得与失（图 4-4-2）。

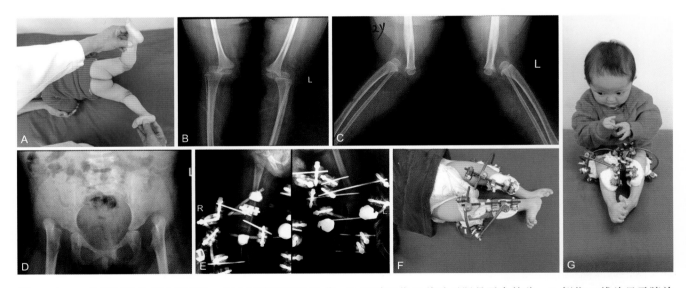

图 4-4-2　A. 术前双膝关节过伸畸形，被动屈膝不能到 0° 位。B. 双膝正位 X 线片示胫骨平台外移。C. 侧位 X 线片显示膝关节全脱位。D. 双髋关节全脱位。E. 股四头肌松解、膝关节复位后，穿针外固定于适度屈膝位。F. 双膝关节脱位矫正术后必须用骨外固定器控制。G. 通过体外调整外固定器构型逐渐增加屈膝角度

（秦泗河）

第五节 Ilizarov技术治疗儿童膝关节屈曲畸形

儿童膝关节屈曲畸形可见于多种疾病，如先天性多发性关节挛缩症、脑性瘫痪、翼蹼膝关节、胫骨或腓骨先天性缺如、关节感染等，其引起的膝关节屈曲早期表现为软组织挛缩为主，随患儿年龄增长，继发出现骨与关节改变，行走异常，甚至不能自行行走。膝关节屈曲挛缩的治疗难度大，既往采用支具、石膏矫正、膝关节后方挛缩软组织松解术、截骨术等，但手术创伤较大，易复发，疗效较差，术后的石膏固定也不利于关节的功能锻炼。如果屈膝畸形合并膝关节后脱位，以上方法皆不能采用。

Ilizarov 膝关节屈曲畸形牵伸器，为跨关节加铰链的环式外固定器，术后在适度的牵伸过程中，受张力-应力影响，腘后的软组织包括皮肤、血管、神经等皆同步伸长（属软组织细胞的快速生长），其原理类同于下肢延长术。相比于传统手术，Ilizarov技术有较多优点，如通过克氏针固定外固定器，手术创伤小，出血很少；易于掌握及操作，相对风险较小；治疗期间患肢可适当活动，利于减轻骨质疏松、关节僵硬等；治疗膝关节屈曲挛缩的同时，可治疗关节内、外翻等其他畸形。Ilizarov 技术常见并发症包括针道感染、血管神经损伤、治疗过程中神经麻痹、骨折、膝关节继发脱位、断针等。治疗过程中的患肢护理非常重要，定期回院复查，按

照一定的进度进行延长牵拉等都可使并发症发生率降低。

一、Ilizarov膝关节屈膝僵直牵伸器构型

膝关节屈膝僵直牵伸器由大腿部分、小腿部分各两个环，膝关节两侧关节铰链和膝关节后方螺纹牵伸杆组成（图 4-5-1）。在 Ilizarov 膝关节牵伸器的基础上国内构型做了如下改良：①牵伸器铰链的关节中央留有穿针孔，安装时先在股骨内、外髁冠状线上经铰链的孔洞中央穿一枚克氏针，以确定膝关节的旋转中心。②用于伸缩的螺纹杆改成套状反旋杆，术后伸膝关节时更便于操作。

二、术前准备

拍摄膝关节正位及最大伸直、最大屈曲侧位 X 线片，了解膝关节间隙情况和膝部有无骨性畸形；根据患肢周径及长度，定制个体化的 Ilizarov 膝关节牵伸器。

三、手术方法

患者取仰卧位，椎管内麻醉或全麻。助手将膝关节牵伸至最大伸直位，严重的屈膝伴小腿外旋畸形，存在髂胫束挛缩者，取膝外侧小切口松解挛

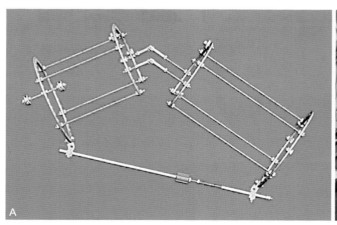
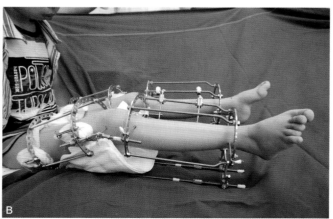

图 4-5-1 A、B.Ilizarov 膝关节屈膝牵伸基本构型

缩的髂胫束、股二头肌腱；合并严重马蹄足、跟腱挛缩者，行闭合跟腱延长。然后套上预先定制的 Ilizarov 膝关节牵伸器，铰链关节对准膝关节的旋转中心，在膝关节上、下（股骨远端和胫骨近端）两个钢环上各交叉穿 2 根直径 2 mm 或 2.5 mm 克氏针，用钢针固定夹将克氏针与钢环锁定，固定钢环应与肢体纵轴垂直并使肢体位于环的中心，钢环与皮肤距离＞2 cm。股骨近端钢环及胫骨远端钢环各用 2 枚 3.5~5 mm 螺纹半针于不同平面加强固定。穿针时避开血管、神经解剖区，避免在瘤区穿针。术中即可部分旋转膝关节后方牵伸杆使腘后软组织产生一定张力，皮肤与针道界面用酒精纱布包扎。合并马蹄足畸形者一期安装 Ilizarov 足踝牵伸器。

四、术后处理

术后 3~5 日旋转膝后的牵伸杆，1 mm/d，分 4 次牵伸，牵伸的速度主要根据患者自身的感觉和血管神经的耐受程度而定，在牵伸的过程中注意锻炼股四头肌的收缩运动。除非出现针道渗出或感染，针道周围一般不用乙醇等常规消毒剂每日处理。术后 1 周，患者可尝试双拐辅助下负重行走。定期复查膝关节正、侧位 X 线片观察膝关节间隙变化及屈膝矫正情况，避免出现关节软骨挤压、膝关节内外翻畸形及脱位。牵伸至膝关节 5° 过伸位停止，维持膝关节伸直位 4~6 周后拆除外固定。拆除外固定器后装配跨膝关节长腿支具固定 3 个月（图 4-5-2）。

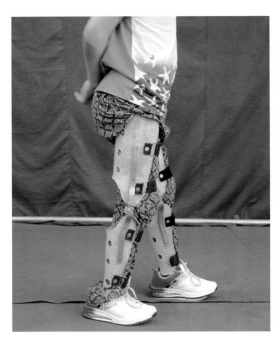

图 4-5-2　去除外固定装置后佩戴跨膝关节长腿支具负重行走 3 个月

（秦泗河）

第六节　先天性髌骨脱位

先天性髌骨脱位（congenital dislocation of the patella，CDP）是一种少见的先天性畸形，多数是在先天性发育缺陷基础上，受外力发生全脱位或半脱位。由于膝关节生物力学特点，以外侧脱位最常见，故又称先天性髌骨外侧脱位。若不能及时手术矫正很易并发屈膝畸形，双侧脱位者因股四头肌丧失功能，甚至导致丧失直立行走的能力。

一、54例CDP病例治疗数据统计

截至 2017 年 12 月，秦泗河矫形外科共手术治疗 CDP 患者 54 例，统计分析如下。

统计类别	统计项目	手术例数	所占比例（%）
患者性别	男性	29	53.70
	女性	25	46.30
患者年龄（岁）	1~14	25	46.30
	15~44	25	46.30
	≥45	4	7.41
手术时间	1980 年代	5	9.26
	1990 年代	8	14.81
	2000 年代	5	9.26
	2010 年代	36	66.67
外固定器应用	Ilizarov 外固定器	12	22.22
	组合式外固定器	27	50.00
畸形侧别	左侧	13	24.07
	右侧	13	24.07
	双侧	28	51.85

二、病因

1.先天性缺陷　股骨外髁发育不良（关节面扁平）；关节囊内侧松弛；髌腱止点过度偏外；髂胫束部分纤维附着在髌骨外缘；先天性膝外翻畸形等。以上各先天缺陷，当有轻微外力时，即可发生髌骨外侧脱位。

2.骨病　骺损伤后形成膝外翻畸形；佝偻病性膝外翻；脊髓灰质炎后遗症等。

3.外伤性原因。

三、临床表现

习惯性脱位多为青少年女性，走路时膝关节发软，下蹲时髌骨移向外侧（图 4-6-1），站立后自动复位。查体有膝外翻畸形，触摸髌骨和膝关节有松弛不稳感。重度不能复位的髌骨外侧脱位，可并发屈膝、外翻和小腿外旋畸形，且随年龄增加畸形逐渐加重。

四、X线表现

发生脱位时可拍摄 X 线片确诊；对习惯性脱位或半脱位，需拍摄屈膝髌骨轴位片，可发现股骨外髁扁平及髌骨向外移位。

五、治疗

1.非手术疗法　股四头肌功能锻炼，增强膝关节稳定性。

2.手术疗法　应针对引起脱位的病因设计手术方案，首先解除导致髌骨外侧脱位的病理改变，如矫正膝外翻畸形、股骨外髁垫高等。

（1）髌腱外侧半内移术：适于 12 岁以下、膝外翻畸形不重、髌骨和股骨软骨面正常者。

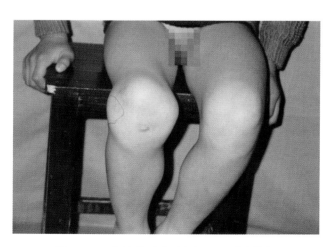

图 4-6-1　膝关节屈曲时右侧髌骨脱向外侧

（2）胫骨结节移位术：适于髌腱止点偏外、12岁以上者。将髌腱连同其止点凿下一骨块，向内侧转移固定，同时松解股外侧肌腱膜，紧缩内侧关节囊。

（3）髌骨成形术：术中切除变性的髌骨软骨面，游离一片带蒂脂肪垫覆盖髌骨创面。对髌骨关节面皆破坏严重者应切除髌骨行股四头肌修补成形术。

（秦泗河　石　磊）

参考文献

[1] Baofeng Guo, Sihe Qin, Xuejian Zheng, et al. Ilizarov technique for severe knee flexion contracture in juvenile rheumatoid arthritis[J]. Journal of Orthopaedic Translation, 2020, 25(6): 33-38.

[2] 秦泗河, 王明新, 吴鸿飞, 等. 成年人膝内翻的分型与手术策略[J]. 中国矫形外科杂志. 1999, 10: 758-760.

[3] 郭保逢, 秦泗河, 任龙喜. Ilizarov技术治疗下肢血管瘤致屈膝畸形[J]. 中国矫形外科杂志, 2016, 24(17): 1570-1574.

[4] 唐伟华. 手法整复联合高分子绷带与Pavlik挽具治疗新生儿先天性膝关节脱位的临床疗效[J]. 实用中西医结合临床, 2017, 17(7): 91-92.

[5] 潘志良, 曾令铝, 叶美珊, 等. 系列石膏结合矫形器与康复训练治疗大龄儿童先天性膝关节脱位1例[J]. 实用临床医学, 2020, 21(9): 26-29.

[6] 秦泗河, 夏和桃. 改良Ilizarov技术矫治儿童膝关节重度屈曲畸形[J]. 中华骨科杂志, 2002, 22(2): 125-126.

[7] 孙保胜, 孙琳, 祁新禹, 等. Ilizarov技术治疗儿童膝关节屈曲畸形[J]. 山东医药, 2012, 52(36): 17-18.

[8] 向珩, 蒋欣, 彭明惺, 刘利君. 膝关节内外松解术结合Ilizarov外固定术治疗儿童膝关节重度病理性屈曲挛缩畸形[J]. 中国修复重建外科杂志, 2019, 33(12): 1521-1526.

[9] 徐自强, 和素芬. 先天性膝关节脱位一例报告[J]. 中华骨科杂志, 2002, 22(12): 726.

第五章　小腿畸形矫正与功能重建

第一节　先天性胫骨假关节

一、概述

先天性胫骨假关节是局部骨发育障碍，一般产生胫骨向前成角畸形、病理性骨折和假关节形成。常与神经纤维瘤和纤维异样增殖症并发。本病较少见，治愈困难，有数次手术失败者，最终因肢体畸形、短缩、负重困难而致残疾。有的病例出生后表现胫骨前弯畸形，有的胫骨有囊样改变，对此要提高警惕。因为手术可诱发骨不连接，所以不要轻易地行截骨矫形、取病理或早期刮除植骨等治疗措施。家族性神经纤维瘤病所合并的胫骨假关节，在皮肤上可见丛状神经纤维瘤，肢体上出现多处牛奶咖啡斑或雀斑，此种类型手术治疗的失败率高，必须应用组合性手术方能成功，即病骨及其周围病理组织切除，胫骨髓内针置入、植入自体骨后，再结合环式外固定跨踝关节固定。

二、病因和病理

本病病因尚不清楚，但从临床表现证实纤维异样增殖症和神经纤维瘤病与先天性胫骨假关节有关，神经纤维瘤合并有胫骨假关节者占50%以上。

假关节周围软组织及骨内有神经纤维瘤组织侵袭，假关节处骨膜增厚，形成很厚的纤维组织袖，这种错构瘤性的增殖软组织干扰骨的生长和正常骨痂形成。这种厚的纤维组织袖对骨的卡压，限制了骨的血液供应，造成骨萎缩和骨正常结构的变异，骨生成障碍，假关节周围及骨内被成熟的结缔组织所取代。

三、分型

一般分为三型：Ⅰ型（胫骨前弯畸形）：出生时胫骨下段向前弯曲成角，因神经纤维瘤病、外伤或截骨矫形术致胫骨假关节形成。胫骨前弯处皮质增厚、髓腔闭锁、骨萎缩、硬化、骨折端变细、假关节、骨质疏松等。Ⅱ型（假关节形成）：出生时胫骨中下1/3处缺损，假关节形成，假关节部位有大量的纤维结缔组织，骨皮质变薄，骨膜增厚，腓肠肌挛缩，足马蹄畸形。Ⅲ型（骨囊肿型）：出生时胫骨中下1/3有囊性改变，很似骨纤维异样增殖症，轻度外伤即可造成骨折，致假关节形成。

四、临床表现

先天性胫骨假关节的患儿出生时小腿可表现外观正常，但逐渐出现胫骨前弯畸形，当受到轻微外伤即发生骨折，虽经正规治疗但骨折仍不愈合且逐渐向前成角畸形，小腿短缩，软组织挛缩，足马蹄内、外翻畸形，患肢负重困难。一般肿痛较轻，躯干和四肢皮肤常有牛奶咖啡斑。

X线片可见胫骨中下1/3前弯、成角、囊性变和假关节形成，骨端变细呈锥形，骨端硬化，髓腔闭锁，骨皮质变薄，骨萎缩，胫骨远端关节面可变形，腓骨可同时有假关节改变或只是弯曲畸形，小腿短缩（图5-1-1）。

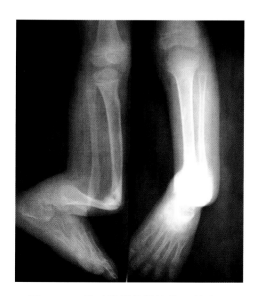

图 5-1-1　先天性胫骨假关节 X 线表现

五、外科治疗策略

本病尚无确切、肯定的治疗方法，治愈困难，经数次手术不愈者并非少见，是矫形外科的难题。6~7岁以后再行手术治疗成功率会显著增高。对胫骨前弯畸形的婴幼儿也不要行截骨矫形或取病理检查等手术。在未治愈时期应对患肢加以保护，可佩戴胫骨结节负重的小腿部分负荷或完全负荷矫形器，此矫形器对胫骨病变部位可以起到保护作用，既可以防止胫骨畸形的发展，又可以使患肢负重，在不借助拐杖下行走。这样对患肢的生长发育、关节活动、防止肌肉萎缩、减少骨质疏松等都是非常有意义的。

手术原则：应将病变组织彻底切除，即将假关节部位的异常骨组织切除，同时要将周围病变的软组织，如纤维结缔组织、被神经纤维瘤侵犯的组织等均要切除，创建正常的新鲜骨折断端。如果行植骨手术，应尽可能用自体骨移植，带有血运的骨移植更可取。要选择相对比较牢固的内固定和可靠的外固定。

常用的手术方法有：

1. Boyd大块双外层植骨　Boyd创用的手术方法，认为应用双侧皮质骨起到较牢固的固定作用。皮质骨既起到内固定物的作用，又起到植骨作用，对双侧皮质骨块中央植入的大量松质骨有保护作用，即使一侧皮质骨被吸收还可保留另一侧。其皮质骨块一般取自健侧胫骨，也可以取自髂骨内外板，与皮质骨块相接处的胫骨面应用骨刀凿除一薄层骨皮质，使之紧密相贴。要保持胫骨长度，两端各用2枚螺钉贯穿固定，胫骨断端缺损处用大量松质骨填塞植入，术后应用长腿石膏管型固定直至骨愈合。

2. 髓内针固定加植骨术　应用1枚适当的髓内针或斯氏针将胫骨假关节部位固定，针尾远端通过踝关节、距骨、跟骨从足底穿出，因此固定坚固，即使假关节的远端胫骨较短也能获得良好的固定，同时可保持胫骨适当的长度。假关节骨缺损部位用大量的松质骨块植骨，腓骨也可用1枚克氏针行髓内固定，针尾从外踝穿出，术后应用长腿石膏管型固定直至骨愈合。

3. 吻合血管的骨移植术　近十多年来随着显微外科技术水平的提高，应用吻合血管的各种移植术取得骨愈合的良好效果，主要是吻合血管的移植骨是有血运的活骨，不同于一般植骨的爬行替代，而是有血运的新鲜骨折愈合，则骨愈合机会大，愈合快。一般常用的有吻合血管的游离腓骨移植、吻合旋髂深血管的髂骨移植、吻合血管的骨膜移植等，均有成功的报道，但需要良好的显微外科技术。

4. 直流电刺激和脉冲电磁场治疗　本方法有加速骨折愈合的作用，多年来用于治疗骨折不愈合取得了较好的结果，现在用来治疗先天性胫骨假关节，据报道可促进骨连接。

5. 截肢术　经多次手术和其他治疗方法失败，患肢短缩及畸形严重患肢不能负重，无进一步手术条件的病例可采取小腿截肢手术处理。截肢后安装假肢可以获得良好的行走功能，对患者生活和心理是有益的。近年由于肢体延长与重建技术的发展与成熟，一般避免了截肢术。

六、Ilizarov技术治疗先天性胫骨假关节

应用Ilizarov理论和技术治疗先天性胫骨假关节近年取得了很大进展，获得了满意的疗效。其治疗原则为彻底切除病变骨组织使骨断端变为非病理骨，给骨愈合提供了必要的条件；对骨断端坚强的固定和持续加压促进了骨愈合；不需要植骨；同时进行胫骨延长，在假关节愈合的同时又均衡了肢体长度；术后早期负重和功能锻炼，有利骨愈合，减少并发症。

（一）手术方法

1. 病变组织切除术　将全部病变骨及软组织彻底切除，骨端切除正常骨1 cm，胫腓骨端修平横断面，用1枚斯氏针行胫骨断端间髓内固定，针尾经踝关节从足底穿出，骨断端要全面接触。腓骨用1枚克氏针从外踝穿出髓内固定。如果患者既往曾实施多次手术治疗失败，本次治疗应取髂骨假关节处植骨，必要时将植骨片用羊肠线捆绑，以达到植骨片与骨断端贴附良好。

2. Ilizarov外固定器的安装　用2个圆环和4根螺纹杆组装好固定器，两环距离约10 cm，将固定器套在小腿上，骨断端位于两环中央，每个圆环用2~3根直径为1.5 mm的克氏针尽量垂直交叉穿过胫骨和腓骨，应用拉张器拉张后固定在圆环上，骨断端被牢固地三维固定，通过转动丝杠上的螺母以骨断端进行轴向垂直加压。

3. 胫腓骨延长术　腓骨上1/3骨膜下行横断截骨。于胫骨结节下2 cm处骨膜下行骨皮质截骨，截

骨近端用 2~3 枚克氏针交叉固定，1 枚穿过腓骨头。同样安装一个圆环，此环用 4 根螺纹杆与第一组外固定器的近侧圆环连接固定，整个外固定器组装好，手术完成（图 5-1-2）。为了有利于在骨端延长过程中维持轴线，可在胫骨骨髓腔内纵行贯穿 1~2 枚 2 mm 钢针，钢针的远端可埋在跟骨的皮下。临床观察证明，钢针在骨髓腔内能刺激骨形成。

（二）术后处理

术后 10 天开始骨端延长，以每日 4 次、每次 0.25 mm 延长，首先使胫骨近截骨端下移，达到胫骨假关节处适度加压，而后继续延长至与健侧肢体等长。骨延长完毕 6 周拔除固定胫腓骨的髓内针，

如此有利于用跟骨负重行走锻炼，必须保持胫骨假关节处适度压应力，直到骨愈合。当胫骨延长部位和胫骨假关节处达到牢固骨愈合，即可去除外固定器（图 5-1-3）。然后，佩戴小腿支具保护下行走 3~6 个月。证明胫骨假关节部位骨愈合完成塑形、塑造时，才能下结论完成了一个病例的治疗过程。还要嘱咐患者定期找手术的医生复查。

应用胫骨假关节处彻底清理、髓内固定结合 Ilizarov 技术治疗先天性胫骨假关节，根据秦泗河矫形外科经验，一次手术成功率可达 90% 以上。若出现假关节处延迟愈合或骨重塑不良者，仍可以实施二次手术植骨重新穿针固定等综合手段达到治愈的结果。

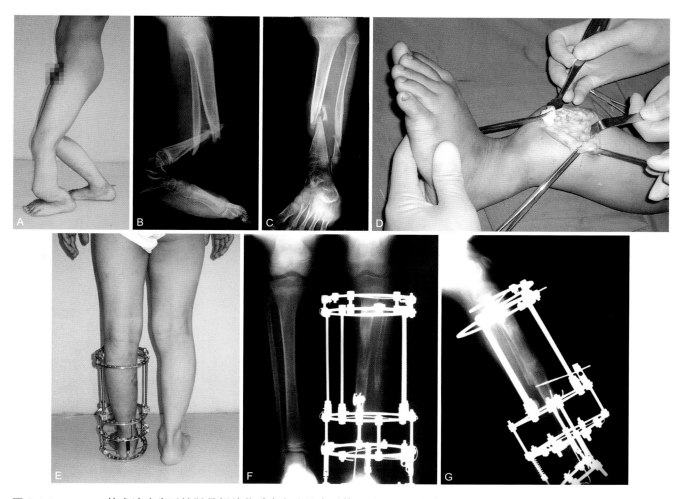

图 5-1-2　Ilizarov 技术治疗先天性胫骨假关节手术方法及术后管理过程。A. 患者男，8 岁，左先天性胫骨假关节术前步态。B. 胫骨假关节处严重向前成角畸形。C. 正位 X 线片。D. 手术切除假关节处硬化骨及瘢痕软组织，胫骨上段实施截骨延长术。E. 带外固定延长器期间，患肢应全荷重行走。F. 最终达到双下肢等长。G. 胫骨上段延长区域已有良好骨痂形成，但假关节处骨愈合较差，外固定器尚不能拆除

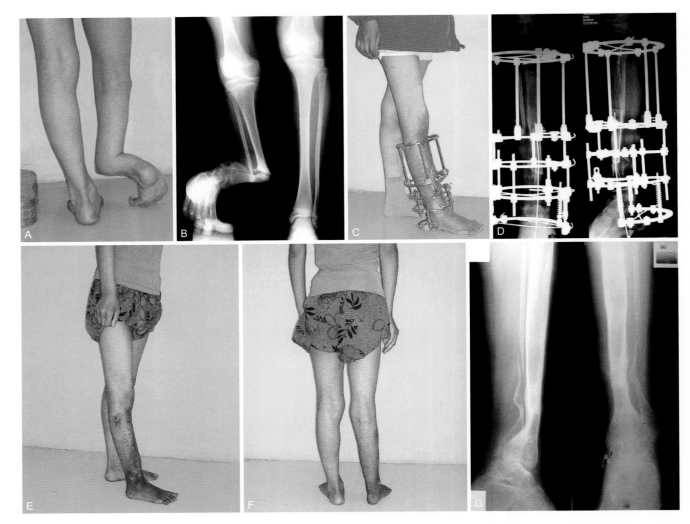

图 5-1-3　Ilizarov 技术治疗先天性胫骨假关节的效果。A. 患者女，12 岁，术前右下肢足负重部位。B. 术前胫骨下端 90° 外翻成角畸形伴下肢短缩。C. 术后带外固定器负重行走。D. 在胫骨远段经假关节的骨髓腔内纵向穿 1 枚克氏针。E. 术后 9 个月胫骨上下截骨断端皆获良好骨愈合，拆除外固定器。F. 畸形矫正，双下肢等长。G. 术后 14 个月 X 线检查，胫骨假关节处骨塑造良好

七、Ilizarov技术结合髓内针治疗先天性胫骨假关节

（一）手术方法

患者全身麻醉，取仰卧位，常规消毒、铺无菌巾，手术野显露整个患肢与同侧髂骨，驱血后大腿间断上止血带。胫骨假关节畸形部位纵行切口，行病理骨切除，切除范围依据病理骨类型、长度而定，增厚的骨膜、周围纤维组织也应切除，挛缩的跟腱应延长；上下胫骨髓腔必须打通，弯曲的胫骨应截骨矫正以满足纵向穿入髓内针；在胫骨结节下邮票式电钻打孔截骨，先不要断骨；从胫骨平台下纵向穿入胫骨髓腔内 4 mm 钛合金棒髓内固定假关节上下端，胫骨远端残留 <5 cm 者髓内针穿踝关节固定，术中即可矫正成角畸形维持胫骨轴线，根据需要可切取同侧髂骨外板或松质骨在假关节部位植骨，实施腓骨截骨术等。缝合所有手术切口；跨越踝关节穿针安装备好的 Ilizarov 环式外固定器，其中胫骨上下各交叉穿一组橄榄针；截断胫骨近端之截骨部位，旋转螺纹牵伸杆，X 线检测胫骨近端牵伸延长效果、髓内针位置与假关节截骨处对位是否恰当。手术结束后所有钢针与皮肤界面之间用纱布缠绕包扎（图 5-1-4）。

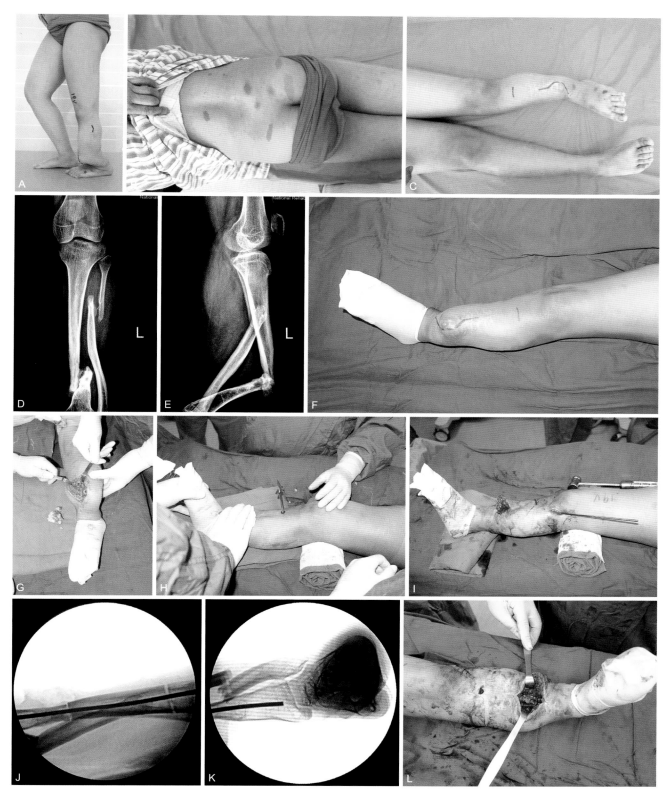

图 5-1-4 A~W.患者女，19岁。左胫骨假关节手术步骤、术后管理及 31 个月随访结果。A.术前站立像；B.体表皮肤神经纤维瘤样褐斑；C.双小腿差距；D、E.胫骨、腓骨 X 线改变；F.胫骨手术切口；G.广泛切除假关节及其病理软组织，挛缩的跟腱延长；H.胫骨近端皮下电钻打孔但先不断骨；I~K.在胫骨平台下外侧打孔插入髓内针穿过假关节，本病例胫骨远端残留长度＞5 cm 故髓内针未穿踝关节固定；L.取同侧髂骨植骨并测试畸形矫正、胫骨轴线恢复是否适度；L~P.缝合切口，穿针安装备好的 Ilizarov 环式外固定器，需要超踝关节固定

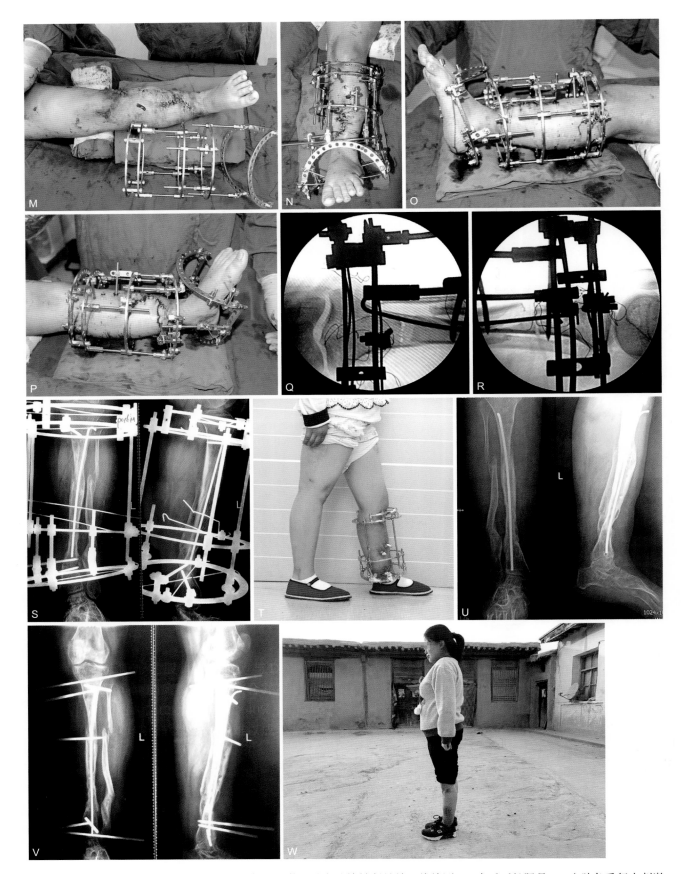

图 5-1-4（续）　Q、R. 在胫骨近端已经邮票式打孔的截骨处实施旋转断骨并 X 线检测；S. 术后延长胫骨；T. 患肢负重行走刺激；U. 外固定分期拆除；V. 术后 31 个月 X 检查假关节坚强愈合，胫骨轴线恢复；W. 患者在自家拍的照片

（二）术后处理

术后 7 天拍摄 X 线片，开始旋转螺纹延长杆，1 mm/d，分 4~6 次完成，胫骨延长过程中假关节截骨处适当加压，延长速度取决于患者年龄、骨延长间隙成骨的 X 线影像，一般延长 1 cm 后减缓为 0.5~0.75 mm/d，最终延长效果应达到与健侧下肢基本等长。鼓励患者助行器辅助下负重行走以刺激成骨，期间应定期来门诊复查，依据需要调控外固定构型，钢针松动或断裂者应更换钢针。如出现骨延迟愈合、钢针松动或足踝畸形，可再次实施促进骨愈合与矫正残余畸形的手术。骨延长结束假关节处骨基本愈合后，嘱患者全荷负重行走 3~6 个月后再拆除外固定器，然后再装配支具保护下行走 3~6 个月。所有病例术后未应用促进骨愈合的药物或者冲击波等治疗。

（三）疗效评价

通过 X 线检查假关节愈合、畸形矫正下肢力线恢复、双下肢均衡程度、行走功能恢复情况、有无并发症评价疗效。治愈标准：假关节坚强愈合，胫骨轴线基本恢复，双下肢大部等长，恢复满意的行走功能或接近正常人徒步行走，患者自我评价满意。此类患者所关注的是胫骨假关节能否治愈，且治愈后不会再骨折，因此，胫骨延长术后下肢均衡程度不作为疗效评价指标。

八、秦泗河矫形外科81例先天性胫骨假关节手术病例统计分析

截至 2018 年 12 月，秦泗河矫形外科共手术治疗先天性胫骨假关节 81 例，统计分析如下。

统计类别	统计项目	手术例数	所占比例（%）
患者性别	男性	42	51.85
	女性	39	48.15
手术时患者年龄（岁）	1~14	52	64.20
	15~44	28	34.57
	45~59	1	1.23
	≥60	0	0.00
手术时间	1980 年代	1	1.23
	1990 年代	3	3.70
	2000 年代	30	37.04
	2010 年代	47	58.02
固定方式	Ilizarov 技术	69	85.19
	外固定结合内固定	12	14.81
畸形侧别	左侧	43	53.09
	右侧	35	43.21
	双侧	3	3.70

（秦泗河）

第二节　先天性胫骨或腓骨缺如

一、先天性胫骨缺如

先天性胫骨缺如（congenital absence of tibia）有完全缺如和不完全缺如两类。同侧肢体常合并其他畸形，如髋关节发育不良、股骨短缩、腓骨缺如等。最常见的体征是小腿向前弯曲，有时也向内弯曲，致其短缩变厚，在弯曲的顶部常有一瘢痕或一凹陷。可伴有跟腱挛缩，足下垂。有时该处并无跟腱，只是一团坚硬的纤维组织甚难手术延长，术后畸形易复发，故术后要较长期置于过伸位。

（一）病因

尽管有家族性常染色体显性或隐性遗传的病例报告，但本病通常为散发病例，至少在四种特殊的综合征中把胫侧半肢畸形作为其组成部分，如指三节指骨 - 多指综合征（Werner 综合征），胫侧半肢与足重复畸形，胫侧半肢、手或足分裂综合征，胫骨半肢 - 短肢 - 三角形短头综合征。真正病因尚不清楚。

（二）临床表现

受累的小腿有短缩畸形，可触及向近端移位的腓骨头，膝关节基本结构丧失。足表现为严重的内翻跖屈畸形伴后足僵硬。年长儿童，尽管在 X 线片上不能显示近端胫骨，但可触及到近端胫骨原基。通常膝关节有屈曲畸形，膝屈曲畸形严重时，因股四头肌发育不全则缺乏膝关节伸直功能。部分胫侧半肢畸形可伴有股骨发育不全。

完全性胫骨缺如，患肢短小，若有腓骨，其近端位于股骨髁外侧，形短而弯曲，皮质厚。小腿严重内收，足下垂内翻。

（三）治疗

施行重建手术时，首要的是把腓骨、股骨及足置于正常力线上。幼儿采用石膏矫形和支具。6 个月后要尽早将腓骨置于股骨下，越早效果越好。把腓骨融合至股骨及距骨（如无距骨则融合至跟骨），至于腓骨弯曲应在腓骨一端或两端牢固融合后，可考虑做腓骨延长的同时矫正弯曲畸形，骨愈合后腓骨增粗。

不完全性胫骨缺如即胫骨部分缺损，股骨多短缩，若有近端胫骨或近端腓骨，可做延长，以后再手术将胫、腓骨远端融合至跗骨。

下面介绍具有代表性的 Putti 胫骨缺如腓骨替代法。

第一期手术：自股骨外髁外侧向下至小腿外侧中上 1/3 交界处作一纵切口。解剖出腓总神经保护之。然后切开关节囊，暴露出股骨髁，分开位于股骨髁及腓骨上端间的关节囊组织。剥离腓骨上端股二头肌腱的止点，使腓骨上端进入股骨髁间凹。然后任选下述一法处理之：一为股骨下端及腓骨上端的软骨面接触，形成活动关节；另一是切除两者的关节面，达到骨性融合。由于膝关节后软组织短缩，欲硬性使其伸直是不适宜的，故术后固定于 30°~40° 膝屈曲位。

术后髋人字形石膏固定，每月更换石膏时，同时逐步矫正膝屈曲及足下垂内翻畸形。6 个月拆除石膏，改用支架，尽可能保持大腿与小腿轴线在一条线上，足在下垂位，垫高鞋底，练习行走。

第二期手术：在第一期手术后 1 年进行。经前外侧切口，显露腓骨远端、将与之形成关节的跗骨，解剖游离腓骨下端直至可置于跗骨上（多为距骨，无距骨时用跟骨）。在跗骨上凿一骨槽，再将已做成新鲜创面的腓骨下端置入槽中，加用钉或钢丝固定之。

术后足下垂位包一长腿石膏，每月更换石膏 1 次，共固定 3 个月。拆除石膏后换用支架，足底垫高。遗留膝关节屈曲畸形，可作股骨髁上截骨术。

手术后，腓骨将生长肥大，可达到原大小的 3~4 倍，形似胫骨，可以有一些功能，小腿短缩可采用延长术。

（四）典型病例

患儿男，5 岁，右下肢先天性胫骨缺如伴重度屈膝短缩畸形。患儿于生后即发现右下肢短缩伴足内翻畸形，X 线检查右股骨下端呈叉状畸形，胫骨缺如，腓骨完好。于 1 岁半时在我院实施股骨下端修整术（切除股骨下端内侧分叉），3 岁时在外院实施膝后软组织松解术矫正屈膝畸形，同时将腓骨下端置于后足，矫正足内翻畸形。术后屈膝畸形复发且随年龄增长逐渐加重，足又发生轻度内翻。于 1999 年 6 月 12 日（5 岁）再次入我院。

检查：右下肢短缩 18cm，屈膝畸形 95°，腓骨上端与股骨下端构成能够前后脱位的关节，股四头肌肌力 0 级，屈膝肌力 3 级，足趾的伸屈肌肌力 3 级，余足的长肌肌力皆 0 级。X 线检查：髋关节正常，胫骨完全缺如，股骨下端成杵状，腓骨发育纤细，下端与踝关节已纤维性固定，腓骨头与股骨下端成关节，但腓骨上端有较大的前后左右滑动，在屈膝 95° 位腓骨头能置于股骨下端中央，足距骨缺如。

1999 年 6 月 16 日实施 Ilizarov 膝关节牵伸技术矫正屈膝畸形，并试图将股骨下端与腓骨头形成膝关节。术前根据患肢的长短周径设计组装好带关节铰链的膝关节牵伸器，术中将腓骨头对准股骨下端中间，在此位置上于股骨中段和腓骨中下段各交叉穿 2 组 2mm 克氏针，安装固定膝关节牵伸器，牵伸器的两侧关节铰链对准膝关节的伸屈旋转中心，如此牵伸器穿针安装固定完成后，股骨下端与腓骨头构成的"膝关节"位置即被固定，在牵伸器关节铰链的控制下，形成能够进行被动伸屈运动的膝关节骨性结构。

术后处理：术后 5 天开始旋转膝后的螺纹牵伸杆，在牵伸过程中患者可下床以健肢持重行走。牵伸速度初期 3~4 mm/d，20 天后牵伸速度逐渐减慢至 2 mm/d，牵伸后期膝关节接近伸直时患肢可部分负重行走。第一次术后牵伸 45 天，膝关节已伸展到

35°，牵伸 59 天，右膝关节基本伸直，嘱患者带铰链牵伸器患肢全荷重行走锻炼，术后 6 个月拆除牵伸器，配补高矫形器行走。

二次安装膝关节牵伸器：2002 年 6 月复查，腓骨上端又发生后脱位，屈膝畸形复发 35°。二次以同样方法穿针安装固定膝关节牵伸器，将膝关节牵伸固定在中立 0° 位，患肢全荷重行走，并被动活动关节铰链，使膝关节产生适度的伸屈运动。二次安装膝关节牵伸器后 18 个月复查，患者戴牵伸器配穿补高鞋能够徒手行走，腓骨头与股骨下端所形成的关节位置良好，股骨下端及腓骨明显发育变粗。将牵伸器拆除，装配能够稳定膝关节于中立位的补高矫形器锻炼行走，晚上睡觉亦必须佩戴。患儿在长达 2 年多的带牵伸器治疗和行走的过程中，由于针道护理恰当，未发生针道明显感染。

2004 年 9 月首次膝关节牵伸术后 5 年 3 个月（患者已 10 岁）随访，X 线检查：股骨及腓骨皆获良好发育，股骨下端及腓骨头明显膨大，腓骨已出现胫骨化的趋势，与股骨下端已构成近似膝关节形态的关节。功能：患儿佩戴补高矫形器能徒手自由行走 3 km 以上，无不适感，整个患肢由于正常使用而获良好发育，双下肢的不等长在此行走期间没有增加。膝关节适度被动伸屈测试，腓骨头已基本稳定在膝关节中间，不再产生前后脱位。嘱患者继续装配带稳定膝关节的下肢补高矫形器行走。

2006 年 12 月（患者 12 岁半），腓骨胫骨化明显，但向外轻度脱位，因右下肢短缩 13 cm，故给予实施腓骨延长术，膝关节牵伸矫正外脱位（加关节铰链），如此术后既能等长双下肢，又能矫正膝关节畸形（图 5-2-1）。

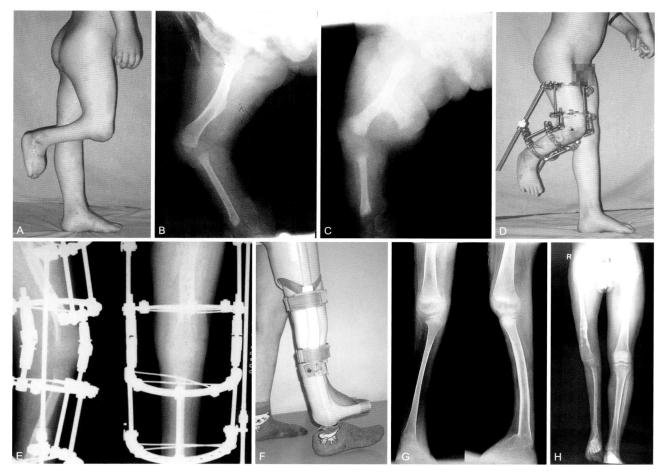

图 5-2-1 先天性胫骨缺如治疗过程及远期随访效果。A. 患儿男，5 岁，术前右下肢屈曲畸形 95°，伴短缩 18 cm；B、C. 患儿 1 岁时手术前右下肢 X 线检查，右股骨下端呈叉状，胫骨完全缺如，于 1 岁半实施右股骨内侧叉骨切除术；D. 安装 Ilizarov 膝关节牵伸器，在牵伸过程中可以健肢持重行走；E. 术后 45 天，膝关节基本伸直；F. 佩戴补高矫形器，能较自由地徒手行走；G. 术后 6 年 3 个月 X 线检查，腓骨已明显变粗，发生了胫骨化的变化；H. 于 12 周岁时，双下肢全长 X 线测定，右下肢短缩 13 cm

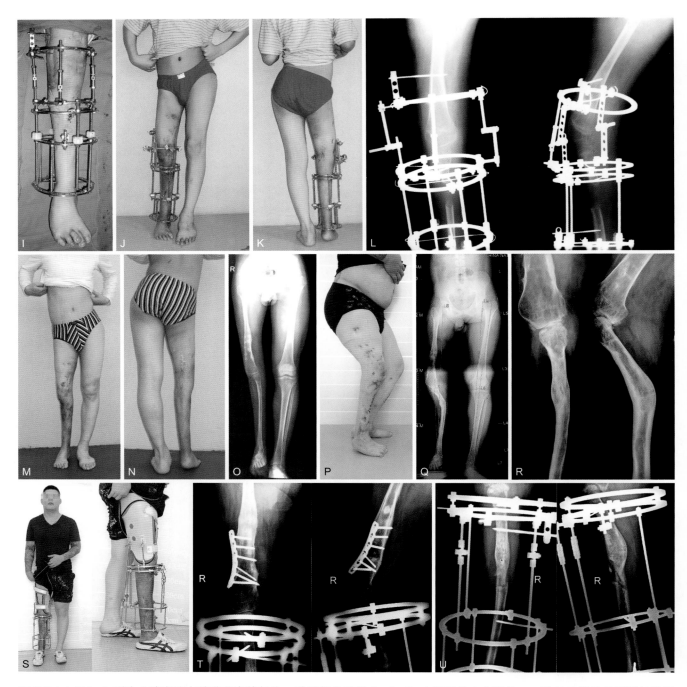

图 5-2-1（续）　I.再次入院实施右膝关节牵伸复位、腓骨截骨延长术；J、K.小腿延长 4 个半月；L.复查 X 线片显示延长段骨痂生长良好；M、N、O.术后 3 年随访（首次术后 12 年），功能恢复良好，可以徒步行走；P、Q、R.2017 年，患者首次术后 18 年，3 年前因创伤小腿骨折后畸形愈合，膝关节屈膝畸形，致功能减退，再次住院手术。X 线片示，腓骨上段后倾外翻畸形；S、T、U.术中实施股骨髁上后倾截骨，钢板内固定，腓骨上段截骨矫形，同时延长，术后 8 个月，大腿佩戴矫形支具与小腿环式架连接维持膝关节伸直位，预防膝关节软组织挛缩，X 线片示腓骨上段后倾畸形矫正良好，延长区骨痂形成良好

腓骨缺如致
左下肢畸形

二、先天性腓骨缺如

先天性腓骨缺如亦称为腓侧半肢畸形、先天性腓骨缺损、轴旁腓侧半肢畸形及腓骨未发育或发育不全，是最常见的长骨缺损（后依次为桡骨、股骨、胫骨、尺骨和肱骨发育不全）。本病右侧较多。

（一）病因

腓侧半肢畸形是否因血管发育不良及相对供血不足而影响间质发育，从而引起腓骨发育不良仍然是一种推测，遗传或中毒的致病作用尚未阐明。

（二）临床表现

临床表现取决于具体类型和伴随畸形。通常腓侧半肢畸形有下肢不等长、马蹄外翻足、膝关节的屈曲挛缩、股骨短缩、膝及踝关节的不稳定及后足僵硬和足外侧列缺如。虽马蹄外翻足是最常见的伴随畸形，但马蹄内翻足及跟骨外翻畸形也有报告。临床主要问题是小腿不等长、足及踝关节不稳定。双侧病变时小腿不等长通常表现为失比例的侏儒，因为双侧受累程度往往相似。

（三）分型

腓侧半肢畸形包括几种发育异常，轻者只是腓骨有轻度短缩畸形，而重者则是整个腓骨缺如并伴有足、胫骨及股骨的缺损。腓骨缺如继发于肢体肌肉的病变，腓骨肌和小腿三头肌的短缩将增强胫骨

与足的应力，常引起小腿弓形和足下垂外翻畸形。Freund 将先天性腓骨缺如分为 4 类：腓骨完全缺如（图 5-2-2）、腓骨部分缺如（图 5-2-3）、下端缺如和上端缺如。腓骨完全缺如最多，文献中报道腓骨缺如中 2/3 为完全缺如。此种患者患肢严重短缩，胫骨中下 1/3 交界处呈向前弯曲畸形。

（四）治疗

在初次对患者评价时，医生应依据目前肢体短缩的百分比，对肢体不等长最终的长度差异作出预测。预测为小腿轻度不等长者，治疗的目标是矫正小腿不等长和足部畸形。患者在生长期可暂时垫高鞋底克服肢体不等长，再于适当时机选择正常侧小腿的骨骺阻滞，以致在骨骼生长停止后，使双小腿的长度相等。在腓骨缺如处有紧张的纤维束带或纤维软骨组织束带，自胫骨近端外侧缘开始，向下延伸到跟骨后外侧，似弓弦使足下垂、外翻及胫骨向

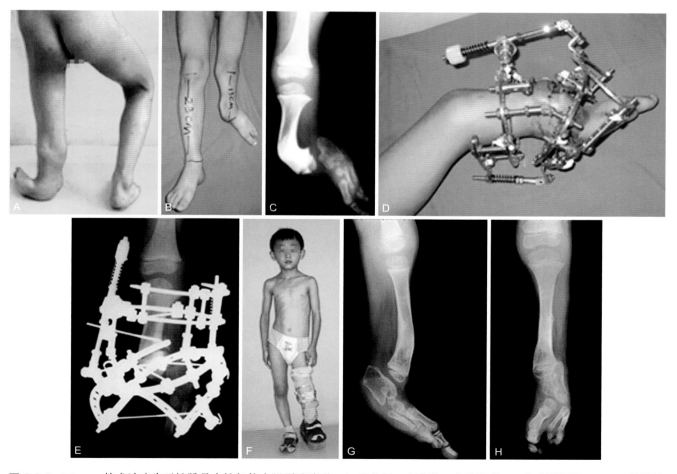

图 5-2-2　Ilizarov 技术治疗先天性腓骨全缺如伴小腿严重畸形。A.患儿男，5 岁半，术前步态；B.左小腿短缩 10 cm，足趾缺如 2 个；C.胫骨下段重度前弓畸形；D.胫骨下段畸形处截骨安装 Ilizarov 矫形器；E.X 线片观察穿针固定；F.拆除外固定器穿补高矫形鞋行走；G.胫骨延长 6 cm，术后 15 个月复查，胫骨下段前弓畸形部分复发；H.该患者计划 2 年后行二次矫形手术

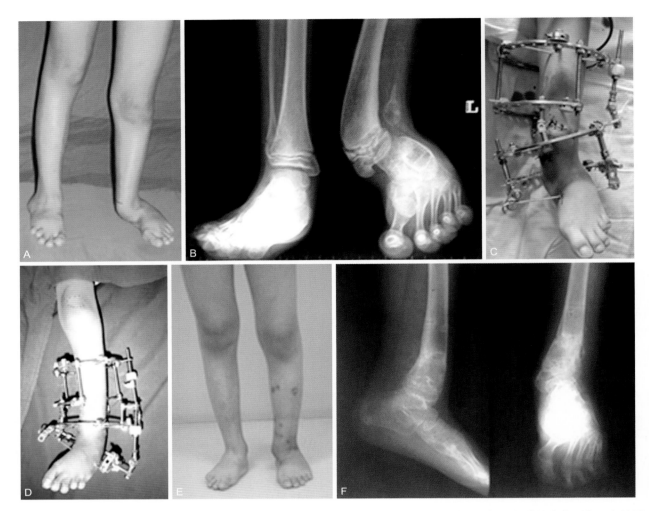

图 5-2-3　Ilizarov 技术治疗先天性腓骨不全缺如伴足外翻畸形。A.患者女，11 岁，左腓骨缺如，右腓骨发育不良，左足严重外翻，踝关节已半脱位；B.内踝截骨的手术切口，同时阻滞内踝的骨骺；C.安装 Ilizarov 牵伸器；D.逐渐矫正足外翻；E.矫正胫骨下端前弓；F.术后 6 个月随访，足外翻畸形及踝关节外脱位矫正，踝内侧骨骺阻滞

前弯曲成弓形。因此可早期手术切除腓侧束带，并松解足后侧全部紧张的组织，必要时进行跟腱及腓骨长短肌腱延长术。幼儿行此手术，胫骨前弯可逐渐减少，甚至消失。5 岁后方行手术，胫骨弯曲自然矫正的机会甚少，需采用截骨术。

　　幼儿患者装配良好的矫形器可获得较好的行走功能，且能有效地控制足踝畸形的发展，待患儿 6 岁后再分期实施胫骨延长术。先天性腓骨缺如，整个治疗与维护过程几乎要持续到患儿小腿发育成熟为止。因此矫形外科医生应该给患者和家属制订一个系统治疗计划，且必须让患者及家属清楚该病的特点、应用技术原则和治疗过程，以能理解和配合。

　　发育到青年后的患者多继发胫骨严重短缩和足的畸形，需要实施大幅度肢体延长术，由于此类患者没有腓骨，且有坚强的腓侧支持带，胫骨大幅度延长的难度和出现的问题较正常小腿多，故应采用带锁髓内针结合体外延长器技术（图 5-2-4）。足的畸形应单独实施手术矫正。

　　腓骨上端缺如对功能影响小。下端缺如则失去外踝，踝关节不稳定，患足将发生严重足外翻畸形，甚至发生踝关节外脱位。处理方法有：①装配支架保持足与胫骨的正常位置；②在胫骨下端进行截骨术，保持距骨与胫骨间关节的正常水平位；③将距骨与胫骨融合；④腓骨部分缺如者，行腓骨延长术以恢复腓骨的全长，重建外踝的解剖结构。重度足外翻畸形者结合用 Ilizarov 技术矫正。近年由于 Ilizarov 技术的应用，使腓骨完全缺如并发重度的肢体畸形也获得良好矫正。

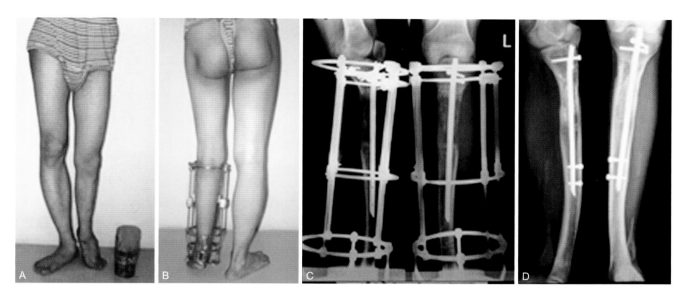

图 5-2-4 带锁髓内针技术矫正腓骨缺如性下肢短缩。A.患者男，18 岁，左先天性腓骨缺如，术前左下肢短缩 9 cm，其中胫骨短缩 7 cm，伴足内翻畸形；B.实施带锁髓内针加体外延长技术；C、D.胫骨延长 9 cm，前弓内翻畸形部分矫正，延长区域骨愈合

（五）Ilizarov方法治疗先天性腓骨缺如

1. 方法　在术前预定的截骨平面，用连孔截骨器钻孔，然后安装 Ilizarov 外固定器；外固定器安装完毕后，用骨刀于钻孔处截骨，缝合切口。

2. 术后管理　术后 3~5 天可扶双拐下地术肢负重行走；术后 5~7 天拍片复查，开始调整外固定器矫形和延长；注意针道护理，预防针道感染；注意正确的行走功能锻炼；延长过程注意关节功能锻炼；达到预定延长长度和解剖轴线后，维持固定，逐渐减少固定钢针，降低固定刚度，待骨牢固愈合后再拆除外固定器。如果有内固定可适当早期拆除

外固定，要遵循宁晚勿早的原则。

3. 典型病例　患者女，8 岁，右先天性腓骨缺如致小腿短缩，足马蹄外翻畸形，足趾畸形，右小腿较左小腿短约 6.5 cm，右足第五趾向外侧横向生长，影响穿鞋；X 线片显示右侧腓骨缺如，胫骨短缩前弓，跟骨距骨融合，第五跖骨缺如，第四、五近节趾骨基底部融合。一期手术实施右第五趾切除，腓骨肌延长，跟腱延长，胫骨截骨延长术。术后第 5 天开始延长和矫正马蹄足畸形，共延长约 7 cm。骨愈合后，拆除外固定器，实施二期手术跟骨截骨、踝上截骨，Ilizarov 技术矫正足外翻畸形（图 5-2-5）。

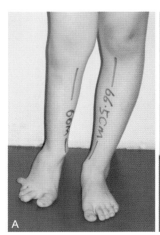
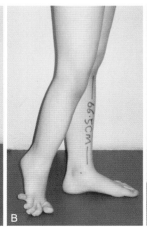
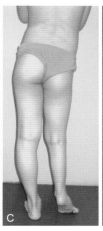
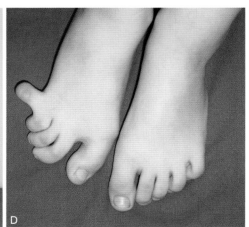

图 5-2-5　患者女，8 岁，右先天性腓骨缺如。A~D.右小腿短缩，右足马蹄外翻畸形，足趾畸形，右小腿较左小腿短约 6.5 cm，右足第五趾向外侧横向生长

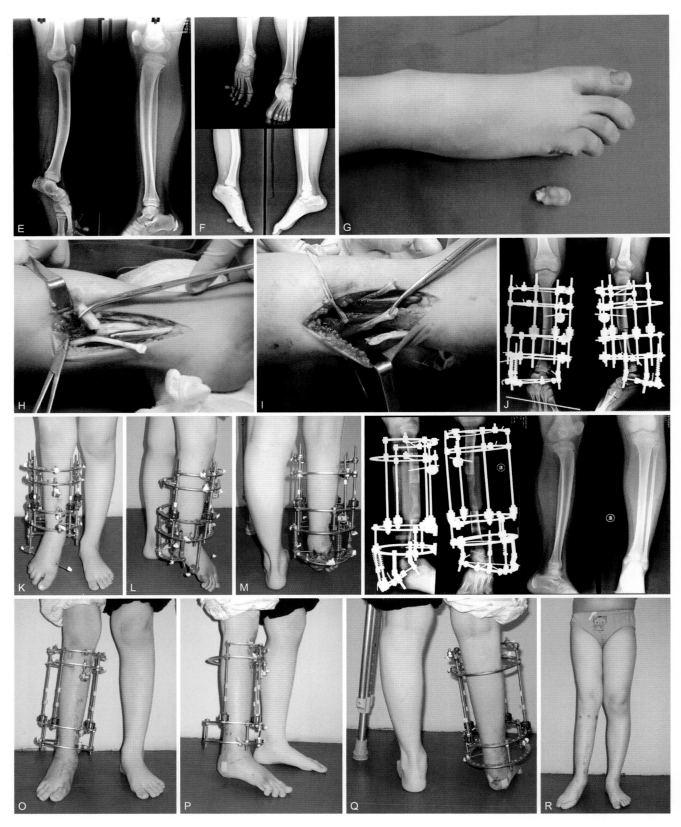

图 5-2-5（续）　E~F. X 线片显示右侧腓骨缺如，胫骨短缩前弓，跟骨距骨融合，第五跖骨缺如，第四、五近节趾骨基底部融合；G~J. 一期手术行右第五趾切除，腓骨肌延长，跟腱延长，胫骨截骨延长术及术后 X 线片；K~N. 术后延长外观大体像及小腿影像学检查示胫骨延长处骨痂生长良好；O~Q. 术后延长结束后佩戴外固定器功能锻炼，逐渐减少外固定强度；R. 术后 10个月，延长处骨痂愈合良好，拆除外固定器

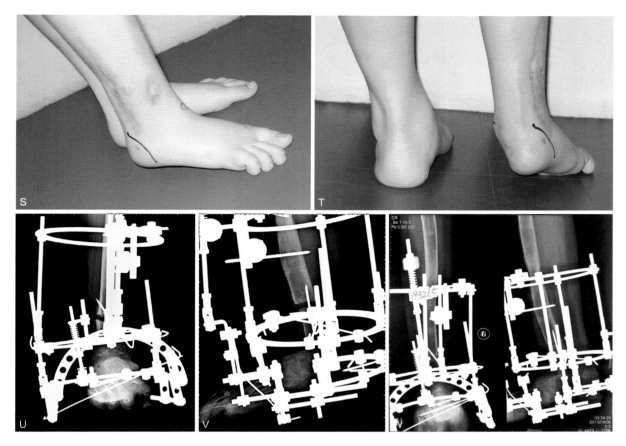

图 5-2-5（续） S、T. 患者一期手术后右足跖屈外翻畸形；U~W. 二期手术跟骨截骨、踝上截骨，Ilizarov 技术矫正足外翻畸形术后影像学检查

（秦泗河）

第三节 下肢旋转畸形

下肢旋转畸形亦称下肢扭转畸形。肢体旋转是人胚胎发育中的一个自然过程，影响下肢旋转发育的因素很多，包括先天性、发育性、病理性、解剖性和创伤性因素。

一、下肢旋转的胚胎发育

在妊娠第 5~6 周时胚芽开始形成，血管和神经组织很快长入胚芽中，第 6 周末肢胚末端变扁，形成肢体和手、足的雏形，可辨别出足趾和肢体的远、近段。这一时期内，肢芽位于胚胎侧方并向尾侧方向生长，上、下肢芽的纵轴互相平行。第 7 周时膝关节形成并屈曲，下肢逐渐内收、内旋呈"祈祷足"样（praying feet）。在此后胚胎发育过程中，由于股

骨头在髋臼内位置相对固定，下肢内旋集中发生在股骨干骺端，致使股骨前倾角度增大。足月儿股骨前倾角达 30°~40°。

胚芽形成初期，肢体组织的增殖和分化受遗传因素的控制，外部因素的影响不大。但当肢体的三维形态形成以后，受外部因素的影响愈来愈大。Hirsch Evans 发现婴儿因骨骼弹性模量低，特别容易受到宫内塑形的作用，认为肢体旋转都是宫内塑形、机械压迫的结果。随着胎儿身体不断增大，受宫内狭小空间的束缚，胎儿下肢渐渐变成极度屈髋，股骨前倾，屈膝胫骨内旋、足内收位，这种姿势一直维持到出生。出生后随影响胎儿肢体的外来因素自行解除，股骨和胫骨旋转将会发生一系列变化。

二、出生后下肢旋转发育

长管状骨旋转是骨骺围骨干长轴旋转的结果，骨干本身并不参与旋转。骨骺旋转的同时，继续沿纵轴生长，使骨骼以螺旋的形式延长。人的肱骨胚胎时期就外旋，出生后仍继续外旋发育，但股骨和胫骨并非如此，胚胎时期向一个方向旋转，出生以后向相反的方向旋转。股骨自出生后即开始去旋转发育，股骨前倾角出生时 $30° \sim 40°$，待骨骼发育成熟以后降至 $10° \sim 14°$，但股骨前倾角的变化大多发生在 8 岁以前，8 岁以后这种去旋转发育基本停止。

胎儿期胫骨内旋，出生后第 1 个月开始外旋发育，4~5 岁时胫骨外旋即可达到成年人水平，正常人胫骨外旋是 $20°$ 左右，从冠状面上看，外踝由胎儿时期在内踝的前侧，逐渐转至内踝后侧。

三、旋转不良对关节的影响

Le Damany 是研究下肢旋转的先驱之一，他早就证实股骨过度前倾与先天性髋臼发育不良有密切关系。旋转不良导致关节软骨损害是近年来研究的主要课题之一。以前对膝内、外翻造成的膝关节软骨损害研究较多，但旋转不良对关节的影响研究较少。下肢旋转不良会导致载荷不平衡，能改变正常关节内应力的分布，使剪切应力的方式发生变化，增加软骨破裂和退化的机会。Trueta 发现：因软骨下骨质承受不均衡应力而发生的血管变化使深层软骨的营养锐减，最终导致软骨细胞坏死，软骨变薄、纤维化和崩解。

股骨前倾角增大与髋关节骨性关节炎之间的关系尚无统一认识，但一般都认为髋关节对股骨过度前倾有一定的耐受力。股骨前倾角过大，过度旋转能使髌股关节失去正常吻合，髌股关节骨性关节炎和髌骨软化发生率高。Eckhoff 等发现，股骨前倾角增大主要影响髌股关节，前倾角变小则主要影响胫股关节的内侧半。

胫骨旋转不良同样也会引起膝关节软骨损害。有人发现患全膝关节骨性关节炎患者的胫骨外旋度数下降，平均为 $17.6°$，低于正常值。II 期骨性关节炎胫骨内旋度数为 $14.1°$，III 期为 $11.9°$，IV 期和 V 期为 $7.5°$，显示关节的损害程度与胫骨外旋的下降呈正比。

四、临床检查方法

儿童下肢旋转不良主要表现在足部，可出现内八字足（intoeing）或外八字足（outtoeing）。内八字足常见的原因是股骨内旋、胫骨内旋、跖骨内收和距骨颈畸形，幼儿时期主要是由股骨内旋、股骨前倾和胫骨内旋造成的。下肢旋转异常一般都对肢体功能影响不大，如出现内八字足，前足往往会出现代偿性外展。但是对于那些单侧的、不对称的、动力性和进行性旋转不良，需积极寻找病因，以排除神经肌肉系统疾病，尤其是脑瘫、脊髓灰质炎和肌营养不良等。以下是 Staheli 设计并应用的 4 种临床测量方法：

1. 足向角（foot progression angle，FPA）：即步行时足的纵轴与行进方向之间的夹角。正常人平均外旋 $5° \sim 10°$。

2. 髋内旋度数（degree of internal rotation，HIR）和外旋度数（degree of external rotation，HER）：俯卧位，屈膝 $90°$，检查髋内、外旋度数。正常人髋内旋可达 $45°$，外旋 $30°$。

3. 股足角（thigh-foot angle，TFA）：俯卧位，屈膝 $90°$，目测足纵轴线与大腿纵轴线之夹角。正常为 $0° \sim 30°$。

4. 踝间轴角（angle of the transmalleolar axis，TMA）：俯卧位，屈膝 $90°$，连接内、外踝的中心为一条直线，该线的垂线与大腿纵轴之间的夹角。正常人为 $0° \sim 30°$。

有许多医生采用旋转测量器和量角器，以下肢的骨性标志进行测量。上述方法仅能作为门诊粗略的筛选方法，其准确性和可重复性较差，需要依赖影像学测量。

五、影像学检查

X 线平片很难在二维图像上反映出肢体旋转的三维状态。例如，在正位像上很容易将膝关节屈曲、外旋看成膝内翻。普通 X 线平片对患肢的姿势要求很高，甚至需要一些辅助设备来保持下肢的标准位置。另外儿童软骨不显影也给诊断带来许多困难。

CT 扫描虽然价格昂贵，受放射辐射较多，但测量旋转的标准性高，基本不受体位的影响，是临床上测量旋转常用的方法。

1. 股骨前倾的测量　患者仰卧位，小腿绑在一起制动，足尖和髌骨指向天花板。在股骨颈部和股骨髁部扫描，层厚 5 mm。股骨颈轴是通过取用靠近股骨头最下极的横切面图像来确定的，平行于股骨颈前、后缘的直线即代表股骨颈轴。横切面上股骨内、外髁后缘的最突出点分别为 A、B 点，连接该两点的线即为股骨髁轴。重叠这两幅图像，以上两轴的夹角即股骨前倾角。

2.胫骨旋转的测量　同样面临胫骨近、远端参考轴的选择问题，多数研究都将内、外踝连线作为胫骨远端的参考轴。但胫骨近端参考轴的选择比较混乱，一般选择胫骨髁后缘（胫骨平台后缘）的切线作为胫骨近端的参考轴。分别对胫骨近、远端部做 CT 扫描。以上两轴的夹角即胫骨旋转角度，生理变异范围为 0°～40°，平均值为 28°。

六、下肢旋转畸形的外科矫正与注意事项

股骨内旋的非手术治疗效果不确定，严重的步态异常或下肢外形明显畸形往往需做粗隆下股骨旋转截骨术。手术年龄应在 10～12 岁以后。先天性马蹄内翻足多合并小腿内旋畸形，应同期或二期实施胫骨外旋截骨术矫正（图 5-3-1）。

儿童胫骨内旋大多数随年龄增大而改为外旋，因胫骨内旋导致的内八字足多在 18～24 个月时间自行改善，一直到 6～7 岁时为止。10% 的男孩和 8.5% 的女孩 5～7 岁时仍然有胫骨内旋，一般认为有家族史者预后差。12 岁以上的儿童，如肢体外形或步态严重异常，可实施胫骨截骨矫正，截骨的平面取决于旋转畸形的中心部位，以便选择胫骨结节上、下或踝上旋转截骨矫正（图 5-3-2）。Herzenberg 用

Ilizarov 外固定器辅加特殊配件矫治旋转畸形取得良好效果，具有可随意调整去旋转角度、不会发生牵拉性腓总神经麻痹、骨愈合快的优点，值得推广（图 5-3-3）。

胫骨旋转截骨术的注意事项：

在胫骨，重要的是鉴别旋转畸形是位于胫骨结节的近端还是远端。假如旋转畸形位于胫骨结节的近端，髌腱止点较正常止点偏外或者偏内，最常见的情况是胫骨外旋畸形，伴有髌骨外侧轨迹异常、不稳定和（或）软骨软化症。假如旋转畸形位于胫骨结节的远端，应该在胫骨结节远端施行截骨术，从而不影响髌股关节的机械力学。

胫骨近端截骨术对肌肉功能的影响微乎其微。对于胫骨截骨术旋转水平需要重点考虑的是腓总神经和胫后神经。近端去旋转比远端去旋转化对腓总神经的影响更大。在外旋松弛腓神经的同时，还会扭曲位于前方和外侧肌间室间的隔膜，从而影响腓深神经。因此，通过内旋截骨术矫正胫骨近端的外旋畸形具有损伤腓神经的危险性，原因就是牵拉损伤以及绷紧前方肌间室的筋膜。外旋截骨术也有可能损伤神经，原因是卡压于肌肉之间和绷紧前方间室隔膜。胫骨远端截骨术对腓神经损伤的危险性较小。远端水平的外旋矫形术会牵拉胫后神经和跗管的筋膜，但是在旋转小于 45° 的情况下可能无功能意义。

以 TSF（taylor spatial frame）支架为代表的数字六轴空间外固定支架的应用，可以精确地实现四维的畸形矫正（成角、移位、旋转、短缩），在国内

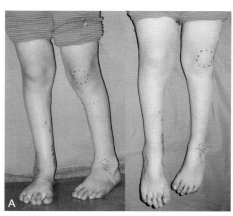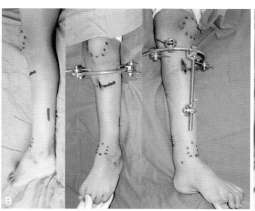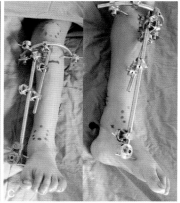

图 5-3-1　小腿内旋畸形的截骨矫正。A.患者女，9 岁，左先天性马蹄内翻足，足内翻畸形已手术矫正，但遗留小腿内旋畸形，前足轻度内收；B.术前测量小腿内旋畸形的方法，确定胫骨结节下截骨矫正旋转畸形；C.因患儿前足有轻度内收，故外固定器同时固定前足

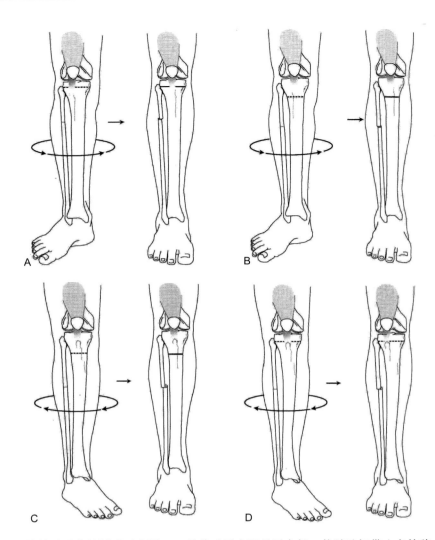

图 5-3-2　不同类型小腿旋转畸形截骨矫形示意图。A.外旋畸形在胫骨平台部，伴随髌韧带止点外移，应选择胫骨结节上内旋截骨术。B.髌韧带位置正常，实施胫骨结节下内旋截骨术。C.小腿内旋畸形在中远段，实施胫骨结节下外旋截骨术。D.胫骨近端（平台部）内旋畸形，选择在胫骨结节上外旋截骨术

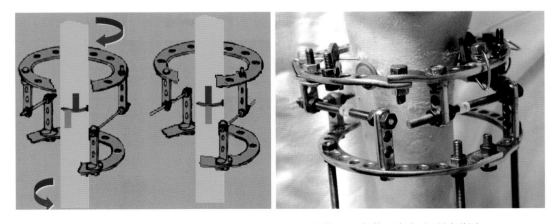

图 5-3-3　Ilizarov 技术矫正下肢旋转畸形的器械构型，安装固定方法及矫形原理

已经应用成熟，对于伴有小腿旋转畸形矫正的膝内翻，作者推崇用微创截骨结合 TSF 外固定支架矫正。

七、六轴空间外固定器矫正小腿旋转畸形

六轴空间外固定器（Taylor spatial frame，TSF）是结合电子计算机软件应用的六轴外固定器。这种支架的主要结构是两个环通过 6 根可伸缩的杆连接，通过调节杆的长度，一个环相对于另一个环可以在任何空间平面改变位置，六轴空间支架基于 Ilizarov 牵张 - 成骨原理，在术前进行畸形分析和计划的基础上，在截骨水平的近端及远端各安放环并以六根杆连接，术后根据计算机运算出的处方调整六根杆的长度，使两环及其各自固定的骨块发生相对移动，逐渐矫正畸形至目标位置。六轴空间外固定器可同时矫正多维度畸形，尤其在矫正扭转畸形时，临床经验不丰富的医生按照计算机提供的数字参数操作，也能确保扭转畸形矫正的准确性，具有经典环式外固定器不具备的优势（图 5-3-4）。

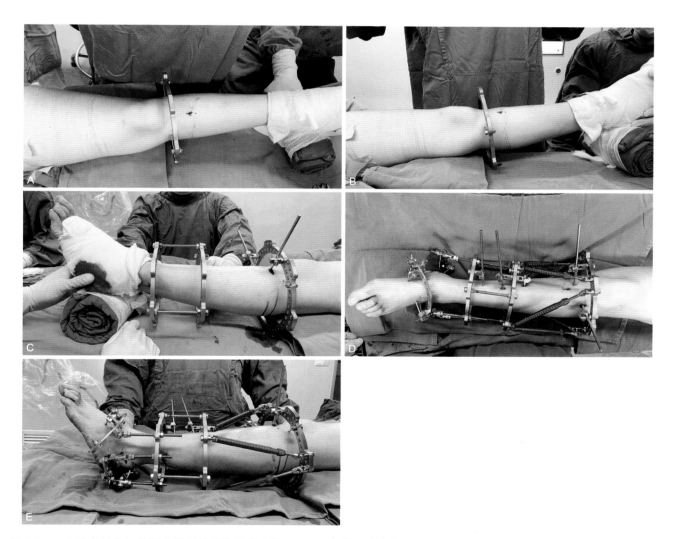

图 5-3-4 小腿六轴空间外固定器穿针安装操作步骤。A、B. 安装近端参考环；C、D、E. 安装远端移动环及足部 Ilizarov 外固定器

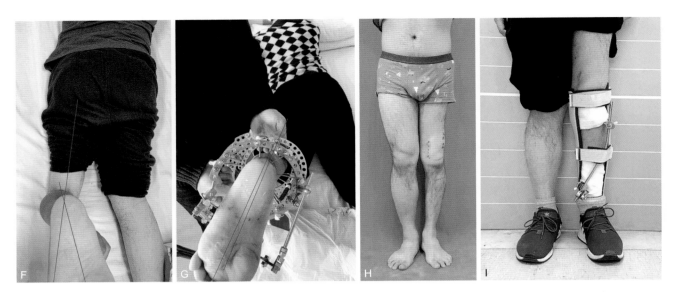

图 5-3-4（续）　F、G. 小腿内旋畸形用六轴空间外固定器矫形前后对比；H、I. 左小腿内翻、外旋畸形术前与矫正术后早期外观对比，截骨断端骨愈合后拆除外固定装配小腿支具保护下行走 4~6 周

（秦泗河　郭保逢　王执宇）

参考文献

[1] 秦泗河，小儿矫形外科学 [M]. 北京：北京大学医学出版社，2007.

[2] 秦泗河，王明新，吴鸿飞，等. 成年人膝内翻的分型与手术策略 [J]. 中国矫形外科杂志，1999，10: 758-760.

[3] 刘德凤，陈燕霞，秦泗河. 下肢畸形的 X 线投照方法. 伤残医学杂志 [J]. 2000，1: 4~5.

[4] 秦泗河，王明新，王振军. 重度膝外翻的外科治疗. 中国矫形外科杂志，2000. 4: 320-322.

[5] 许瑞江. 小儿矫形外科学 [M]. 北京：科学技术文献出版社，2002.

第六章　足踝畸形矫正与功能重建

第一节　足踝畸形矫正现代概念

足部有 33 个关节，具有三维的解剖结构，复杂微妙的运动功能，人体在大地上的各种运动与平衡无不关系着足的着地、着力部位。因此，足踝的解剖轴线、生物力学与功能重建等牵涉的问题较髋、膝关节多。

近百年来，现代科学对足踝的解剖生理、生物力学和足踝疾病的研究、预防与治疗获得了众多成果，但对足踝的发生、发育过程，生理功能与应力变化，下肢运动与血液循环之间的关系，行走方式与人的性格特征之间的关系等还缺乏明确的研究结论。各种足踝疾病的治疗，也缺乏具有国际权威性的规范指南，作者根据实施近万人次的足踝畸形矫正经验，提出足踝畸形矫正的现代概念。

一、用人类直立行走的整体观探讨足踝畸形发生、发展的原因

从灵长目大猿科具有抓握等多功能的后爪，进化到踇趾内收、足跟增大、足弓形成的具有拱状骨关节结构的人足，从而奠定了类人猿躯体直立、只用两只脚负重行走的基础。足的特征是："稳定中有灵活"。在以踝关节为主的大运动中包含了足部其他微动关节的三维运动，由此形成了人类站立、行走、跑步中的自然摆动运动与"步态美"。但人足仍存在着进化上的弱点，如足的内翻肌群的肌力明显大于外翻肌群，足踝关节韧带的强度并不适宜人体长时间的站立状态，踇外翻、平足症、马蹄内翻足等畸形仅见于人足。

从个体发育过程看来，婴儿出生时脚掌是平的，学会走路时脚部韧带和肌腱加强了，才使脚掌中部骨骼隆起形成足弓，这个过程通常到 16 岁时完成。可见，具有弹簧作用的足弓是发育、行走过程的产物。

直立行走是人类区别于一切哺乳动物的根本特征，其他的特征包括脑的智力都是在直立行走的基础上演进来的。由四足行走动物变成两足行走动物，踝足关节的应力增加，从而成为人类产生众多足踝部畸形和疾病的主要原因。足的畸形、关节退变性疾病和血液循环障碍性疾病的发生率较上肢明显增加。用生物进化的自然观，研究人足的结构、生理、运动方式、足踝疾患产生的宏观原因以及足的功能改变对全身功能的影响，将为临床医生提供一种新的观察、研究视角。

二、矫正足踝畸形，要关注患者体质与下肢的持重力线

人体的站立、行走的平衡功能，是躯体统一、协调运动的结果，但均起于足下。先天性体质特征（如身高、肥胖、关节松弛度）与生活地区和工作类型，可影响某些足踝疾病的发生与发展。任何下肢整体的持重力线与解剖轴线的改变，足踝关节肌肉力量的轻度失衡，均可影响足的着地、着力部位和应力变化，从而导致或影响足踝畸形的发生与发展进程。因此，在矫正足踝畸形时，不可忽视患者体质类型与生活方式对足踝畸形产生的影响，注意下肢整体力线的 X 线检查和肌力的测定。一个看似简单的畸形，如足的内翻或外翻畸形，往往同时出现多个骨骼的畸形改变和足踝关节内外、前后肌腱、韧带的张力改变。如矫正踇外翻、平足症，术前应摄双下肢全长足负重位 X 线正、侧位片，如此，方能准确测量出下肢持重力线与膝、踝关节解剖轴线之间的关系，以正确了解足部动态畸形的发生原因，准确把握矫正畸形的方法与尺度。若因膝关节或小腿轴线改变继发的足畸形，在矫正足踝畸形的同时，必须矫正膝部或胫骨畸形，恢复下肢的正常持重力线。

三、足的畸形矫正由关节融合走向保留关节功能的方向发展

对于足的内翻、外翻、高弓、仰趾等骨性畸形改变，三关节融合曾经是矫正所有跗骨骨性畸形的金标准，但长期随访发现足的内、外翻运动受限或丧失，行走时足的弹性下降，踝关节应力集中，绝大多数患者继发相邻关节早期退行性关节变。由于微创与自然重建理念的出现，可以通过多个不经关节的跟骨和跗骨截骨，术后应用可调式骨外固定技术，做到少融合或不融合跗骨间关节而矫正足的畸形，从而保留足的三维多级的微小运动。

足踝关节镜与人工关节的发展，使足踝关节某些疾病的治疗模式，逐渐进入微创化、有限化、替代化的新阶段。痛的关节变成不痛的关节、死关节变成活的关节，显然是患者和医生共同追求的目标。踝关节发生严重病损者应首先考虑人工关节置换，不得已时才选择踝关节融合。

四、足的畸形矫正与美学修复结合

社会的文明进程与人们对美的需求，推动着"足踝矫形技术必须与美学理念相结合。"应用腔镜技术或其他微创技术，使足的畸形矫正与功能重建后不留或少留切口瘢痕，显然是外科发展的趋势。如我院开展的小切口足畸形矫形术、双足等大术、短足延长术、跖骨延长美趾术等，满足了年轻人对足美观的追求。

五、微创牵拉技术使足踝畸形的矫正进入生物学时代

Ilizarov 发现的张力 - 应力法则与三维外固定器牵拉矫形技术，使足踝畸形的矫正发生革命性变化，软组织畸形矫正不用开刀，仅安装 Ilizarov 外固定矫形器通过缓慢牵拉即可达到满意矫正。重度或复杂的骨性畸形、既往手术失败或复发的僵硬性足踝畸形，在实施有限截骨手术后安装三维足踝牵拉矫形器，术后在患者无明显痛苦的情况下，根据畸形矫正的要求缓慢牵拉，畸形获得满意矫正，并避免了严重并发症的发生。

通过牵拉组织再生的原理实现足踝畸形的矫正，所有的软组织包括肌腱、韧带都没有被松解或切断，畸形矫正后仍能保留良好的解剖结构与功能。已经退变、关节狭窄、僵硬的踝关节，安装带铰链关节的牵伸器，使踝关节间隙处于轻度分离状态下进行关节活动，可恢复部分关节功能，避免或延缓实施踝关节置换或关节融合。这是传统的开放手术无法达到的治疗效果。Ilizarov 技术对足踝畸形的矫正，实现了微创化、动态化，符合生物学要求的自然重建理念。

六、现代足踝矫形器的使用

由于新材料、新工艺的不断发展，现代足踝矫形器的结构与功能可以达到稳定松弛的关节、改变负重应力与矫形的三方面作用。足踝外科医生应注意了解和掌握足踝矫形器的材料与功能、适应证与新的构型特点。一些足踝疾病与程度轻的足畸形，通过装配足踝矫形器可以获得明显的功能改善和防止畸形发展，从而避免手术或延缓实施手术。

人体骨与关节的变化遵循着应力与应变的基本法则。绝大部分后天足踝关节疾患，除了创伤和疾病的因素，均直接或间接来自于直立行走的不合理或累积性应力。人类从何时进入穿鞋的阶段？少年、儿童穿什么样的鞋子、采用何种锻炼模式有利于足的正常发育？随着人类平均寿命的延长，老年人如何进行足踝的保健？如何用循证医学的方法评价既往足踝畸形的矫正原则？这些都是需要进一步深入研究的问题。

生活的富足与生活模式的改变，使足踝疾病的发生率增加。从生物进化、社会演进与新的身体文化观，探索足的发育、成熟与生活方式的关系，足踝损伤、畸形与疾病发生、形成与转化的脉络，合理评价和正确运用各种高新技术和自然重建理念，从而研究出符合 14 亿中国人足踝骨关节的正常解剖值、畸形矫正评价标准与常见足踝畸形的防治指南，是中国足踝外科医生肩负的重大责任。

（秦泗河）

第二节 先天性马蹄内翻足

先天性马蹄内翻足（congenital clubfoot，CCF）是一种常见的严重影响足的形态与功能的先天性畸形，可同时伴发关节挛缩症、髋（膝）关节脱位、羊膜束带畸形以及脊髓脊膜膨出等其他神经系统及运动系统畸形。英文文献中称为特发性马蹄内翻足（idiopathic clubfoot），中文文献中通常以先天性马蹄内翻足代指特发性马蹄内翻足。

先天性马蹄内翻足在全部的新生儿出生缺陷中列第七位，占足部畸形的85%，发病率约为1‰，男女比例为(2~2.5)∶1。不同种族患病率不同，中国人患病率约为0.39‰，夏威夷人和毛利人约为7‰，高加索人约为1.2‰，波利尼西亚人约为6.8‰。

一、病因

先天性马蹄内翻足的确切致病原因尚不清楚，目前认为与神经肌肉病变、骨骼发育异常、软组织挛缩、血管异常及遗传因素等有关。多数学者支持神经肌肉病变学说及骨骼异常学说。研究发现，先天性马蹄内翻足患者小腿肌群中普遍存在腓骨肌肌力持续减弱，小腿内后方肌肉挛缩，造成肌力不平衡，骨骼、关节和软组织挛缩是继发于肌力不平衡的适应性改变，而肌力的改变是以神经异常为基础。有学者利用免疫组化方法对先天性马蹄内翻足跟骨研究发现软骨细胞较小，未分化成熟，细胞外黏蛋白减少，生长软骨类似关节面软骨，骨化中心骨化异常可导致骨骼发育畸形。

此外，近年来研究认为先天性马蹄内翻足与*Hox*、*DTDST*、*PITX1*、*COL9A1*等基因等突变有关。

二、病理变化

先天性马蹄内翻足的病理改变主要包括两个方面：①跗骨形态和跗骨间对应关系的异常。跖屈畸形由胫距关节和跟骨的跖屈形成，内翻畸形由跟骨在距骨下方内收内旋形成，内收畸形包括舟骨和骰骨相对于距骨向内侧移位、跟骨远端关节面的内收以及距骨头和距骨颈的内侧偏移和跖屈。高弓畸形主要由第一跖骨屈曲形成，各跗骨均发生一定程度的变形，以舟骨变形为明显。②周围软组织的挛缩。

如关节囊发生挛缩，跟舟足底韧带、胫后肌腱、跟腱、趾长屈肌腱、蹞长屈肌腱、跖腱膜、跖短肌、腱鞘和距跟间韧带也发生挛缩。

跟骨的病理改变，可能是由于距骨的跖屈和距骨体的外旋，压迫跟骨的前外缘，使其出现内翻、内旋畸形。距、跟骨在矢状面上呈跖屈（马蹄）畸形；冠状面内翻；水平面上有旋转畸形。因而，距下关节的病理改变呈三维畸形（图6-2-1）。

三、临床表现及分型

先天性马蹄内翻足临床表现主要为走路不稳、跛行步态和特征性的足跖屈、内翻、内收和高弓，部分病例同时伴有胫骨内旋畸形。初期表现为软组织异常，足内侧肌挛缩，张力增加，关节囊、韧带及腱膜肥厚、变短；随年龄增长，畸形日趋严重，跟腱、胫后肌腱、趾长屈肌腱，蹞长屈肌腱等肌腱及跖腱膜极度挛缩，具有强的弹性阻力，足部外侧

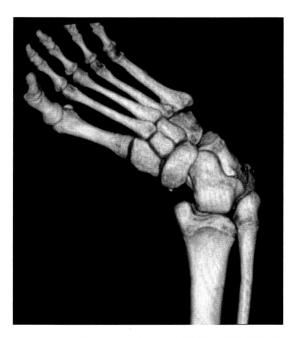

图6-2-1 CT三维重建示舟骨向内侧移位，距舟关节向内半脱位；骰骨在跟骨的前方也向内侧移位，跟骰关节半脱位，导致足的内侧柱和外侧柱均呈向内的半脱位，即内侧柱和外侧柱作为整体均失去平衡

软组织及肌肉持续被牵拉而延伸，足外展功能基本丧失，但肌神经功能无损，肌电兴奋性尚存在。如果此时畸形得以矫正，肌肉功能尚可恢复；反之，可逐渐产生骨骼畸形，跗骨排列异常，跟骨处于内翻位，胫骨偏向内侧和跖侧，严重者其关节面处于踝穴外侧，舟骨变小内移并旋转，以致距骨头的内侧和下方形成假关节，距骨头在足的背侧形成皮下隆起，骰骨发育异常粗大，与跟骨远端的内侧非关节面相连接。此外，跖骨亦有变形，可从跗跖关节偏离，或关节正常而跖骨干内收。

四、影像学检查

拍摄正侧位像均应取站立或足背屈位。临床常用的是测量跟、距骨纵轴线的交角，即跟距角。正常足，正位片距骨中心的纵轴线经舟骨、楔骨达第一跖骨，而跟骨中心的纵轴线可达第四跖骨，两线相交成跟距角，为20°~40°；侧位片的跟距角为35°~50°。马蹄内翻足的正位片示跟、距骨二者重叠，均朝向第五跖骨，跟距角减小甚至消失；侧位片示跟距角＜35°，一般为20°或更小，跟距骨呈平行关系（图6-2-2）。3岁后舟骨骨化，可见舟骨向内跖侧移位。正位和侧位片的跟距角数值之和为跟距指数，正常足在40°以上，马蹄内翻足的跟距指数亦减少。于正位片还可测量距骨-第一跖骨角，正常为5°~15°，先天性马蹄内翻足此角为负值，显示前足内收畸形明显。此外，还可在侧位片测量胫跟角，正常为10°~40°。

CT及三维重建能清楚地显示足踝部的解剖和空间关系（见图6-2-1）。通过3D-CT可直观地观察到马蹄内翻足骨骼均有不同程度畸形，还可利用3D-CT的旋转和切割技术，在最佳位置和角度评定马蹄足的内翻程度和观察各跗骨之间的空间关系，因此，3D-CT在诊断先天性马蹄内翻足的内翻程度、后足骨之间的空间关系以及骨的发育状况上和术后疗效评估上优于X线片。

五、诊断与鉴别诊断

根据患儿出生后的临床表现、症状、体征及影像学检查诊断先天性马蹄内翻足并不困难。若年龄较大，病史不明确者，要与以下疾病相鉴别：①脑性瘫痪：为挛缩性瘫痪，肌张力增加，反射亢进，有病理反射，以及其他大脑受累的表现等；②先天性垂直距骨：是一种先天性距舟关节脱位，常伴发固定性跟骨马蹄样外翻和舟骨向距骨背侧脱位；③脊柱裂、脊髓灰质炎所致的神经异常：肌肉有麻痹和萎缩等现象，肌电图可确定肌肉的麻痹；④先天性多发性关节挛缩症：累及四肢多个关节。畸形较固定，不易矫正，早期即有骨性改变。

六、保守治疗的Ponseti方法

先天性马蹄内翻足的治疗原则是越早越好，应该在生后立即开始。绝大多数患儿通过早期正确的Ponseti方法矫形和适宜的外固定可以获得满意的治疗效果，尤其是对畸形程度较轻、柔软的先天性马蹄内翻足。根据作者的经验，先天性马蹄内翻足获得满意治疗效果的关键在于生后3个月内治疗，这是治疗先天性马蹄内翻足的最好时机。

对生后0~3个月患儿的治疗包括手法矫正、系列石膏、胶布或夹板固定（图6-2-3）。1948年，Ponseti提出了系列手法矫正加石膏固定治疗先天

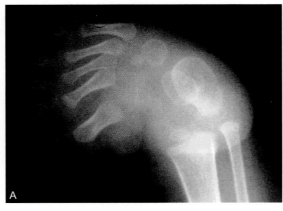
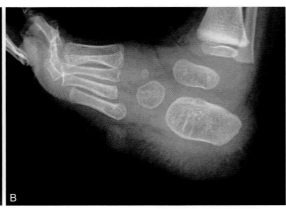

图6-2-2　A、B. X线正位片示跟、距骨二者重叠，均朝向第五跖骨，跟距角减小甚至消失；侧位片示跟距角＜35°，一般为20°或更小，跟距骨呈平行关系

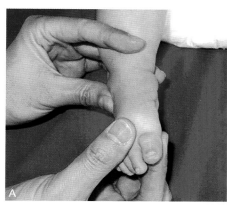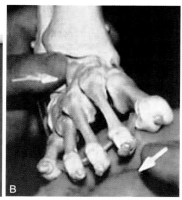

图 6-2-3 A、B. Ponseti 手法矫正方法：先背伸患足的第一跖骨（将前足置于旋后位上），然后再连续轻柔地外展前足。术者的拇指作为支点，顶压在距骨头上起对抗作用

性马蹄内翻足这一具有里程碑意义的治疗方法。目前，Ponseti 的旋后外展手法矫正和系列长腿石膏管型固定被公认为首选的保守治疗方法。其主要过程为：（1）矫正阶段：第一步：纠正足弓。第一次石膏固定，即背伸第一跖骨，将前足旋后以使前足和足跟在同一平面。分两个阶段进行石膏固定，第一阶段，用一个膝上长腿石膏维持距骨下足强大的外旋力量及使足内侧结构得以充分伸展。1 周后拆除石膏，经过手法矫正后应用第二个由足趾到腹股沟的管型石膏，围绕距骨头使足外展并维持前足旋后。第二步：在接下来的 4~5 周，每周都要进行手法矫

正和石膏固定，使足围绕距骨头逐渐外展，直到前足相对于足的长轴处于中立位（图 6-2-4）。第三步：患足最后一次石膏固定前为避免遗留跖屈需行经皮跟腱切断术（跟骨结节上方 1.5cm 处切断），随着足内收、内翻畸形的纠正，跖屈逐渐得到改善。背屈15°~20°、外展 60° 位，长腿屈膝矫形石膏固定 3 周。（2）保持维持阶段：支具治疗，无论是否做经皮跟腱切断，及经皮跟腱切断术后 3 周，石膏拆除时，立即佩戴 Denis-Brown 支具，前 3 个月应全天佩戴支具，以后睡眠时使用，持续 2~3 年。

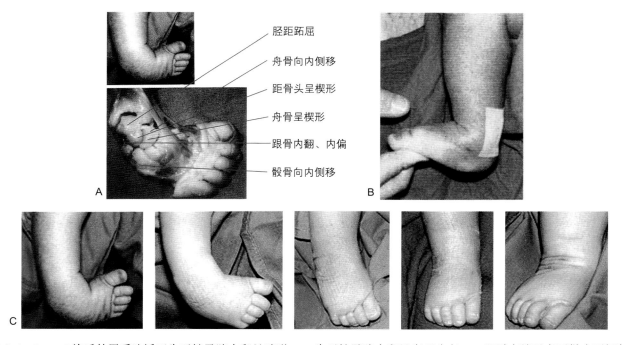

图 6-2-4 Ponseti 旋后外展手法矫正先天性马蹄内翻足畸形。A. 先天性马蹄内翻足病理改变。B. 跟腱挛缩重者可做皮下切断。C. 手法矫正后逐渐更换石膏达到矫形要求

七、手术治疗策略

手术适应证：经过保守治疗无效或残留畸形者，未经治疗的大龄儿童或青少年僵硬性马蹄内翻足。秦泗河矫形外科手术治疗了 700 多例先天性马蹄内翻足，积累了丰富的动力与静力平衡经验，简介如下。

（一）7 岁以下儿童

跖腱膜皮下切断，胫骨后肌腱、跟腱延长，胫骨前肌 1/2 外置于第三腓骨肌腱上，若术中一次手术矫正应用组合式外固定器，不能完全矫正结合 Ilizarov 技术。

（二）僵硬型或有明显骨性畸形改变者

加做跟骨截骨、跟距关节融合 +Ilizarov 技术。

（三）畸形严重或畸形复发的 12 岁以上患者

可行距跟、距舟、跟骰关节融合术。于足的前外侧，以距骨窦为中心做一弧形切口，向下牵开趾短伸肌及腓骨长、短肌，显露距跟关节的前方及跟骰关节，向内牵开伸趾肌腱显露距舟关节，检查并分析足下垂及内翻的原因，对软组织进行必要的松解，楔形截骨距跟、距舟、跟骰关节，矫形满意后克氏针固定，再用组合式外固定器固定；对于重度畸形，由于皮肤、血管、神经等软组织的限制不能一次性满意矫正者，安装 Ilizarov 外固定器，术后缓慢矫正。

（四）拆除外固定器后

常规佩戴支具一段时间，以防止畸形反弹。

八、Ilizarov 技术的应用

不论任何年龄节段，Ilizarov 技术是治疗僵硬性马蹄内翻足的安全有效的方法。Ilizarov 技术利用张力 - 应力法则能在三维空间任意角度，按照一定的速率平缓地牵拉、刺激骨及软组织，牵拉产生的应力可促进踝、足软组织活跃生长，从而获得重建性矫治，有效预防畸形复发。Ilizarov 外固定牵伸器组件多样化，可根据患者的畸形程度及矫形目的进行个体化预组装，术中无须大范围软组织松解，减少血循环破坏、局部血管神经受损、瘢痕广泛粘连等发生，术后可早期扶拐负重锻炼，无须石膏外固定，矫治过程中也可依据患者的耐受性、畸形特点

进行小幅度、渐进性矫正，改善患肢局部血循环、促进韧带愈合，避免肌肉萎缩、关节僵硬、皮缘坏死等并发症发生。其三维多平面细钢针张力调节功能能很好地纠正严重复杂畸形，具有微创、手术时间短、避免二次手术、不造成足短缩等优点。

Ilizarov 技术通过软组织对关节牵开和截骨后对骨牵开两种机制实施矫形。软组织牵开适用于年龄不满 8 岁、关节有活动度、无骨骺畸形的患儿；对于年龄超过 8 岁、骨骼变形或存在神经肌肉病变、肌力不平衡者，Ilizarov 技术与软组织平衡、截骨相配合，可避免楔形截骨，最大限度保留外形和关节功能。对于距下关节融合、神经肌肉病变、肌力不平衡的大龄重度青少年患者，"V"形截骨可矫正变形的后足骨性畸形，中足经舟楔关节骰骨截骨及跖骨基底截骨的联合截骨手术，辅以 Ilizarov 技术可完全矫正前足内收高弓畸形，而且复发率低、皮瓣坏死及血管、神经损伤的可能性小（图 6-2-5）。合并有小腿扭转畸形者应同期实施胫骨下段截骨术矫正，然后用微型骨外固定技术固定。

1. 术前准备　根据患者年龄、足畸形程度、骨关节的变形程度、小腿最大直径以及足的大小，选择合适的牵伸器组件，组装 Ilizarov 牵伸器大体框架，术中安装时仅需微调即可。

2. 手术方法　患者麻醉后，取平卧位，患肢垫高，先行患足后内侧软组织有限松解，例如：跟腱、胫后肌腱延长及跖腱膜松解等，Ⅰ度畸形以软组织松解为主，Ⅱ度、Ⅲ度畸形及伴其他骨性畸形需行联合截骨术，最后均穿针安装术前组配好的 Ilizarov 外固定牵伸器。

3. 术后处理　术后 1 周左右待患足局部肿胀及疼痛缓解后，即可旋转螺纹杆开始矫正畸形。矫形顺序为先牵伸足内侧螺纹杆，矫正前足内收及旋转畸形，然后牵伸踝关节内侧的螺纹杆，矫正中后足内翻畸形并同步牵开踝关节间隙以避免胫距关节的挤压，最后牵伸踝关节前后方的螺纹杆矫正足下垂畸形。螺母旋转的频率、速度依据局部软组织情况和患者耐受程度而定，以 0.5~1 mm/d 为宜，每天分 4~6 次完成。矫形期间应定期行足踝的 X 线正侧位片监测，了解踝关节间隙、胫距关节是否脱位等。当畸形逐渐矫正并使踝关节过伸 5°~10°，患足呈轻度外翻后停止牵伸，然后带外固定器负重行走 4~6 周，去除外固定器后常规穿足踝支具或矫形鞋行走 6 个月到 1 年时间。

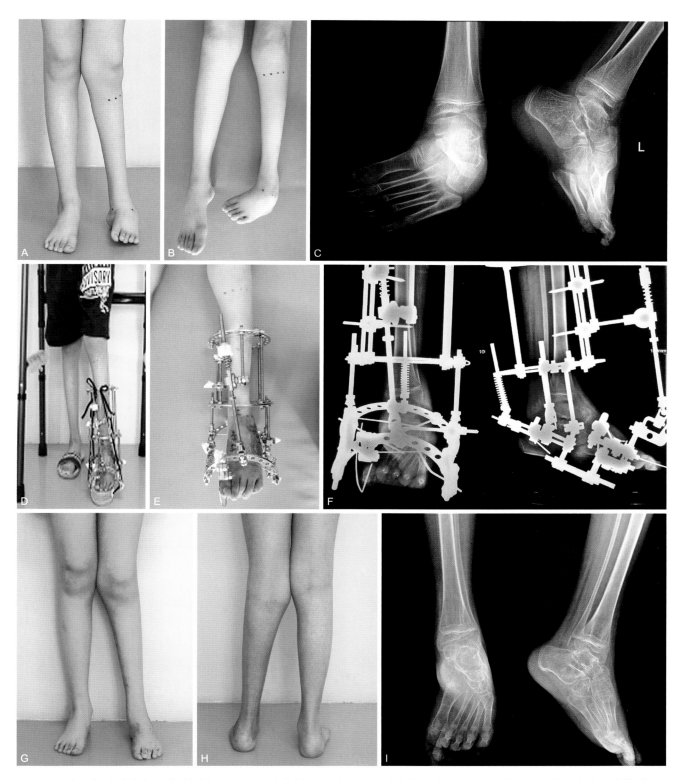

图 6-2-5 先天性马蹄内翻足畸形的矫正。A、B. 患者男，13 岁，左马蹄内翻足畸形；C. X 线检查，左前足内翻、内收畸形；D. 术后 6 天，下地功能锻炼，并进行足内翻缓慢调整；E、F. 术后 21 天，足内翻畸形基本矫正；G~I. 术后 370 天复查，足内翻畸形矫正满意

九、秦泗河矫形外科手术治疗701例先天性马蹄内翻足数统计分析

截至 2017 年 12 月，秦泗河矫形外科共手术治疗先天性马蹄内翻足 701 例，统计分析如下。

（一）性别比例

患者性别	手术例数	所占比例（%）
男	467	66.62
女	234	33.38

（二）手术时年龄

年龄段（岁）	手术例数	所占比例（%）
1~5	233	33.24
6~10	137	19.54
11~15	113	16.12
16~20	71	10.13
21~25	67	9.56
26~30	32	4.56
31~35	19	2.71
36~40	11	1.57
41~45	7	1.00
46~50	8	1.14
51~55	1	0.14
56~60	2	0.29
≥61	0	0.00
最大年龄	60 岁	
最小年龄	1 岁	
平均年龄	12.56 岁	

注：本组手术患者 16 岁以上者 218 例，占 31.1%，说明中国存在较多延误治疗的先天性马蹄内翻足患者。

（三）历年手术例数

年份	手术例数	所占比例（%）
1990 年之前	87	1.17
1990—1994	133	1.36
1995—1999	103	2.00
2000—2004	84	2.78
2005—2009	112	3.47
2010—2014	117	3.04
2015—2017	56	2.83

（四）畸形侧别

畸形侧别	患者例数	所占比例（%）
双	289	41.23
左	205	29.24
右	207	29.53

（五）患者胎次

患者胎次	手术例数	所占比例（%）
1	307	43.79
2	139	19.83
3	72	10.27
4	11	1.57
5	7	1.00
6	2	0.29
7	2	0.29
8	3	0.43
弃婴或领养	5	0.71

注：本组统计中，有 153 例患者（21.8%）没有记录胎次。

（六）常用术式

术式名称	1~14 岁	14 岁以上	合计	使用频率（%）
跟腱延长术	268	196	464	66.20
跖腱膜松解术	249	118	367	52.35
三关节融合术	62	129	191	27.25
胫前肌外置	156	33	189	26.96
胫后肌腱延长	89	50	139	19.83
第一跖骨基底截骨术	28	53	81	11.55
跟骨截骨矫形术	34	22	56	7.99
跟距关节融合	29	19	48	6.85
踝上截骨	38	9	47	6.70
胫骨后肌外置	32	13	45	6.42
跟骰关节融合	28	5	33	4.71
二关节融合术	6	8	14	2.00
肌腱移位代伸踝/伸踇/伸趾肌	6	3	9	1.28
距舟关节融合	5	4	9	1.28
踇趾趾间关节融合术	0	4	4	0.57

注：使用频率：该术式除以先天性马蹄内翻足总例数得出的百分比，意即"每百例手术中使用该术式的次数"。

（秦泗河　石　磊）

第三节　先天性跖骨内收

一、概述

跖骨内收是前足相对于中足和后足所产生的内收，常常引起儿童足趾向内侧倾斜的步态，这种畸形可独立存在，也可以与先天性马蹄内翻足和小腿内旋畸形同时出现。

临床上，Bleck 把跖骨内收分为轻、中、重型。重型的前足僵硬，不能外展，于足内缘也可见到横行皮肤皱褶，或拇趾与第二趾的趾蹼间隙增大。

跖骨内收也可见于先天性马蹄内翻足手术治疗或非手术治疗后所遗留的一种畸形，这种遗留性的跖骨内收可能是僵硬性病变，表明前足相对于中、后足固定在内收的位置上；抑或跖骨内收是动力性病变，由于行走过程中胫前肌腱不平衡牵拉所致。

二、治疗

对于年幼儿童可采用手法或矫形器治疗，经系列保守治疗失败后才考虑手术治疗。

1970 年 Kendric 等人复习了采用跖骨基底的关节囊松解（Heyman-Herndon-Strong 手术）的 80 只足，其中 92% 获得了优良的结果。他们建议本手术的合适年龄为 3~8 岁。

对于 4 岁或 4 岁以上遗留性僵硬的跖骨内收，跖骨多处截骨是更好的选择。Berman 和 Gartland 曾介绍了跖骨基底杵臼截骨术治疗僵硬型跖骨内收，矫形效果良好。

（一）跖骨基底杵臼截骨术

1. 手术方法　采取足背侧两个纵行切口或横弧形切口，显露所有跖骨基底，注意保护趾伸肌腱及表浅神经，并尽可能保留浅静脉。于骨膜下显露每个跖骨的近端干骺端，用窄的骨刀对每个跖骨做杵状截骨，其圆顶位于近端，注意避免损伤跖骨基底的骺板。用手被动将前足外展，使跖骨恢复正常的力线，用 2 根细的克氏针从第一和第五跖骨干的远端向近端插入，并通过截骨处固定，使足维持在矫正的位置，防止截骨两端向背侧或跖侧成角以及重叠移位。在闭合切口前，摄 X 线片检查克氏针的位置、截骨的部位以及前足的力线。正位 X 线片上距骨与第一跖骨角应矫正到 0°~10°。

2. 术后处理　用短腿管型石膏将患足固定在矫正的位置上，术后 2 周穿行走石膏鞋以脚的后半部负重行走，4 周拔除克氏针，6 周拆除石膏。

（二）楔骨及骰骨截骨术

McHale 和 Lenhart 介绍了内侧楔骨开放性楔形截骨和骰骨闭合性楔形截骨，矫正内侧柱严重短缩的中足畸形（"蚕豆足"），其临床表现为前足内收。

1. 手术方法　患者麻醉后采取仰卧位，在骰骨表面作一个短纵行切口。于骰骨基底偏外侧切除宽 7~10 mm 的楔形骨块。通过内侧切口的远端部分，在内侧楔骨的表面作一个长 2 cm 皮肤切口，显露内侧楔骨，截骨后撑开截骨间隙，把骰骨闭合性楔形截骨所切取的楔形骨块嵌入楔骨截骨间隙内，楔形骨块的基底位于内侧。检查畸形的临床矫正情况，用 2 根无螺纹克氏针将足固定在矫正位置。一根克氏针自跟骨插入，经过骰骨并从第五跖骨基底穿出，另一根克氏针从第一趾蹼插入，经过内侧楔骨、舟骨而进入距骨。

2. 术后处理　术后 2 周检查切口，然后更换更为合适的非负重的管型石膏。术后 6 周拔除克氏针，再用负重管型石膏固定。这一管型石膏一直穿到 X 线片上显示骨性愈合为止，通常需要 8~12 周。个别合并拇内翻畸形者应用皮瓣成形术矫正（图 6-3-1）。

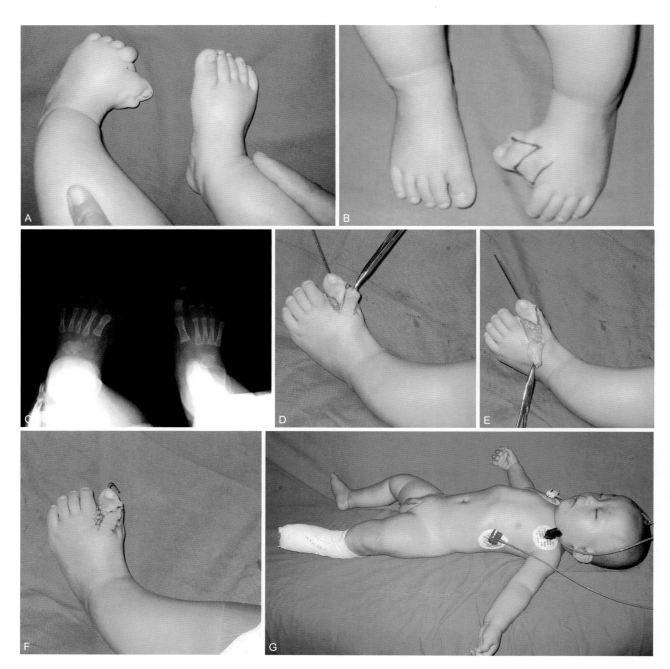

图 6-3-1　左先天性跖骨内收伴踇内翻手术矫正步骤。A~C. 术前左足畸形特点与切口设计；D~F. 游离第一、二趾蹼皮瓣后，松解跖踇关节向腓侧移位，纵行贯穿 1 枚克氏针，维持中立位，游离的皮瓣修复胫侧创面；G. 术后弹力绷带加压包括，克氏针维持 2 周

三、典型病例（图6-3-2）

患者男，6岁，双侧先天性第一、二趾并趾畸形合并左前足内收畸形；入院查体见双第一、二趾并趾，左前足内收畸形，X线片示左跖骨内收表现。全麻下行左足第一、二、三跖骨基底截骨矫形加第一、二足趾蹼成形术＋组合式外固定术。术后复查，左足力线恢复良好。

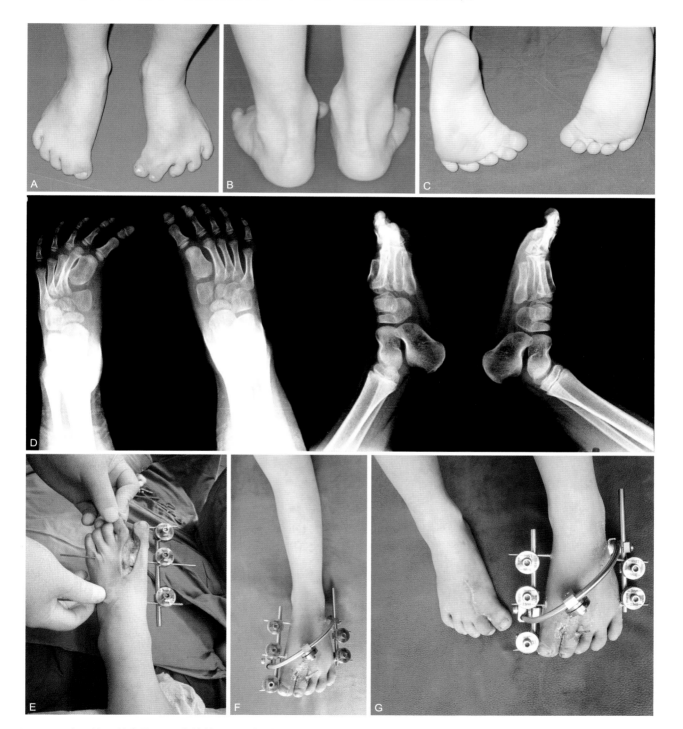

图6-3-2 先天性跖骨内收。A.术前外观，双侧前足内收，第一、二趾并趾；B.后足无畸形；C.足底观，双足底蚕豆样畸形改变；D.术前X线片示双侧跖骨内收，双第一跖骨增粗；E.手术实施左足第一、二、三跖骨基底截骨矫形加第一、二足趾蹼成形术，组合式外固定器固定；右足第一、二趾蹼成形术；F.术后42天外观照，左足力线恢复良好；G.右足畸形同时矫正

（秦泗河）

第四节　扁平足与副舟骨

一、扁平足

（一）分型

先天性扁平外翻足分僵硬型和松弛型，前者到一定年龄多需手术矫正，后者随年龄增长在矫形鞋的控制下有自愈可能。先天性松弛性外翻足，其踝足关节松弛的程度差别很大，患儿足内侧三角韧带松弛，致使足自胫骨下方正常位向外旋转，结果下肢力线自第一、二两跖骨间向内侧移位。大龄患者甚至仅用第一跖骨内侧和舟骨负重，内踝明显突出，跟骨和跟腱的轴线向外翻转，跟骨结节上移。先天性僵硬性（结构性）扁平足，此类患者足骨结构上有畸形，有的是出生后即有僵硬畸形，有遗传倾向，患儿父母之一或两人均有轻或重的平足症。

（二）临床表现

足底扁平外翻、无弹性、跟骨外偏，足弓消失，多合并跖外翻。发育至成年人多有临床症状出现，X 线检查部分患者可有跟骨距骨骨桥。

（三）先天性松弛性足外翻的治疗

幼儿期应穿内偏、高帮矫形鞋，将足控制在中立位，在生长发育过程中多可自行矫正。儿童或青少年若足的外翻畸形仍明显，可根据患者的具体情况和年龄施行内侧纵弓重建、跟腱延长 + 跟距关节植骨融合术，术毕以 2 mm 钢针暂时固定足于中立位，小腿石膏固定足中立位或矫形外科需要位，拆石膏后配穿一段时间内偏高矫形鞋。

（四）僵硬型扁平足的手术治疗

若症状明显可施行恢复足弓的骨性手术，最常用的是跟骨外侧柱延长和距舟关节内翻跖屈位截骨，同时做跟腱延长，使跟骨跖屈，术后石膏固定时将足弓塑出，拆石膏后穿矫形鞋，注意锻炼足的内在肌肉。

对无临床症状的扁平外翻足，可实施跟骨外侧柱截骨植骨延长术矫正（图 6-4-1），术后配穿矫形鞋，可保留跗骨间关节。较重的僵硬性扁平外翻足

应同期实施跟腱延长、跟骨外侧柱延长、胫骨后肌腱止点前移术，术后用骨外固定器控制足的外形。并调整足的内纵弓（图 6-4-2）。

二、副舟骨

（一）概况

足副舟骨（accessary navicular bone，ANB）是足部最常见的副骨，起源于未与舟骨融合的继发骨化中心。1605 年由 Bauhin 首先介绍。部分学者认为副舟骨是由于舟骨结节第二骨化中心的发育异常所致。Kiter 认为副舟骨是不全外显常染色体显性遗传所致。

足副舟骨位于舟骨之内侧缘附近，大部分是双侧而且左右对称，有人认为是独立存在的舟骨粗隆的孤立钙化点，通常有副舟骨存在即没有舟骨粗隆。附舟骨出现率为 14.8% 左右。大多数副舟骨无临床症状，仅在拍摄 X 线片时偶然发现，但是一旦受到外伤或疲劳，容易出现中足内侧疼痛和触痛，且很难治愈，称为症状性副舟骨或痛性副舟骨。

（二）临床表现及影像学表现

多数患者幼年起病，也可成年因足部扭伤起病。常诉中足内侧疼痛和触痛；多有穿鞋困难、行走不便。查体足舟骨内侧肿胀、红斑、隆起畸形及压痛，可伴有平足，跖内侧足弓变低，负重时加重，站立时跖内侧着地，足内缘突起，部分患者行走过度，足内缘疼痛，可触及一硬性骨突起。

X 线检查：足正位像可见舟骨内缘有锥体形或四方形的不规则阴影，其底部平坦，大小为 0.5~2 cm。MRI 技术诊断痛性足副舟骨具有最高的敏感性和特异性，表现为骨髓和软组织水肿。通过是否出现水肿，可鉴别痛性足副舟骨与足舟骨结节骨折。

（三）临床分型

Sella 等根据影像学表现将副舟骨分为三型（图 6-4-3）。

I 型：籽骨型，直径 2~3 mm，位于舟骨结节

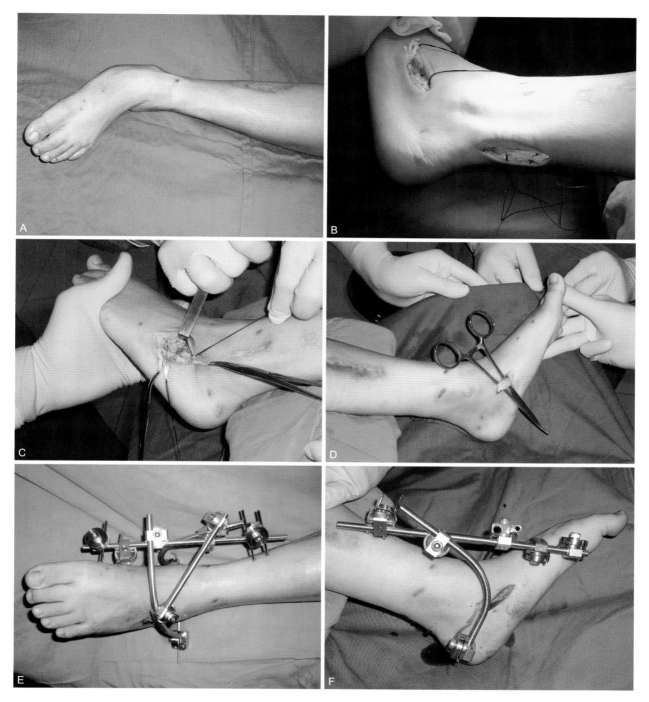

图 6-4-1　先天性扁平外翻足矫形手术步骤。A.患者男，14 岁，僵硬性扁平外翻足；B.足外侧柱延长，跟腱"Z"形延长已完成；C.腓骨长、短肌在同一切口内实施"Z"形延长；D.胫骨后肌止点前移；E、F.手术结束后用组合式外固定器固定足于轻度内收位，术后通过外固定器的调整形成足的内纵弓

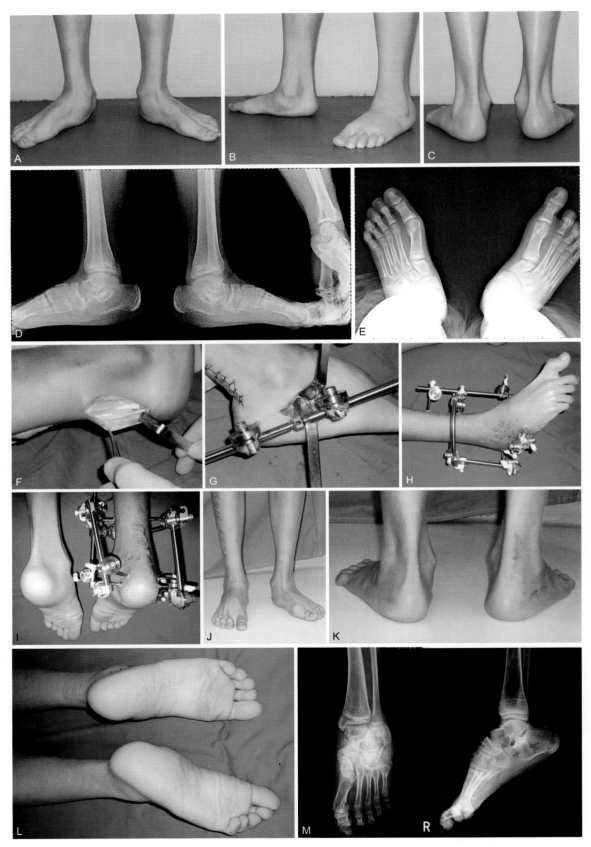

图 6-4-2　双平足外翻畸形的矫正。A~E. 患者男，15 岁，双平足外翻畸形；F. 行右跟腱 "Z" 形延长；G. 右跟骨外侧柱截骨，组合式外固定一次性延长；H、I. 术后 38 天复查，组合式固定保持于前足轻度跖屈位；J~K. 术后 2 年复查，平足外翻畸形完全矫正；M. 侧位 X 线片示跟骨外侧柱延长处愈合好

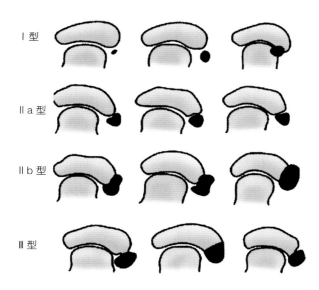

图 6-4-3 足副舟骨临床分型

近端，包在胫后肌腱内，类似籽骨，很少有症状（约占 30%），劳损是诱发症状的主要原因。

Ⅱ型：假关节型，直径 8~12 mm，副舟骨与舟骨有 1~2 mm 的间隙，中间有胶原和纤维软骨连结，类似假关节。也称"二分舟骨"。创伤是该型发病的

主要原因。

Ⅲ型：融合型，呈鸟嘴样或角状，副舟骨与舟骨融合。

临床上症状性副舟骨主要是Ⅱ型，可能的原因是负重行走过多或扭伤后出现假关节炎或胫后肌腱炎。

（四）治疗

足副舟骨初始治疗可行保守治疗。包括：①避免剧烈运动；穿厚底硬底的宽松鞋子；足趾抓毛巾锻炼。②垫平足鞋垫，增加足弓高度。③石膏外固定。④口服非甾体类抗炎镇痛药物。⑤局部封闭。

对于慢性疼痛，保守治疗 6 个月不能缓解症状时，手术治疗。Kidner 术式及改良术式仍是目前治疗症状性副舟骨最常用的方法。Kidner 术式 1929 年提出，就是把副舟骨拿掉，咬除及修整有明显突出的足舟骨粗隆，然后做胫后肌腱止点重建于足舟骨的下方，术后继续穿一段时间矫形鞋。副舟骨的假关节切除，主要是针对Ⅱ型患者。

（秦泗河）

第五节　先天性垂直距骨

先天性垂直距骨（congenital vertical talus，CVT）是一种少见的严重先天性畸形足，又称先天性"摇椅足"，一般多为单足发病，男性多于女性。Henken 于 1914 年首先描述了这种坚硬的摇椅样足部畸形。

一、病因病理

本病病因尚不清楚，但是目前许多研究表明其与基因突变有关，可单独发病，但更常见伴发于多种先天畸形和神经肌肉系统疾病，如脊髓脊膜突出、关节挛缩、神经管缺陷和 13~15、18 三体综合征。通过尸检发现该症胫前肌、姆长伸肌和腓骨肌异常紧张、挛缩，由于软组织挛缩而使骨与关节继发畸形，表现距骨头跖侧旋转移位，使距骨呈垂直状。由于跟距骨移位使二者的关系发生改变，距舟关节脱位，舟骨移至距骨颈背侧面，足伸侧肌肉群和韧带紧张和挛缩。

二、临床表现

患者生后即可发现因距骨头的异常位置而引起足底内侧圆形隆起，足跟上翘外翻，站立时足跟不着地，前足背屈，足底呈现凸形，故称摇椅样畸形（图 6-5-1）。随年龄增长和站立行走负重的增加，足

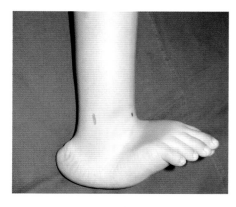

图 6-5-1　垂直距骨足外形

跗骨将发生适应性的变化，使距骨变为葫芦形，其纵轴几乎与胫骨纵轴平行。当负荷继续加重时前足严重外翻，跟骨与地面的距离越来越大，软组织明显挛缩，胫骨后肌与腓骨长短肌可移至踝前方，踝关节活动范围明显减小以至僵硬，走路步态笨拙。

三、X线表现

通过正位和侧位X线片测量跟距轴角，并观察距跖轴及跟距轴交点的变化。跟骨轴线与距骨轴线延长夹角称为跟距轴角，其交点称为跟距轴交点，距骨轴指向第一跖骨的延长线称为距跖轴，正常正位像距骨轴延长线应通过第一跖骨，跟骨轴延长线应通过第四跖骨，跟距轴角应为20°~40°，两轴交点应位于踝关节处，侧位距骨轴线与正位相同，而跟骨轴线向足背延长，跟距轴角应<40°（图6-5-2）。

四、治疗

CVT复杂的病理解剖结构及常伴发多种先天异常和神经肌肉系统疾病，使得治疗困难且易复发。治疗目的在于恢复距骨、舟骨、跟骨和骰骨的解剖关系，以及重建承重能力，恢复足的跖行功能。手术治疗原则上越早越好，一般认为生后6个月手术

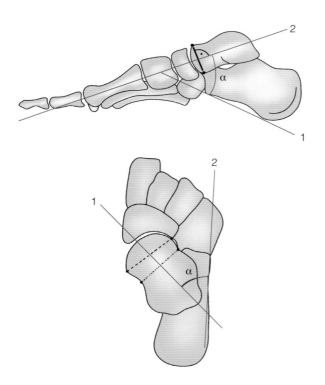

图6-5-2 跟距轴

为宜，根据病变的轻重及年龄不同其手术方式也有相应的改变。1~4岁采用切开复位重新对合距舟关节和距下关节，若有软组织挛缩同时给予松解和延长，4~8岁切开复位，充分松解软组织的同时行距骨下关节融合固定术。但其足背侧皮肤多有挛缩，而影响治疗效果，故3周岁以上的患者应采用Ilizarov牵伸技术逐渐矫正，如此尚能够保留足的长度，12岁以上者可行三关节融合术。目前国内外多数学者认为外科手术加Ilizarov技术是治疗CVT的唯一有效办法，而术前行手法矫正、石膏固定等保守治疗，虽不能使距舟关节复位，但可起到牵拉和松弛挛缩的肌腱、韧带和关节囊的作用，为手术做准备。

（一）Kumar手术

该术式适用于幼儿畸形不严重者，手术时以足外侧距骨窦为中心做第一切口，暴露距跟关节的前方，松解关节周围的软组织和跟骰韧带。然后在足内侧距骨头中心做第二切口，显露胫前肌、距骨头和舟状骨的内侧，松解该处的软组织及韧带，游离距骨前方，包括距舟、距骨头和舟骨的内侧。跟腱内侧做第三切口，Z形延长跟腱，若跟胫关节囊后方紧张时可切开后踝关节和距骨下关节囊，使距骨和跟骨矫正至正常位置。用克氏针穿越舟骨至距骨颈固定保持位置，重建距舟韧带，分层缝合创口，使足呈中立位，膝关节屈曲位长腿石膏固定8周。拔出钢针拆除石膏后，配矫形鞋6个月。

（二）Eyre-Brook手术

于足内侧缘做一弧形切口，暴露出胫骨后肌，从其支点处切断肌腱，然后切开弹簧韧带可见其被拉成长盲袋形，并可见到舟状骨脱于距骨头颈的背面，距骨关节面指向足底，切开距舟关节背侧的韧带，将距骨复位。若距舟关节仍不能复位时，应将足背挛缩的胫前肌、踇长伸肌、趾长伸肌、腓骨长短肌行肌腱延长。于足背外侧再做一切口，显露出跟骰和跟距关节，切开其韧带，将距骨头抬起与舟骨对位，如对位良好，用克氏针穿过第一趾骨、跖骨、楔骨、舟骨和距骨固定，重叠修补弹簧韧带。当足下垂严重时，可同时和分期行跟腱延长，术后用管型石膏固定4~8周。拆石膏后配穿1年左右能托起足弓的矫形鞋。

（三）Ilizarov技术结合微创手术方法

无须广泛软组织松解，采用微创经皮软组织松解后，安装Ilizarov外固定器，术后通过缓慢牵拉可以恢复距舟关节脱位，该方法创伤小，术后反应轻，并发症少，是治疗CVT的一个新选择。

1.手术操作及穿针安装外固定器步骤 患者平卧位，助手按压足背距骨头部使足跖屈绷紧踝前肌腱，然后于踝前上用尖刀皮下切断紧张的胫前肌腱、踇长伸肌腱和趾长伸肌腱，再于外踝上切断紧张的腓骨肌腱；然后开始安装Ilizarov外固定器，将外固定器套入踝足，于距骨颈部从外向内穿一根2 mm克氏针定位关节铰链，然后助手固定术肢于外固定器中央，先于小腿穿针固定小腿部外固定器钢环，然后分别于前足跖骨和后足跟骨穿针后，连接外固定器（图6-5-3）。

2.术后管理 术后3~5天开始调整外固定器，以距骨头部为旋转轴，下压前足和后足，重塑足弓，矫形期间，患肢参与负重行走；以3 mm/d的速度分3次进行牵拉矫形，根据患者疼痛情况动态调整牵拉速度；正确的针道护理，预防针道感染。

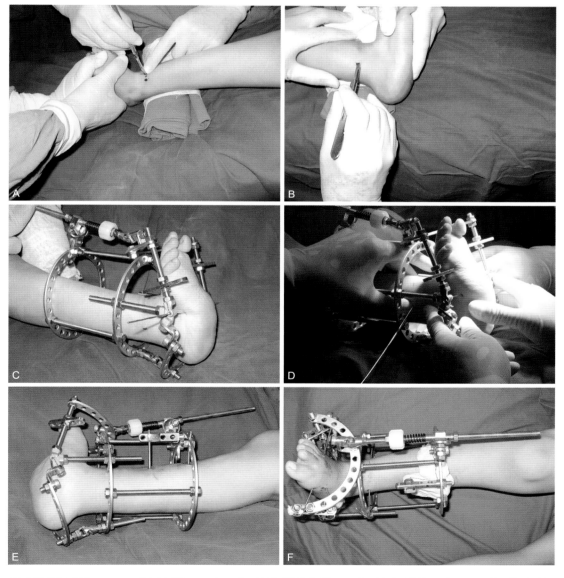

图6-5-3 手术操作及安装Ilizarov外固定器。A.尖刀皮下松解踝前肌腱；B.皮下松解腓骨肌腱；C.距骨颈部穿针，定位关节铰链位置；D.小腿穿针安装固定器；E.手术结束侧面观；F.正面观

五、典型病例

患儿男，8 岁，双侧先天性垂直距骨（摇椅足），双足心着地行走，步态不稳。入院后一期手术实施左足踝前肌腱松解，跟距关节微创截骨 +Ilizarov 牵拉矫形术，2 个月后二期行右足踝前肌腱松解，跟距关节微创截骨 +Ilizarov 牵拉矫形术。常规术后 5 天扶双拐下地，术后 7 天开始调外固定器矫正畸形，下压前足和后足，复位跗中关节，重塑足弓。畸形矫正后，维持外固定器固定 4~6 周，拆除外固定器，用石膏巩固固定 4 周，拆除石膏，再更换为支具固定 6 个月（图 6-5-4）。

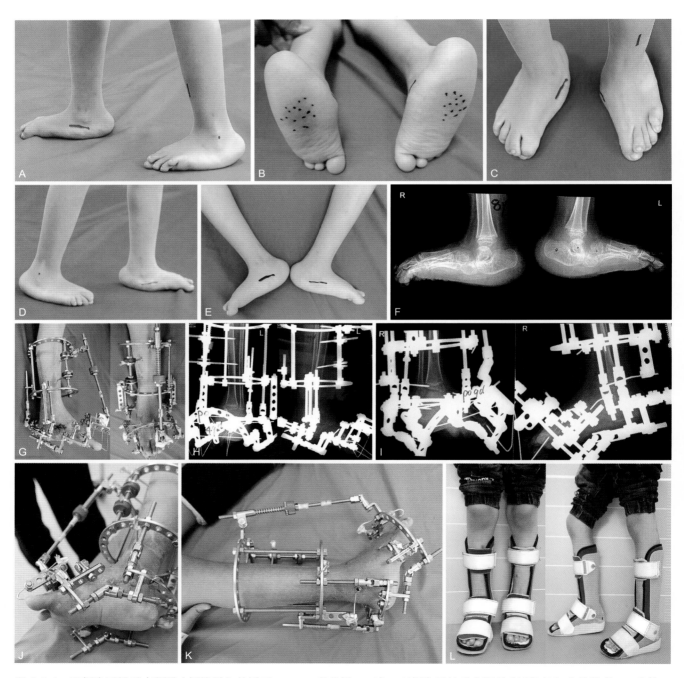

图 6-5-4　双侧先天性垂直距骨（摇椅足）的矫正。A~E. 患儿男，8 岁，双侧先天性垂直距骨（摇椅足）术前外观；F. 术前 X 线片示双距骨垂直；G、H. 左术后 49 天，摇椅足畸形矫正，足弓已塑出；I. 右足术后 9 天 X 线片，外固定器正在调整，足弓初步形成；J、K. 右足术后 50 天，摇椅足畸形矫正，足弓已塑出；L. 左足术后 6 个月、右足术后 3.5 个月，继续佩戴足踝支具保护

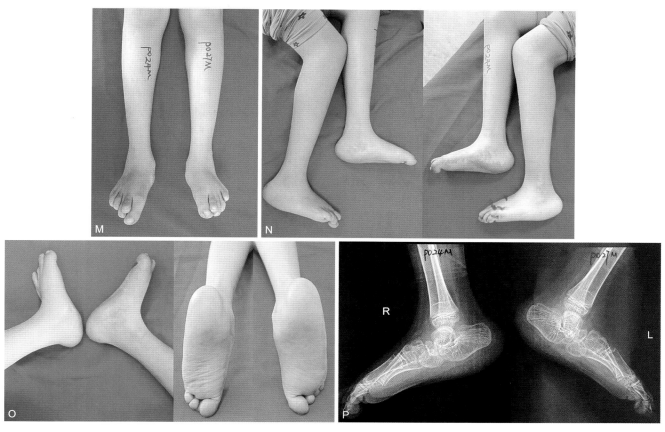

图 6-5-4（续）　M~P. 左足术后 27 个月、右足术后 24.5 个月复查，畸形矫正满意，患者行走步态明显改善

六、11 例先天性垂直距骨临床数据（表6-5-1）

表 6-5-1　秦泗河矫形外科 11 例先天性垂直距骨临床统计数据

统计类别	统计项目	手术例数	所占比例（%）
患者性别	男性	8	72.73
	女性	3	27.27
患者年龄（岁）	1~14	8	72.73
	15~44	3	27.27
	≥45	0	0
手术时间	1980 年代	1	9.09
	1990 年代	2	18.18
	2000 年代	2	18.18
	2010 年代	6	54.55
固定方式	Ilizarov 外固定器	7	63.63
	组合式外固定器	0	0
	钢针 + 石膏固定	4	36.36
	内固定	0	0
畸形侧别	左侧	4	36.36
	右侧	3	27.27
	双侧	4	36.36

（秦泗河）

第六节　多　趾

多趾是具有家族性的常见畸形，亦可合并跖骨的畸形改变或肢体其他骨骼的缺如，手术治疗原则如下：

术前分析影像学改变和足趾的功能，术后应达到外形良好，适合穿鞋。一般切除最外面一个，合并跖骨畸形应同期截骨矫正（图 6-6-1）。细小的多趾应在新生儿期局麻下切除。复杂性多趾，多合并其他部位的畸形，术前应全面检查，在切除多趾的同时，恢复足的外形和功能（图 6-6-2）。

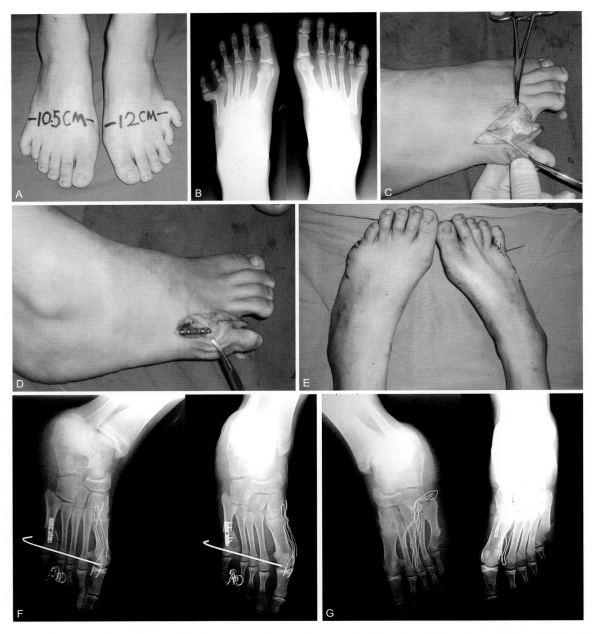

图 6-6-1　多趾合并双侧前足不等宽的手术矫正。A.患者女，16 岁，双足多趾伴双足不等宽畸形；B.术前双侧前足 X 线改变；C.右足手术切除多趾；D.第五跖骨远端截骨向胫侧移位，微型钢板固定；E.术后外观，双前足等宽；F、G.右足用一枚克氏针横行贯穿固定 4 个跖骨以控制位置

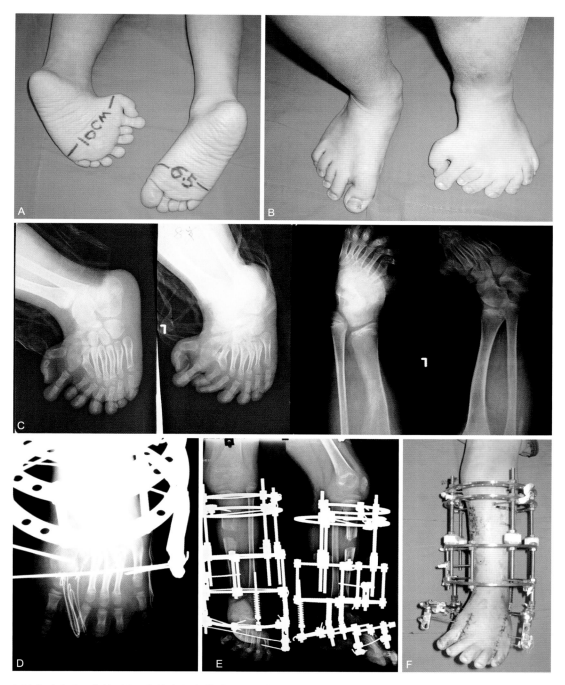

图 6-6-2　左足多趾症（8 个足趾），合并小腿内旋畸形和踝穴改变。A. 患儿男，8 岁，左足 8 个足趾；B. 双足负重状态；C. X 线检查，显示踝关节亦发育不正常；D. 选择切除 3 个足趾（包括跗骨），用外固定器在前足两侧横向推压，使前足变窄；E. 因合并胫骨短缩，同期实施胫骨延长术，待腓骨头下移到正常解剖位置时，继续进行胫骨延长时，应截断腓骨，穿针固定腓骨上下端；F. 多趾切除和胫骨延长术后外观，外固定延长器的构型和穿针布局

（秦泗河　郭保逢）

第七节　先天性巨趾

先天性巨指（趾）是以手指或足趾体积增大为特征的先天性畸形，在四肢先天性畸形中的发生率很低，约为 0.9%。巨趾是罕见的畸形之一。该肥大畸形不是由神经纤维瘤病引起，就是由先天性淋巴组织和脂肪组织的增殖所引起。整个下肢也可以肥大，奇形怪状的足外形，穿鞋困难和影响负重者，是外科手术的适应证。手术主要解决疼痛、穿鞋困难和外观方面的问题。

一、病因

巨趾的发病机制目前仍在研究中，没有形成定论。Allende 认为此病和多发性神经纤维瘤有关。认为骨膜上神经的多发神经纤维瘤导致了骨破坏和再生，并主张多发神经纤维瘤是局限性的快速生长的唯一原因。但是，Thorne 报道了 13 例患者，没有一个有临床或组织学上的多发神经纤维瘤的特征。于是 Kelikian 为了把两者联系起来，用"不完全性多发神经纤维瘤"来定义巨趾畸形。

还有一种观点认为本病是脂肪瘤的变异。Dennyson 认为这个理论很有吸引力，因为巨指（趾）都表现出纤维脂肪组织的增生。Keret 曾报道了一个同时患巨指和巨趾的病例，其巨指中神经受累，而巨趾中却没有发现神经异常。所以，最新的观点是 Syed 等所代表的，虽然巨趾的主要损害是过度增殖蓄积的脂肪组织，巨指的损害是神经，但是，不管它们的基本损害是什么，最终的结果是生长抑制因子的缺乏或局部内因子的表达，导致了手指或足趾的所有成分的过度生长。

二、临床表现和分型

巨趾主要是纤维脂肪组织的堆积，常发生在侧方或跖面，不对称的肥大导致侧弯。尽管趾端肥大是明显特征，足前段的累及常被忽视，使得该病是否包括掌骨或跖骨仍存在争议。但最新的观点仍然倾向于将掌骨或跖骨肥大包括在巨趾症内。纤维组织从趾端向足前段延伸，会导致侧方扩展。足背

部软组织肥大较少见，更多的肥大发生在跖面（图 6-7-1）。

巨趾分为两种类型：一种是静止型，即出生时就出现，但与其他手指或足趾呈比例关系增长；另一种是进展型，其生长速度远远超过正常手指或足趾。肥大的原因可能是脂肪组织浸润。

三、治疗

巨趾治疗目的相对简单，主要是形成无痛的、美观的、可以舒适穿鞋的脚。当足或足趾增大不很严重时，建议巨趾患者长到成年人时，再进行趾列缩短或切除。常用治疗方法主要有软组织切除术、截骨术、截肢术等。

软组织切除和截骨或骨骺阻滞可以用于单个巨趾的初期治疗。但是，这些手术方法的复发率几乎达到 100%。Grogan 等报告，用趾列切除、趾骨骨骺阻滞及软组织切除治疗 10 例先天性脂肪纤维瘤病所致的巨趾，获得很满意结果。足趾坏死是手术严重并发症之一，在切除巨趾纤维脂肪组织时，因足趾畸形样变，解剖结构亦常变异，易损伤足趾的血管、神经，严重者引起足趾坏死。要求术者熟练掌握解剖学知识，术中操作认真、仔细，可以防止足趾坏死的发生。

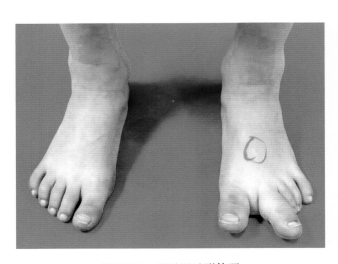

图 6-7-1　踇趾巨趾形体照

（一）趾列缩短

手术方法：沿着被缩短的趾列的背侧做皮肤切口，可沿跖骨及趾骨做一个长切口或多个小切口，将纤维脂肪组织切除，注意保护趾神经血管束，在跖骨颈部做截骨。参照周围其他跖骨的长度，将过长部分的跖骨短缩，并将跖骨头的骺板融合。如果必要，可对任何跖骨进行同样手术操作，直到趾列缩短到正常长度。沿趾列的方向，用一根克氏针从趾端插入跖骨基底。彻底止血后，间断缝合切口，并用小腿管型石膏固定。

（二）趾列切除（适用于拇趾以外）

手术方法：在拟要切除的趾列上，从趾端到跖骨基底画出切除皮肤的轮廓，在跖趾关节表面做背侧及跖侧切口，与相邻趾蹼切口相连。向近端切开，包括向背侧及跖侧延长，直到要切除的跖骨基底。切除跖骨及相连的趾骨，以及周围肥大软组织，仔细保护供给邻趾的血管神经束。适当切除软组织后，用常规间断缝合方法闭合切口。

术后处理：加压包扎，配穿2个月行走矫形鞋。

（秦泗河）

第八节　裂足（龙虾足）

裂足（俗称龙虾足）是单个裂隙向近端扩展的足畸形，有时裂隙达到中足。一般来说，有一个或一个以上的足趾及其跖骨部分缺如，跗骨也常有异常。尽管裂足畸形的程度及类型不同，但通常第一及第五趾列存在（图6-8-1）。如果一个跖骨部分或全部缺如，其相应的足趾总是缺如。Blauth和Borisch根据对173例裂足的X线片特征的研究结果，按跖骨数目多少将其分为六型：Ⅰ型和Ⅱ型为轻度缺少的裂足，5个跖骨均存在，Ⅰ型中跖骨全部正常，Ⅱ型中跖骨部分发育不全；Ⅲ型为4个跖骨，Ⅳ型为3个跖骨；Ⅴ型为2个跖骨，Ⅵ型为1个跖骨。

治疗裂足的任何一种手术都应当着眼于改善功能及外观。当裂足在两个跖骨之间向近端扩展时，则要切除裂隙内的表面相对应的皮肤，但背侧及跖侧皮瓣应该保留，以便闭合切口时使两个皮瓣缝合到一起。如果有跖骨而没有相应足趾，应将该跖骨切除。第一及第二趾列的任何骨或关节畸形在手术时都应矫正，被保留下来的任何趾列也许需要进行关节囊切开及截骨手术。如果用克氏针固定，手术后6周拔除克氏针并拆除小腿管型石膏，然后更换短腿行走管型石膏继续固定4~6周。

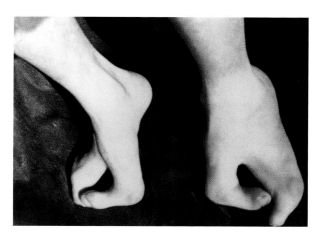

图6-8-1　裂足外观

（秦泗河）

第九节　先天性跖骨短小症

跖骨短缩畸形最常见于跖骨短小症。跖骨短小症俗称短趾症，是一种相对少见的跖骨发育畸形。该病具有明显的遗传倾向，发病率为 0.02%~0.05%，女性多发，单侧或双侧均可受累。超过 5 mm 的跖骨短缩可以诊断为跖骨短小症。跖骨短小症外观不好（图 6-9-1），常使患者背负严重的心理负担，短缩的跖骨还会影响患足整体负重功能，局部易形成疼痛性胼底，上翘的短小足趾妨碍穿鞋等。

一、秦泗河团队手术治疗10例先天性跖骨短小症患者临床数据分析（表6-9-1）

统计类别	统计项目	手术例数	所占比例（%）
患者性别	男性	1	10.00
	女性	9	90.00
患者年龄（岁）	1~14	0	0
	15~20	2	20.00
	21~30	6	60.00
	31~40	2	20.00
	≥40	0	0
手术时间	1980 年代	0	0
	1990 年代	0	0
	2000 年代	6	60.00
	2010 年代	4	40.00
固定方式	Ilizarov 外固定器	4	40.00
	组合式外固定器	0	0
	内固定	1	10.00
畸形侧别	左侧	3	30.00
	右侧	3	30.00
	双侧	4	40.00

二、病因

跖骨短小症以先天性最为常见，常见原因为跖骨骨骺自发性早闭，畸形在出生后就可能出现。本病有明显的遗传倾向，患者家族中足趾或手指常有

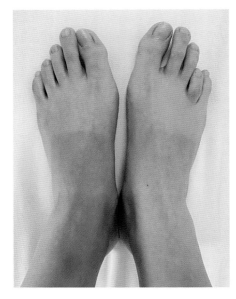

图 6-9-1　右第四、五跖骨短缩畸形

异常，如短趾、并趾、足趾畸形、短手指等，也可发生于遗传性、多发性外生骨疣患者。本病也可伴有 Down 综合征、Turner 综合征、Larsen 综合征、Albright 综合征、侏儒症及假性甲状腺功能减退症。本病还可继发于外伤、神经营养性功能紊乱、脊髓灰质炎及生长发育期手术损伤等。

三、临床表现

跖骨短小症外观畸形、走路时跖骨痛、足底胼底、短趾上翘而影响穿鞋、足弓塌陷、踇趾外翻、软组织挛缩等；正常足趾会偏离原来位置来填补因邻近跖骨短小而产生的空隙，使位于短趾内侧的足趾产生外翻畸形，位于短趾外侧的足趾产生内翻畸形等。

四、手术适应证与治疗思路

1.中青年患者，要求足部美观，便于参加社会活动等。

2.跖骨疼痛、足底胼底得不到缓解，短趾常位于相邻两趾趾蹼间，以至影响穿鞋。

3.一足多发性跖骨短小，以至跖骨头连线抛物

线形状中断，软组织挛缩，足弓塌陷，出现功能障碍伴有踇趾外翻、解剖轴偏斜、爪形趾等畸形，导致步行障碍。

4. 伴有其他足部功能障碍等。

5. 根据畸形特点、手术方式选择相应的外固定器。

五、跖骨延长术

跖骨延长术可选择单臂延长器和 Ilizarov 半环形延长器。单臂延长器结构简单、轻便（图 6-9-2），但穿针技术及布局要求较高，操作难度相对较大，只能用于单根跖骨延长。Ilizarov 半环形延长器结构复杂，较笨重（图 6-9-3），但可以多方向、多角度穿针，钢针布局灵活，可同时用于多根跖骨延长。

1. 单臂外固定跖骨延长术　麻醉成功后，患者仰卧。在 C 臂 X 线透视下，用注射针头确定第四跖楔关节及其与相邻的跖骨间关节，再用另一枚注射针头确定第四跖趾关节的体表投影，此时这一跖骨的轮廓即可通过定位的针头确定。选用微型单边式延长支架和直径 2.0 mm 的螺纹半针作为延长器，将其平放第四跖骨上方，用电钻直接夹持螺纹半针，穿过支架上的钉夹孔作为导向器，垂直于跖骨背侧刺穿皮肤后缓慢攻入骨干内。先攻入支架最近

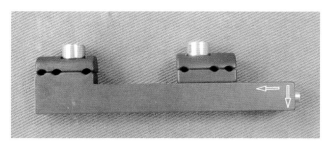

图 6-9-2　单臂跖骨延长器

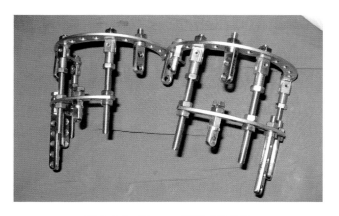

图 6-9-3　Ilizarov 半环式延长器

端和最远端的 2 枚螺纹半针，确定支架的位置，然后再攻入剩余的 2 枚针。将支架与螺纹半针牢固锁定，保持支架与足背皮肤间隔约 5 mm。于足背侧，在第四跖骨背侧相对应部位切开，显露跖骨，在中间 2 枚钉尖之间用小骨刀切断跖骨，在截骨时一定要注意，骨刀的方向尽量与螺纹半针平行。为了防止跖骨在截骨时劈裂，需要预先在截骨处用 1.5 mm 的钢针钻多个孔。最后用 C 臂 X 线机确认外固定器的半钉攻入合适的位置，并确保截骨效果。为了防止术后延长中跖趾关节脱位，用一枚 1.2 mm 克氏针逆行贯穿趾间和跖趾关节（图 6-9-4）。

2. Ilizarov 环式外固定延长术　患者麻醉成功后，平卧位，术肢消毒后铺无菌巾，跖骨中段纵切口约 0.5 cm，切开皮肤、皮下组织，向旁边牵开伸趾肌腱，切开跖骨骨膜并剥离，用 1.5 mm 钻头或克氏针沿横截面钻孔后，穿针安装外固定器；穿针固定结束后，再松开外固定器钢针固定夹，用锋利窄骨刀于钻孔处凿断跖骨，重新将钢针和外固定器固定，观察截骨端无移位后，缝合切口。

六、技术要点与手术风险规避

跖骨即时延长术移植骨愈合过程中需要对跖趾关节进行固定，常导致关节僵硬，有再次骨折风险；移植骨再吸收会引起再次缩短等，处理好关节固定与功能锻炼的关系极为重要。跖骨逐渐延长术如患者依从性差，治疗时间长，易发生针孔感染，针孔周围皮肤出现色素沉着。跖骨逐渐延长术中根据患者的情况选择合适的固定器，以便有效地对短小跖骨进行牵张成骨。

七、术后管理方法与质量控制

术后常规应用抗生素 1 天。术后第 7 天开始延长，每次 0.15 mm，每天 4 次。当延长结束后，同时拔除固定跖趾关节的克氏针。每 2 周拍摄 X 线片一次，待延长骨痂完全钙化后去除外固定支架。延长期间注意保持足背钉眼处干燥。

术后 2 周只要疼痛能耐受，即可用后足着地行走。当延长长度到位后支架上的所有螺丝被扭紧，可以完全负重行走，每日行走时间不应少于 2 小时。当固定跖趾关节的克氏针拔除后，每日用手按摩并被动活动跖趾和趾间关节，增加关节的活动度，防止僵硬。跖骨延长能够保持整体向前平移，而不下沉和上浮。

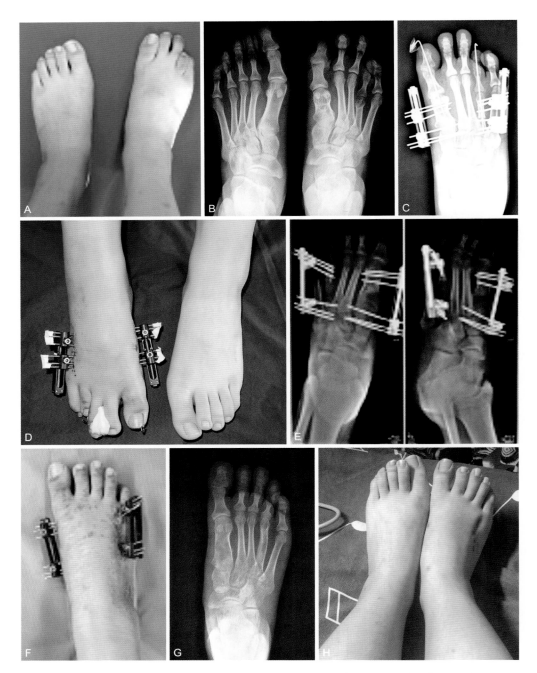

图 6-9-4　右第一、四跖骨短缩。A. 患者女，18 岁，第一、四跖骨短缩畸形；B. X 线片示第一跖骨短 2.6 cm，第四跖骨短 1.5 cm；C、D. 术后 1 周 X 线片和外观，开始延长；E、F. 术后 2 个月复查，第一、四跖骨延长端骨痂形成良好；G、H. 拆除外固定术后 19 个月复查，第一、四跖骨恢复正常

八、可能的并发症及防治

1. 针道感染　预防措施包括：保持钉夹与足背皮肤有 5 mm 的距离，局部保持干燥，不能泡水，针眼点滴乙醇不能过于频繁，绝对禁止应用各种中药外用药物涂抹，防止药物过敏。一旦发生，需要

上抬支架增加其与皮肤之间的距离，并用乙醇细纱条包裹螺纹半针针孔。如果固定跖趾关节的钢针感染，尽早拔出即可。

2. 延长过长或过短　延长跖骨过短影响外观恢复，过长则破坏足弓完整性，跖骨头着地会形成行走痛。关键是掌握延长的长度，合理的跖骨长度应该是第四跖骨头位于5个跖骨头形成的弧形抛物线上，简单的判断标准是，与第三及第五跖骨头顶点的连线平齐。如嫌过短但骨痂已经硬化，一般不要处理，仅仅影响外观。而过长只能等骨痂硬化后重新截除一段跖骨，恢复其正常长度。当然，如果在延长停止后的10天内，发现长度不合适都可以重新调整，此段时间内骨痂尚可被重新压缩或拉长。

3.跖趾关节僵硬　这种现象比较常见，当骨骼延长后，屈趾和伸趾肌腱并未做Z形延长，紧缩的肌腱回弹牵拉，使跖趾关节压缩，关节间隙变窄。此外，固定防止脱位的钢针也会导致跖趾和趾间关节活动度减少。防治措施包括：当延长长度满意后，尽早拔出固定的克氏针，鼓励早期下地活动；延长支架拆除后，采用理疗、按摩和水疗等综合手段康复，关节功能随时间延长而恢复。

4.跖趾关节半脱位　常见于短缩比较明显的患者，延长比例较大，或者在延长过程中未用钢针固定跖趾关节，肌腱牵拉导致关节半脱位。因此对延长比例比较大者，推迟拔除钢针的时间，能有效防止脱位的发生。如果用半环式Ilizarov延长器，在趾骨上穿针同步牵拉就能规避以上并发症，其缺点是延长期间患者带外固定器行走不如单臂延长器方便。

（郑学建　秦泗河　石　磊）

参考文献

[1] 秦泗河.小儿矫形外科[M].北京：北京大学医学出版社，2007.
[2] 李德达，龚仁钰.早期手法矫正系列石膏固定治疗先天性马蹄内翻足[J].中华小儿外科杂志，2003,24:205-207.
[3] Roye DP Jr, Roye BD. Idiopathic congenital talipes equinovarus[J]. J Am Acad Orthop Surg, 2002,10: 239-248.
[4] Cummings RJ, Davidson RS, Armstrong PF, et al. Congenital clubfoot[J]. J Bone Joint Surg Am, 2002,84: 290-308.
[5] 秦泗河. Ilizarov技术概述[J]. 中华骨科杂志. 2006, 9: 642-645.

第七章　骨骺及骺板相关疾病畸形矫正与功能重建

第一节　股骨头骨软骨病

骨软骨病指由慢性损伤或病因并不十分明确的一些病因引起的骨骺缺血性坏死。同义名很多，如骨骺无菌性坏死、骨软骨炎、骨骺炎等。其病理变化主要是骨化中心的缺血性坏死，骨化中心停止生长而变小。以后，新生的血管从周围组织长入坏死的骨化中心，将其吸收一部分，同时又有新骨生成代替死骨。但新生骨软而可塑，畸形可加重。成人后关节畸形，形成骨性关节炎。

骨软骨病是自限性疾病，但自愈时间难以预料，而且一旦形成畸形，其病理变化不能逆转，畸形将长久存在，因此应争取早期治疗，缩短病程，防止和改善畸形。

股骨头骨软骨病命名较多，包括潘西氏病（Perthes disease）或莱格-嘉范-潘西氏病（Legg-Calve-Perthes disease，LCPD）、股骨头扁平症、儿童股骨头缺血性坏死、巨髋症、幼年变形性髋骨骨软骨炎、青年畸形性髋关节病等。

一、病因与发病机制

本病发病年龄在2~14岁，多在4~8岁发病，患者男女之比约5∶1。发病因地域和人种不同差别较大，中国香港年发病率低于0.2/10万人，但英国的利物浦地区年发病率高达15.6/10万人。本病的发病原因并不十分清楚，目前认为与以下四个方面有关。

1.创伤因素　4~8岁儿童活动范围增大而自身防护力差，易受到各种损伤，男孩较女孩更易受伤。病理发现滑膜肥厚、增生、纤维化、关节腔内压升高。用动物进行外伤劳损模拟实验发现，关节滑膜充血水肿，如这种损伤反复发生或时间持久，滑膜将增生肥厚和纤维化，引起关节腔内压升高，其病理变化与临床类似。关节腔压力升高，滑膜增生肥厚，股骨头血管受压，血流缓慢或血栓形成，股骨头血流量减低，进而引起骨骺缺血坏死。

2.髋关节一过性滑膜炎的诱发作用　供给股骨头营养的小血管，都在密闭的关节腔内，走行在股骨颈的表面，其表面只覆盖一层很薄的滑膜，髋关节腔内小动脉压约5.4 kPa。髋关节一过性滑膜炎患者关节腔积液，关节腔内压升高，平均约17.3 kPa。其足以使股骨头供血血管受压闭塞，引起股骨头供血障碍。Furguson报道动物实验中维持关节腔内压26 kPa持续10小时，致使股骨头发生缺血性坏死。因此，人们认为髋关节一过性滑膜炎可引起Perthes病。

3.环境、基因遗传作用　流行病学研究发现，家庭社会经济地位低下的家庭儿童Perthes病发病率较高，城市发病率高于农村，一些人认为其发病与环境密切有关。但也有学者认为遗传因素是Perthes病的主要原因，并认为通过多基因遗传方式而进行。

4.其他　人们早已怀疑内分泌功能紊乱与该病有关，如甲状腺功能不足；生长激素水平低下等。也有人认为Perthes病可能属于自身免疫性疾病，因为患儿血中IgG水平明显低于正常。

二、病理及X线表现与分期

1.缺血期（早期）　股骨头骨化中心因缺血坏死停止发育，骨化中心较对侧变小，X线片上可见坏死的股骨头骨化中心呈现局限性或一致性轻度密度不均匀。常常可看到骨化中心外上方因受压而变得扁平，但早期髋部正位X线片并不易发现异常，而蛙式位髋部X线片较易观察到异常。虽然股骨头骨骺已坏死，但关节软骨仍继续生长，故X线片示关节间隙增宽。

2.血液供应重建期　新生血管从周围组织长入坏死的骨化中心，将其逐渐吸收，同时又有新骨生成，新骨可受轻微损伤而被再吸收并被纤维组织替代。X线片见骨化中心更小，密度增高，其周围有新骨沉积，似骨化中心碎裂，形成骺中有骺的现象，股骨颈变宽。

3.愈合期　骨坏死停止进展，骨化中心的纤维组织逐渐全部被新生骨代替，但新骨软而可塑，畸形仍可继续加重。X线片上骨化中心无碎裂现象，骨骺扁平，密度略深，股骨颈宽、短，髋关节半脱位。

4.畸形残存期　股骨头的畸形长久不变，但以后因活动增多，很快就形成骨性关节炎。X线片可见其畸形，成年后伴有骨性关节炎表现。

Catterall 根据股骨头骨骺坏死变形的X线表现将其分为4期：

Ⅰ期，股骨头骨骺前部轻度受累，无塌陷，无软骨下骨折，无干骺端变形。

Ⅱ期，股骨头骨骺前部受累范围增大，有塌陷，头稍扁平。干骺端前外侧有密度减低区。

Ⅲ期，股骨头骨骺大部分受累，碎裂成节片，有大片死骨，干骺端骨质疏松。

Ⅳ期，股骨头骨骺全部受累，塌陷，骨化中心呈一长条状致密阴影，骺板与髋臼顶之间的距离变小，股骨颈增宽变短。

另外，值得一提的是部分患者髋臼角大于正常，而且髋臼角增大者预后差。

三、临床表现

4~8岁最易发病，男女比约5∶1，女孩愈后差。左右侧发病无明显差别，约有15%病例为双侧发病。早期症状和体征极不明显，常于不知不觉中发病。其主要临床表现为轻度的疼痛、跛行和髋关节活动受限，起初仅有髋部不适或发僵感。在剧烈活动或长时间行走、站立后出现髋痛，继续活动，髋痛加重，休息后则减轻。跛行是早期主要表现之一，起初跛行往往不重，常需仔细观察才能发现，逐渐跛行较为明显。轻度或中度的髋关节活动受限在各个方向均有表现，但以外展、内旋受限最明显。

患者常常伴有膝痛，有些以膝痛为主诉而就诊，因此对膝痛患儿应注意检查髋关节。患者主要体征有4字征阳性，晚期患者Allis征和Thomas征可出现阳性。髋关节前有轻压痛，大转子部叩痛，髋关节外展内旋受限，股内收肌痉挛。

除X线检查异常外，放射性核素⁹⁹Tc-焦磷酸盐骨扫描也有助于诊断，并可较X线片更早做出诊断。其表现为在股骨头骨骺有一减低的核素稀疏区。MRI检查也有助于早期诊断。

四、鉴别诊断

本病主要应与一过性滑膜炎和髋关节结核相鉴别。

髋关节一过性滑膜炎与Perthes病很相似，早期均表现为髋痛、跛行和X线片关节囊阴影。但该病病程短，愈后良好，经治疗1周内明显好转。若治疗4周症状无明显减轻应进一步检查。⁹⁹Tc-焦磷酸盐骨扫描有助于鉴别。

髋关节结核在早期不易与Perthes病鉴别。但结核患者一般状况差，有结核中毒症状，如红细胞沉降率加快、低热、盗汗等。当关节间隙变窄，骨质遭破坏时则诊断较为明确。

五、治疗

2000年起建立了LCPD病的治疗规范：5岁以下患者，以保守治疗观察为主；超过5岁的患者，早期可采取经骺板头颈钻孔减压术（transphyseal neck-head drilling，TNHD）结合外展支具治疗；如果髋关节出现半脱位或者明显的铰链髋伴有头的塌陷，可采用Ilizarov外固定器行关节牵伸术；当关节出现挤压坏死并伴有Trendelenburg步态，可以采取结合外固定器的外翻截骨治疗；如果对侧髋关节存在可疑征象，可采取经骺板头颈钻孔减压术预防对侧发病。

（一）经骺板颈头钻孔术（TNHD）

当生长板10%以上的范围出现问题时，股骨头的发育会出现混乱。可应用4.5 mm的钻穿过骺板，这样将形成一个约占骺板面积3%的柱状通道，这是一个安全的直径。Nuno Lopes教授在1971年至2006年应用该手术治疗患者123例，其中只有21例二期接受了增加髋臼包容的手术（图7-1-1）。

早期TNHD的优势：①将整体病程缩短1/2或1/3；②为股骨头提供良好血供；③缩短股骨头碎裂期；④愈后良好；⑤仅有17%的患者需要二期开放手术（7-1-2）。

（二）关节牵伸术

如果股骨头已经出现坏死后包容不良，或者出现"铰链髋"，单纯的TNHD已经不能改变异常的负重状态。这时可以采取关节牵伸术进行治疗。应用外固定器将患髋牵开，使股骨头与髋臼分离，从

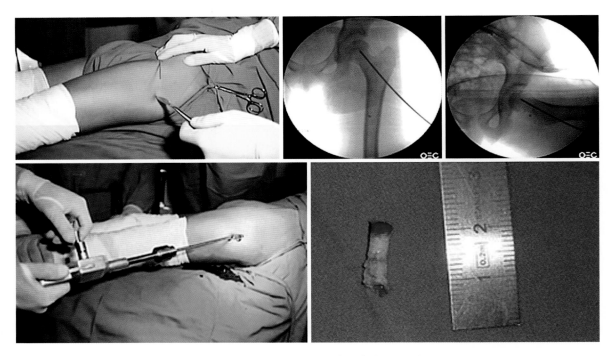

图 7-1-1　经骺板头颈钻孔减压术（TNHD）

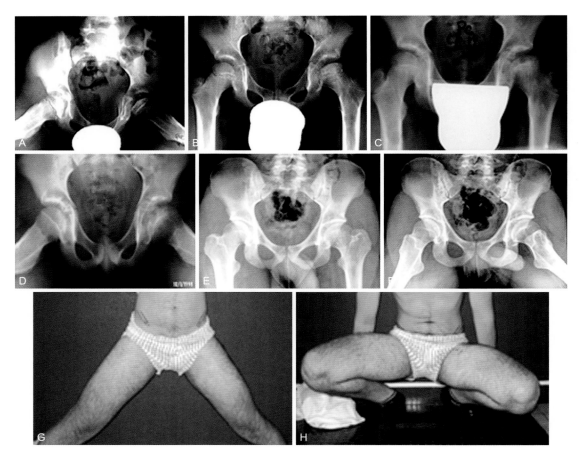

图 7-1-2　A、B. 8 岁男性患儿，左侧 LCPD 1 期，行 TNHD 术；C、D. 术后 3 年随访；E~H. 术后 18 年随访愈后良好

而复位髋关节同时消除股骨头的异常负重。通过骺板的发育给变形的股骨头一个再生修复的机会（图7-1-3）。

与骨性手术相比，髋关节牵伸术的优势在于：①操作调控性强，可使股骨头获得更好的同心圆包容；②可大大减小术后遗留的肢体不等长和髋内翻；③并发症少，无须拆除内固定；④手术时间短，出血少；⑤允许患肢早期负重锻炼（图7-1-4）。

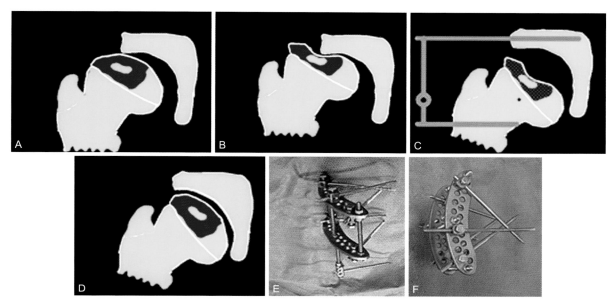

图7-1-3 A~D.铰链髋形成，应用外固定器牵开患髋，股骨头逐渐自我修复；E、F.髋关节牵伸外固定器构型

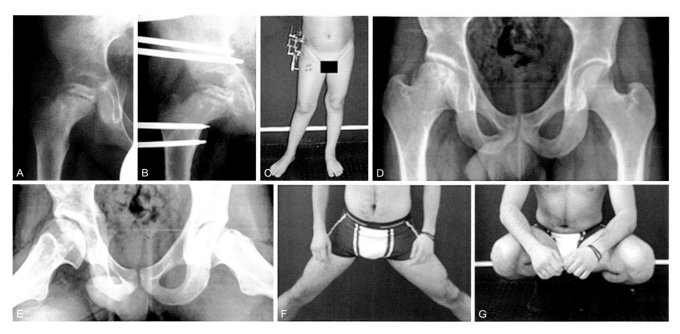

图7-1-4 A.7岁男性患者，术前股骨头出现塌陷；B、C.行髋关节牵伸治疗，维持15°髋关节外展位；D~G.术后13年随访，愈后满意，关节活动良好，Harris评分99分

(三)转子间内翻截骨

对于晚期及后遗症期的患者，如已经出现扁平髋、髋内翻等同时伴有 Trendelenburg 步态及肢体短缩，可以应用 Ilizarov 外固定器行转子间内翻截骨术。对应用钢板和 Ilizarov 外固定器行转子间截骨的患者进行分组对照分析，发现无论从手术时间、出血量、住院时间、步态恢复时间还是并发症的发生率上，应用外固定组均具有明显的优势。同时，外固定器具有良好的可调控性，可以从三维空间上对截骨端进行调整，同时解决短缩和旋转问题（图 7-1-5 ）。

另外，对于股骨头仍具有生长潜力的患者来说，应用 Ilizarov 外固定器，在行转子间外翻截骨及延长的同时，还可以同时实施关节牵伸术（图 7-1-6）。

应用 Ilizarov 外固定器治疗 LCPD 的优势在于：①过程简单，速度快；②失血少；③体外可控性强；④外固定装置移除方便；⑤并发症少；⑥住院时间短；⑦功能恢复快。

(四)对侧髋关节的预防性治疗

Nuno Lopes 教授对 1992 年至 2005 年间治疗的 74 例患者进行回顾性分析，所有患者均进行了至少 7 年的随访，发现 32% 的患者出现了对侧髋关节的

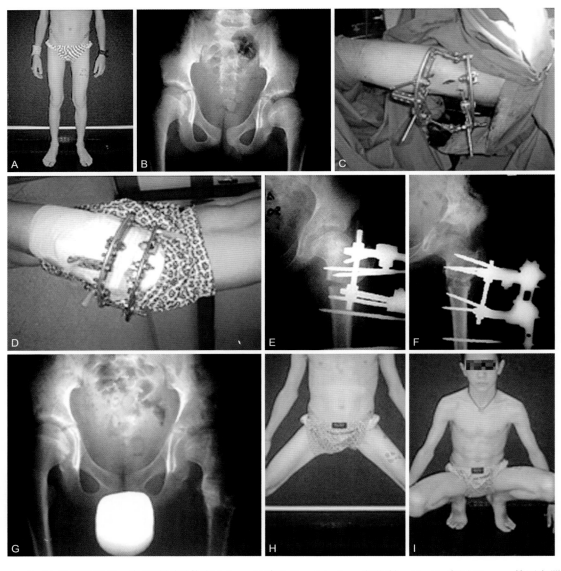

图 7-1-5　A、B. 14 岁男性患者，扁平髋同时伴有 2.5 cm 短肢及 Trendelenburg 征阳性。C、D. 应用 Ilizarov 外固定器行外翻截骨术；E. 同时矫正髋内翻及患肢短缩畸形；F~H. 术后患者恢复情况

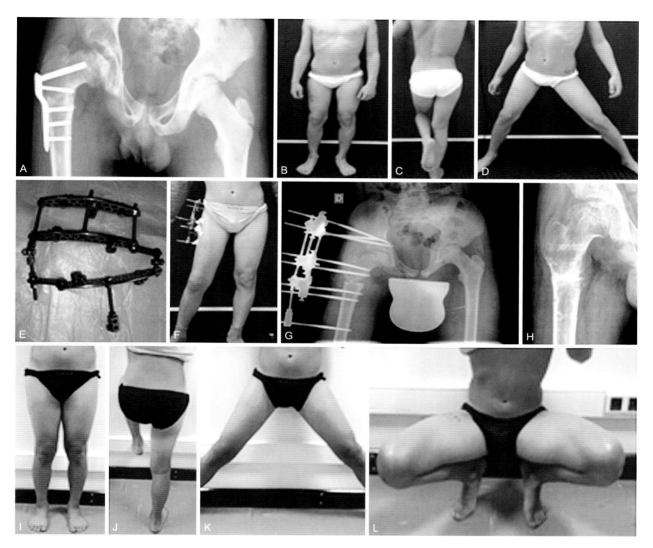

图 7-1-6　A~D. 11 岁男性患者，内翻截骨后出现髋内翻，铰链髋同时伴有短肢，Trendelenburg 征阳性及外展受限；E~G. 应用 Ilizarov 外固定器行外翻截骨及髋关节牵伸术，维持轻度外展角度；H~L. 外固定拆除后，颈干角恢复，股骨头形态恢复良好，Trendelenburg 征消失，关节活动度满意

异常。这些患者在在早期可以检测到髋关节异常的指标，我们把这些问题称为发育性股骨头缺血性疾病（IDGH），它是 LCPD 的前期表现。出现这种情况的时候，建议行 TNHD 治疗。

根据 X 线片、超声及 MRI 检查的征象，可以将 IDGH 分为三型：1 型，股骨头存在可辨识的陈旧性缺血性改变，这一型很少发展成为 LCPD；2 型，股骨头存在可辨识的陈旧性缺血性改变，同时伴有新鲜的缺血性改变，这一型有一定发展为 LCPD 的可能性；3 型，有明确的新鲜的发展中的缺血性改变表现，这一型几乎全部会进展成为 LCPD（图 7-1-7）。

Nuno Lopes 教授在 1971 年至 2006 年间，对 96 例确诊为 IDGH 2 型或 3 型的患者实施了经骺板头颈钻孔减压术（TNHD），至今 55 例股骨头已发育成熟，无一例发展为 LCPD，未发生生长障碍，也未出现其他并发症。对 20 例确诊为 IDGH 的患者未实施 TNHD，其中 2 型 15 例，3 例发展为 LCPD；3 型 5 例，全部发展为 LCPD。这说明 TNHD 可以有效预防 IDGH 发展为 LCPD，是一种简单安全的预防措施（图 7-1-8、图 7-1-9）。

TNHD 术后应遵循以下原则：① 24 小时佩戴外展支具；②可进行负重锻炼；③避免剧烈活动；④可口服雷尼酸锶辅助治疗；⑤ Perthes 康复锻炼，每日 3 次；⑥条件允许可进行静态自行车锻炼。

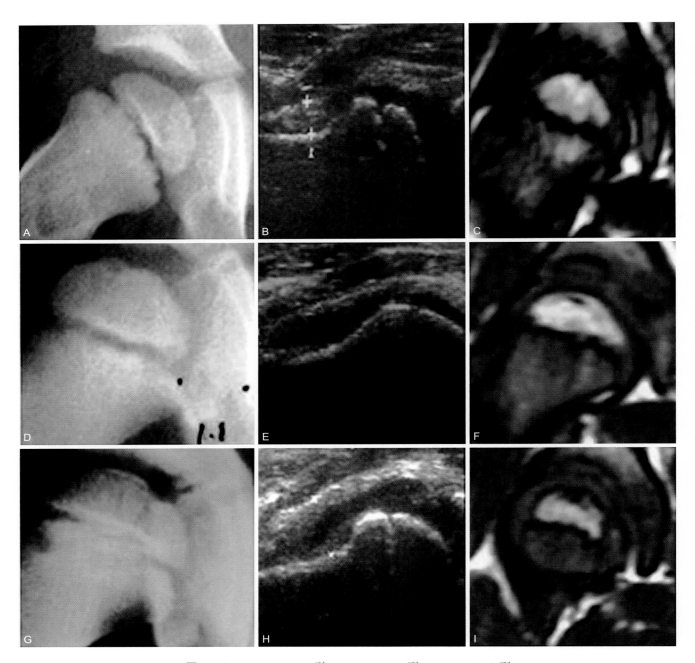

图 7-1-7　A~C. IDGH 1 型；D~F. IDGH 2 型；G~I. IDGH 3 型

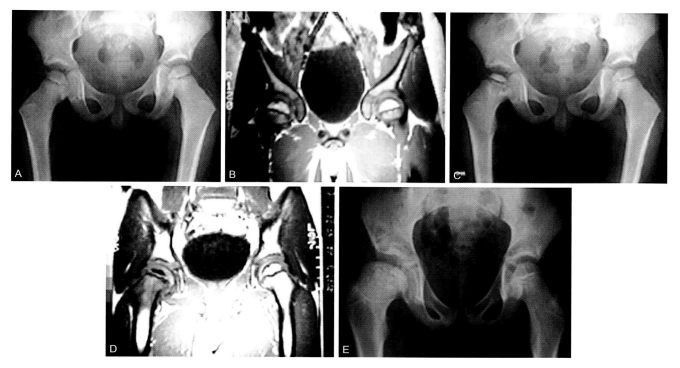

图 7-1-8　A、B. 5 岁男性患儿，IDGH 3 型，保守治疗，未作特殊处理；C、D. 6 个月后出现股骨头骨骺变形改变；E. 4 年半后，虽接受了骨盆截骨手术治疗，但愈后仍不佳

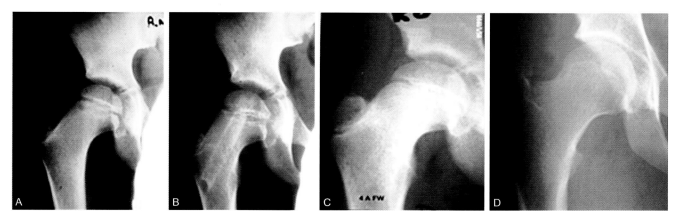

图 7-1-9　A、B. 6 岁男性患儿，IDGH 3 型，行 TNHD；C. 术后 4 年 X 线片；D. 术后 13 年 X 线片

（ Nuno Craveiro Lopes，葡萄牙）

第二节　股骨头骨骺滑脱

一、概述

股骨头骨骺滑脱是儿童常见的髋关节疾病之一。其特征是股骨颈相对于股骨头骨骺发生滑脱，绝大多数病例股骨颈向前上方滑脱，出现内翻畸形。

股骨头骨骺滑脱发病率约为 2/10 万。其发病年龄为 9~16 岁。在此年龄范围以外的病例，应注意内分泌系统疾病，如：甲状腺功能低下、垂体功能低下、性腺功能低下、肾性骨营养不良。

二、病因和病理

股骨头骨骺滑脱症的真正病因尚不清楚。目前有数种假说解释其发病原因。有证据表明创伤是导致股骨头骨骺滑脱的原因之一，作用于股骨近端骨骺生长板的这种创伤多为轻微扭伤或低能量损伤。肥胖是另一种致病原因之一。肥胖患者股骨前倾角常常变小甚至变成后倾，生长板更加倾斜，导致股骨头骨骺与股骨颈之间的剪力增大；而且生长板周围的骨领强度减弱，这些因素解释了为什么肥胖儿发生股骨头骨骺滑脱症发病率较高的原因。

股骨头骨骺滑脱症的主要病理改变是：髋关节滑膜增生，类似炎症反应；生长板明显增宽，可达到正常宽度的 2 倍；生长板中主要的改变在肥大细胞层，正常肥大细胞层占生长板厚度的 15%~30%，而股骨头骨骺滑脱症股骨近端肥大细胞层占生长板厚度的 80%，并且软骨岛散在分布于股骨颈干骺端中。

尽管组织学研究发现有上述改变，但是这些变化是原发改变还是继发股骨头骨骺滑脱后的变化，目前尚不清楚。

三、临床表现及分型

患者常表现为患侧髋关节或腹股沟区疼痛，以及行走步态异常。有的患者还感觉大腿及膝关节内侧疼痛。临床查体主要表现为患侧髋关节内旋和外展受限。

根据发病急缓，传统的分类方法将股骨头骨骺滑脱症分为：慢性股骨头骨骺滑脱症（最常见）、慢性股骨头骨骺滑脱急性发作、急性股骨头骨骺滑脱症。慢性型通常发病缓慢，疼痛较轻，持续 3 周以上，多数患者能够自主行走；急性型少见，约占 10%，主要表现为发病急骤，突然出现髋关节疼痛，多数患者不能自主行走，其病程小于 3 周。慢性股骨头骨骺滑脱急性发作少见，主要表现为慢性发病，但是突然出现患侧髋关节疼痛加重，不能自主行走。

近来，Loder 根据就诊时生长板的稳定程度，将股骨头骨骺滑脱症分为：稳定型和不稳定型。稳定型是指无论病程长短，只要患者能够自主行走者；而不稳定型是指患者疼痛严重不能自主负重行走者。与传统分型相比较，并非所有的急性型均是不稳定型，而慢性型均是稳定型。不稳定型的股骨头坏死率明显高于稳定型。

四、影像学特征

髋关节正位 X 线片显示患侧股骨近端生长板变宽，并且不规则（图 7-2-1）；Klein 线可以显示股骨头骨骺滑脱。Klein 线是指髋关节正位 X 线片上股骨颈上方边缘延长线，正常时该线与股骨头骨骺轮廓线相交；股骨头骨骺滑脱时，股骨头骨骺轮廓线位于 Klein 线内下方。而蛙式位股骨颈侧位 X 线片可以显示股骨头骨骺向后方滑脱（图 7-2-2）。

根据 X 线片表现股骨头骨骺滑脱可分为轻、中、

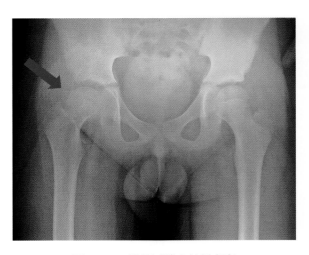

图 7-2-1　股骨近端生长板变宽

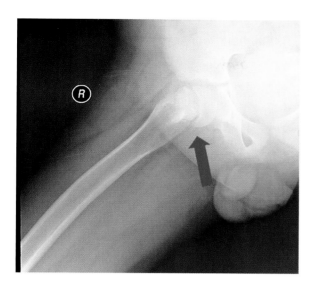

图 7-2-2　股骨头骨骺向后方滑脱

重三度。轻度滑脱是指股骨头骨骺滑脱在股骨颈宽度的 1/3 以内；中度是指在股骨颈宽度的 1/3～1/2；重度是指超过股骨颈宽度的 1/2 以上。

CT 影像对于诊断、确定滑脱程度、判断是否有生长板早闭均有帮助（图 7-2-3）。MRI 影像对于早期诊断有帮助。股骨头骨骺滑脱早期改变有生长板变宽、滑膜炎症、生长板周围骨髓水肿等。

五、诊断

通常根据临床表现以及股骨近端正位、蛙式位 X 线片可做出正确诊断。对于发病早期的病例，普通 X 线片上不能确定股骨头骨骺是否滑脱者，可以考虑应用 CT 及 MRI 检查，辅助诊断。

六、治疗

根据患者情况，股骨头骨骺滑脱症的治疗策略可分为三种：一是防止滑脱进一步加重；二是减少滑脱程度；三是姑息性治疗。

为了防止股骨头骨骺滑脱进一步加重，可以采用单纯髋"人"字石膏固定法、螺钉原位固定术、骨栓移植骨骺生长板闭合术。对于单纯髋"人"字石膏固定法，通常首先需要患肢皮牵引 10～20 天，中立位髋"人"字石膏固定，一般需 8～16 周，直至 X 线片证实骨骺滑脱已得到控制，骨骺生长板已闭合或干骺端放射线透光区已经骨化消失，然后逐渐负重康复锻炼。此方法的并发症主要包括：骨骺滑脱复发；石膏褥疮；心理耐受差；股骨头软骨崩解等。但是有费用低、不需手术等优点。其缺点是：卧床时间长，失用性肌肉萎缩明显，心理问题可能较突出。

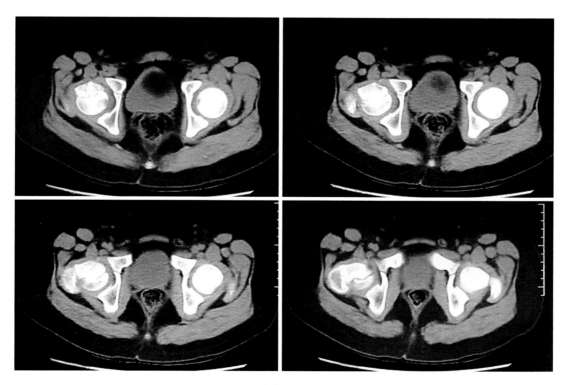

图 7-2-3　CT 显示右侧股骨头骨骺向后下滑脱

目前较常用的方法是螺钉原位固定术（图7-2-4）。可采用切开或闭合方式，在C臂X线机透视下，根据患者股骨颈的粗细，选用直径5.5~7.5 mm的拉力螺钉从股骨颈外、前、下方，向滑脱的股骨头骨骺穿1根或2根螺钉，将其固定。术后卧床休息至临床症状消失，即可离床逐渐负重行走。该手术的要点在于沿股骨头骨骺中央轴线穿螺钉，否则可能穿出股骨头进入关节，导致股骨头坏死和软骨崩解。此方法需要术中精确定位，并依赖于术者对股骨头骨骺滑脱的理解和较熟练的手术技巧，方能完成该手术并减少术后并发症。此方法的优点在于住院时间短，术后能够较快恢复活动和正常生活。而缺点在于费用高，需手术，并且以后

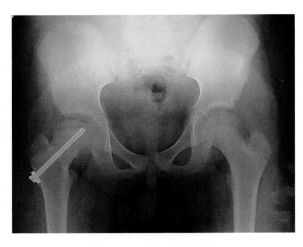

图 7-2-4　螺钉原位固定

需再次手术取出内固定物。一般而言，术后并发症包括：股骨头坏死和软骨崩解，螺钉断裂等。

对于骨栓移植骨骺生长板闭合术，其目标在于尽快使滑脱的生长板闭合，从而达到阻止滑脱的目的。但是此法的缺点是手术创伤大、失血多，而且也存在股骨头坏死和软骨崩解的并发症，术后亦需髋"人"字石膏固定，等等。目前此法较少应用。

因为股骨头骨骺滑脱的严重程度直接与预后相关，所以，一些学者主张应采取使滑脱复位的方法进行治疗。这些方法包括：股骨远端骨牵引逐渐复位后，原位股骨头骨骺固定术；或者在施行股骨头骨骺固定术的同时，先轻柔手法复位滑脱的股骨头骨骺，然后用螺钉固定；对于急性型或慢性滑脱急性发作型，目前主张在出现症状后24小时内急诊手术复位及固定。还有一些方法是在生长板、股骨颈基底部、粗隆间等不同水平做楔形截骨，矫正股骨头骨骺滑脱后的畸形。

至于股骨头骨骺滑脱后出现的严重的后遗畸形，以及由于股骨头坏死或软骨崩解导致的髋关节僵直、疼痛等问题，则适于姑息性手术。这些手术包括：髋关节融合术，全关节置换术，股骨近端骨赘切除术。对于较年轻的患者，目前不主张采用全关节置换术。因为年轻人活动量较大，术后假体松动、无菌性炎症、磨损等并发症发生率较高，所以应慎重考虑全关节置换手术。

（张其海）

第三节　Blount 病

Blount 病即胫骨内髁骨软骨病，是一种罕见的胫骨内髁软骨发育不良性病变，主要累及骺板的内后方，可引起胫骨近端的内翻、前屈，胫骨内旋生长以及肢体短缩畸形。1937 年，Blount 首次报道这一"胫骨内翻"畸形，并将这种疾病分型——婴儿型（早发型）和青少年型（迟发型）。此后文献记载称此病为"Blount 病"。有研究证明婴儿过早行走和肥胖与 Blount 病有关。婴儿型 Blount 多为双侧，而且经常在 2~4 岁，由生理性内翻进展为生理性外翻时观察到。

一、诊断

Blount 病的诊断除了结合患者特有的胫骨干骺端内翻畸形特点外，更多地依据影像学检查。量取胫骨前后位 X 线片的干骺 - 骨干角（metaphyseo-diaphyseal angle，MDA，通过胫骨近侧干骺端内、外侧突起最远端部分的切线和沿胫骨干外侧皮质线延长线的垂直线之间的夹角），如果 MDA > 11° 则可能发生早期胫骨内翻病变，当 MDA >14° 时，则可确诊为 Blount 病；CT 扫描及三维重建对 X 线平

片是有效的补充；而 MRI 对骺板的良好显示，可对 Blount 病进行早期诊断。

二、治疗

（一）非手术治疗

有学者曾经建议使用长腿支具治疗婴儿型 Blount 病，但由于婴儿型 Blount 病存在偶然的自发矫正，不易与生理性内翻精确区分，以及患者对支具的顺从性问题，使得关于支具有效性的研究成为挑战。

（二）手术治疗

患者年龄≥4 岁且 Langenskiöld Ⅲ 期或以上，或者畸形有进展性的影像学表现，建议手术治疗。

常用方法为诱导生长法。通过诱导骺板生长治疗 Blount 病下肢成角畸形的方法有很多，例如，用钻头或刮匙去除骺板的外侧部分达到外侧半骺阻滞的效果，也可以放置骨膜外内植物，类似于 U 形钉或者穿骺板螺钉，或者用非锁定钢板固定骺板快速生长的外侧部分。截骨矫形的方式分为即刻矫正和逐渐矫正，胫骨近端截骨即刻矫正是过去治疗 Blount 病的主要方法，但是因其术中神经血管的损伤、肢体短缩的问题，以及随着其他治疗方式的兴起，即刻矫正变得不那么流行。由于 Blount 病患者通常存在肥胖，胫骨、股骨畸形及肢体不等长，非常适合应用 Ilizarov 外固定技术矫正，可以在纠正成角畸形同时恢复肢体等长（图 7-3-1、图 7-3-2）。

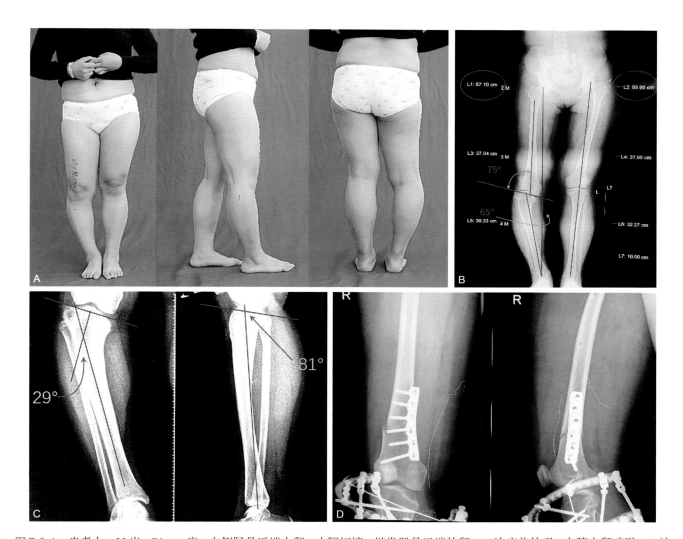

图 7-3-1 患者女，23 岁，Blount 病，右侧胫骨近端内翻，小腿短缩，继发股骨远端外翻：A.治疗前外观，右膝内翻畸形；B.站立位全长片显示右下肢短缩 28 mm，右 LDFA 75°，MPTA 65°；C.胫骨近端内翻 29°；D.手术实施股骨髁上内翻截骨钢板内固定，矫正股骨远端外翻畸形

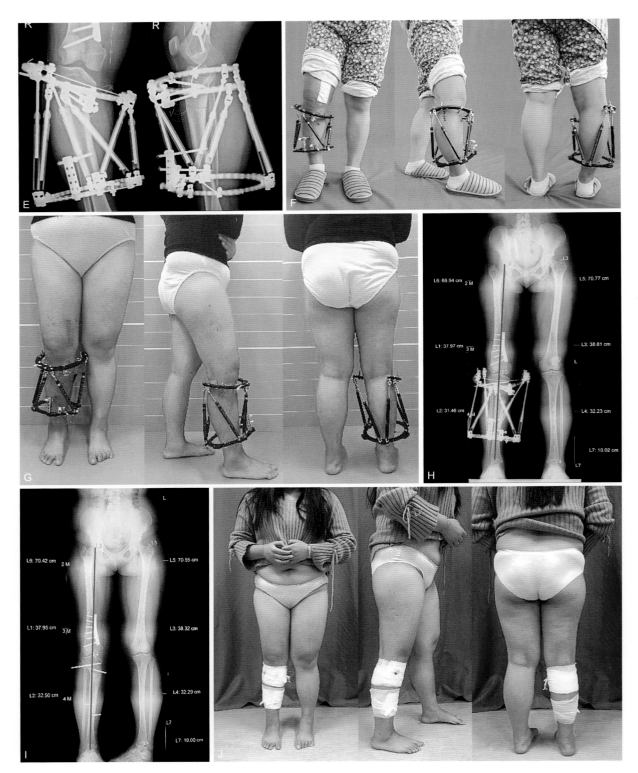

图 7-3-1（续）　E.胫骨结节下截骨 Taylor 架外固定；F.术后 7 天开始调整外固定器矫正胫骨内翻畸形，术后 10 天外观；G.术后 62 天外观，畸形矫正满意；H.术后 68 天复查站立位双下肢全长片显示畸形完全矫正；I.矫正结束 7 个月，截骨端愈合良好，双下肢等长；J.拆除外固定器外观，右下肢力线恢复正常

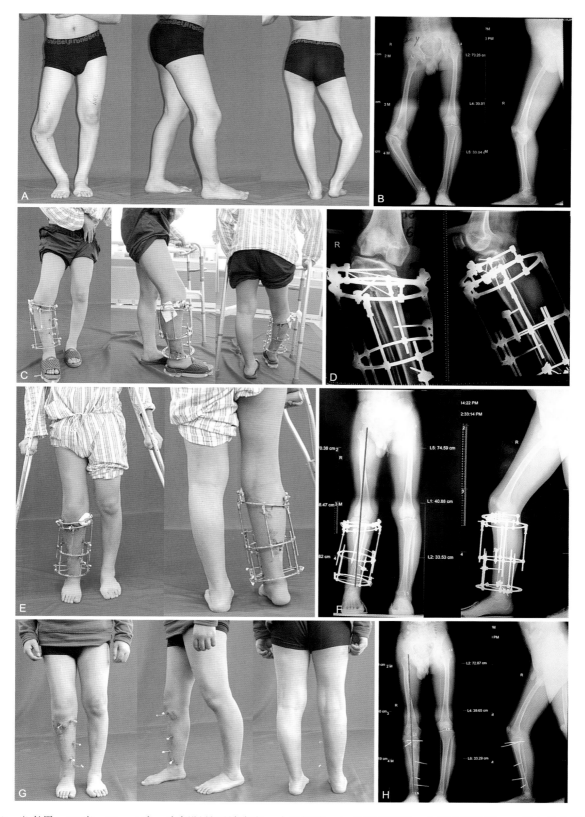

图 7-3-2 患者男，20 岁，Blount 病，右侧胫骨近端内翻，小腿短缩。A. 治疗前外观，右膝内翻畸形；B. 站立位全长片显示右下肢短缩 75 mm；C. 手术实施右胫骨结节下截骨 Ilizarov 架外固定，术后 6 天外观；D. 术后 6 天 X 线片；E. 术后 38 天，胫骨内翻畸形矫正；F. 术后 38 天站立位双下肢全长片显示右下肢机械轴恢复正常；G. 术后 6 个月拆除外固定器前外观照；H. 术后 6 个月拆除外固定器前 X 线片，右下肢机械轴恢复正常

（秦泗河　焦绍锋）

第四节　骺板早闭与干骺端续连症

一、骺板早闭

骺板早闭是指位于肢体长管状骨两端的骨生长板因受到损伤等原因的影响后，导致骺板软骨骨化，使其在生理闭合年龄之前形成骨性连接。当骺板发生早闭后，骨组织将骺板和干骺端连接一起，通常将其称之为骨桥（bone bridge 或 bone bar）。一旦骨桥形成，将影响骨的纵向生长，严重者可导致患肢短缩及成角畸形。

（一）病因

骺板早闭的发生原因很多，其中常见的原因为骨折，尤其当骨折累及骺板时，更容易发生骺板早闭。Kasser 在 1990 年报告骨折累及胫骨近端骺板时，Salter Ⅰ型骨骺损伤导致骺板早闭的发生率占 50%（6/12），Ⅱ型占 25%（6/15），Ⅲ型占 6%（1/16），Ⅳ型占 55%（6/11），Ⅴ型占 100%（2/2）。其他少见的原因有感染、肿瘤、烧伤、冻伤、离子辐射、维生素 A 中毒、内固定穿过骺板、输液时药物外渗等。另外，某些疾病如胫骨内翻（Blount 病）的畸形改变、坏血病、佝偻病及内分泌紊乱等也可导致骺板早闭。

（二）病理

骨折所造成的骺板早闭一般只限于骨折线周围，而感染等因素引起的骺板早闭的范围要比骨折引起者大。骺板早闭后，该部分由骨组织即骨桥所代替。一般将骨桥小于所在骺板的 50% 者，称为骺板部分早闭。当骨桥发生在骺板的周边，可引起肢体成角畸形及短缩畸形，但以成角畸形为主。当骨桥发生在骺板的中央，因骨桥周边的骺板继续生长，造成干骺端的帐篷样改变，出现肢体短缩为主，而成角畸形相对较轻。当骺板损伤引起 50% 以上的骺板早闭时，主要影响肢体的纵向生长，造成肢体短缩畸形。但如果骨桥面积小于骺板总面积的 10%，可被正常的骺板生长所克服，一般对肢体不造成影响。

（三）临床诊断和分类

骺板早闭通常在肢体发生短缩及成角时才引起注意。通过仔细询问病史，可初步推测骺板早闭的原因。对于骨折累及骺板者，应定期复查 X 线片，根据生长障碍线与骺板的关系预测骨桥形成的可能性。伤后 6~8 个月，如果生长障碍线与骺板平行，则骨桥形成的可能性很小；如果生长障碍线呈辐射状向骺板集中，提示骺板中的各个部位生长速度不同，则发生骨桥的可能性较大。当骨桥形成时，X 线片上显示局部骺板不清，密度增加。此时应进行 X 线断层检查。以每 3 mm 一个层面、其厚度 1 mm 的方法进行前后位及侧位断层检查，可清楚地显示骨桥在不同层面的位置及范围，对决定骨桥是否手术切除及选择手术入路很有帮助。另外，CT 扫描、MRI 检查对决定骨桥的范围也有帮助。但因 CT 的层厚仅有 1 mm，而骺板不可能出现在同一个平面上，总会出现一些干骺端或骨骺骨化中心的骨组织突入，使之与骨桥难以鉴别，所以其作用不如 X 线断层。MRI 可显示骺板的断面，对纤维性骨桥的诊断具有重要价值，但所显示的骨性骨桥不及 X 线片断层清楚，而且检查费用昂贵。

临床上主要根据骺板中发生骨桥的位置，将骺板部分早闭分为周围型、线型和中央型三种。①周围型骨桥：骺板部分早闭主要累及骺板的周边，骺板的 Ranvier 区细胞受损，在骺板的周边形成骨桥。②线型骨桥：骺板部分早闭呈线状横跨骺板，将两个不相邻的骺板边缘连接在一起，最常发生的部位在内踝。③中央型骨桥：骺板部分早闭发生在骺板的中央部位，在骺板的中央形成骨桥，骺板的周边 Ranvier 区细胞未被累及，骨桥被周边的正常骺板所包裹，使骨桥在 X 线片上呈圆锥形改变，这一 X 线特征对诊断中央型骨桥具有重要价值。

（四）治疗

骺板早闭的治疗主要根据骺板早闭的类型、骨桥的部位、患者的年龄和畸形的程度等进行综合考虑。当骺板早闭超过50％时，主要以矫正肢体成角和短缩畸形为目的，术前进行畸形成角中心的测定（图7-4-1），选择截骨矫形或肢体延长的手术方法。

当骺板早闭小于50％时，以切除骨桥为主要治疗手段。其成角畸形则根据畸形角度和患者的年龄，选择截骨矫形手术。如果患者年龄在14岁以上，骺板已接近生理性闭合年龄，造成成角及短缩的程度较轻，不需要任何治疗。如果年龄在14岁以下，估计骺板仍有较大的生长潜力，应采取骨桥切除术。

1967年Langenskiold首次报告切除胫骨近端骨桥后用自体脂肪填塞获得成功，使原来的膝反屈畸形明显改善。1980年Perterson报告1例胫骨近端骨桥切除后长达10年的远期疗效，胫骨生长的长度达16.7 cm。Bright等经观察发现，骨桥切除后其骨骺纵向生长能力可恢复80％~90％，同时可矫正小于20°的成角畸形。

1. 中央型骨桥　如果骨桥在骺板生理性闭合后肢体短缩在2.5 cm以下，不需要治疗；如果短缩估计超过2.5 cm，应通过干骺端入路切除骨桥。

2. 线型骨桥　术前应采用X线断层，了解骨桥的准确位置，通过挖隧道方式将骨桥切除。

3. 周围型骨桥　骨桥部位的软骨膜较突出，切除骨桥时应从外向内，将骨桥表面的软骨膜及骨桥彻底切除，直到肉眼发现乳白色的正常骺板为止。如果成角畸形超过20％，可同时采用开放性或闭合性楔形截骨术，也可二期手术矫形。

填充材料的选择：骨桥切除后，通常采用自体脂肪或骨水泥作为填充材科。①脂肪：脂肪作为填充物的最大优点在于自体移植，来源广泛，在切口

的边缘可获得足够的脂肪量。但其局部止血效果不确切，使得在脂肪和骨腔内表面之间形成一个血液层。容易造成骨桥复发。另外。局部机械强度较弱，也是一个缺点。Langenskiold在1987年报告，脂肪填塞后10年仍然保持其脂肪的特性。②骨水泥（甲基丙烯酸甲酯）：骨水泥的优点在于使用方便，塑形良好，有利于止血。填充后可恢复局部骨的机械性强度。Perterson在1987年报告采用骨水泥作为填充物的随访结果，其疗效满意。③自体透明软骨：自体透明软骨作为填充物，其效果优于其他填充物，但目前仍处于实验阶段。

周围型和线型骨桥切除术：周围型和线型骨桥的切除比中央型骨桥容易，入路相对简单，术中容易辨认骨桥。在骨桥的表面，骺板周边的正常软骨膜被骨膜所代替，容易将其显露。这一手术方法由Birch等首次报告。其手术要点如下：仔细显露骨桥和软骨膜之间的连接部位，在透视引导下确认骨桥的位置，用牙钻在骺板的平面切除骨桥，防止钻头过高或过低而钻入骨骺或干骺端。在直视下继续切除骨桥，直到露出正常的白色骺板为止。也可以采用另外一种切除方法：将骨膜剥离后，透视引导下确认骨桥的位置，沿骺板的方向钻洞，逐渐将洞加深，直到发现骺板，然后继续切除两端的骨桥，直到正常的软骨膜为止。在切口的边缘或臀部取自体脂肪将骨腔填充。

中央型骨桥切除术：中央型骨桥的手术入路通过干骺端皮质骨开窗，进行骨桥切除。这一手术方法由Peterson所设计。其要点如下：术前必须通过X线断层或MRI检查，明确骨桥的部位和范围，从

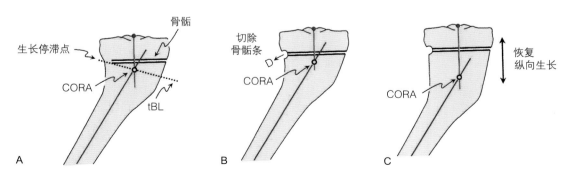

图7-4-1　胫骨上端一侧骨骺早闭形成的畸形及CORA测定。A.一侧骨骺早闭，对侧骺板生长，横向等分线（tBL）偏斜；B.切除早闭的骨骺条；C.恢复均衡的生长，CORA远离骨骺

中可看出，正位片骨桥显示基本相似，但断层面的骨桥形态完全不同（图7-4-2）。这对决定手术入路的途径，确保完整切除骨桥非常重要（图7-4-3）。中央型骨桥的手术入路应通过干骺端，因通过骨骺入路难以切除骨桥，除非切开关节囊才能到达骨桥。所以从干骺端入路更可取。自干骺端皮质骨开窗，然后通过牙科钻切除部分松质骨，一直到达骨桥部位，用牙科钻快速地切除骨桥后，借助牙科镜检查正常的骺板是否露出，尤其注意骨桥的冠状面和矢状面，务必彻底切除骨桥。切除后的腔壁应平整和光滑。将甲基丙烯酸甲酯或脂肪填入缺损区（图7-4-4），使其跨越骺板至干骺端，将术中挖出的松质骨填入干骺端残余的隧道内。然后在干骺端和骨骺中植入金属标记物如外科夹子，标记物应嵌入松质骨。一般将一个标记物放在缺损区的远端，另一个在同一纵轴的缺损区近端，作为术后随访时了解骨骺板生长的测量标记。

　　根据临床经验，骨桥切除术，应向骨桥相邻的骨骺进一步扩大，使之成为底大口小的烧瓶状，有助于填充物保留在骨骺内。另外，填充物应尽量将骨骺内的骨腔填满，使之超过骺板平面，避免骨桥

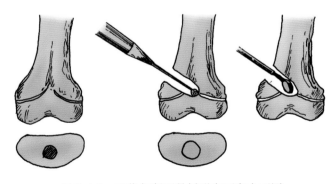

图7-4-2　正位与断面骨桥形态可完全不同

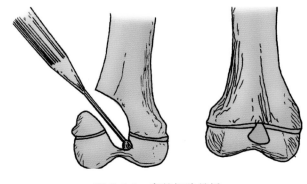

图7-4-3　完整切除骨桥

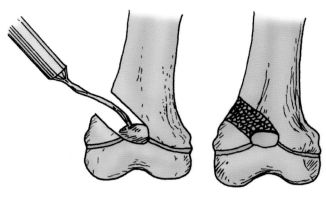

图7-4-4　检查骺板是否露出并脂肪填充缺损区

复发。如果填充物为骨水泥，不需要外固定，患者术后第二天可下地活动；如果填充物为脂肪，必须采用外固定。固定时间根据骨缺损的位置、大小及患者的年龄来决定。

　　若幼年时因干骺端发生化脓性感染，在患儿生长发育的过程中未能早期手术治疗，可形成严重的骨与关节畸形（图7-4-5），甚至于发生关节脱位（图7-4-6）。应实施截骨矫形术，截骨矫形的固定方法根据截骨的部位与患者的年龄而定，畸形严重或复合畸形者，术后应采用Ilizarov技术牵拉矫正（图7-4-7）。膝关节的复合畸形在实施矫形的前后最好摄双下肢全长立位X线片，如此能比较准确地测定下肢持重力线与关节平面的矫正效果（图7-4-8）。

二、干骺端续连症

　　干骺端续连症又称为遗传性多发性软骨性骨疣，属常染色体显性遗传，男性较多见，最典型的特征是干骺端不能塑形，可在许多长骨干表面发生多发性骨疣，患者同时身材矮小。

（一）病理特点

　　分两种类型：①干骺端不塑形。②骨疣：以骨端的骨疣最显著，在生长期，骨疣带有软骨帽，骨疣经常在组织上摩擦，形成一个纤维滑囊。

（二）症状和体征

　　可表现为局限性或弥漫性。后者可使整个骨骼有广泛变形和畸形。下肢可出现重度膝外翻或膝内翻畸形（图7-4-9）。X线示干骺端有不规则膨胀，骨疣无密质骨，结构较差。

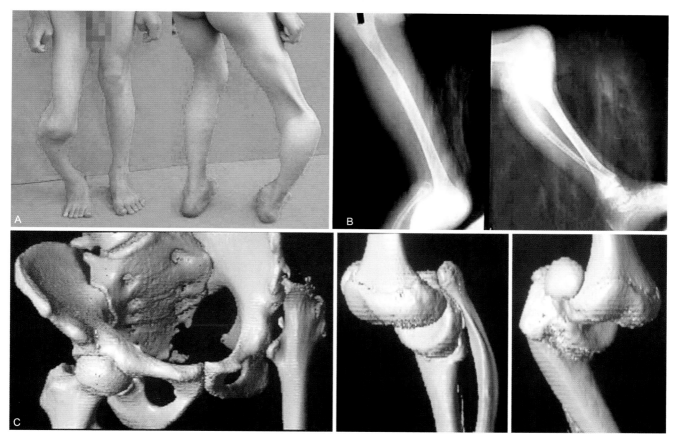

图 7-4-5　幼年时膝关节化脓性感染性骨骺早闭形成严重下肢复合畸形。A. 患者男，12 岁，幼年时败血症，右膝关节化脓性感染致膝关节骨骺发生不均衡性破坏，下肢形成重度短缩复合畸形；B. 术前膝关节 X 线正、侧位片改变；C. CT 三维重建显示膝关节面结构已呈矢状位垂直改变，该患者其左髋关节也发生感染性破坏

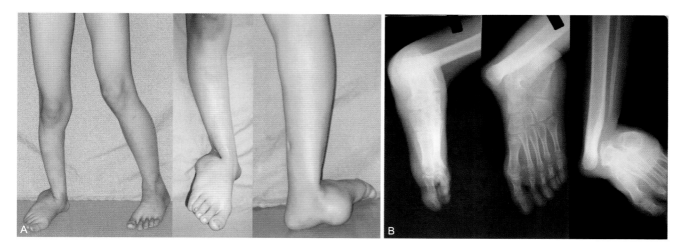

图 7-4-6　踝关节骨骺早闭致外脱位。A. 2 岁时右踝关节化脓性感染致腓骨下端骨骺破坏，形成踝关节脱位畸形；B. 术前踝关节 X 线表现

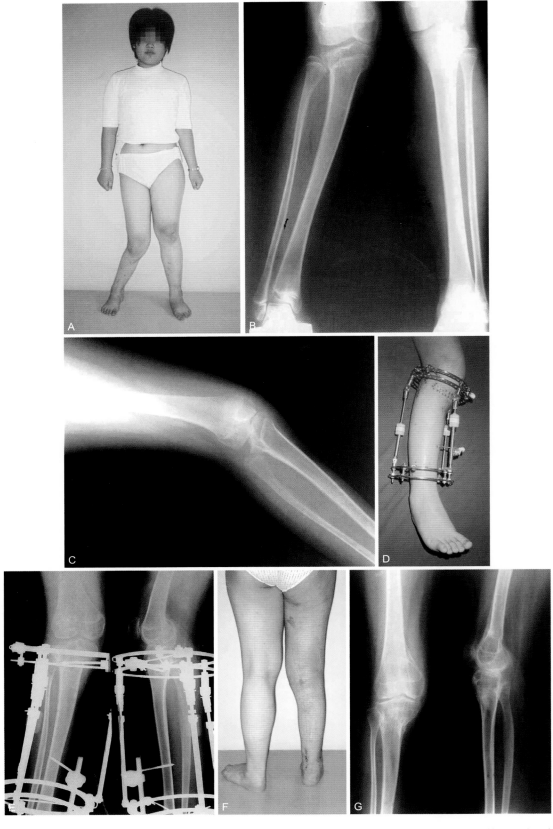

图 7-4-7　右膝关节骨骺早闭性畸形的矫正。A~C. 患者女，11 岁，右膝关节感染性骨骺早闭，形成膝外翻、小腿外旋和屈膝畸形，胫骨平台重度倾斜伴右足内翻；D、E. 先实施胫骨结节下截骨，安装 Ilizarov 牵伸器，胫骨外翻、外旋畸形，抬高胫骨平台的外侧二期实施股骨髁上截骨矫正股骨前弓畸形；F、G. 术后 2 年随访，右下肢持重力线完全恢复，膝关节的结构也基本恢复正常

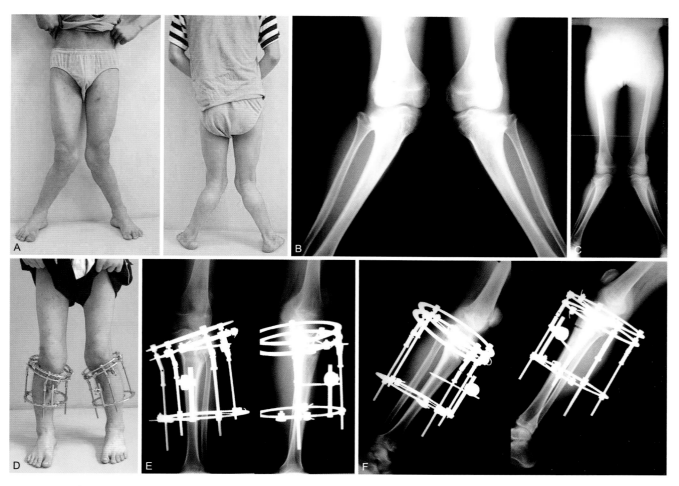

图 7-4-8 双侧胫骨上段外侧骨骺早闭致膝外翻畸形的矫正。A.患者男，16 岁，术前表现为双膝外翻、小腿外旋畸形；B.X 线检查显示双胫骨平台外侧骨骺早闭致胫骨上段外翻畸形；C.术前摄双下肢全长 X 线片，以便手术计划的设计；D~F.实施腓骨头及胫骨结节下截骨，安装带关节铰链的外固定器，术后逐渐调整矫正小腿外翻、外旋畸形

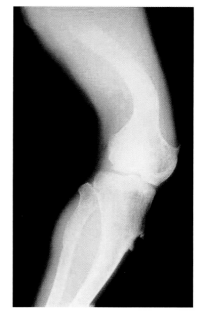

图 7-4-9 干骺端续连症（多发性软骨性骨疣）X 线表现

（三）治疗

压迫神经或血管产生症状者或骨疣生长较快等可行骨疣切除术。若无症状，一般无须切除。继发下肢畸形者可行截骨矫形术，下肢畸形严重者应分期手术矫正，或应用骨外固定技术矫正。

（秦泗河 石 磊）

参考文献

[1] Dror Paley. 矫形外科原则 (修订版)[M]. 陈坚译 . 北京：北京大学医学出版社 , 2023.

[2] 秦泗河 . 小儿矫形外科 [M]. 北京：北京大学医学出版社 , 2007.

[3] 秦泗河，李刚 . Ilizarov 技术骨科应用进展 [M]. 北京：人民军医出版社 , 2015.

第八章　罕见病致下肢畸形矫正与功能重建

2018 年，中国首次发布《第一批罕见病目录》，2019 年又发布了《罕见病诊疗指南（2019 年版）》。其中继发肢体畸形残疾（主要是骨与关节的病理改变与继发畸形）的罕见病有十几种，如腓骨肌萎缩症（感觉运动神经元病）、先天性脊柱侧凸、血友病、肝豆状核变性、遗传性痉挛性截瘫、低磷佝偻病、马方综合征、黏多糖贮积症、成骨不全（脆骨病）、进行性肌营养不良、脊髓性肌萎缩症等。

这些不同年龄阶段导致骨与关节各类畸形的罕见病种，在秦泗河矫形外科皆有手术治疗的病例。其中腓骨肌萎缩症，截至 2017 年 12 月底统计手术治疗 206 例，在本系列丛书《下肢形态与功能重建》中阐述；血友病继发的下肢畸形在《难治性肢体畸形重建病例精粹》中介绍。本章将作者有丰富临床经验与手术治疗特色的罕见骨 - 肌肉疾病成骨不全、软骨发育不全、假性软骨发育不全、进行性肌营养不良，低磷性佝偻病介绍给学术界。各种先天性原因、后天性疾病、创伤等导致的丧失下肢直立行走功能者并不少见，其检查与功能重建是一个系统工程，由于从事这个系统性功能障碍外科重建的医生极少，故此单列一节介绍秦泗河矫形外科的临床经验与系列研究。

第一节　成骨不全

成骨不全（osteogenesis imperfecta，OI）也称脆骨病，是最常见的单基因遗传性骨病，以骨量低下、骨骼脆性增加和反复骨折为主要特征。新生儿患病率为 1/（15 000~20 000）。

一、发病机制

骨组织主要由有机质和无机质组成。Ⅰ 型胶原蛋白占骨有机质成分的 90% 以上，对于维持骨骼结构的完整性和生物力学性能至关重要。成骨不全的发病机制是由 Ⅰ 型胶原蛋白编码基因或其代谢相关调控基因突变，导致 Ⅰ 型胶原蛋白数量减少或质量异常，引起骨皮质变薄、骨小梁纤细或形态异常，使骨密度显著降低、骨微结构损害、骨强度下降，反复发生骨折和进行性骨骼畸形（图 8-1-1），其遗传模式主要呈常染色体显性遗传，少数呈常染色体隐性遗传，罕有 X 染色体伴性遗传。成骨不全可由多种致病基因突变所致，目前已报道的致病基因至少有 21 种。Ⅰ 型胶原由 2 条 α_1 链和 1 条 α_2 链构成有序的三螺旋结构，其编码基因 *COL1A1* 或 *COL1A2* 突变是导致成骨不全的最主要原因，所致成骨不全呈常染色体显性遗传。如 *COL1A1/COL1A2* 基因突变导致 Ⅰ 型胶原数量减少，常引起

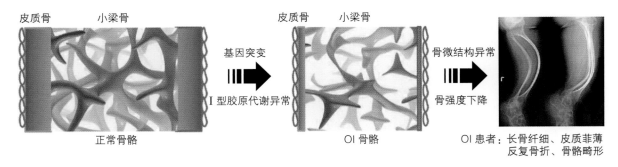

图 8-1-1　成骨不全发病机制示意图

236

轻型成骨不全；而 *COL1A1/COL1A2* 基因突变导致Ⅰ型胶原三螺旋分子结构异常，往往引起中、重型成骨不全。由干扰素诱导跨膜蛋白5基因（IFITM5）突变所致具有独特临床表现的Ⅴ型成骨不全也呈常染色体显性遗传。少数成骨不全呈常染色体隐性遗传或 X 染色体伴性遗传，其相关基因突变影响Ⅰ型胶原分子的修饰、组装、运输等过程，或影响骨骼矿化、成骨细胞分化等导致成骨不全。

镜下组织学观察可见骨胶原组织及成骨细胞减少，软骨成骨过程和钙化正常。成骨细胞数量不足，使钙化软骨不能变成骨质，骨质变薄，因此骨折后虽形成骨痂，但质量差，数量少，骨折易畸形愈合、延迟或不愈合。大体可见骨细长或弯曲畸形，一处或多处骨折，骨痂生长慢，可形成假关节，长骨干皮质薄呈蛋壳状，骨膜不规则。

二、临床表现与分型

（一）临床表现

成骨不全的主要临床表现是自幼起病的轻微外力下反复骨折，进行性骨骼畸形，不同程度活动受限。骨骼外表现可以有蓝巩膜、牙本质发育不全、听力下降、韧带松弛、心脏瓣膜病变等（图 8-1-2）。骨骼 X 线影像学特征主要包括：全身多部位骨质稀疏；颅板薄，囟门和颅缝宽，枕骨缝间骨，颅底扁平；椎体变形，多椎体压缩性骨折，脊柱侧凸或后凸畸形；胸廓扭曲、变形，甚至塌陷；四肢长骨纤细、皮质菲薄，骨髓腔相对较大，干骺端增宽，多发长骨骨折，长骨弯曲畸形等（图 8-1-2）。

（二）分型

Sillence 在 1978 年根据遗传学和临床特征，将成骨不全分为 4 型。

Ⅰ型：病情最轻，最常见。全身骨质疏松，骨脆性异常，蓝巩膜明显，传导性听力丧失。属常染色体显性遗传。不伴有牙本质发育不全者为ⅠA型；伴有牙本质发育不全者为ⅠB型。

Ⅱ型：病情最重，末端骨脆性大，导致出生前或婴儿早期死亡。长骨碎裂，颅骨骨化显著延迟。触摸颅骨穹窿时好像有很多小骨片。属常染色体隐性遗传。

Ⅲ型：本型很少见，是存活者中最严重类型。骨的脆性很严重，全身多发骨折，长骨呈显著地进行性畸形。骨生长严重迟缓。出生时巩膜呈蓝色，但随着年龄增大，巩膜蓝色逐渐减退，到青春期巩膜为正常颜色。Ⅲ型成骨不全，在幼年期即发生肢体的重度畸形，丧失了站立行走能力，骨质疏松，故矫形的难度大，需要有专人照顾方能生存下去。

Ⅳ型：严重程度介于Ⅰ型和Ⅲ型之间。出生时巩膜呈正常颜色。根据牙本质的发育情况可分为 A 型和 B 型。牙本质正常者为ⅣA型，牙本质不正常

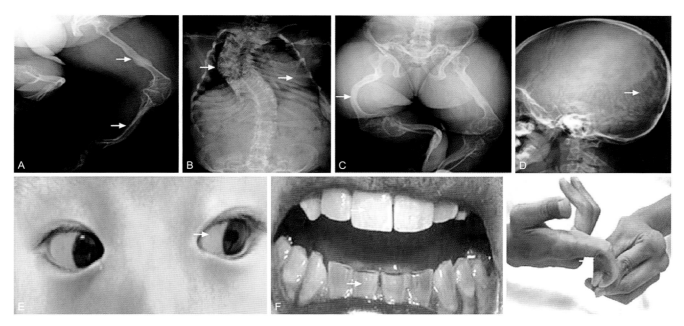

图 8-1-2　成骨不全患者典型 X 线表现和常见体征。A.长骨纤细，皮质菲薄，多发陈旧性骨折；B.脊柱侧凸畸形，胸廓塌陷；C.骨盆畸形，长骨弯曲畸形；D.颅板薄，枕骨缝宽；E.蓝巩膜；F.牙本质发育不全；G.指间关节韧带松弛

者为ⅣB型。能够发育至成年人而并发肢体严重畸形者主要是Ⅲ型和Ⅳ型。

Ⅴ型：近期发现的Ⅴ型成骨不全具有肥厚性骨痂、桡骨头脱位、前臂骨间膜钙化、桡骨干骺端下密集骺线等独特临床表现。

三、诊断

成骨不全的临床诊断主要依据疾病的临床表现和影像学特点，包括自幼发病，反复脆性骨折史；蓝巩膜；听力下降；阳性骨折家族史；骨骼X线影像特征。此外，应注意排除多种遗传性及代谢性骨骼疾病，如软骨发育不全、低血磷性佝偻病、维生素D依赖性佝偻病、Fanconi综合征、骨纤维异样增殖症、低磷酸酶血症、肿瘤相关骨病和关节活动过度综合征等。

辅助检查包括：骨代谢生化指标、X线及骨密度等检查，以评估疾病的严重程度，并帮助鉴别诊断。成骨不全患者的血清钙、磷、碱性磷酸酶水平通常正常，骨转换生化指标（包括骨吸收指标和骨形成指标等）也在儿童相应的正常范围内，骨折后可有骨转换生化指标的一过性轻度升高。Ⅵ型成骨不全具有独特的生化指标异常，即血清色素上皮衍生生长因子（pigment epithelium-derived factor，PEDF）水平显著降低。成骨不全患者骨骼X线影像如临床表现所述。

成骨不全患者的骨密度可以采用双能X线骨密度仪（DXA）进行测量，绝大多数成骨不全患者的腰椎、髋部及全身骨密度值显著低于同龄、同性别正常人，骨密度Z评分往往<−2.0。然而，由BMP1基因突变所致的罕见类型成骨不全患者的骨密度常升高，但骨强度下降，患者仍然会在轻微外力下反复发生骨折，其机制尚不清楚，可能DXA主要测量的是骨矿盐含量，不能充分反映骨基质蛋白的改变。如患者出现明显生化指标异常或临床表现、骨骼X线片等具有成骨不全难以解释的特点，应进行鉴别诊断，明确有无其他骨骼疾病的可能。

四、治疗

目前尚无针对成骨不全致病基因突变的有效治疗方法，现有治疗仅为对症治疗，旨在增加患者的骨密度、降低骨折率、改善骨畸形、提高生活质量。

（一）生活方式干预

跌倒容易诱发骨折，因此成骨不全患者日常生活中应注意避免跌倒。患者反复骨折，活动受限，可能引起肌肉萎缩，因此应加强功能锻炼，以提高肌肉强度，改善身体协调能力，避免失用性骨质疏松的发生。进食含钙丰富的食物，加强户外阳光照射，促进皮肤合成维生素D，也有益于患者的骨骼健康。

（二）药物治疗

儿童成骨不全患者，如存在椎体压缩性骨折，或10岁前发生2次以上长骨骨折，或18岁前发生3次以上长骨骨折，建议药物治疗；适量的钙剂与维生素D有助于提供骨骼所需营养，可作为成骨不全的基础治疗，但仅给予钙剂与维生素D制剂，不足以降低成骨不全患者的骨折率。可根据患儿体质量，选择不同剂量的钙剂与维生素D：患儿体质量<15 kg，予元素钙500 mg/d；体质量≥15 kg，予元素钙1 000 mg/d；患儿体质量≤30 kg，予普通维生素D 500 IU/d；体质量>30 kg，予普通维生素D 1000 IU/d。目前广泛使用的对成骨不全较有效的药物是双膦酸盐类。甲状旁腺素类似物、RANKL单克隆抗体等药物也可能有一定疗效。

（三）手术治疗

对于发生不稳定骨折、骨折延迟愈合或不愈合，出现严重骨骼畸形、严重或反复关节内骨折造成创伤性关节炎，引起成骨不全患者活动受限，明显影响生活质量时，需行手术治疗。长期佩带矫形器可减少畸形的发生。畸形严重时可行截骨术矫正，截骨端以骨外固定器固定，少年患者术后应长期佩戴支具以防畸形复发。

五、复合手术结合Ilizarov技术矫正成骨不全下肢严重畸形

青少年型（晚发型）成骨不全，其骨骼的骨化基本完全后，下肢畸形发展也基本停止或缓慢，应给予合理的手术矫正。由于此类患者逐渐形成的下肢畸形严重而复杂，大多数不可能手术中一次完成畸形的矫正，根据作者的经验截骨后应用Ilizarov技术，通过手术后缓慢的牵伸调整，能够安全地达到畸形的矫正（图8-1-3）。双下肢畸形严重而复杂

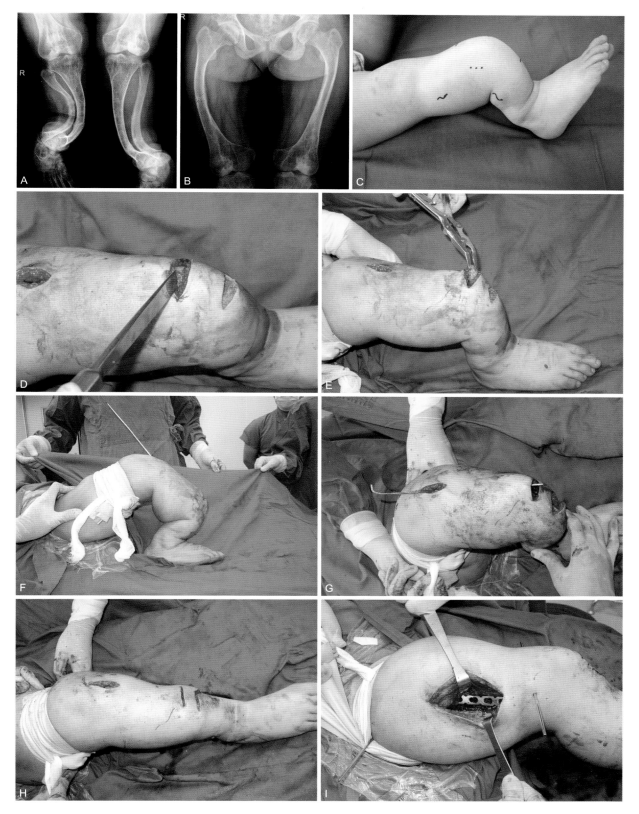

图 8-1-3　A~C. 成骨不全患者，女，24 岁，双小腿严重复合畸形，右侧股骨内翻旋转畸形；D~K. 手术方法：右胫骨 2 处截骨矫形后髓腔内穿髓内针维持轴线，再穿针安装 Ilizarov 环式外固定器。股骨中下段截骨矫形用钢板内固定，因患者膝部韧带松弛，手术结束后外固定器跨越膝关节固定

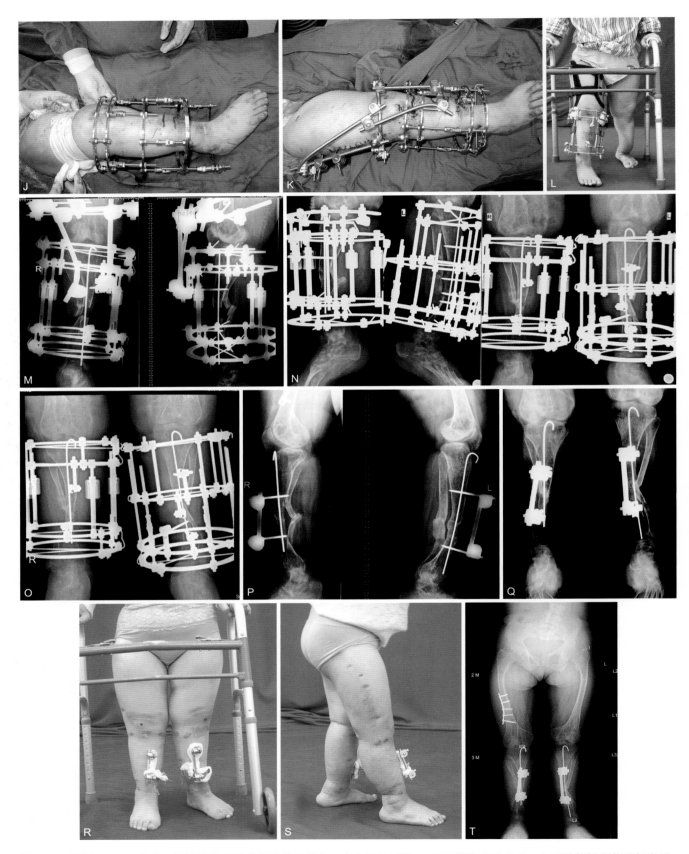

图 8-1-3（续）　L~Q. 术后 1 周鼓励患者下床患肢负重行走，右大腿外固定 30 天后拆除更换支具，右下肢能够全荷重行走后，再实施左小腿相同的矫形手术；R~T. 术后 19 个月，外固定分期拆除，基本满足骨愈合的强度

者，为减少手术创伤，有利于截骨端愈合，应分期或分部位矫正（图8-1-3）。由于此种患者其截骨端愈合的时间和强度较正常人缓慢，外固定器应分期拆除。但股骨畸形的截骨矫正结合内固定为宜。

六、康复治疗

康复训练有助于增强成骨不全患者的肌肉力量，改善活动能力。下列情况康复训练尤为重要：婴幼儿期出现生长发育延迟，创伤、骨折或手术后因畏惧疼痛而影响肢体活动功能。康复训练包括：特定关节的伸展及肌肉力量训练；适当负重训练；水疗；应用适当辅助工具弥补身材短缩、畸形所致生活不便；佩戴合适的下肢支具，弥补关节松弛和肌肉无力对下肢功能的影响；选择合适的助行工具，行走训练等。

（秦泗河　郭保逢）

第二节　软骨发育不全

软骨发育不全（achondroplasia，ACH）是导致非匀称性身材矮小的罕见疾病。此病于1878年首次报道，活产婴儿发病率为1/（17 000~28 000），主要表现为四肢长骨近端短缩、大头畸形以及特殊面容（前额突出、面中部发育不良呈现后凹和鼻梁塌陷）。大多数ACH患儿根据其特异性临床表现及影像学特征即可诊断。患者智力及体力发育良好。

一、病因

1994年，John Wasmuth等报道软骨发育不全是由于第4对染色体上的成纤维细胞生长因子受体（fibroblast growth factor receptor-3，FGFR-3）基因发生突变，造成软骨内成骨（enchondral bone formation）障碍，从而导致四肢长骨和中轴骨发育不良，出现身材矮小、手足短缩等畸形。FGFR-3基因的突变点几乎全位于第380个氨基酸的序位上，由甘氨酸（Glycine）变为精氨酸（Arginine）的突变。

本病为先天性发育异常，有明显的遗传性及家族史，属常染色体显性遗传。患者的FGFR-3基因呈镶嵌态（mosaicism），即一个是正常的，另一个是异常的，如父母一方有病，子女中1/2可以患病；如父母均为患者，则子女患病概率为75%。由于不少患者不结婚或难产，致使无下一代，因而影响到遗传形式。所以仅20%的患者父母中存在这种遗传因素，80%的患者与父母无关，大约80%的患儿由新发变异所引起，其发生与父亲年龄较大有关。

二、病理

本病基本的病理改变发生在软骨内成骨过程，长骨纵向生长受阻，而膜内成骨过程不受影响，故骨的粗细正常，但因长度减短而相对变粗。骨骺软骨细胞可发生增殖，但不能进行正常的钙化与骨化，因而骨端增大。镜下见，软骨细胞不能像正常那样呈规则的柱状排列，而是分散，不规则成堆，骨化过程的多个区域，如静止区、增殖区、肥大及预备钙化区等的层次也发生紊乱，干骺端毛细血管不能有规则地进入骨骺进行正常的吸收，成熟的软骨细胞不能钙化，影响了骨的生长。还可以看到有广泛的软骨黏液样变性，细胞肿胀，细胞核增大，基质呈半流体结构，病变部位的软骨骨化延迟，呈斑块状分布，而斑块间的钙化过程则比较正常。

三、临床表现

（一）非匀称性身材矮小

患儿躯干和四肢长短比例异常，表现为身材矮小合并短肢畸形。胎儿娩出时即可见其身体长度正常而肢体较短，这种差别以后逐渐明显，患者不成比例的身材矮小肢体近端比远端骨缩短更为明显，即以股骨和肱骨短缩最为明显。患儿身体的中点在脐以上，有时甚至在胸骨下端。站立时上肢下垂，手指尖仅达到大粗隆水平，而不像正常人那样可达到大腿中段。软骨发育不全男性成人的平均身高为130 cm，女性为124 cm，称为矮小人（侏儒症）。

颅面部异常：患儿表现为大头畸形伴前额突出、面中部发育不良呈现后凹、鼻梁塌陷。

（二）骨、关节、肌肉异常

患儿表现为四肢长骨近端短缩伴皮肤褶皱增

多、肘关节伸展和旋转受限、短指、三叉手（图8-2-1）、膝内翻等。超过 90% 未治疗的患儿都有不同程度的下肢弯曲。

此类患者典型表现还包括：肌张力低下，肌肉因过于短缩而拥挤，膝、踝关节韧带松弛，上肢短小及整体发育异常和运动迟缓（8-2-2）。

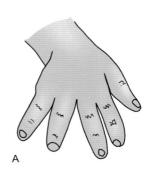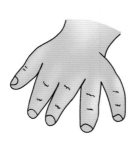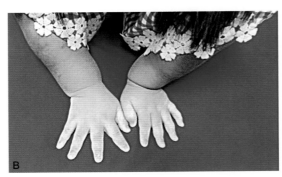

图 8-2-1   A、B.软骨发育不全患者的"三叉戟"状手指畸形

四、诊断和鉴别诊断

根据头颅和面部的特征性改变，椎体后部凹陷，腰 1~5 之间的椎弓根进行性狭窄和骨盆的特殊改变，干骺端增宽、骺板中心凹陷而骨骺不受累等主要典型特征，一般可作出诊断。

本病需与以下疾病相鉴别：

1.软骨发育低下症 该病与 ACH 之间的影像学和临床表型有部分相似。侏儒表现不太明显，头颅正常。

2.软骨-外胚层发育不全 即 Ellis Van-Creveld 综合征，为短肢型侏儒，伴有胸部畸形和心脏病变，并指，指甲，牙齿发育不良。肢体短缩的部位常发生在远段骨骼。

3.脊柱-骨骺发育不全 亦为短肢型侏儒，常有近端大关节的破坏，颅骨正常，脊椎椎体变扁，椎体骨化中心互相吻合。胸廓发育不良如铃形。

4.克汀病 克汀病常伴有智力发育不良。

5.多发性骨骺发育不良 临床主要表现为关节疼痛、强直、畸形和指（趾）短缩及侏儒，X 线表现有骨骺出现延迟，不规则，小而扁，斑点状碎裂，但干骺端及骨干正常。

6.黏多糖病Ⅳ型 临床主要以头大、眼距宽、腰背部无痛性后凸、短躯干型侏儒为主要表现。尿黏多糖试验阳性。骨骺及干骺端的 X 线表现与本病

相似，但胸腰椎楔形、三角形小椎体改变，掌骨近端及指骨远端削尖变形具有特征性。

五、治疗和预后

目前尚无特殊的治疗方法可促进软骨发育不全患者的生长。生长激素治疗似乎可以在第一年治疗时增加生长速率，但无法增加成人患者的身高。目前对软骨发育不全的医疗趋势，是直接预防或治疗患者的并发症。

矫形外科治疗包括三个方面。第一，脊椎椎间孔狭窄可引起腰痛，行动不便，椎间盘退行性变化引起神经根压迫现象，需要做椎板切除减压解除神经压迫。第二，膝内翻畸形严重后时可做胫骨开口截骨矫形术纠正。但是 3~4 年后往往需要再次手术。Ponseti 于 1970 年建议切除腓骨上端骨骺或切除腓骨上端以纠正畸形避免复发。第三，近年来，由于肢体再生延长与重建手术的突破性进展，秦泗河矫形外科已经实施了 1000 余例不同部位的各类四肢延长术，取得了丰富经验。常用的手术方法有胫骨上端截骨或上下端双截骨延长术、股骨延长术、肱骨延长术等。若医生延长技术成熟，患者坚持配合，不同部位的分期手术身高能够增加 20~30 cm 之多，但是需要漫长的治疗过程及复杂的管理，必须由有经验的矫形外科医师实施。

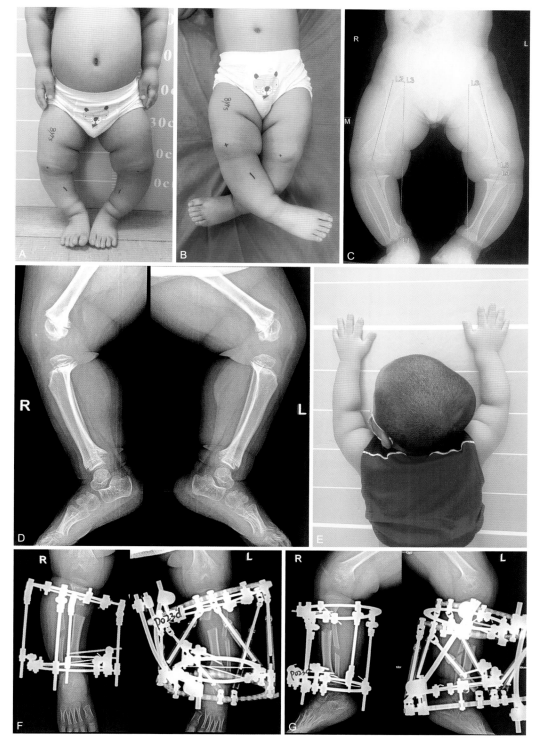

图 8-2-2　A. 软骨发育不全患者，男，8 岁，双下肢内翻畸形；B. 双小腿内翻畸形程度、位置；C. 术前站立位下肢全长片；D. 双膝 - 胫骨侧位 X 线检查；E. 双上肢 - 手指短缩；F. 双小腿截骨延长矫形位置，术后 23 天正位 X 线检查；G. 术后 23 天双小腿侧位检查

六、典型病例（图8-2-3）

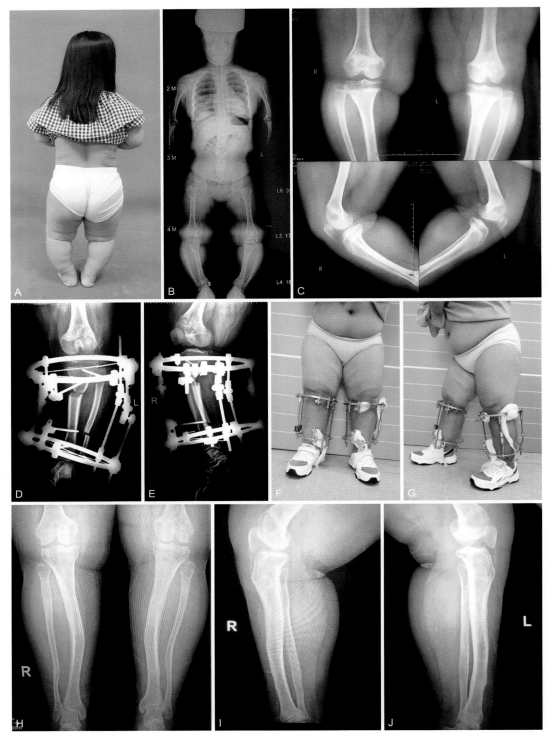

图 8-2-3　A~C. 患者女，13岁，身高 114 cm，双小腿内翻内旋；B. 术前全长立位 X 线片；C. 双膝关节无明显畸形；D、E. 行双腓骨上下 2 处截骨，胫骨中上段截骨矫形延长，术后 13 天 X 线检查；F. 术后 9 个月双小腿延长 10 cm，内翻畸形矫正；G. 术后 9 个月带外固定器行走，术前松弛的膝 - 踝关节韧带发生了挛缩，关节稳定力增加；H~J. 术后 21 个月，双小腿畸形矫正，延长 10 cm，骨愈合良好。

（秦泗河　臧建成　郑学建）

第三节　假性软骨发育不全

假性软骨发育不全(pseudoachondroplasia, PSACH)是一种较罕见的脊柱骨骺发育不良性疾病，属常染色体显性遗传。

PSACH 是软骨寡聚物基质蛋白（cartilage oligomeric matrix protein，COMP）基因突变所致。该基因定位于 19p13.1，全长约 26 kb，含 19 个外显子。COMP 不但对维持软骨细胞的正常功能及其增殖调控起重要作用，还能促使抑制凋亡蛋白因子的表达上调，从而具有抗凋亡的作用。COMP 基因突变可导致 COMP 蛋白无法正常转运至软骨细胞外参与细胞外基质的构成，而在细胞内质网中大量堆积，破坏软骨细胞的正常功能，导致细胞死亡，从而延缓骨骼的线性生长。

目前已发现 90 种 COMP 基因突变与 PSACH 的发病有关。在国外特定人群中，PSACH 的患病率约为 1/2 万，而我国人群本病的具体流行病学特征尚不清楚。

一、临床表现及分型

PSACH 的临床表现为出生时身高正常，2 岁左右开始出现生长落后，成年时身高通常在 82~130 cm，为典型的短肢侏儒。患者开始行走时即出现鸭步，童年期出现关节疼痛，尤以下肢大关节为重，脊柱侧弯及腰椎前凸常同期出现。青春期开始出现骨关节炎，主要累及双下肢及脊柱。病情呈进行性发展，约 50% 的患者最终需要接受髋关节置换手术。此外，患者常出现韧带松弛及关节伸展过度，其中以腕关节、膝关节及踝关节最为明显，而膝关节因股骨及胫骨骨性改变和韧带松弛导致明显内翻或外翻，小腿往往有旋转畸形伴发，有些患者可出现一侧髋外翻，一侧髋内翻，因骨盆倾斜最后导致脊柱侧凸；手指短粗及扁平足也常出现。但是此类患者的头围、颅面部及智力水平发育往往正常。

有学者建议将 PSACH 分为 4 型：Ⅰ 型和 Ⅲ 型为显性遗传，Ⅱ 型和 Ⅳ 型为隐性遗传，其中 Ⅰ 型骨骼受累最轻，Ⅳ 型骨骼受累最重，但目前这种分型仍然存在争论。

二、影像学表现

PSACH 的影像学诊断主要依靠 X 线片检查，该病具有特征性 X 线表现：

1. 肋骨增宽呈"括号征"。

2. 脊柱椎体呈"奶瓶征"或阶梯样改变，椎弓根间距 L5/L1 > 1。

3. 髂骨变短变方，髋臼顶扁平，边缘骨质密度增高、毛糙，呈刺突样改变，耻骨联合增宽。

4. 股骨颈粗短，呈髋内翻改变。

5. 手腕腕骨骨骺出现延迟，密度增高，掌指骨短粗。

6. 四肢长骨变短变粗，干骺端增宽，边缘毛糙，年龄越大越明显，干骺边缘呈刺突样，临时钙化带增厚，骨骺变小，骨骺密度增高，边缘不光整，部分骨骺呈包埋改变。

7. 头颅多表现正常。

三、并发症的预防与治疗原则

早诊断，早干预；关注上颈段是否失稳；矫正肢体畸形，恢复正常步态及机械轴线（下肢）；上肢畸形矫正在于改善功能。在儿童期，对齿突发育不良出现 C1~C2 不稳定者，未出现颈髓受压时应密切观察，每 3~4 年复查颈椎 X 线片，了解 C1~C2 不稳定的进展情况；当齿突向前或向后移位超过 5 mm 时，应进行 MRI 检查，了解颈髓受压情况，当出现颈髓受压症状或齿突移位超过 8 mm 时，应考虑行 C1~C2 后融合术。

对于下肢成角、旋转畸形的矫正，矫形的目的在于恢复机械轴线，由于软组织问题及骨关节的复合畸形，所以单纯应用支具矫正无效，通常需要通过截骨矫正才能改善步态和恢复下肢力线，Ilizarov 技术是适宜的选择。对于髋关节半脱位者，由于股骨头变形，不能采用骨盆截骨，应选择 Chiari 截骨术或髋臼延伸术来增加股骨头的覆盖。对于髋关节或膝关节出现严重骨性关节炎者，可考虑关节置换术。上肢畸形不影响功能无须手术，如短缩畸形影响生活功能（如不能完成大便后的擦拭动作），建议12岁后实施肱骨延长术。

手术治疗。术前重度双膝内翻、扭转畸形，身高106 cm，实施双胫骨上段截骨矫形延长术（图8-3-1）。

四、下肢内翻扭转畸形的手术矫正

（一）病例一

女性，18岁时曾来我科检查，但22岁才入院

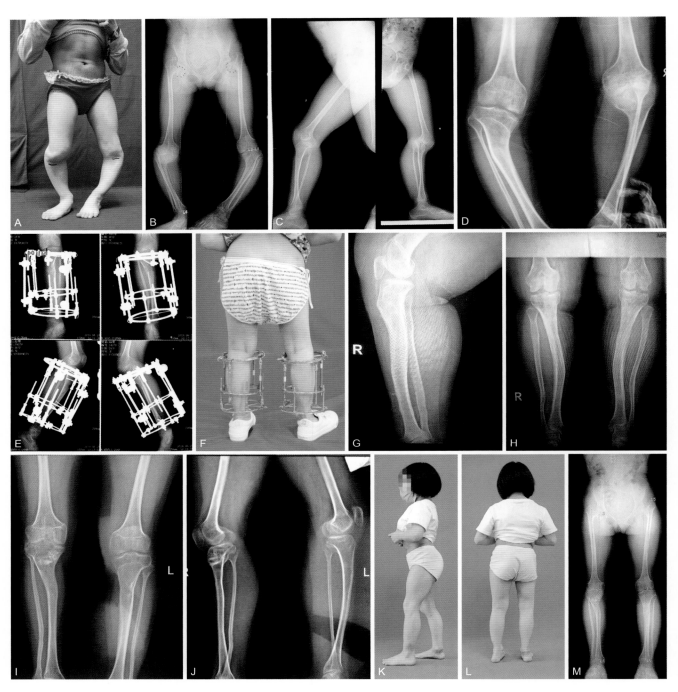

图 8-3-1　A～D.术前双膝重度内翻、内旋畸形，伴双侧髋内翻，身高106 cm；E～H.双胫骨上段截骨矫形延长术后110天，及术后29个月随访X线片；I～M.术后77个月（6年半）小腿畸形完全矫正，身高增加，行走正常

（一）病例二

女性，22岁，双髋关节结构异常，双小腿内翻、内旋畸形，实施双侧胫骨、腓骨上段截骨矫形延长术（8-3-2）。

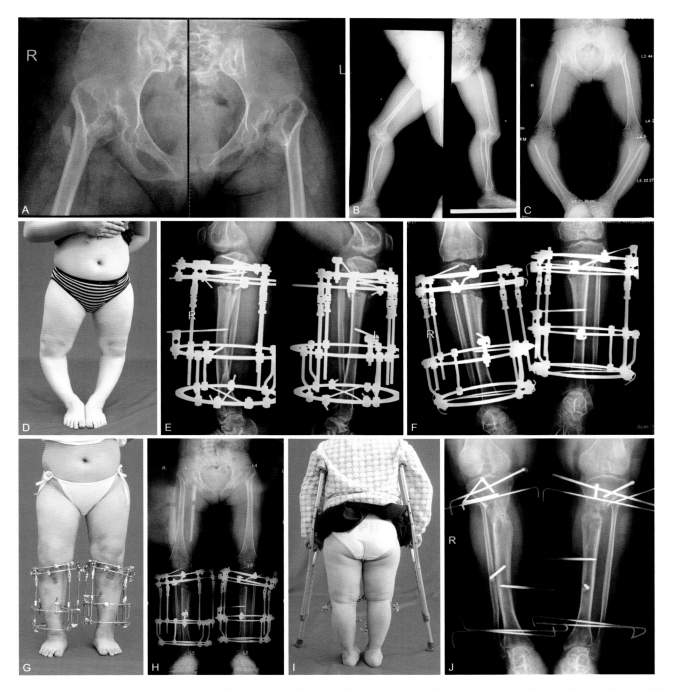

图8-3-2　A~D.患者女，22岁，术前双髋关节结构异常，双小腿内翻、内旋畸形；E~H.实施双侧胫骨、腓骨上段截骨矫形延长术，术后21天、55天检查膝内翻畸形矫正；I、J.术后9个月，小腿畸形矫正，胫骨延长段骨愈合差

（秦泗河　石　磊）

第四节　进行性肌营养不良

进行性肌营养不良（progressive muscular dystrophy，PMD）是以骨骼肌的进行性无力和萎缩为特征的遗传性变性疾病。

一、临床表现

临床上可分为：假肥大型、面-肩胛-肱型、肢带型、Emery-Dreifuss型。其中假肥大型中的Duchenne型肌营养不良症（DMD）是最常见且最严重的一种。DMD呈X-连锁隐性遗传，多为男性患病，女性为携带者，1/3为基因突变所致。通常在6岁以前的幼儿期发病，病程进展，逐渐出现Gower征、腰前凸、双侧腓肠肌假性肥大等体征，多在10岁左右丧失行走能力，靠轮椅、卧床度日。晚期四肢挛缩，不能活动。最后常因肺部感染或压（褥）疮等致死。DMD实验室生化检查中肌酸激酶（CK）、丙氨酸氨基转移酶（ALT）等酶活性显著增高，也是诊断本病的重要依据。

二、治疗

目前尚无针对进行性肌营养不良症的特殊治疗方法，临床多采用药物、针灸、推拿、理疗等综合治疗方法改善患儿生活质量、预防并发症。

PMD假肥大型在病情进展到一定程度，会出现下肢关节固定的挛缩变形，尤其是跟腱挛缩致马蹄足畸形，矫形外科治疗主要是松解挛缩的软组织和肌腱，矫正关节挛缩畸形，恢复下肢负重力线，改善站立和行走功能。维持直立负重姿势有利于维持骨密度和肌肉力量，方便进行康复训练，保持学校和居家的独立生活能力。矫形手术给患者带来的益处是明显的。

三、典型病例（图8-4-1）

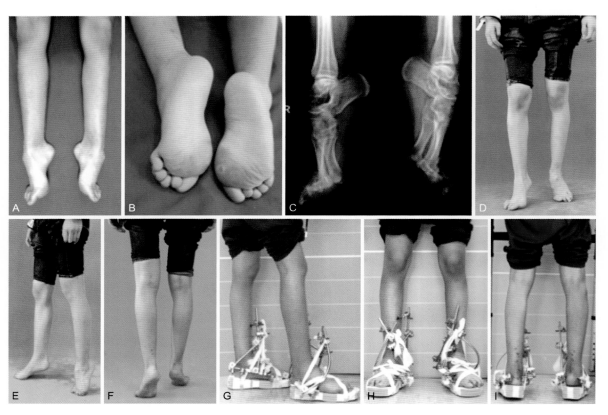

图 8-4-1　患者女，19岁，进行性肌营养不良症致双侧马蹄足畸形；A.非负重双足外观；B.双足底负重区；C.双侧足踝侧位X线片；D、E、F.站立时外观；G、H、I.双足行跟腱经皮多点松解矫正马蹄足畸形组合式外固定器固定术后站立外观

（石　磊　秦泗河）

第五节 骨纤维异常增殖症

骨纤维异常增殖症（fibrous dysplasia of bone，FDB）是一类源于骨，以纤维组织或不成熟编织骨取代正常的骨与骨髓组织为特点的病变，占良性骨病变的12%，也称纤维结构不良（fibrous dysplasia，FD）。骨纤维异常增殖症于1927年由Weil首次发现。按其病变范围及有无合并内分泌障碍，可分为单骨性型、多骨性型及Albright综合征三种类型。

一、病因

本病因不明，一般认为本病是非遗传性基因突变引起的良性骨肿瘤样变，也有学者认为本病与内分泌有关。

二、临床表现与诊断

本病在临床上较常见，一般多发生于5~15岁儿童期，而就诊时多在青年期，女性发病略高于男性，女男之比为(2~3)：1。单发型骨病损多位于股骨、胫骨、肋骨；多发型常集中于一个肢体，特别是下肢。本病症状较轻，故病程较长，一般在1年左右，有时达数年或数十年之久。由于该病多数患者疼痛不甚，初期发现者不多，一般多是由于局部酸痛或不适；或有时下肢跛行或间歇性疼痛；或因下肢负重而产生各种弯曲畸形；或由于轻度外力产生病理性骨折（约占1/3）时，给予投照X线片时方发现患本病。骨纤维异常增殖症的三个不同类型也有各自特点：

（1）单骨性型：轻者一般无自主症状。当累及股骨上端时，由于负重影响，可产生弯曲畸形，引起跛行及间歇性疼痛等症状。病变部位表浅者，局部可触及一骨性肿块。

（2）多骨性型：病变出现时间越早，症状愈明显，病程进展亦愈快。如果发生于下肢，肢体畸形和跛行较为显著。如果病变限于少数骨骼或上肢，症状出现较迟，常在成年期才做出诊断。

（3）McCune-Albright综合征：除上述骨性病变外，常在背部、臀部及四肢部出现散在的斑点状皮肤色素沉着，呈黄色或棕色。皮肤斑点的形状、大小不一，边缘不规则。并有骨骼早熟及性早熟表现。患儿的骨骼发育和成熟均有加速，但由于骨骺过早闭合，成年后身材矮小。女孩性早熟，月经来潮早，外生殖器增大，提早出现阴毛、腋毛及乳房发育。偶可伴有甲状腺功能亢进、库欣综合征、糖尿病等其他疾病。血液生化检查一般在正常范围内。

X线检查病变位于干骺端或骨干。X线征象主要根据病理结构而异：①磨玻璃样改变：如果病变组织为纤维增殖及骨质增生，则在X线片上呈现磨砂玻璃样阴影。②囊状改变：如果病变组织为纤维增殖及囊肿形成，则在X线片上呈现透明阴影，单囊表现为边缘硬化而清晰的透亮区，骨皮质轻度膨胀变薄，外缘较光整，内缘呈波浪状或较粗糙，囊内可见少量斑点状致密影。多囊则呈多个大小不等的囊状透光区，其中可见条状骨纹和斑点状钙化影，病灶边缘硬化；如果病变具有高度骨化，则呈现密度增高阴影。病变处骨皮质膨胀变薄，内壁有骨嵴形成，阴影呈多孔囊肿样。当下肢长管状骨大部或全部被累及时，在X线片中常可出现各种不同畸形，如股骨变弯向外凸，系内收肌紧张与持重力作用所致，小腿可出现各种弯曲畸形。③虫蚀样改变：表现为单发或多发的斑点状溶骨性破坏，边缘清晰锐利，如虫蚀状。

三、治疗

1. 骨纤维异常增殖症无症状者，无须治疗，到成人期后，病变会自行稳定，很少有新病灶产生。

2. 单发性者引起局部疼痛或合并畸形时，可刮除病变组织，然后植骨，或需做截骨矫形。

3. 预感有病理性骨折时，如果病变小，保守治疗可配支具，或刮除病变组织并行植骨术。

4. 如果病损范围大，畸形明显，可做截骨矫形，股骨和胫骨皆有畸形者应一期手术截骨矫正。有恶变可能者应将病变骨段切除。

5. 应用Ilizarov技术，能比较满意的牵拉矫正下肢各种畸形和短缩的肢体，畸形矫正后配矫形器以减少畸形的复发。

四、典型病例（图8-5-1）

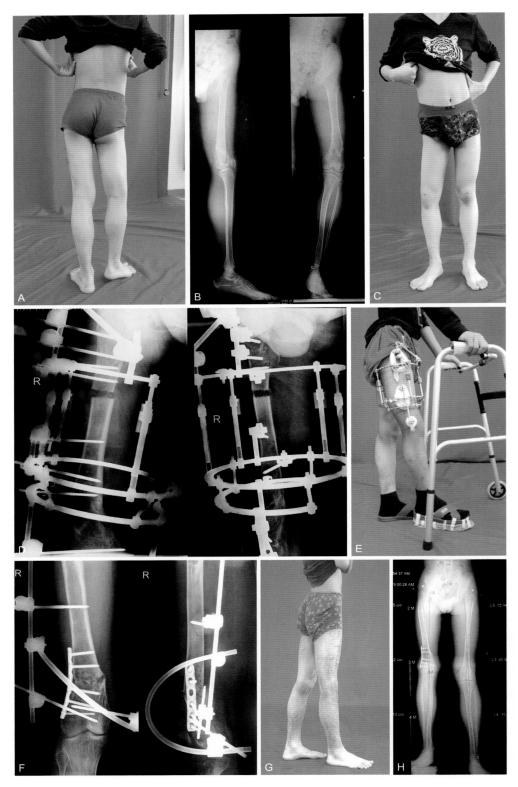

图 8-5-1　患者男，13 岁，主要病变在股骨下段，继发膝内翻畸形。实施股骨下段病灶处截骨内固定，股骨上段截骨延长，术后病灶痊愈，双下肢等长

（秦泗河）

第六节 低磷性佝偻病

低磷性佝偻病又称营养性佝偻病，是由于儿童维生素 D 缺乏和（或）钙摄入量过低导致生长板软骨细胞分化异常、生长板和类骨质矿化障碍的一种疾病。

一、病因与发病机制

（一）概述

佝偻病是一组由多病因和不同发病机制导致骨基质矿化异常的代谢性骨病，因日光照射不足，北方地区发病率明显高于南方。主要表现为儿童骨骺端软骨生长矿化缺乏（图 8-6-1）。本病应与骨软化症相鉴别，后者是成人骨再建过程中新生成骨基质矿化障碍所致，两者临床特征有相似之处。秦泗河团队治疗的患者最多的是低磷性佝偻病。

（二）病因

1. 维生素 D 缺乏或代谢紊乱 ①营养不足或吸收障碍：饮食缺乏、日照不足、消化系统疾患等；②代谢缺陷：肝肾疾患、假性甲状旁腺功能减退、遗传疾患等；③维生素 D 及代谢物受体异常：主要见于遗传疾患（如维生素依赖性佝偻病）；④代谢和排泄增加：见于服用抗惊厥药物、肾病综合征、腹透等。

2. 磷酸盐缺乏 ①磷摄入过低或氢氧化铝摄入过多；②遗传性低磷性佝偻病；③低血磷性佝偻病（始于成人）；④慢性肾疾患及其他全身遗传疾患；

⑤肿瘤因素。

3. 代谢性酸中毒 ①肾小管性酸中毒；②骨软化 - 肾性糖尿 - 氨基酸尿 - 高磷酸尿综合征。

（三）发病机制

佝偻病的发生往往是多因素作用的结果，其中维生素 D 缺乏或代谢紊乱是最重要的一个因素，是骨矿化障碍最直接的原因，也是目前许多发展中国家发现佝偻病中最常见的一种类型。维生素 D 缺乏或膳食钙摄入量过低，导致血清钙浓度呈降低趋势，为维持血清钙正常，甲状旁腺激素（PTH）刺激破骨细胞骨吸收功能，以释放骨骼储存钙入血；当 PTH 升高时，肾对磷的重吸收则减少，发生低磷血症，从而发生佝偻病。低磷酸酶血症、矿化抑制物过多等导致骨胶原纤维等骨基质的异常和结构紊乱，也可抑制骨的正常矿化。

二、临床表现与检查要点

（一）主要临床表现

佝偻病的特点主要是儿童骨骺端软骨生长矿化缺乏，是在儿童长骨生长板闭合前到闭合期发生的，在骨生长迅速的部位病变最为明显（颅骨、肋骨和长骨），矫形外科临床所见的骨关节畸形的患者就具有很明显的特点，继发膝内、外翻及下肢弯曲是最常见的肢体畸形。

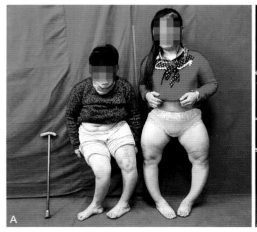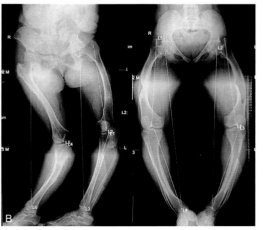

图 8-6-1 A、B.低磷性佝偻病母女俩形态照及 X 线片

（二）其他的临床特征

1. 骨痛　由于长期负重或关节活动时肌肉肌腱牵拉，累及骨膜的感觉神经终端引起，严重时可发展为剧烈的全身骨痛。

2. 肌无力　肌无力是低磷性佝偻病的典型症状，表现为虚弱无力和肌张力减退，活动和行走时肌无力和骨痛加重，可致鸭步，跛行，梳头、坐起、翻身困难等，口服磷制剂后可明显改善。

3. 骨折　骨软化严重时可出现脊柱侧弯、驼背畸形，身材矮小，轻微的外伤可导致病理性骨折，特别是多发肋骨骨折，有时患者并不知觉。

4. 低血钙表现　腹膨隆、易惊、头部多汗、生长延迟、手足抽搐等。

（三）X线表现

1. 早期骨端加宽，中央凹陷，骨骺边缘不清，呈毛刷状，骺线加宽，骨密度普遍降低。

2. 恢复期干骺端平整，出现增白横带，骨骺密度增加，胫骨凸侧有假性骨折线。

3. 治愈期骨密度增高，骨小梁接近正常，骨骺恢复正常，代偿性骨皮质增厚及畸形仍存在。

（四）实验室生化检查

血钙和血磷表现多样化，例如遗传性低血磷性佝偻病血钙正常而血磷降低，钙缺乏性佝偻病血钙降低而血磷正常；除了低磷酸酯酶症出现碱性磷酸酶（ALP）降低外，其他类型的佝偻病ALP普遍增高；伴有继发性甲状旁腺功能亢进的佝偻病患者可出现甲状旁腺激素水平升高；维生素D测定可用于鉴别骨软化症和不同类型的佝偻病。

三、诊断

低磷性佝偻病的诊断基于病史、体格检查和生化检测得出，通过X线片确诊。实验室检查特征为25(OH)D、血清磷、血清钙和尿钙下降；血清PTH、碱性磷酸酶（ALP）和尿磷升高。

临床常用血清总ALP水平作为低磷性佝偻病诊断和筛查指标，在儿童阶段血清总ALP和骨ALP具有良好的相关性，可以用总ALP水平代表骨ALP趋势。但急性疾病、某些药物、肝脏疾病、生长突增及婴幼儿时期一过性高磷血症均可导致ALP升高，因此不能单凭血清总ALP升高就诊断营养性佝偻病。

检测25(OH)D是评估维生素D状况的最佳方法，但不推荐对健康儿童常规25(OH)D检测。对处于生长发育阶段的儿童，当维生素D作为一种营养素，不能满足推荐摄入量时，就会发生维生素D缺乏，而佝偻病则是儿童持续维生素D缺乏导致骨骼出现异常的后果，只是维生素D缺乏的冰山一角。

鉴别诊断：骨软化症。同样是维生素D和（或）钙缺乏，若发生在骨骺与干骺端融合、生长板消失，即长骨生长板主导的软骨内成骨过程结束、骨骼纵向生长停止之后，则称为骨软化症。因长期维生素D钙供应不足，缺乏日照致全身普遍性骨密度下降，亦称成人佝偻病。病理改变、临床表现与外科治疗的原则与佝偻病相同。

四、治疗

（一）药物治疗

推荐维生素D 2000 IU/d为最小治疗剂量，同时补钙，疗程至少3个月。

（二）矫形治疗

已形成膝内外翻的学龄前儿童可试用矫形支具，畸形会逐渐减轻或矫正。对畸形不能矫正的7岁以上儿童，且病情已稳定者，实施胫骨上端或股骨下端截骨术矫正。

（三）下肢畸形治疗目标与思路

佝偻病下肢畸形的治疗目标主要是矫正畸形，恢复下肢负重力线，改善下肢功能的同时美化肢体外观，提高生活质量。如果患者有矫正畸形改善功能的愿望，可根据畸形的特点和程度制订治疗计划。

佝偻病下肢畸形最多见的是双侧对称，同时伴有大腿和小腿内翻畸形（O形腿），且较严重，通过查体和下肢站立位全长片等资料，确定股骨和胫腓骨发生畸形的位置，伴随扭转的程度，因畸形是在骨骺端生长过程中形成，所以畸形在冠状面、矢状面和水平面同时发生，单纯在X线片上画出关节走行线、下肢力线、解剖轴线，不能真实反映畸形情况。双侧股骨和胫腓骨畸形均严重的情况下，可以考虑先恢复一侧肢体的负重力线，即同时进行一侧肢体的股骨和胫腓骨的截骨矫形。股骨畸形通常位于中下段，因大腿软组织丰厚，不适合外固定，在截骨一次性矫形后，采用钢板螺钉内固定。小腿畸形更严重，类似"香蕉"状，同时伴有扭转，且受到软组织的限制，进行术中一次性矫形会明显增加并发症发生率，适宜用 Ilizarov 技术固定，术后逐渐矫形。如果大腿畸形较轻，则可考虑同时进行双侧小腿的矫形，更有利于术后快速恢复。

（四）技术要点与手术风险规避

1.大腿侧矫形　股骨畸形主要位于中下段，同时伴有内翻内旋和前弓畸形，因大腿较短且粗，无法应用气囊止血带，在手术开始时，先在大腿近端外侧粗隆下垂直骨干，平行台面穿入一枚直径 4.5~5.0 mm 的螺纹针，驱血后将橡皮止血带扎于螺纹针近侧防止下滑。在股骨远端外侧髁垂直骨面并平行关节面穿入 1 枚螺纹针，截骨时用锋利的窄骨刀做楔形截骨（骨质较硬时可先钻孔防止劈裂），截断后将截骨远端外旋外翻背伸矫形，截骨远端适度外移后与近端形成嵌插，增加稳定性。此时远近端 2 枚螺纹针位于同一水平面并相互平行，说明力线矫正满意。通过组合式连杆将螺纹针连接固定维持矫形位置，取合适宽度和厚度的 6 孔或 7 孔钢板塑形后放置于股骨后外侧进行固定，内固定牢固后拔除临时螺纹针。

2.小腿侧矫形　胫腓骨畸形具有多个畸形顶点，为获得良好的矫形效果，通常采用胫腓骨近端和远端同时截骨。因位置表浅，胫骨截骨和腓骨远端截骨时采用闭合连孔截骨器，可明显减轻手术损伤，保护软组织血运，提高手术效率。腓骨近端截骨位于腓骨头下，因腓总神经从后外侧跨越腓骨颈，故切口显露需清楚。腓骨长肌腱膜松解需充分，截骨确保骨膜下操作，防止术中损伤及术后卡压腓总神经造成麻痹。经截骨器钻孔后，用锋利的窄骨刀轻敲断前侧骨皮质，施以扭转或内外翻力即可完全断骨。胫骨截断后分别在近端和远端手法矫正内旋，在截骨端斜穿 1 枚克氏针防止错位。因小腿多处截骨，出血较多容易形成骨筋膜室综合征，在胫骨远端截骨切口内，用组织剪向两侧剪开深筋膜，截骨后可适度矫形，尽量不使截骨端分离，防止过多出血。在各截骨切口内留置引流片，最大程度预防并发症的发生。

3.外固定器设计　小腿矫形应用 Ilizarov 外固定器，术前根据小腿周径和长度定制，一般采用近端、中段、远端的三环结构，用两组 8 枚螺纹杆连接，在近端和远端畸形顶点处安装关节铰链方便术后矫形。术中根据截骨后小腿的形状，将外架铰链调整至合适角度，使小腿位于环架中央，远近端环分别靠近膝踝关节。远近端环各穿两组全针，其中一组固定胫腓骨，然后在两端加 1 枚或 2 枚螺纹半针，中段加 2 枚螺纹半针固定。如果双侧小腿同时矫形，需要应用加厚环，保证术后可以早期下地负重锻炼。

（五）术后管理方法与质量控制

术后早期卧床期间指导进行踝关节足趾主动背伸及跖屈活动，股四头肌等长收缩，髋膝关节主动和被动活动。与患者及家属进行有效沟通，说明早期活动的好处，使术后康复变被动为主动。术后 3~5 天将加压包扎的棉垫纱布拆除拔除引流，拍摄 X 线片，确保内外固定紧固可靠的情况下，鼓励扶助行器下地站立。一般术后 1 周根据畸形情况调整小腿外固定器进行矫形，内翻畸形延长内侧螺纹杆长度，每日 1 mm（旋转螺母 1 圈，分 6 次进行，每次间隔 2 小时），确定铰链位置位于畸形顶点。每日观察皮肤张力，肢体感觉活动，外固定器是否出现"别劲"。当外观矫形较满意时可以拍摄下肢站立位全长片，根据 X 线片再做适度调整。注意均衡双下肢长度，矫形至轻度外翻位（外翻 5°~10°）。力线恢复后鼓励患者用术肢负重行走，有利截骨愈合。

（六）并发症及防治

1.早期并发症　腓总神经麻痹、小腿骨筋膜室综合征。术后如已出现，需密切观察，放松外架，可应用激素和脱水药物，症状如无缓解或加重，需积极探查松解、切开减压。

2.中期并发症　轴向偏移，矫正不足或矫正过度，残留旋转畸形等。需要及时发现，调整外固定器进行纠正。

3.晚期并发症　截骨延迟愈合或拆除外固定架后再骨折。在佩戴外固定器期间积极锻炼术肢负重行走，促进截骨端愈合牢固。拆除外固定器需逐渐减少固定的刚度，增加截骨端的应力，完全拆除后必要时可佩戴支具保护过渡。

五、典型病例

（一）病例一

患者女，12 岁，佝偻病致 O 形腿畸形，X 线片显示双侧胫骨近端及远端均有向内的弯曲畸形。手术计划：一期实施双侧胫腓骨双平面截骨 Ilizarov 技术矫形术。术后调整外固定器缓慢矫正双小腿外翻畸形（图 8-6-2）。

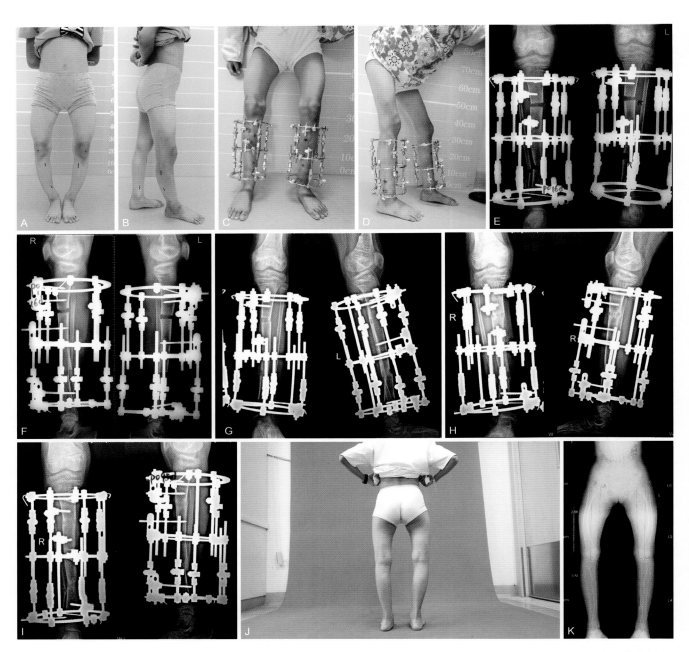

图 8-6-2　A~K.患者女，12 岁，双侧胫腓骨上下两端截骨矫形，环式外固定，术后 22 个月随访，双小腿畸形获得满意矫正

（二）病例二

患者男，12 岁，双腿重度内翻畸形。大腿、小腿内翻畸形同期手术矫正（图 8-6-3）。

（三）病例三

延误治疗的成年下肢重度畸形手术矫形策略。患者女，25 岁，低磷佝偻病致重度 O 形腿畸形；下

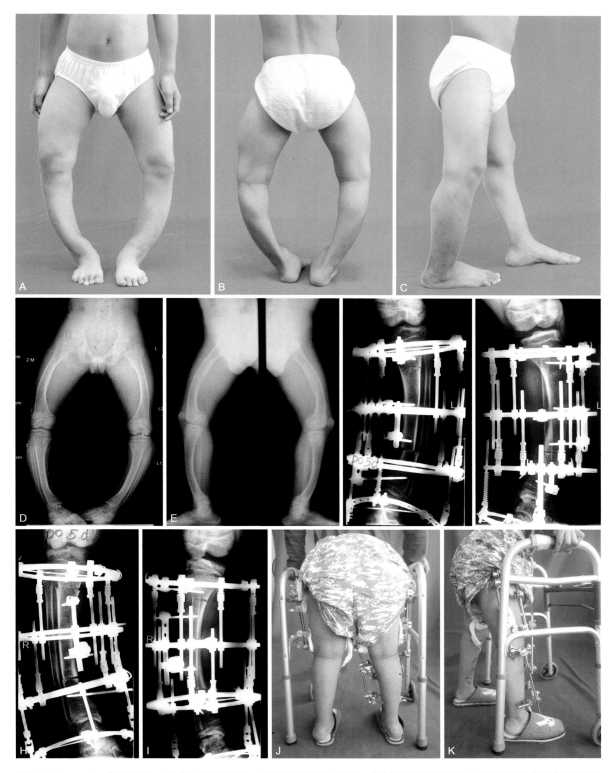

图 8-6-3 A~K. 实施胫骨、腓骨上下双截骨，股骨下段截骨矫形，穿针安装外固定器，残留畸形术后牵拉矫正

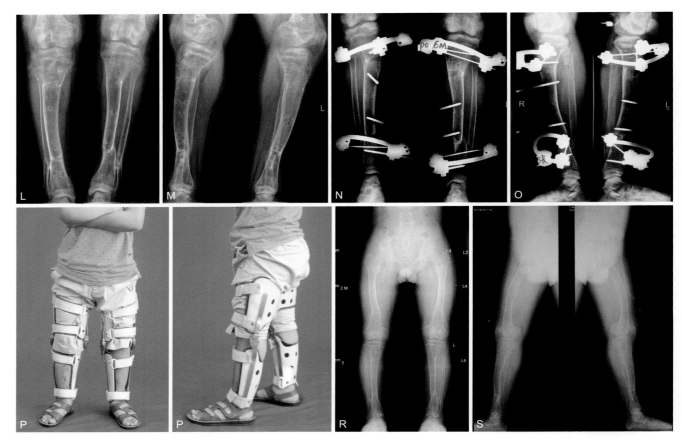

图 8-6-3（续） L~S.术后外固定器分期拆除，然后装配支具锻炼行走，12 个月复查，获得满意矫形结果

肢 X 线片显示双侧股骨中段及胫骨上、下两段弯曲内翻。手术计划：双下肢分期手术。一期先做右下肢矫形手术，股骨中段外翻截骨钢板内固定，胫骨、腓骨上下两平面截骨 Ilizarov 外固定矫形术；股骨畸形即时矫正，小腿畸形术后缓慢调整外固定器固定。右下肢畸形矫正后，二期手术用相同的手术方法矫正左下肢畸形（图 8-6-4）。

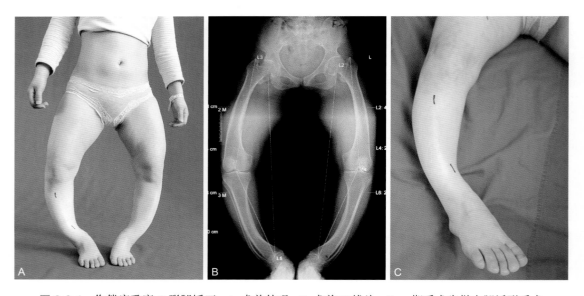

图 8-6-4   佝偻病重度 O 形腿矫正：A.术前外观；B.术前 X 线片；C.一期手术先做右腿矫形手术

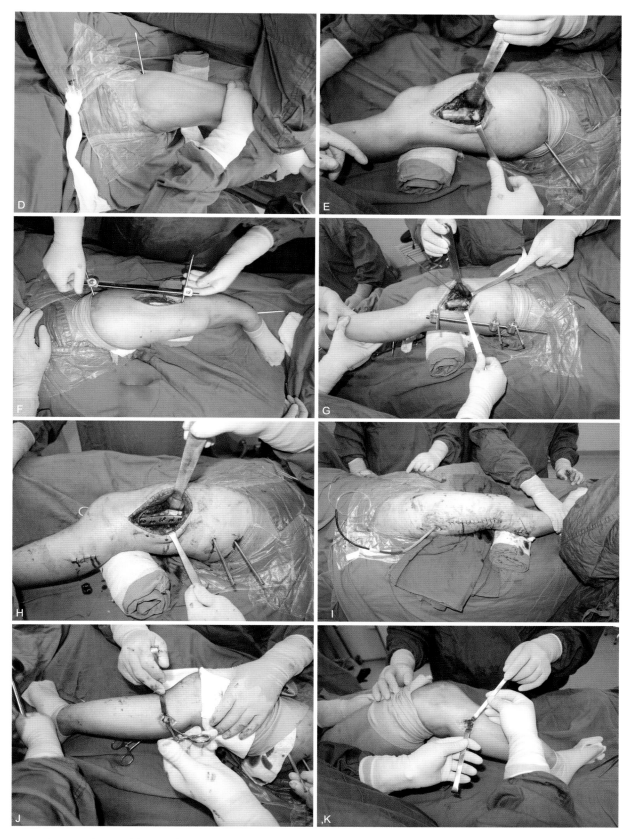

图 8-6-4（续）　D.大腿近端扎止血带，大腿外侧纵切口显露股骨中段；E.做股骨 V 形截骨；F.截骨两端穿螺纹针；G.截断股骨后，矫正股骨内翻内旋畸形，用组合式外固定器临时固定截骨端；H.用钢板固定截骨端；I.切口内放引流管缝合切口；J.腓骨头颈部切口，保护腓总神经；K.腓骨头颈结合部做腓骨截骨

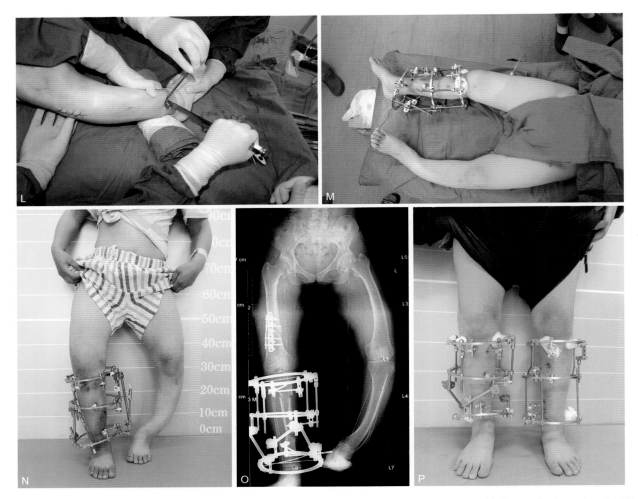

图 8-6-4（续）　L.腓骨中下段小切口做腓骨远端截骨；M.胫骨中下段切口显露胫骨，松解深筋膜；N.术后 64 天，右下肢畸形大部分矫正；O.术后 70 天双下肢 X 线片；P.右侧术后 253 天，左侧术后 180 天，双下肢畸形矫正满意

（秦泗河　郭保逢　石　磊）

参考文献

[1] Arslanoglu S, Murat H, Ferah G. Spondyloepophyseal dysplasia tarda with progressive arthropathy: an important form of osteodysplasia in the differential diagnosis of juvenile rthumatoid arthritis[J]. Pediadtr Int, 2000, 42(5): 561-563.

[2] Kocyigit H, Arkun R, Ozkinay F, et al. Spondyloepophyseal dysplasia tarda with progressive arthropathy[J]. Clin Rheumatol, 2000, 19(3): 238-241.

[3] 范东杰 . 多发性骨骺发育不良 7 例 X 线诊断 [J]. 郑州大学学报（医学版），2003, 38(4): 628 - 629.

[4] 曹若愚 . 多发性骨骺发育异常 1 例 [J]. 临床放射学杂志，2001, 20(3): 224.

[5] 麻宏伟，姜俊 . 遗传性骨病引起的生长迟缓 [J]. 中国实用儿科杂志，2005, 20(8): 451-454.

[6] 中华医学会骨质疏松和骨矿盐疾病分会 . 成骨不全症临床诊疗指南 [J]. 中华骨质疏松和骨矿盐疾病杂志，2019, 12(1): 11-23.

[7] 严世贵，赵翔 . 成骨不全症 [J]. 中华骨科杂志，2012, 32(2): 193-196.

[8] 中国医师协会医学遗传医师分会，中华医学会儿科学分会内分泌遗传代谢学组，中华医学会儿科学分会罕见病学组，中国罕见病联盟软骨发育不全学组，上海市医学会分子诊断专科分会，北京罕见病诊疗与保障学会 . 软骨发育不全诊断及治疗专家共识 [J]. 中华儿科杂志，2021, 59(7): 545-550.

[9] 中华医学会医学遗传学分会遗传病临床实践指南撰写组 . 杜氏进行性肌营养不良的临床实践指南 [J]. 中华医学遗传学杂志，2020, 37(3): 258-262.

[10] 石磊，任龙喜，秦泗河 . 肌营养不良症行右下肢矫形手术 1 例报道 [J]. 中国骨与关节外科杂志，2010, 03(5): 414-416.

第九章　脊柱裂足踝畸形矫正与功能重建

第一节　概　述

脊柱裂（spina bifida）是最常见的先天性神经管发育缺陷，可导致不同程度的脊髓神经功能受损及残疾，致病因素主要有叶酸缺乏或代谢异常、病毒感染、药物、糖尿病、肥胖、遗传或基因变异等。脊柱裂发生于胚胎第 3~4 周神经管发育期，因胚胎神经管障碍发生的时机、疾病表型不同，脊柱裂严重程度也不同，主要体现在开口大小、位置、亚型等方面。脊柱裂可发生在脊柱所有节段，常见于腰骶椎和下胸椎。根据皮肤完整性、是否有神经组织外露及脑脊液漏，脊柱裂可分为开放性和闭合性两类。其中，开放性脊柱裂是指脊柱裂处皮肤缺损，有神经基板外露、脑脊液漏；反之，则为闭合性脊柱裂。在闭合性脊柱裂中，根据有无脊膜或脊髓神经组织通过脊柱裂口膨出至椎管外、形成囊性包块，进一步分为显性脊柱裂（又称为囊性脊柱裂）和隐性脊柱裂。显性脊柱裂中，仅有脊膜、脑脊液膨出（可含有神经根）椎管外者，称为脊膜膨出；有脊髓组织膨出至椎管外者，称为脂肪脊髓脊膜膨出。隐性脊柱裂即脊椎有缺损，但无脊膜、脑脊液或脊髓膨出，身体外表无异常表现，只能通过影像学检查才能发现。包括简单型脊髓拴系（终丝型脊髓拴系和系带型脊髓拴系）、脊髓脂肪瘤及脊髓纵裂。

脊柱裂核心病理改变是脊髓拴系，部分患者伴包块和神经发育不良。根据秦泗河矫形外科门诊及住院手术治疗患者资料，90% 以上的脊柱裂发生在腰骶部，可能与腰骶部是运动的枢纽，由四足行走动物进化成二足直立行走的人类，脊柱进化与发育过程中腰骶部是薄弱部位有关。

一、脊柱裂临床表现

患儿出生时存在异常皮征是患儿家长和医护人员最容易发现的临床表现；对于无异常皮征患儿，多数情况下是出现膀胱直肠症状或下肢症状后就诊，检查发现脊柱裂、脊髓拴系。一般来说，上述症状会随着患儿年龄增大和身高增高越来越明显。绝大多数开放性脊柱裂和少数闭合性脊柱裂患儿，出生后即出现膀胱直肠症状和（或）下肢症状。

（一）异常皮征

脊柱裂大多位于腰骶椎，少数位于颈椎和胸椎。局部常有异常皮征，包块皮肤隆起（尤其是显性脊柱裂）、凹陷（多见于系带型脊髓拴系、脊膜膨出和脊髓脂肪瘤）、长毛（多见于 I 型脊髓纵裂）、皮肤毛细血管瘤、色素沉着等。疾病后期出现受力部位（足底、臀部）皮肤溃疡。

（二）二便功能障碍

因脊髓拴系大多发生于脊髓圆锥，故最常见症状是二便功能障碍，包括便秘，遗尿，排便、排尿困难，尿频、尿急、尿不尽等。患者大多表现为排便间隔时间延长，即多天排一次大便。轻症患者早期可只表现为便秘或遗尿，严重者出现肛门松弛、失禁。一般在出现二便功能异常一段时间后，有主诉能力者可表达腰痛或腰腿痛。需要注意的是，位于圆锥之上的脊髓纵裂和脊髓脂肪瘤患者，常首先出现下肢症状，后期才出现膀胱直肠症状。临床上容易被骨科医生误诊漏诊而仅治疗下肢畸形。

（三）下肢症状

下肢麻木无力，足踝畸形，甚至整个下肢感觉运动功能障碍，萎缩，变细短小、畸形直至瘫痪。最常见的下肢畸形是马蹄内翻足。

（四）其他症状

疾病早期即可出现肛门周围皮肤感觉障碍。男性可出现阳痿。下肢怕冷，少汗。

（五）伴随畸形

脊柱侧弯、先天性髋脱位、脑积水性头颅增大、Chiari 畸形等。开放性脊柱裂和巨大囊性脊柱裂常伴有脑积水和 Chiari 畸形。

（六）并发症

神经源性膀胱、神经源性直肠、下肢畸形（马蹄内翻足等）、脊柱侧弯、皮肤压疮及溃疡、骨髓炎等。

二、辅助检查

MRI 是确诊脊髓拴系的首选方法和金标准。MRI 可观察到脊髓圆锥低位、脊髓被牵拉成角、脊髓脊膜膨出，或脊髓纵向裂成左右两部分；同时可观察到拴系结构，如增粗的终丝、脂肪瘤、纤维系带或骨性分隔物等；继发病变或伴随病变，如脊膜膨出、脊髓空洞、椎管内囊肿及脊柱侧弯等。CT 在观察脊柱骨性结构方面具有优势。隐性脊柱裂继发的足踝畸形与感觉障碍在未出现临床症状之前病变往往不被患儿或其家属注意。足部畸形发生后，患者一般到骨科检查，由于分科的壁垒，一些年轻医生缺乏整体诊疗疾病的意识，没有想到需要做腰、骶椎的影像学检查，导致相当一部分患者漏诊、误诊，未能及时实施正确的矫形治疗，致使足踝的畸形与残缺发展到严重的程度。X 线片可见腰椎椎板闭合不全（图 9-1-1～图 9-1-3）。

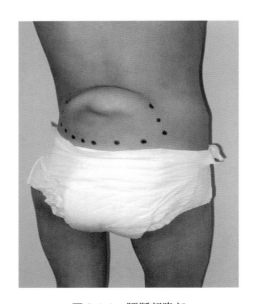

图 9-1-1　腰骶部隆起

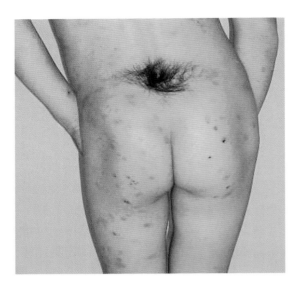

图 9-1-2　腰骶部毛发

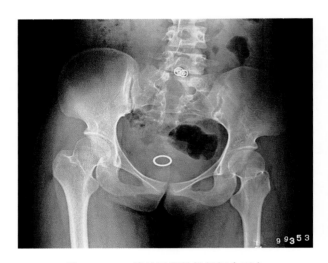

图 9-1-3　X 线片示腰椎椎板闭合不全

除影像学检查外，下肢神经电生理检查、盆底电生理检查、尿流动力学检查、尿常规、肾功能实验室检查等也是脊柱裂辅助检查方法，可根据患者症状酌情选择，作为评估病情、判断预后的参考。

三、脊髓拴系导致下肢畸形机制

由于脊柱裂部位对应的椎管内可能存在脊髓和神经根受压或牵扯（瘢痕或合并脂肪瘤等），脊髓圆锥、终丝与周围组织发生粘连，在脊柱发育过程中粘连部位的脊髓、神经不能同步移位致牵拉损伤，继而失神经支配；有些患者曾施行过脊膜膨出修补术，术后神经和硬脊膜发生不同程度的瘢痕粘连，有时也不排除医源性损伤；神经粘连、终丝粘连或增粗等原因造成脊髓拴系，随患者生长，马尾神经逐渐受到牵拉而发生慢性损伤，导致下肢的肌肉出现不同程度瘫痪、关节挛缩、肌力的失衡，继而引起髋、膝和足部的畸形，往往随着患者的年龄增长而逐渐加重（图9-1-4）。不同部位皮肤的麻木还会引起溃疡、压疮的形成，肛门直肠部的神经病变还会引起大小便障碍。

脊柱裂后遗下肢畸形是由于失神经支配所致肌力不平衡引起。如果该病能被接诊医师及时诊断，那么患者只需经过简单的矫形手术治疗即可使功能得到改善、康复；反之，则会有较快的进展，甚至引起髋、膝畸形和下肢力线的改变，出现不同程度关节挛缩、下肢残疾等严重后果。因此，早期诊断、早期治疗是阻止和延缓脊柱裂下肢畸形发展的唯一有效方法（图9-1-5）。

四、脊柱椎板缺损与临床表现的关系

脊柱脊髓的不同节段分属不同的功能分区，在脊柱生长和脊柱进化过程中，人类脊柱分成节段，并呈现"S"形生理弯曲，神经节的感觉分布呈现条带状（图9-1-6、图9-1-7）。

患者临床表现与脊柱裂的解剖部位关系密切。脊柱裂下肢畸形患者表现出的功能障碍与脊柱裂或拴系病变发生的部位不同而不同，临床症状与脊神经的解剖功能分区相适应。临床工作中，我们可以通过临床症状推断脊柱裂的发生部位，也可以根据影像学检查发现进行临床检查。

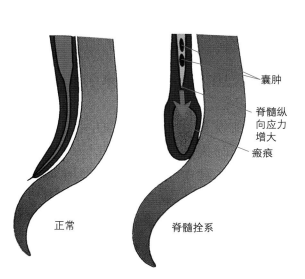

图 9-1-4　脊柱裂发生的机制示意图

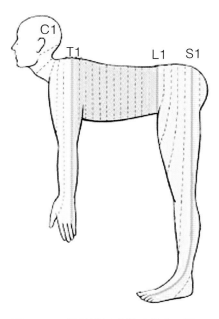

图 9-1-6　脊柱神经感觉功能分区图一

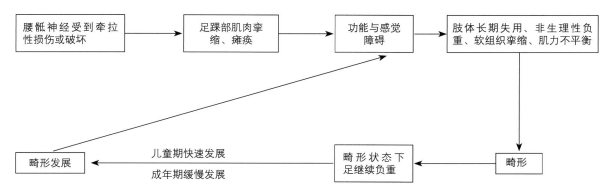

图 9-1-5　脊柱裂患者肢体畸形发生发展关系简图

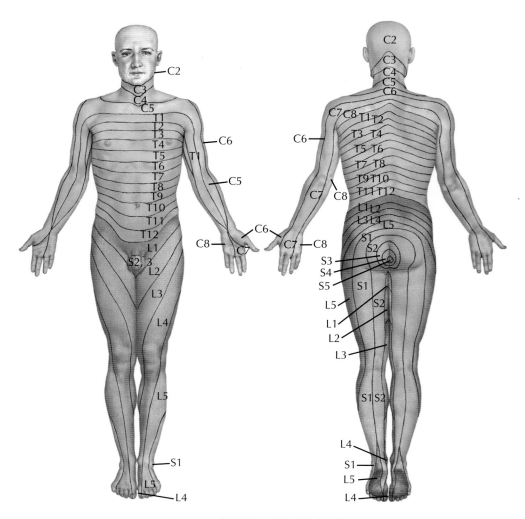

图 9-1-7　脊柱神经感觉功能分区图二

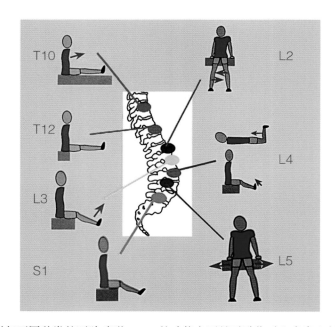

图 9-1-8　不同部位的脊柱裂引起不同种类的下肢畸形。T10 的功能主要是平卧位时上半身坐起，T12 维持坐位，L2 主司双下肢内收，L3 主司伸膝关节，L4 主司踝关节背伸和屈膝关节，L5 主司髋关节外展，S1 主司泌尿生殖道

五、脊柱裂治疗原则

针对 3 个核心病理改变（脊髓拴系、包块、神经发育不良）给予神经外科治疗，彻底松解脊髓拴系、尽量切除脂肪瘤等包块，以阻止或缓解神经损害进一步加重，修复神经功能；预防和处理脊柱裂并发症和后遗症；终身康复，提高生存质量。脊髓拴系及其并发症治疗涉及神经外科、泌尿外科、矫形外科、脊柱外科、理疗康复科、消化科、整形修复科等，因此倡导多学科合作诊治。

六、并发症的处理

（一）神经源性膀胱

患者可表现为尿频、尿急、尿失禁，也可以表现为排尿困难、尿潴留，或二者兼而有之。神经源性膀胱可引起多种长期并发症，如泌尿系感染、膀胱输尿管反流、肾积水等，最严重的是上尿路损害、肾衰竭。泌尿外科治疗原则：首先，保持患者终生肾功能正常，尽早实现控尿，为社会所接受；最大限度提高排尿独立自主性。其次，通过治疗消除膀胱动力学障碍。骶神经调控（sacral neuromodulation，SNM）治疗脊柱裂患者神经源性膀胱和肠道功能障碍有效，同时可显著改善患者储尿期的尿动力学参数，避免上尿路损坏；减少或消除膀胱重建手术的必要性；建立患者泌尿自我护理方案，如自家间歇性清洁导尿。尽量减少尿毒症的发生。

（二）神经源性直肠

1. 饮食调节　多进食蔬菜、水果和粗粮等富含膳食纤维的食物。

2. 药物调节　可服用益生菌、润肠通便药。

3. 定时排便　多活动；腹部顺时针按摩；养成定时排便习惯，早期可用开塞露刺激和辅助排便，建立条件反射、每天排一次大便的生物节律。

（三）下肢畸形

下肢畸形多见于脂肪瘤型脊髓拴系和不对称性脊髓纵裂。原则上，对于儿童非难复位足踝畸形、下肢短缩，应首先采用非手术疗法，例如穿矫形鞋、足托、增高鞋垫、按摩等。对于无法通过手法复位达到中立位、伴严重骨骼变形或肌腱挛缩的下肢畸形，则需手术矫正。对于病情稳定的成人脊柱裂患者，可采用手术矫正下肢畸形。根据不同畸形及严重程度选择恰当的手术方式，包括 Ilizarov 技术、三关节融合术、小腿延长术、踝上截骨术、肌腱转移术、跟腱延长术或跖底筋膜切断等。

（四）脊柱侧弯

脊柱侧弯的病因和侧弯程度不同，治疗策略和时机也不同。脊柱侧弯 Cobb 角 <25° 的患儿，可先选择密切观察，若 Cobb 角每年持续增大超过 5° 则需佩戴支具矫正，每 3~6 个月随访一次，必要时更换支具；若 Cobb 角逐年增大且角度 >40°，则应考虑手术治疗。

（五）压疮

压疮治疗包括消除病因、全身治疗、局部治疗和手术治疗。患者应避免久站久坐，预防压疮形成。足踝畸形、站立时足底受力面积变小也是压疮发生的重要原因。矫正足踝畸形是增大足底受力面积、减小压强、预防和改善足底压疮的重要手段。全身治疗包括抗感染、加强营养支持等。局部治疗包括换药治疗和负压治疗。负压吸引是近年来治疗压疮深部溃烂、促进创面愈合的新技术。对于有深部感染溃烂，尤其是已形成骨髓炎者，需要彻底清创；创口缺损较大者需行皮瓣移植术。

七、康复

脊柱裂现代康复管理内容是广泛的、多学科的，至少涉及以下多个方面：神经外科干预、排尿功能管理、肠道（排便）功能管理、骨科矫形管理、皮肤相关问题管理、身体活动与移动、康复护理的协调、脊柱裂患儿的家庭功能、健康促进和预防性保健服务、心理健康管理、神经心理学康复、产前咨询、生活质量管理、性健康和教育、妇女健康管理等。值得注意的是，对于有并发症、后遗症患者需终身康复护理。中医是我国特有的康复治疗手段，例如可采用八髎穴针灸治疗排尿功能障碍。

（秦泗河）

第二节　脊柱裂足踝畸形特点与临床表现

一、脊柱裂足踝畸形特点

脊柱裂由于受损的神经部位不同、程度不同，所致的下肢畸形复杂多样，归纳起来主要有以下特点：患儿出生时多无足部畸形，而是在生长发育高峰期逐渐出现下肢畸形，尤其是踝足畸形，与脊柱裂好发于腰骶部有关。家长可以在患儿学步时发现踝足运动的异常或步态异常。踝足畸形多伴有不同程度的感觉障碍，轻者仅有足部小面积的感觉减退区域，严重者整个踝足感觉丧失，具体情况取决于马尾神经的损伤程度；运动障碍和感觉障碍有一定的相关性，往往并存（图9-2-1）。

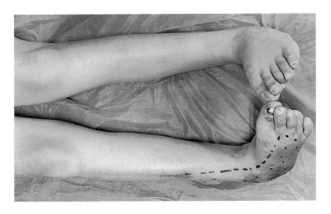

图9-2-1　足踝畸形伴有感觉障碍，点状区域提示有感觉减退区

部分患者伴有不同程度的胼胝或足负重区的溃疡。感觉功能尚好的患者多表现为负重区胼胝，局部皮肤软组织角化增厚。感觉功能不好者常伴有负重区的溃疡，轻者仅有浅表的软组织溃疡，严重者影响到筋膜层，甚至深达骨头，溃疡经久不愈，形成骨髓炎，并有死骨排出，局部恶臭（图9-2-2）。

脊柱裂患者尚可发生膝关节和髋关节畸形，以不同程度的屈膝畸形和髋关节脱位多见。以足踝畸形就诊的脊柱裂患者，常规进行髋膝关节，尤其是髋关节的检查。拍摄骨盆平片，既可了解脊柱裂脊椎椎板闭合不全情况，又可了解髋关节对合情况。

腰骶部脊柱裂常可见软瘫，不同的脊神经受累可引起相应肌肉瘫痪。足踝部的畸形种类较多，马蹄内翻足的产生原因是由于腓浅神经的部分神经纤维受累而引起的腓骨肌麻痹及跟腱挛缩所致；马蹄外翻足的产生原因是由于出自L4~S1的腓深神经及胫神经的部分受累。

胸腰段脊柱裂（图9-2-3）则可见肌肉痉挛，症状表现为上运动神经元损伤表现。

二、临床表现与分型

脊柱裂下肢畸形与损伤的脊髓平面关系密切，脊髓损伤的位置和程度不同，产生的畸形的种类有所不同，本节主要讲述不同种类的足踝畸形。

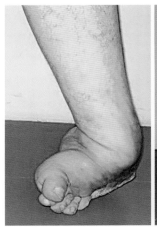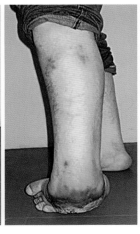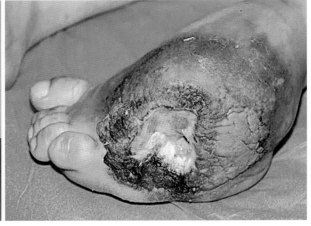

图9-2-2　足部负重区溃疡图

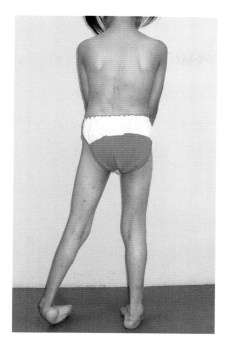

图 9-2-3　胸椎脊柱裂，背部可见囊性隆起，以及患者表现为足部痉挛畸形

（一）马蹄内翻足畸形

跟腱、胫后肌及跖腱膜挛缩，足背伸、外翻肌力减弱或瘫痪（图 9-2-4）。

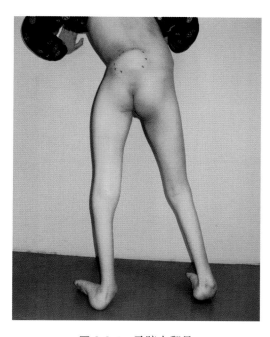

图 9-2-4　马蹄内翻足

（二）马蹄外翻足畸形

跟腱挛缩，胫前、后肌瘫痪，腓骨长、短肌肌力存在（图 9-2-5）。

（三）马蹄后翻足

为秦泗河命名，是足踝背伸肌完全瘫痪后极度后屈的类型，跟腱、屈趾屈蹞肌腱及跖腱膜皆极度挛缩，负重时足尖完全折向后方（图 9-2-6）。

（四）跟行足畸形

小腿三头肌瘫痪，足背伸肌群肌力 3 级以上（图 9-2-7）。

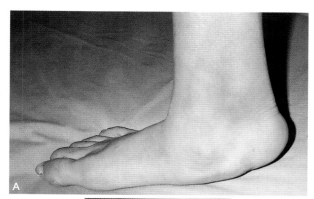

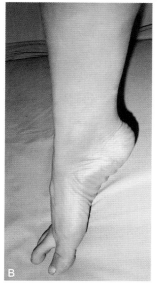

图 9-2-5　马蹄外翻足。A.足负重位由于前足外翻、背伸、纵弓塌陷，马蹄足畸形显示不明显；B.将前足摆在中立位，马蹄足畸形出现

（五）跟行外翻足畸形

小腿三头肌、胫前后肌瘫痪，足背伸及外翻肌群肌力 3 级以上（图 9-2-8）。

（六）跟行内翻足畸形

小腿三头肌、腓骨肌瘫痪，足背伸及内翻肌群肌力 3 级以上（图 9-2-8）。

（七）单纯内翻足

胫后肌挛缩为主，腓骨肌瘫痪（肌力 3 级以下），足外缘着地行走（图 9-2-9）。

（八）平足外翻

足弓塌陷，足内缘着地行走，距舟关节向内下突出，常伴有踇外翻畸形，胫前、后肌瘫痪，腓骨肌挛缩（图 9-2-10）。

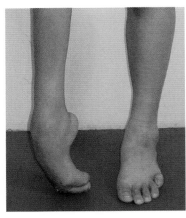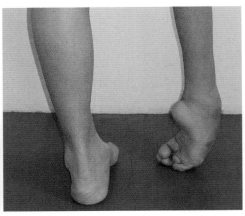

图 9-2-6　马蹄后翻足畸形

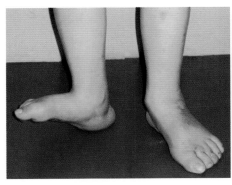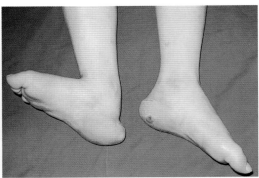

图 9-2-7　跟行足畸形

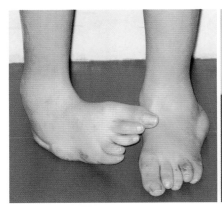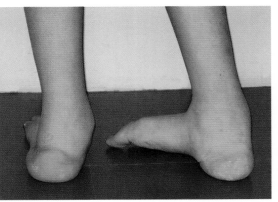

图 9-2-8　左跟行外翻足畸形，右跟行内翻足畸形

（九）连枷足（夏科氏关节）畸形

小腿及足部肌肉全瘫伴有严重感觉丧失，踝关节及三关节松弛。

（十）爪形趾畸形

跖趾关节背伸，趾间关节屈曲（图9-2-11）。

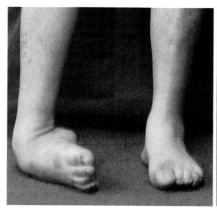
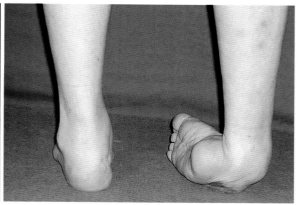

图 9-2-9 足内翻

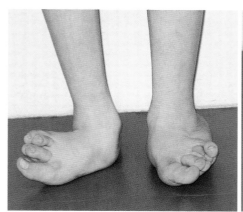
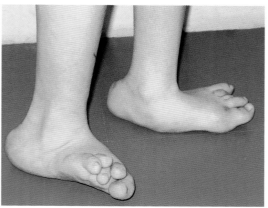

图 9-2-10 平足外翻

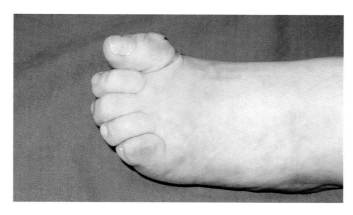

图 9-2-11 爪形趾

（秦泗河 臧建成 郑学建）

第三节　体格检查与影像学检查

系统的体格检查、科学评价，方能制订正确的个体化的手术治疗方案。

一、体格检查

（一）下肢检查

患者双下肢、腰部充分暴露，先站立位检查，从胸腰部至足踝，前后左右的角度进行肉眼观察。然后让患者行走，观察足着地、着力部位、跛行特点。再请患者坐或者躺在在检查床上，了解下肢畸形位置、性质、功能状况与整个下肢的关系等。

1. 肌力检查　临床常用肌力评估方法采用5级6分法，这里不再赘述。跟行足的发生即是跟腱肌力0级，胫前肌力5级（图9-3-1）。如果胫骨后肌力4~5级，腓骨长、短肌肌力0级，患者则表现为内翻足畸形（图9-3-2）。

2. 感觉功能检查　秦泗河矫形外科主要进行浅感觉、痛觉和位置觉检查，可用棉签和叩诊锤的尖部测试，画出皮肤感觉障碍的范围。位置觉通过患者搬动足趾识别。

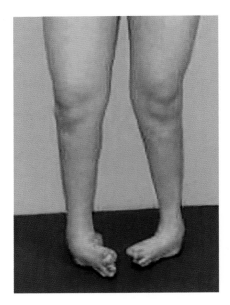

图 9-3-2　内翻足畸形

3. 步态分析　秦泗河矫形外科仅用医生的肉眼观察、评价，常规对患者术前的病理步态摄影，畸形部位拍照，作为治疗结束后行走功能改善的对照。

（二）腰部检查

检查腰背部有无毛发、瘢痕、隆起，手术切口（长度和方向），有无侧弯或前突，有无压痛，活动范围，等等。

二、影像学检查

（一）X线检查

拍摄骨盆X线正位片应包括下腰椎；患侧足踝关节的正、侧位片，双下肢站立位全长X线片。如果脊柱有畸形应摄脊柱全长X线片。

（二）CT检查

不作为常规检查，仅用于复杂畸形，了解三维空间结构关系。

（三）磁共振检查

明确脊柱脊髓的解剖结构和病理解剖结构，判断脊髓损伤及脊髓拴系节段。

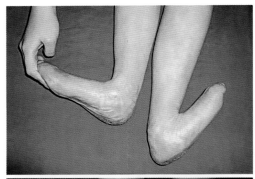
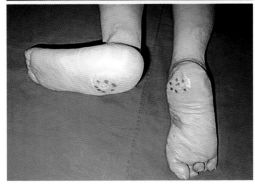

图 9-3-1　跟行足畸形

三、脊柱裂下肢畸形检查表

为秦泗河矫形外科设计，术前记录脊柱裂下肢畸形患者的病情信息，包括一般信息、联系方式、病史及治疗经过、腰部及下肢畸形状况、肌力和感觉情况，运动功能，有无大小便功能障碍，治疗计划等（图 9-3-3）。

国家康复辅具研究中心附属康复医院矫形外科

X 线片号＿＿＿＿＿＿＿ **脊柱裂与脊髓拴系后遗下肢畸形检查表** 住院号＿＿＿＿＿＿

姓名：		性别：		父母名：		年龄：		民族：		胎次：	
婚姻：		入院日期：			供史者：		职业：		文化程度：		
家族史：				腰部手术史：							
矫形手术史：											
联系地址：											
手机号码：				QQ/ 微信 /E-mail ：							
体检： 智力		发育		营养		专科检查			照 / 录像		

肌力	左	右	肌力	左	右	肌力	左	右	肌力	左	右
蹬长伸肌			腓骨长短肌			半腱半膜肌			腹肌		
趾总伸肌			胫前肌			股薄肌			阔筋膜张肌		
蹬长屈肌			胫后肌			股内收肌			臀中肌		
趾总屈肌			股四头肌			缝匠肌			臀大肌		
小腿三头肌			股二头肌			髂腰肌			骶棘肌		
下肢长度	左	右		股骨长度	左	右		胫骨长度	左	右	

脊椎畸形：	背部皮肤膨出物及程度	有 / 无毛发	部位：	面积：
脊柱裂部位 T L L5~S1	双 / 左 / 右髋关节脱位或髋臼发育不良			

下肢畸形：髋 膝
足踝

X 线片：	疼痛：
行走功能指数 0 Ⅰ Ⅱ Ⅲ Ⅳ Ⅴ 步态： 行走距离：	

感觉障碍：	左 膝以下 右	左 踝以下 右	左 足底 右	足部溃疡： 有 无

大便：正常 大部分控制 中度失控 完全失控
小便：正常 大部分控制 中度失控 完全失控

诊断：	术次：
治疗目标	
治疗方案：	

外固定种类：Ilizarov 组合式 内固定：空心钉 钢板 松质骨条
麻醉方式： 是否配矫形器 备注
医师签名： 年 月 日

图 9-3-3 脊柱裂下肢畸形检查表

（秦泗河）

第四节　脊柱裂下肢畸形矫正与功能重建原则

一、概述

脊柱裂下肢畸形、残疾由于是跨学科疾病，难以归类于中国目前的骨科亚学科分科范围，其足踝畸形误诊、误治率高。因此，凡足部出现畸形的患儿，在未明确发病原因之前，常规做腰骶部影像学检查，以确定是否为脊柱裂或椎管内其他占位病变所导致，若确实为脊柱裂导致，应请神经外科会诊，建议先实施脊髓拴系松解术，如此可避免或减少发育过程中对神经的牵拉伤。神经松解手术时间愈早，疗效愈好。但此手术必须由经验丰富的神经外科医生以显微外科技术实施脊髓拴系松解术，否则，手术有可能造成新的脊髓神经损伤。重症患者应请泌尿外科、脊柱外科多学科会诊。如果已经发生较重的足踝畸形，应先做手术矫正。腰骶部神经松解术后 2 年，其神经能否修复已经确定，再实施足踝畸形的矫正。若已经出现足踝肌力不平衡的马蹄内翻足畸形，应早期实施简单的动力平衡术与矫形手术，否则，很容易出现骨性畸形改变。外翻足、爪形足畸形进展相对缓慢，可以暂缓手术。

二、手术适应证

足是人类站立、行走时最终的载重部位，从理论上看所有影响足负重行走的畸形，都应该通过手术矫正。面对一个个具体的病例，术者要成功地完成手术，必须具备两个基本的条件：

1. 患者足踝畸形是否具备矫正畸形、改善功能的要求和条件。

2. 医生是否具备矫正该类畸形的整体把握能力与矫形外科技能，手术后能否达到矫正畸形与改善功能的目的。因此，该病的手术指征既针对患者，也针对医者。

三、手术基本原则

足踝畸形类别繁杂多样，畸形与感觉障碍的程度、患者年龄、性别不同，部分患者合并有脊柱、髋、膝关节畸形和大小便功能障碍。其临床表现、功能障碍程度各异，目前各种高科技检查和设备，对此类足踝畸形的治疗效果并不起决定性作用，通过矫形骨科医生的经验、智慧、辩证思维、整体把握与系统评价，才能针对个体患者制订出合理的矫形治疗方案。

手术策略基本上遵循脊髓灰质炎后遗症足踝畸形治疗原则，即矫正畸形，平衡肌力，稳定关节，恢复足底的正常负重。伴有感觉障碍者，实施骨性手术矫正畸形时，必须保留足的一定程度灵活性，因为僵硬的足容易出现负重区压迫性溃疡。伴有皮肤感觉障碍者，术后采用骨外固定器固定。

1. 矫正畸形　是患者和家属的最基本要求。单纯软组织挛缩性畸形，实施简单的软组织松解、肌腱延长即可达到满意的矫形效果。合并骨性畸形在软组织松解的基础上进行截骨矫形。

2. 平衡肌力　踝足部出现明显动力失衡，是畸形发生、发展的重要因素，应尽早实施肌腱转位的动力平衡术，如此能避免发生骨性畸形。

3. 稳定关节　足的主要功能是稳定地负重行走。应根据关节松弛的程度、部位、患者年龄，决定实施肌腱固定或者关节融合，特别严重松弛的关节可实施踝关节融合或踝关节 + 跟距关节融合，但注意保留足的弹性。在手术稳定的基础上为患者配穿一段时间矫形鞋行走。

4. 截肢后装配义肢　若足存在经久不愈的溃疡或慢性骨髓炎，且髋、膝关节肌力较好者建议做截肢后装配义肢，通过髋关节的动力带动假肢行走，仍能恢复良好的下肢站立、行走功能。

5. 年龄　10 岁以内儿童，行软组织松解加肌力平衡矫正踝足畸形，重度畸形结合 Ilizarov 技术牵拉矫正。12 岁以上或成年人足踝畸形，应根据畸形的性质、程度决定手术方法。

6. 秦泗河矫形外科经验与注意事项　合并大小便障碍者术前应灌肠、插尿管。尽可能减少手术创伤，减少皮下软组织剥离，此类患者手术矫形不宜用钢板固定。发挥 Ilizarov 技术矫正足踝畸形的独特优势，合并皮肤溃疡者也能同期实施骨性手术，术后患者能早期带外固定器下床锻炼行走，能刺激溃疡创面自然愈合，促进骨愈合、骨重建。双侧下肢畸形者宜分期手术，将有利于患肢功能锻炼与恢复。合并髋、膝关节畸形者，尽可能与足踝畸形同期手术矫正，如此可一期恢复下肢的持重力线。严重髋、膝关节畸形可以分期手术。

四、不同手术方法如何优化组合

1. 马蹄足　采用跟腱延长，伴有高弓足，加做跖腱膜松解和第一跖骨基底截骨。

2. 马蹄内翻足　跟腱延长（跟腱止点切内侧）+胫后肌腱延长 + 跖腱膜切断，有骨性畸形改变者，施行截骨矫形。踝关节面有明显倾斜者，实施踝上截骨矫正。

3. 马蹄外翻足　跟腱延长（跟腱止点切外侧）+腓骨肌腱延长或腓骨肌移位代胫前肌，有骨性畸形者，加跟距关节植骨融合术矫正。

4. 跟行足（仰趾足）畸形　踝前挛缩的肌腱松解，联合肌腱移位代跟腱。

单纯内翻者，可以在胫前肌或胫后肌外置的基础上，选择跟骨外翻截骨、跟距关节融合矫正。

5. 连枷足　根据踝关节松弛程度，选择跟距关节融合或者踝关节融合，手术中注意将足后移。

6. 爪形趾畸形　伸趾肌腱延长、趾间关节融合或 Ilizarov 技术牵拉矫正。

五、骨外固定（Ilizarov）技术的合理应用

秦泗河足踝矫形手术方法结合 Ilizarov 外固定技术治疗脊柱裂足踝畸形，几乎所有类别的足踝畸形均能获得满意的畸形矫正，救治了一大批合并皮肤溃疡、濒临截肢的足踝畸形患者。

（秦泗河）

第五节　合并皮肤溃疡的足踝畸形矫正

一、足负重区慢性溃疡形成原因

主因皮肤感觉丧失的足踝部畸形，其负重区应力集中，发生难以愈合的溃疡。如果是马蹄内翻足，溃疡好发部位在足底前外侧或者足背外侧。马蹄外翻足往往出现在第一跖骨头负重区。迁延不愈，或者治愈后如果足踝畸形不矫正，足负重后溃疡再复发，重者可形成慢性骨髓炎，甚至出现自发性截趾（图 9-5-1～图 9-5-3）。

二、合并感觉障碍和慢性皮肤溃疡手术矫形原则

（一）术前评价畸形程度、皮肤溃疡性质

判断有无骨性感染，皮肤感觉丧失的范围、程度。根据患者年龄、足踝畸形程度，制订个体化手术方案。对十几年慢性经久不愈合的皮肤溃疡，应警惕有无癌变的可能并做相应检测。一般创面只要没有明显感染仅给予恰当换药处理，仍可实施骨性的矫形手术。

（二）矫形手术基本原则

负重区溃疡尽可能切除或者大部分切除；跟腱延长等手术尽可能采用小切口，减少肌腱暴露；可以大胆实施三关节截骨等骨性手术，术中畸形部分矫正，残余畸形常规安装 Ilizarov 外固定器术后缓慢牵拉矫正；手术切口缝合不宜紧密，以使液体渗

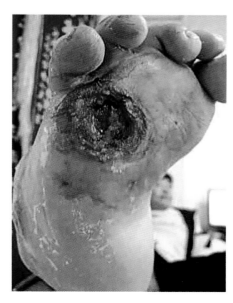

图 9-5-1　马蹄前足内翻畸形，足溃疡发生在第 5 跖骨头负重区

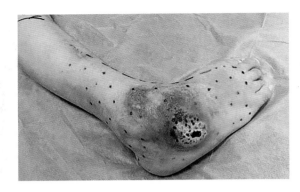

图 9-5-2　患者用足背后外侧负重，足背外侧出现小溃疡

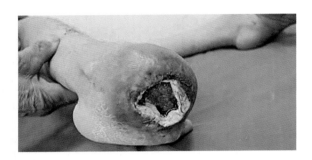

图 9-5-3　严重马蹄内翻足，足背外侧负重区形成大溃疡

出；如果患者术前大片溃疡术中切除后，切口皮肤不能完全闭合，可以钢针固定牵拉皮肤，如此在术后缓慢矫正畸形的过程中，残留的伤口能自然愈合。

（三）术后处理

术后处理基本等同于严重足踝畸形术后管理流程，唯其注意伤口愈合情况。骨外固定技术控制足于矫形外科需要的位置，适当延长外固定佩戴时间。由于此类患者骨的愈合能力较正常人慢，嘱咐患者带外固定器足底加用海绵软垫适当地负重行走，如此有利于残存皮肤溃疡的愈合，也促进截骨端愈合、塑造。拆除外固定器后，行走时佩戴一段时间的通气性好的功能足踝矫形支具，以维持足踝矫形效果，不行走时足踝矫形器必须取下，使得足踝与空气接触。

（四）典型病例

见图 9-5-4。

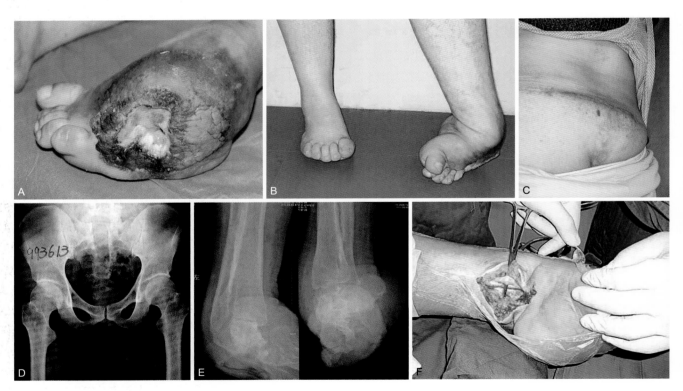

图 9-5-4　足踝畸形伴溃疡的治疗。A、B. 患者男，26 岁，脊柱裂后遗左足严重马蹄内翻畸形 25 年。左足负重区溃烂 22 年，曾接受各种方法治疗仍未愈和，曾行病理组织检查未见肿瘤细胞；C. 腰部隆起，可见手术瘢痕；D. 骨盆平片可见腰骶部脊柱椎板闭合不全；E. X 线片显示足踝关节间隙消失，结构紊乱

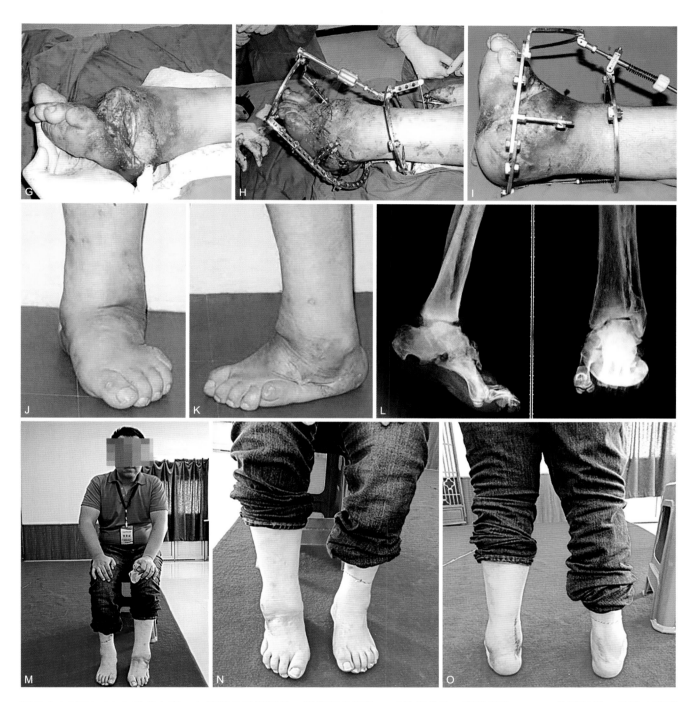

图 9-5-4（续）　F~I. 手术方案：左足胫骨后肌延长，溃疡部分切除，三关节截骨，穿针安装 Ilizarov 外固定器。术后 5 天更换纱布，术后 7 天开始调整外固定器，术后牵拉 28 天，足内翻畸形基本矫正，残留的溃疡在推拉应力刺激下自然愈合；J、K、L. 术后左足 110 天，X 线片示左足三关节截骨处骨已愈合，足踝关节结构基本恢复，拆除外固定器，双足畸形获得满意矫正，溃疡愈合，佩戴足踝矫形器 4 周，可正常行走；该患者术后 36 个月门诊随访，畸形和溃疡未复发，可以穿软底鞋行走，自由前行和后退；M~O. 该患者术后 11 年随访，患足再也没有发生过溃疡，能连续行走 5 km 以上

三、挽救合并溃疡濒临截肢的脊柱裂足踝畸形

此类长期足踝部溃疡不愈合的患者往往去过多家医院求医会诊，经历过多次失败的治疗，大多数医生建议截肢后安装假肢，患者甚至失去了对治愈溃疡、重建行走功能的信心。

秦泗河肢体自然重建理念要求微创矫形手术结合 Ilizarov 技术，溃疡切除、软组织松解与截骨手术同时实施，术后残留的创面仅采用定期更换纱布

的处理。一期手术可达到畸形完全矫正、溃疡自然愈合、全足负重行走的满意疗效。在秦泗河矫形外科手术治疗的 50 多例此类患者中，没有一例术后发生感染，没有一例治疗失败。手术适应证选择、治疗原则、手术方法颠覆了经典矫形外科先治愈溃疡、才能实施骨性手术的原则。这一简单、有效的治疗结果，值得骨科学同行思考。

（秦泗河　石　磊）

第六节　脊柱裂下肢后遗症1012例数据分析

从 1986 年 10 月到 2020 年 12 月，秦泗河矫形外科手术病例数据库共输入各类手术病例 36 109 例，手术治疗脊柱裂后遗下肢畸形 1012 例，基本数据统计分析如下。

一、性别

性别	手术例数	所占比例（%）
男性	457	45.16
女性	555	54.84

二、手术时年龄

年龄段	手术例数	所占比例（%）
15 岁以下	367	36.26
15~30 岁	538	53.16
31~45 岁	101	9.98
≥45 岁	6	0.59

三、畸形侧别

侧别	手术例数	所占比例（%）
左侧	174	17.19
右侧	186	18.38
双侧	652	64.43

四、手术部位

手术部位	手术例数
髋关节	83
膝关节	97
足踝关节	969

* 部分患者同时实施 2 个或 3 个部位的手术，故以上统计数字总和多于 1012 例。

五、外固定使用情况

外固定器类型	手术例数	使用比例（%）
Ilizarov 外固定器	442	43.68
组合式外固定器	315	31.13
内固定	66	6.52

六、历年手术量

手术年份	手术例数
1980 年代	44
1990 年代	136
2000 年代	176
2010 年代	619
2020 年代	37

七、554例病例的并发症情况

1. 足部负重区溃疡 111 例（20%）。
2. 大小便情况。

大小便	例数	所占比例（%）
基本正常	128	23.10
部分控制	187	33.75
基本失控	49	8.84
完全失控	29	5.23
不详	160	28.88

3. 感觉障碍平面。

感觉障碍平面	例数	所占比例（%）
足底	107	19.31
足踝	202	36.46
膝	56	10.11
不详	189	34.12

4. 腰部有毛发者 85 例（15.34%）。

八、脊柱裂患者就医难对中国医学界的警示

脊柱裂是一种极其复杂并且伴随终生的疾病，多种并发症并存，是它最为显著的特征。脊髓拴系、两便功能障碍、下肢畸形、运动功能障碍是最常见的并发症，使脊柱裂患者大小便失禁、行动不便或者完全不能行走。脊柱裂的诊疗涉及多个医学学科。与之相关领域的专科医生特别是基层医生，对此疾病也是知之甚少，加之多学科协作模式的缺失，造成了脊柱裂常常被漏诊误诊，令患者的病情加重，带来更为严重的后果。

下肢畸形广泛存在于脊柱裂群体。部分人完全不能站立，永远与轮椅为伴，还有部分病患出现马蹄内翻足、屈膝等变形，拖着畸形的下肢走路，极易造成足部负重区的溃疡。脊柱裂患者的皮肤愈合能力较差，如果治疗不及时，诱发骨髓炎，导致数年甚至数十年的溃烂。大多数骨科医生的处理方式就是"干净利落"地截肢，少数截肢者还会因败血症不治而离世。即使有幸逃过了截肢的命运，如果不进行矫形手术的干预，畸形情况也会逐渐加重，行走能力慢慢减弱。

两便功能障碍也给脊柱裂患者带来了巨大的痛苦。长期排便困难，每周排一次大便司空见惯，不少患者借助药物甚至用手抠的方式解决。对生命更具威胁的是小便障碍，脊柱裂患者只要做泌尿系统的检查，基本上都有肾积水，且很大一部分积水程度在中度以上，等待他们的将是膀胱扩大手术、膀胱或者尿道造瘘等一系列痛苦的治疗，最严重的结果是尿毒症，许多花样年华的患者发生肾衰竭，定期做血液透析维持生命。

脊柱裂种种并发症的源头在于脊髓拴系。很多基层医生对脊柱裂缺少清晰的认识，他们对这个疾病的态度和处理方式不外乎两种：其一，认为就是一个普通的脂肪瘤，直接切除即可。草率的切除术往往导致两便问题加重，很多原本能行走的患者术后彻底瘫痪；其二，认为脊柱裂没有办法治疗，直接告知患者没有治疗意义，使很多患者错过了最佳治疗时机。

脊柱裂患者除了身体要承受并发症带来的种种痛苦，生活上还要面对因为不能走路、两便失禁造成的失学，失学导致失业，失业带来贫困，贫困加剧出行困难、就医困难，大量的脊柱裂患者陷入这种封闭的恶性循环。据秦泗河矫形外科所做的社会调查，67% 的脊柱裂患者反映其求学、求职受到严重影响；89% 的患者出行受限，社交存在明显障碍；78% 的家庭表示为求医面临着严重的经济压力，其中 37% 的家庭已经在负债治疗。这些接受调查的患者都是有能力来北京就诊手术的，如果将调查样本扩大到整个脊柱裂患者群，统计结果可能会更加严重。

（秦泗河　王一岚）

第七节　Ilizarov技术矫正脊柱裂重度足踝畸形

脊柱裂后遗足踝复杂畸形，由于伴有感觉障碍、大小便功能障碍，其手术治疗是足踝外科的难题。秦泗河矫形外科通过20多年近千例手术治疗的临床实践，系统研究与总结，形成了一整套足踝畸形残缺微创手术技术体系，结合Ilizarov技术，能够有效地治愈绝大部分严重、复杂的足踝残缺畸形。本节内容将展示脊柱裂相关下肢畸形病例的治疗过程。包括术前症状、查体、治疗策略、治疗过程以及术后随访结果。

一、病例1（图9-7-1）

患者女，25岁。脊柱裂后遗双足严重马蹄内翻畸形。治疗思路：该患者足踝严重畸形伴溃疡，通过足踝内侧软组织松解、三关节截骨术中矫正部分畸形，然后穿针安装环式外固定器，术后逐渐调整矫正残留畸形。鼓励患者下床患足负重行走，在行走中治疗。

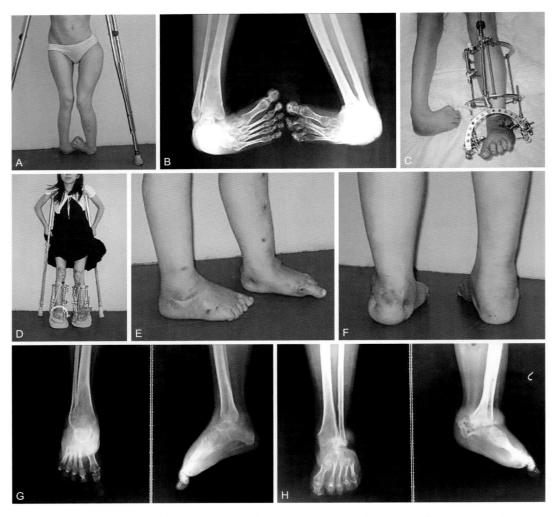

图9-7-1　A.术前用足背外侧负重，伴有足部感觉障碍，大小便部分失控。B.术前双足X线片的改变，左足跟骨因溃烂已经部分缺失，踝关节间隙消失。C.术后1周更换敷料，缓慢调整牵拉外固定器，内侧撑开，外侧加压，注意防止踝关节面挤压。如果皮肤软组织张力较大，适当减慢速度或停止牵拉，足内翻畸形基本矫正，再行右足的矫形手术。D.左足术后105天，右足术后74天，双足畸形获满意矫正，拆除外固定器，配穿矫形鞋用足底负重行走。E、F.右足术后74天，拆除外固定器后，正面观和侧面观双足形态基本正常。G、H.双侧踝关节正侧位X线片检查，三关节截骨处骨已愈合，足内翻畸形完全矫正

二、病例2（图9-7-2）

患者男，16岁，该患者6岁时曾实施过马尾神经松解术，后逐渐发生右足马蹄高弓足畸形。治疗

思路：患者16岁，已经发生复合畸形，同期手术行挛缩组织松解、截骨矫形加安装Ilizarov外固定牵伸器。

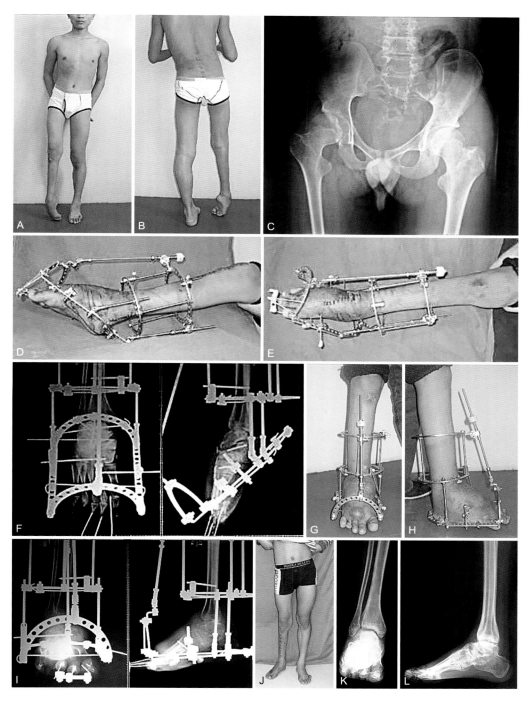

图9-7-2　A、B.行走时足后翻，只能用足背的距骨头部负重；C.骨盆正位X线片示，腰骶部有椎板缺损，双髋关节发育正常；D、E.术中跟腱延长、跖腱膜松解、距骨周围弧形截骨，加安装Ilizarov外固定牵伸器。术后7天开始转牵伸杆，缓慢牵拉矫正马蹄高弓足畸形。F.X线片示右足踝关节外固定穿针位置满意；G、H.术后3个月足的畸形矫正，带外固定器负重行走；I.术后4个半月来医院拆外固定器前，发现胫距关节轻度后脱位，给予即时牵伸处理；J.术后26个月复查，右足形态正常，畸形未复发，能全足负重行走，矫形效果很满意；K、L.术后26个月踝关节正侧位X线片，胫距关节无脱位，轻度骨关节炎表现，踝关节有20°背伸、跖屈活动

三、病例3（图9-7-3）

患者男，18岁，双足内翻畸形，距骨头着地，足底面向后。术中行胫后肌延长，屈姆、屈趾肌腱延长，三关节截骨，Ilizarov外固定器固定，逐渐矫正畸形至足踝中立位。术后107天，拆除外固定器之后，双足畸形矫正，患者足底负重。

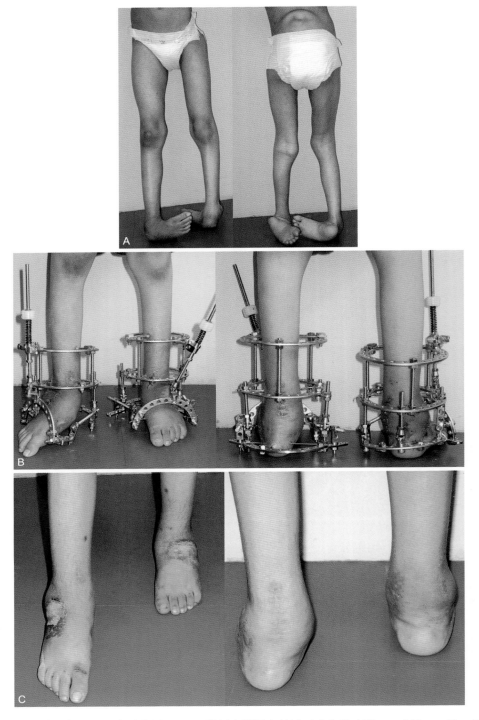

图 9-7-3　A. 术前双足背外侧负重；B. 术后应用 Ilizarov 外固定器固定并矫正残余足畸形；C. 术后107天，拆除外固定后足形态基本正常

四、病例4（图9-7-4）

患者女，19岁。脊柱裂后遗双侧跟行足畸形。

治疗思路：该患者为脊柱裂双侧跟行足畸形伴溃疡，一期手术矫正畸形，改善功能，并治愈溃疡。

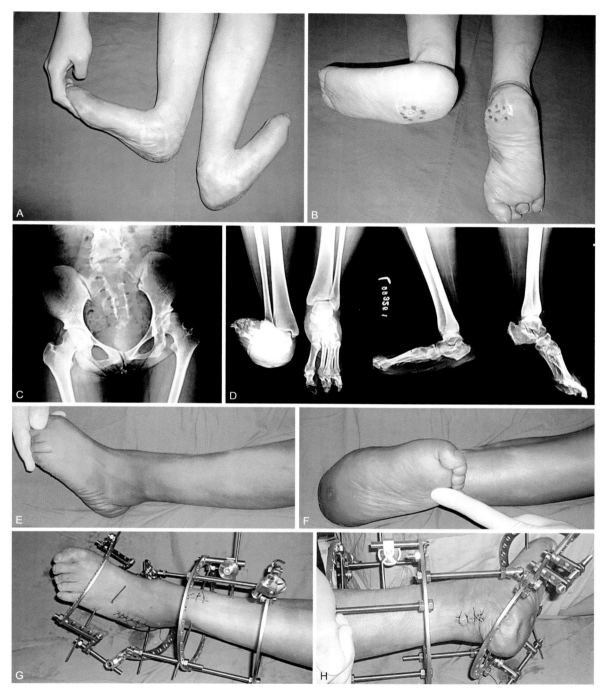

图9-7-4　A.双侧跟行足，跟腱高度松弛；B.显示足跟部小溃疡，经久不愈和，足跟部周围感觉减退；C.X线片可见腰骶部脊柱椎板闭合不全；D.足踝正侧位X线片示跟行足畸形，关节松弛，右侧为重；E、F.术中查体见左足跖屈，一根手指即使其极度背伸，可见足部软组织松弛；G、H.术中行左足跟距关节截骨融合以稳定足部，胫骨前肌移位代跟腱增加动力，未实施溃疡切除，应用Ilizarov外固定器维持固定，矫正残余畸形，右侧胫骨旋转畸形，同时行去旋转手术外固定器联合管型石膏外固定

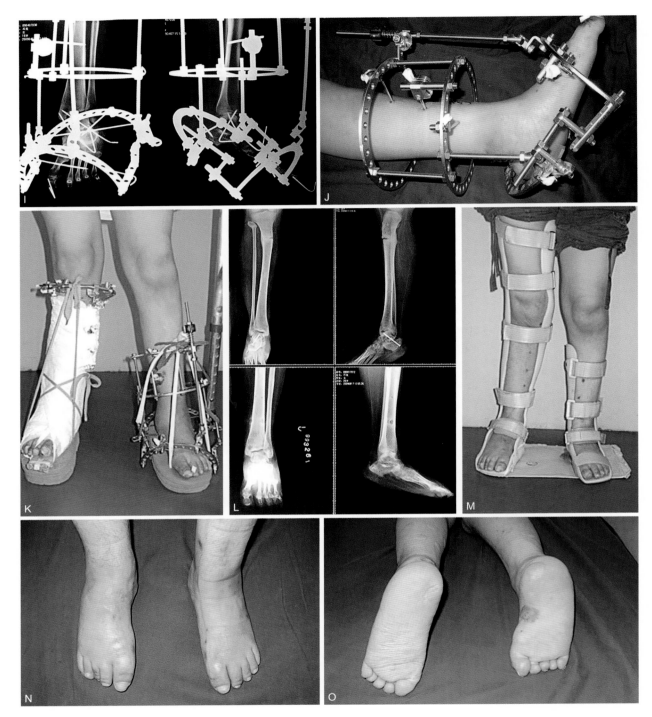

图 9-7-4（续） I.术后 5 天更换纱布，如果切口清洁，将不再包扎，7 天拍片可见克氏针偏长，退至胫距骨关节面以下；J、K.调整外固定器，足畸形基本矫正，嘱患者下地功能锻炼；L、M.术后 8 周，X 线片示左足截骨处骨已愈合，足踝关节结构恢复，维持轻度跖屈位，遂拆除外固定器，以矫形器外固定，左足采用足踝矫形器，右侧因同时实施胫骨截骨术，故选用长腿支具；N、O.双足畸形获满意矫正，可以全足负重，可正常行走，足底跟部溃疡愈合

（秦泗河　郭保逢　郑学建）

参考文献

[1] 秦泗河，葛建忠，郭保逢．脊柱裂后遗足踝畸形的临床分析 [J]．中华外科杂志，2010, 48(12): 900-903.

[2] 中国残疾人康复协会肢体残疾康复专业委员会脊柱裂学组．脊柱裂诊治专家共识 [J]．中国修复重建外科杂志，2021, 35(11): 1361-1367.

[3] 陈国庆，王祎明，英小倩，等．骶神经调控治疗脊柱裂患者神经源性膀胱和肠道功能障碍的有效性和安全性 [J]．中国修复重建外科杂志，2021, 35(11): 1374-1379.

[4] 朱海艳，王琳琳，任爱国．脊柱裂的病因和发病机制研究进展 [J]．中国修复重建外科杂志，2021, 35(11): 1368-1373.

[5] 秦泗河，郭保逢，王一岚．1012 例脊柱裂继发下肢畸形患者特点初步分析 (秦泗河矫形外科数据库 1986 年 10 月 12 日—2020 年 12 月 31 日)[J]．中国修复重建外科杂志，2021, 35(11): 1380-1383.

第十章 弛缓性瘫痪后遗肢体畸形矫正与功能重建

第一节 30 194例神经源性肢体畸形手术统计分析

秦泗河矫形外科团队截至 2019 年 12 月，累计实施肢体畸形矫正与功能重建手术 35 753 例次，致畸病因超过 220 种。在这庞大的肢体畸形与功能障碍疾病频谱中，以脊髓灰质炎（小儿麻痹）后遗症、脑性瘫痪与脊柱裂（脊髓拴系）为代表的神经源性肢体障碍，是秦泗河矫形外科最重要的攻坚阵地。根据手术病例数据库显示，自 1979 年第一例小儿麻痹后遗症矫形手术登记在册开始，到 2019 年 12 月 31 日止，共实施神经源性肢体畸形手术 30 194 例（占全部手术总数的 84%），涵盖 39 种致畸、致残疾病。

基于数据库的这一检索结果，本报告对秦泗河矫形外科神经源性肢体畸形手术病例的病种、性别、年龄、区域、畸形侧别、外固定使用情况和历年手术量做了简要的统计。考虑到脊髓灰质炎后遗症和脑性瘫痪手术病例的数量占据极高的比例，部分统计项目特地将大病种（脊髓灰质炎、脑性瘫痪）和小病种（其他 37 种病因）分开计算分析。这个大样本病例数据分析结果，对中国肢体弛缓性瘫痪、畸形的类型、病因、病种、性别、年龄分布等研究，具有重要参考意义，对小儿内外科、神经科、遗传学科以及流行病学研究也具有参考依据。

一、病种

疾病名称	手术例数
脊髓灰质炎后遗症	23757
脑性瘫痪	4767
脊柱裂／脊髓拴系	975
感觉运动神经元病	250
格林 - 巴利综合征	84
脑炎	74
脑外伤	64
脑膜炎	36
脊髓侧索硬化	33

（续）

疾病名称	手术例数
脑积水	22
产瘫	21
急性脊髓炎	20
遗传性痉挛性截瘫	20
流行性乙型脑炎	11
手足口病	11
脊肌萎缩症	9
脊髓损伤不完全性截瘫	7
脑卒中	6
肝豆状核变性	3
横贯性脊髓炎	2
脊髓源性痉挛性下肢畸形	2
脑结核	2
胸脊髓压迫致下肢畸形	2
癫痫后遗症	1
恶性周围神经鞘瘤	1
感觉障碍性周围神经病	1
脊髓蛛网膜炎	1
结核性脑膜炎	1
颅内囊肿	1
颅内生殖细胞肿瘤	1
脑海绵状变性	1
脑脉管炎	1
脑脉络膜炎	1
脑血管畸形	1
脑血栓	1
脑蛛网膜炎	1
帕金森病	1
周围神经麻痹	1
蛛网膜下腔出血	1

（续）

二、性别

	性别	手术例数	所占比例（%）
大病种	男性	17152	60.13
	女性	11372	39.87
小病种	男性	876	52.46
	女性	794	47.54
合计	男性	18028	59.71
	女性	12166	40.29

三、年龄段

年龄段（岁）	手术例数			合计比例（%）
	大病种	小病种	合计	
1~5	1363	63	1426	4.72
6~10	4310	244	4554	15.08
11~15	4683	333	5016	16.61
16~20	5780	362	6142	20.34
21~25	5283	294	5577	18.47
26~30	3409	178	3587	11.88
31~35	1970	87	2057	6.81
36~40	902	49	951	3.15
41~45	343	33	376	1.25
46~50	245	15	260	0.86
51~60	209	8	217	0.72
61~70	25	3	28	0.09
≥70	2	1	3	0.01
最大年龄（岁）		73		
最小年龄（岁）		1		
平均年龄（岁）		19.65		

四、患者来源区域

区域	手术例数			所占比例（%）
	大病种	小病种	合计	
北京	1428	73	1501	4.97
天津	108	20	128	0.42
上海	68	6	74	0.25
重庆	48	7	55	0.18
黑龙江	6104	198	6302	20.87
吉林	358	23	381	1.26
辽宁	340	61	401	1.33
内蒙古	374	39	413	1.37
河北	1194	172	1366	4.52

区域	手术例数			所占比例（%）
	大病种	小病种	合计	
山西	530	96	626	2.07
河南	3391	241	3632	12.03
山东	2237	212	2449	8.11
江苏	396	40	436	1.44
安徽	979	59	1038	3.44
湖北	2576	86	2662	8.82
湖南	1272	49	1321	4.38
江西	2480	40	2520	8.35
浙江	451	21	472	1.56
福建	592	23	615	2.04
广东	466	19	485	1.61
台湾	1	0	1	0.00
海南	61	2	63	0.21
广西	71	5	76	0.25
贵州	123	7	130	0.43
云南	97	8	105	0.35
四川	204	20	224	0.74
陕西	1306	57	1363	4.51
甘肃	878	44	922	3.05
宁夏	57	11	68	0.23
青海	49	11	60	0.20
新疆	253	15	268	0.89
西藏	12	0	12	0.04
香港	1	0	1	0.00
国外	19	5	24	0.08

五、手术时间

年份	手术例数			小病种占比（%）*
	大病种	小病种	合计	
1979	1	0	1	0.00
1980	14	0	14	0.00
1981	11	0	11	0.00
1982	36	0	36	0.00
1983	62	0	62	0.00
1984	141	2	143	1.40
1985	151	1	152	0.66
1986	1202	13	1215	1.07
1987	1497	20	1517	1.32
1988	1840	33	1873	1.76
1989	1668	29	1697	1.71

（续）

年份	手术例数			小病种占比（%）*
	大病种	小病种	合计	
1990	1847	19	1866	1.02
1991	1697	27	1724	1.57
1992	1502	38	1540	2.47
1993	1773	36	1809	1.99
1994	1989	61	2050	2.98
1995	1237	31	1268	2.44
1996	794	15	809	1.85
1997	991	26	1017	2.56
1998	803	22	825	2.67
1999	676	19	695	2.73
2000	413	11	424	2.59
2001	667	26	693	3.75
2002	609	35	644	5.43
2003	467	29	496	5.85
2004	177	12	189	6.35
2005	266	18	284	6.34
2006	320	20	340	5.88
2007	591	38	629	6.04
2008	503	43	546	7.88
2009	591	64	655	9.77
2010	600	79	679	11.63
2011	450	77	527	14.61
2012	413	83	496	16.73
2013	508	134	642	20.87
2014	367	103	470	21.91
2015	382	105	487	21.56
2016	307	97	404	24.01
2017	308	101	409	24.69
2018	319	98	417	23.50
2019	334	105	439	23.92

*小病种占比：该年度小病种手术例数占神经源性肢体畸形手术总数的比例。

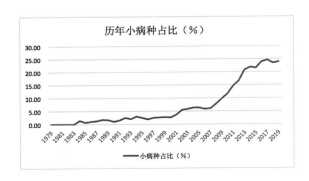

六、手术结合骨外固定器应用统计

		Ilizarov外固定	组合式外固定
大病种	手术例数	1638	3748
	所占比例（%）	5.74	13.14
小病种	手术例数	567	470
	所占比例（%）	33.95	28.14
合计	手术例数	2205	4218
	所占比例（%）	7.30	13.97

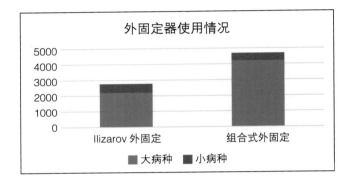

七、畸形侧别

		左侧	右侧	双侧
大病种	手术例数	9194	10392	8938
	所占比例（%）	32.23	36.43	31.34
小病种	手术例数	335	359	976
	所占比例（%）	20.06	21.50	58.44
合计	手术例数	9529	10751	9914
	所占比例（%）	31.56	35.61	32.83

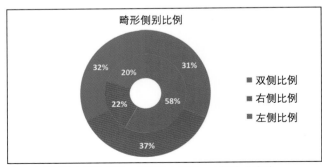

注：畸形侧别比例示意图，外环为大病种，内环为小病种。

（秦泗河　王一岚）

第二节　手术适应证与重建基本原则

神经源性畸形矫正与功能康复理念：不管何种病因导致的肢体畸形，只要病情稳定，畸形造成了患者的功能障碍，患者本人对其有正确的认识，积极要求并配合矫正治疗，接诊的医生具备正确的矫形外科思维，有丰富的矫形外科临床经验，就具有行矫形手术改善功能的手术指征。

一、手术适应证与禁忌证

（一）适应证

1. 下肢某一大关节肌力失衡，已经出现关节挛缩、骨关节异常变化的趋势。
2. 出现异常负重力线。
3. 关节失稳、强硬、变形。
4. 骨及软组织缺损、变形。
5. 肢体不等长＞2 cm。
6. 某些诊疗时还未出现临床症状，但预计未来肯定会继发较重的病理问题，如轻度膝内翻、髋臼发育不良、跟骨内翻等，早期手术干预能避免后期疾患的出现。

（二）医患双向评估

对个体患者有无手术指征，分析其有无矫正畸形改善功能的要求及手术条件，治疗后能否达到术前预计的疗效目标，主持治疗的医生需要对病情与自己的技术能力、因果关系进行评估。

（三）手术禁忌证

1. 肌力平衡的瘫痪不伴肢体畸形。
2. 肌肉轻度瘫痪，肌力4级以上，伴或不伴肢体轻度畸形而负重及运动功能良好。
3. 上肢肌肉大面积广泛瘫痪，功能基本丧失。
4. 存在手术指征但年龄过小或过大，患者治疗不积极、不配合，预期不利于康复锻炼，手术效果差者。

二、整体临床思维与驱动自然力重建理念

（一）了解生命自然力的组成

从生命发生到发展的整个过程中，最大的推动力是自然力，达尔文将其总结为"自然选择，适者生存"。不同的环境造就了不同的人种及其生活习惯，千百年来为适应生存环境与文化的影响，不同种族的人群形成了与生活环境对应的机体自然力。希波克拉底说"自然力是疾病的医生"。医学哲学家杜治政教授与樊代明院士将人体总结为有七种自然力。

1. **自主生成能力**　即人体的自我组织、自我生成的能力。
2. **自相耦合力**　人体的器官、组织、细胞、分子之间无须外力作用，彼此具有极强的耦合力，可以巧妙地、不分彼此地整合成整体，共同完成整体的生理功能。
3. **自发修复力**　当局部受损并影响整体功能时，人体能够动员整体力量来修复受损的细胞或组织，也希望在外力帮助下实现自我修复。
4. **自由代谢力**　人体始终处于吐故纳新，不断淘汰老化的组织细胞和代谢物，代之以新的组织细胞和必须物质。
5. **自控平衡力**　生命存在的本质中医称为平衡（balance），西医称为稳态（homeostasis）。如体温、供氧量、血压等相对恒定。DNA双螺旋结构中的碱基配对就是平衡，如果出现某个碱基的突变或移位，就会导致某个功能紊乱，甚至危及生命。
6. **自我保护力**　是生命的第一本能，如躲避危险、免疫力、警示力；通过呕吐、腹泻、咳痰、排汗等排毒机制。
7. **精神统控力**　为人类所独有。

以上六种自然力，在其他动物身上都有。精神统控力是人类通过大脑思维、精神、修行，将以上六种自然力整合，发挥统领或者统控力的作用。

（二）减少"替代重建"的临床应用

人的组织结构、优美的形态、功能与智慧，是自然选择的最高阶段，任何骨科创伤、疾病与肢体残缺的演变过程都是生命过程的一部分（包括为患者实施治疗的医生），骨科医生应该了解生命与骨骼的起源，人类运动系统演化的特点——从胎儿、幼

童到老年，骨与关节的发育、成熟与衰变过程。只有如此，在医疗理念上才能从仿生学的角度，顺应生命过程的自然规律，注意调动生命自我修复的潜能，帮助机体完成自然修复、重建或代偿肢体的功能。离开了生命这个自然修复能力的本原，任何科学技术也无能为力。术前临床决策的核心就是遵循自然的规律，调动机体自组织、自愈合的能力，减少人工产品"替代重建"的临床应用范围。

（三）遵循"一路、二线、三平衡"下肢重建原则

这是秦泗河总结出的下肢重建指导原则。"一路"，就是走路，是指"在走路中治疗，在治疗中走路"的基本原则，即在行走的周期性应力中使机体按照 Wolff 定律重建。"二线"即是"下肢负重力线"和髋-膝-踝"关节线"这两条下肢主线，其他局部畸形之画线和矫正，最终必须满足下肢两线的恢复。"三平衡"：重建"静力"和"动力"平衡；固定器械和骨愈合之间的平衡；肢体重建与心态平衡。矫正过程中应注意骨性畸形矫正，骨性稳定，同时考虑肌腱挛缩、肌腱移位等软组织平衡，固定器械应随着骨愈合所需的固定刚度实现适应性控制。身心平衡往往是被临床医生忽略的部分，肢体畸形矫正的同时心理的适应和人格接纳，同样需要着重考虑。

（四）手术疗效目标的制订

现代影像技术尤其是 3D 打印技术的出现，可以清晰显示下肢各种程度、性质、类别的骨关节畸形。因此，设计正确的手术方案，手术操作与术后管理正确，才能够实现术前设计的目标。如同楼房建筑，完美的设计、精确有序的施工，才能实现完美的结果。

每个接受治疗的患者，首先关心的是手术效果如何，手术治疗次数，治疗康复周期，是否产生手术并发症，是否减弱或丧失原有的功能，医疗费用是多少。但是对合并下肢肌肉瘫痪、感觉障碍、多关节残缺畸形的成年患者，手术方案与疗效目标的确定，需要医生具有丰富临床经验、战略策划与辩证分析能力。解决复杂的生命现象、人体健康问题，智慧仍是医生的第一财富。

医生在给患者进行全面系统的检查之后，当应给患者列出第一期手术可能达到的目标，整个手术方案完成后的目标，即终期效果如何；功能与步态恢复的程度；可能产生的并发症，能否避免发生；治疗周期多长，能否在不影响治疗效果的前提下缩短治疗时间等。因此，对一些复杂的患者，术前评价与手术目标的确立，对手术预后的判断是战略性的，它直接影响着手术方案的制订、手术程序的安排和综合康复措施的实施。

手术目标的确立可以使医生按照手术目标的要求，确立合理手术方案，安排更细微、更准确的手术计划和术后康复训练程序，有的放矢，避免过大的手术创伤和手术并发症，并能按预定的治疗时间完成整个治疗计划。设立手术目标也会避免不必要的甚至是无用的治疗，造成时间、经济的浪费和患者无谓的痛苦，也能让患者了解治疗的基本过程，从而增强信心，积极配合。对一些新开展的手术或疑难病例，难以预测手术的确切效果，应当向患者和家属交代清楚。

秦泗河医生亲自主持手术治疗 3 万多例肢体畸形残疾，尤其在神经源性四肢畸形残疾的外科功能重建领域，形成了独具特色的医疗模式与下肢矫形外科技术体系，其特点是简单、高效，"多、快、好、省"，将矫形医学融入系统工程与文化中，取得了良好的效果。

（秦泗河）

第三节　脊髓灰质炎与弛缓性麻痹后遗症

一、脊髓灰质炎流行和防疫简史

脊髓灰质炎后遗症发病 85% 以上是 3 个月 ~3 岁的婴幼儿，因此通称小儿麻痹后遗症。1840 年德国医生 Heine 报告了第一例脊髓灰质炎。1890 年 Medin 描述了瑞典同期发生 43 例小儿麻痹患者，尔后几年世界各地逐渐报告。欧洲和北美洲的大流行主要发生于 20 世纪 30~50 年代，如美国从 1928 年到 1962 年有 50 万人患了脊髓灰质炎。1954 年 Salk 等人在前人系列研究的基础上发明了灭活疫苗，1961 年 Sabin Koprowski 及 Cox 发明了减毒活疫苗，这两种疫苗在世界范围的广泛应用，使经济发达国家于 20 世纪 60 年代即扑灭了该病的流行。美国 1994 年才消灭了脊髓灰质炎病毒，并且已证明西半球已无本土野生型脊髓灰质炎病毒存在。直至 2003 年 12 月底在非洲、印度以及阿富汗、巴基斯坦一些国家仍有新脊髓灰质炎发生。2004 年初在中非和西非多个国家又发现小范围的流行，其中尼日利亚发现 526 例。全世界现存的脊髓灰质炎后遗症患者主要在亚洲、非洲国家。中国的脊髓灰质炎大流行较欧美国家要晚得多，1955 年江苏南通发生较大的流行，当年发生脊髓灰质炎 2600 多例，1956 年上海等地渐次暴发。1960 年中国医学科学院顾方舟等人借鉴国外的经验成功研制成脊髓灰质炎减毒活疫苗（俗称麻痹糖丸），并先后在北京生物制品研究所（北京所）与中国医学科学院医学生物学研究所（昆明所）大量生产，并于 1965 年在全国范围推广活疫苗的预防接种。1978 年开始实施 7 岁以下儿童计划免疫。

中国政府于 2000 年 10 月 15 日向世界卫生组织西太区递交了《1999 年中国消灭脊髓灰质炎进展报告》和《中国消灭脊髓灰质炎证实文件》。但肠病毒属的其他病毒，也可引发在临床和病理上与脊髓灰质炎无法区分的病症。如作者每年皆可检查几例急性弛缓性下肢麻痹的病儿。2003 年 6 月中国卫生部印发《2003—2010 年全国保持无脊髓灰质炎状态行动计划》，并通知全国各地认真组织实施。在 2016 年前，仍实行口服活疫苗免疫计划，由口服活疫苗导致的肢体弛缓性麻痹，仍有个别散发。2017 年开始，中国开始普及灭活疫苗免疫，脊髓灰质炎的发生在中国、在全球，即将如"天花"一样成为历史。

二、脊髓灰质炎后遗症下肢畸形的形成原因

脊髓灰质炎患者脊髓损害以胸腰段灰质部最多见，这种损害的分布与临床肢体瘫痪表现密切相关。急性发病后 2 年内属恢复期，此时肌肉能恢复者已完全恢复，未恢复者亦不再恢复，称为后遗症期。因而脊髓灰质炎后遗症伴随着患者从儿童—成年—中年—老年的全过程。不同程度、不同范围的肌肉瘫痪所造成的肌力不平衡渐趋明显，为畸形形成与发展期。特别是广泛而严重的肌肉瘫痪，患儿长期使关节或肢体置于某种固定位置，往往导致屈曲优势的关节韧带、筋膜、肌肉处于纤维蛋白变性或部分变性状态，使受累韧带、筋膜等丧失应有的延展性，表现为关节挛缩、躯干不良姿势或屈髋挛缩、屈膝挛缩、马蹄内翻、骨盆倾斜等骨关节畸形（图 10-3-1）。

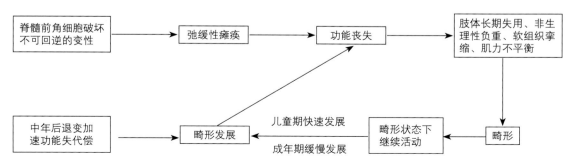

图 10-3-1　脊髓灰质炎后遗症病理过程

小儿麻痹肌肉瘫痪和骨关节畸形的发展程度取决于如下几种因素：①受累脊髓灰质神经细胞的范围和程度；②支配肌或肌群的脊髓灰质细胞柱的高度和宽域；③肌力不平衡所引起的肌力强势侧畸形改变；④长期失用及肌肉、筋膜的挛缩；⑤长期异常承重姿势的应力；⑥患病的年龄和后遗症期是否得到正确治疗。

三、检查

（一）观察步态

人类的步态（gait）就是行走时的人体姿态（posture）。脊髓灰质炎后遗症的步态检查，秦泗河仍以目测法检查，简便易行，不需特殊设备，基本能满足矫形外科的临床需要。常速步态检查需要一超过 10 米直径的房间走道，主要的检查项目如下。

1. 步行　自然步行，这是观察的重点。观察患者与生活中相同的步行运动方式，可以先穿鞋行走，能比较客观地反映出跛行特点和功能障碍程度。然后嘱患者仅穿内裤，以自然的姿态和速度来回步行数次，观察其步行与全身姿势是否协调，摇摆幅度、各关节的姿位与特点。再让患者单腿站立、慢速或快速行动。对跛行步态较轻的患者应询问其行走的耐力，负荷步行，观察足迹：裸足负重行走时足着地着力部位，观察患者鞋的磨损部位和足的胼胝区。并观察下蹲功能。支具步行：某些患者只能扶拐、带着支具或辅助器行走，应观察其行动障碍度，肢体参与荷重的多少。对不能站立行走者，亦应观察其蹲移 - 爬行等活动特点。下肢短缩或连枷足者，应注意观察将足垫高或穿矫形鞋后步态的改变程度。

2. 测量步行速度　这是一个很实用的步态评价方法。在平地上划一条长 10 米的直线，两端做标记，让患者快速行走，测量 10 米步行所需要的时间，治疗后再进行同样的测试以对比功能步态的改变。超过 40 岁以上的患者其行走功能较青年时期可能会减退，应询问其随年龄增加行走能力与方式有无改变，畸形的关节有无发生退行性改变，行走有无疼痛。

3. 病理步态摄影　手术治疗前后应摄影，以评定动态的治疗效果。病理步态差别极大，轻者常速行走近似常人，重者只能在地上爬行、蹲移，最常见的病理步态有扶拐、臀大肌失效挺腰鼓腹、臀中肌瘫痪性摇摆、压股、跟行、哈腰、短肢性跛行等。

（二）肌力检查

让患者先站立位检查，如此，可以 360° 检查腰背伸肌群、腹部肌肉、髋关节后伸、外展、屈曲肌群，股四头肌、屈膝肌群。然后，再让患者坐位检查足踝肌群的肌力。

四、诊断

脊髓灰质炎后遗症的临床表现具有以下特点，抓住这些特点诊断和鉴别是不困难的。

1. 脊髓灰质炎后遗症是软瘫或弛缓性瘫痪，不对称的肌肉瘫痪，受累肢体不同程度地萎缩，肌张力低，腱反射弱或消失，无病理性反射，95% 以上发生在下肢。

2. 智力正常，感觉功能正常，大小便功能正常。

3. 出生时正常，一般在出生 3 个月后，继发热后出现肢体瘫痪，热退以后其瘫痪逐步好转而不是进行性加重或恶化。但一些轻型的患者往往没有清楚的发病史，在排除了其他致病原因后也可诊断。

4. 肢体瘫痪、畸形的程度、范围繁杂多样，肌肉瘫痪萎缩重者，患肢血液循环差，皮温低冷。

鉴别诊断包括脊柱裂后遗下肢畸形、马尾和周围神经损伤后遗下肢畸形、感觉运动神经元病足踝畸形等，以上疾病皆有不同的病史和临床表现特点，鉴别诊断并不困难。

临床表现基本相同的是手足口病后遗下肢瘫痪畸形，需在病史上询问鉴别。但两种下肢后遗症其矫形手术原则是相同的。

五、手术指征

脊髓灰质炎后遗症下肢矫形手术的目的：矫正畸形、平衡肌力、稳定关节、等长肢体。恢复或改善功能，预防或减少远期发生并发症。

总体上判定一个下肢畸形患者有无手术适应证，就是分析评价其有无矫正畸形、改善功能的要求和条件，手术后能不能达到畸形矫正、改善功能的目标。有的患者从医疗的角度分析应该手术治疗，但其效果达不到患者的要求，应暂缓实施外科治疗。近年由于 Ilizarov 技术的熟练应用，手术指征突破性拓宽了。

六、手术治疗脊髓灰质炎后遗症23 310例统计分析

截至2018年底，秦泗河矫形外科团队40年手术治疗脊髓灰质炎后遗症23 310例，这是世界上手术治疗该病最大的样本。其术前检查、手术方案制订以及主要的手术步骤等，形成了具有秦泗河独特风格的下肢矫形外科技术体系。有关数据分析请阅读系列图书《下肢形态与功能重建》第四章。

七、脊髓灰质炎后遗症常见下肢畸形

（一）骨盆倾斜

脊髓灰质炎后遗症骨盆倾斜造成骨盆失衡，引起双下肢持重力线和负重功能异常，继而会引发脊柱、髋关节、下肢的其他畸形。骨盆倾斜是在各种致畸因素作用下，人体站立行走时为维持骨盆新平衡的代偿性改变。致畸因素总的分为麻痹性脊柱侧凸所致的盆上因素，骨盆、髋关节本身所致的盆部因素（亦称真性骨盆倾斜），和双下肢不等长、屈膝畸形所致的盆下因素。其中盆部因素主要是一侧髂胫束挛缩继而髋关节周围挛缩，牵拉同侧骨盆下降致骨盆倾斜。盆下因素是一侧下肢短缩或屈膝畸形下行走，骨盆代偿性倾斜所致。有些骨盆倾斜是两种致畸因素作用的结果，如下肢短缩伴髂胫束挛缩、脊柱侧凸伴髋外展肌挛缩等。

手术策略：由麻痹性脊柱侧凸和下肢不等长所继发的骨盆倾斜，有无手术指征取决于脊柱侧凸和下肢不等长是否需要矫正。盆部型骨盆倾斜也要综合分析全身的功能及代偿情况，不是所有的患者都适宜手术治疗，也不是所有骨盆倾斜均要达到完全矫正。如患肢负重型骨盆倾斜，手术已解除髋关节挛缩，患肢的持重力线恢复，下肢短缩＞3 cm且缺少等长下肢的条件，残留10°以内的骨盆向患侧倾斜，对代偿下肢长度、增加髋关节的稳定性和减轻摇摆步态都是有利的。年龄大、骨盆倾斜重，如麻痹侧下肢严重畸形萎缩，失去了落地、站立、行走的治疗条件，则不适于手术矫正。

（二）麻痹性髋关节脱位

麻痹性髋关节脱位（paralytic dislocation of hip, PDH）的主要原因是臀肌广泛瘫痪，髋关节松弛，如果髂腰肌和股内收肌群尚有一定肌力，因动力不平衡则髋部产生屈曲内收畸形，当负重行走时，外后方关节囊受到股骨头挤压逐渐松弛，圆韧带拉长，最后髋关节发生半脱位以至全脱位。还有些患者由于髋关节囊充分松弛，髋关节可以自由脱出或进入，故称"游走髋"。

麻痹性髋关节脱位与先天性髋关节脱位病因不同，病理改变亦有若干差别，后者病变在髋关节，多为全脱位，肌肉正常，故行走功能较好，发育到成年人即失去了恢复髋关节正常头臼关系的条件。前者因臀肌瘫痪、髋关节肌力不平衡、髋关节松弛、骨盆倾斜、不正常负重等原因，髋关节逐渐发展至半脱位（仅有少数发展为全脱位），继而引起髋臼发育不良、变浅、髋臼指数增大、CE角变小或呈负角、股骨头小甚至变形、关节囊和韧带松弛，或伴股骨颈干角和前倾角的改变。其发病年龄小，就诊年龄愈大病理改变愈显著。

麻痹性髋关节脱位的分度和手术治疗策略：根据PDH的程度秦泗河将其分为：Ⅰ度，股骨头轻度外上移位，CE角小于20°；Ⅱ度，股骨头移位超出髋臼外缘达股骨头横径的1/3~1/2；Ⅲ度，股骨头脱出髋臼外缘大于股骨头横径1/2或全脱位。麻痹性髋关节脱位是随患者年龄增长渐进发生的，此分度只能反映髋脱位的程度，并不能反映患者的年龄、肌肉瘫痪的程度和下肢膝、踝关节的畸形和功能。

少年儿童患者手术策略与方法：少年儿童患者股骨上段病理改变轻，手术的目的是解除导致髋脱位的肌力不平衡、骨盆倾斜等因素，然后施行手术复位、关节囊紧缩、髋臼外上截骨造盖术（图10-3-2），尽可能同期施行腹外斜肌移位替代臀中肌，股骨上段一般不做截骨。术毕用髋外展支具固定髋关节外展30°位8周。术后会达到良好效果。成年人几乎皆合并程度不同的髋臼和股骨上段的病理改变，应采用组合性手术一期解除髋关节所有的病理改变。

（三）髋关节屈曲挛缩

脊髓灰质炎后遗症臀肌瘫痪，髋关节屈肌及髂胫束挛缩，可致髋关节屈曲畸形。还有些患者臀肌并未完全瘫痪或属连枷髋，乃因发病初期髋关节长期置于屈曲位，屈侧软组织缺少正常的牵伸而发生屈侧组织挛缩。随年龄增长屈髋畸形逐渐加重，残存的臀肌因持续屈髋的牵拉和失用而加重萎缩。屈髋畸形特别是髂胫束挛缩一旦形成，只会加重畸形发展，保守治疗没有任何的意义，想通过牵引矫正屈髋畸形只会增加骨盆倾斜的程度。

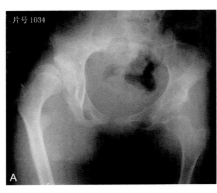
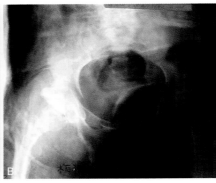
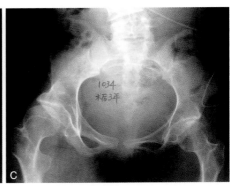

图 10-3-2　髋臼顶造盖治疗麻痹性髋关节脱位。A.患者女，12 岁，左髋关节麻痹性半脱位；B.实施髋臼顶造盖加腹外斜肌移位代臀中肌术；C.术后 3 年随访，X 线片显示左髋头臼关系恢复良好

　　髂胫束挛缩一旦形成，患儿在生长发育过程中，挛缩的髂胫束不能同步生长，且会继发脊柱侧凸、腰椎前凸畸形（图 10-3-3），形成髋关节屈曲外展、外旋挛缩、骨盆倾斜、髋关节半脱位、屈膝、小腿外旋畸形（图 10-3-4）。根据髋屈曲、外展挛缩的程度和下肢是否参入负重行走功能，临床上分为持重型和非持重型两种。非持重型因患肢长期不负重行走，患肢悬吊不落地，负重腿骨盆下降（图 10-3-5），非持重侧肢体重度失用性萎缩和骨关节畸形改变，进入成年特别是 30 岁以后，手术治疗难度大，手术次数多，效果也较差。

　　屈髋畸形轻者，患者能徒手行走，但骨盆倾斜的程度与髋屈曲外展的畸形程度成正比（图 10-3-6），患侧髂嵴低而对侧高，重者对侧髋关节继发脱位，屈髋畸形矫正后骨盆倾斜即自然改善或矫正。若屈髋畸形合并膝和足踝的畸形，应用组合性手术策略，同期手术矫正（图 10-3-7）。

（四）膝关节屈曲畸形

　　小儿麻痹后遗症膝关节屈曲畸形（flexion of the knee Joint，FKJ）几乎皆合并股四头肌不同程度瘫痪。膝上因素为髂胫束挛缩，屈髋畸形所继发。膝下因素是患肢马蹄高弓足，肢体发生假性长肢，负重行走身体重心前移，膝关节屈曲位代偿，久之发

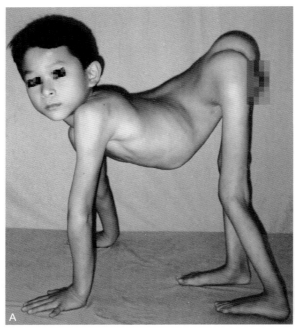
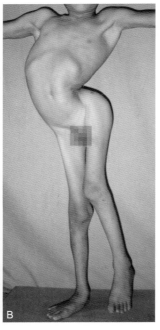

图 10-3-3　麻痹性脊柱侧凸伴双侧屈髋畸形：A.患者男，9 岁，手足爬行；B.他人搀扶站立时，脊柱严重侧凸，腰椎前凸

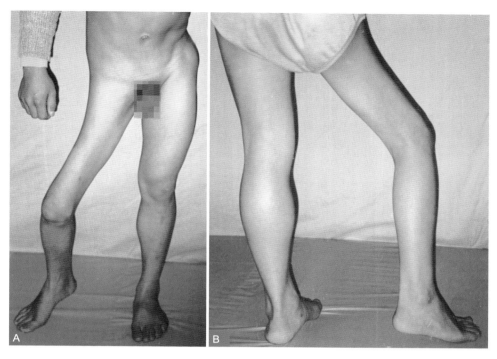

图 10-3-4　右侧髋关节屈曲、外旋挛缩伴屈膝畸形，重度骨盆倾斜：A.站立位正面；B.站立位背面

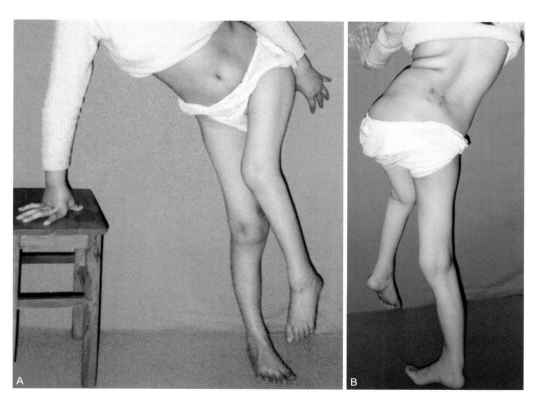

图 10-3-5　非持重型髋关节外展、屈曲挛缩：A.扶物单腿站立，患肢悬吊不负重，重度骨盆右下倾，左屈髋、屈膝畸形；B.站立位背面

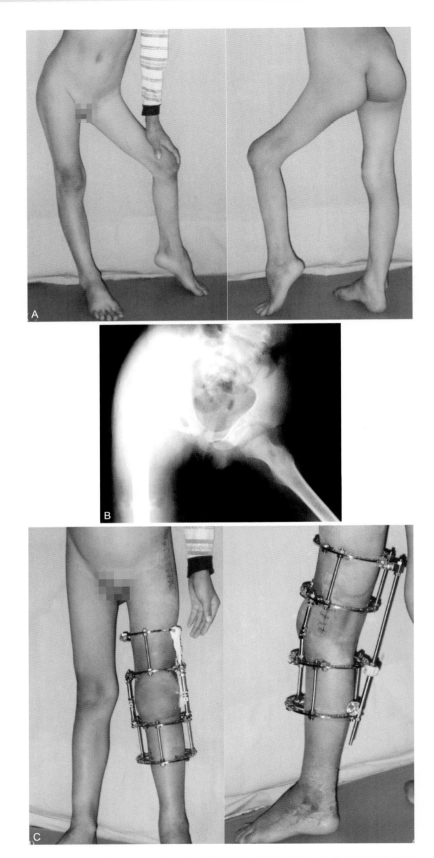

图 10-3-6　屈髋、屈膝畸形矫正。A.患者男，10 岁，左屈髋外展、屈膝畸形，术前重度压股跛行；B.骨盆平片显示骨盆重度倾斜，左髋外展；C.实施左屈髋松解、髂胫束松解、屈膝松解，膝关节 Ilizarov 牵拉矫形术，术后左下肢持重力线恢复

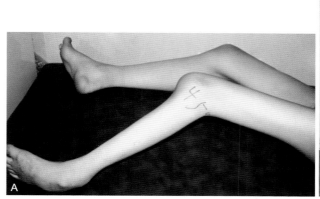
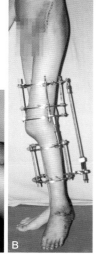

图 10-3-7　组合性手术同期矫正髋膝踝足畸形。A.左屈髋、屈膝、马蹄内翻足畸形；B.实施左屈髋松解、髂胫束松解、屈膝松解，三关节截骨，膝关节 Ilizarov 牵拉矫形术，一期手术恢复左下肢持重力线

生固定性屈曲畸形。膝关节本身的因素主要是股四头肌瘫痪，膝关节后侧肌群失去了拮抗肌，加上体位和重力的作用，膝后软组织逐渐挛缩，股骨下端在生长发育过程中生理前弓弧度加大所致（图 10-3-8）。还有相当一部分患者屈膝畸形的发生原因是复合因素所致。采用不同的外科或手术方法矫正屈膝畸形，恢复下肢的机械轴，是膝关节各种畸形矫正的目标。

秦泗河依据临床表现及 X 线检查，将小儿麻痹后遗症导致的屈膝畸形分为：软组织挛缩型、股骨下端前弓型、胫骨上端前弓型、混合型膝关节屈曲畸形，部分屈膝畸形合并膝外翻、小腿外旋型畸形。

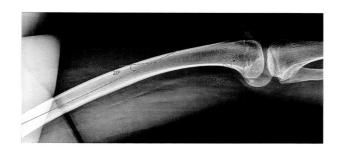

图 10-3-8　股骨下段前弓角度

临床表现和治疗原则：轻度屈膝畸形或下肢肌力较好者能徒手行走，但出现躬腰，撅臀步，重者出现压股步态或扶拐行走（图 10-3-9）。

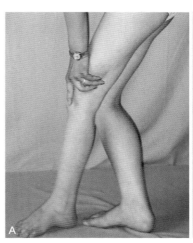
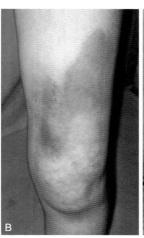
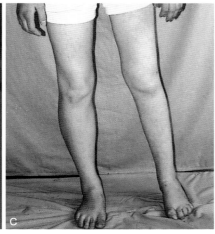

图 10-3-9　股四头肌瘫痪，手压股步态。A.患者女，20 岁，左股四头肌瘫痪合并 30° 屈膝畸形，术前用手压股骨下端行走，用一只胳膊代替了拐杖；B.行走时因长期用力按压股部，以获得支撑和迈步的推进力，左大腿下段前侧皮肤已发生湿疹样改变；C.实施左股骨髁上截骨后，左下肢持重力线恢复，术后 1 年随访，患者已能直立徒手行走

患者长期弯腰，站立或行走主要以健肢负重或合并髂胫束挛缩，必然继发骨盆倾斜、脊柱侧凸等畸形，手术后下肢持重力线恢复，其骨盆倾斜畸形多随之改善（图 10-3-10）。

屈膝畸形的分型和手术策略：应根据屈膝畸形的程度、类型、下肢整体的肌肉瘫痪情况，有无合并髋关节、足踝畸形以及术前功能障碍等确定。少数单纯软组织挛缩型屈膝，仅做软组织松解矫正，注意同期松解腓总神经。股骨下端前弓或者胫骨上段前弓畸形，采用截骨矫正。如果股骨和胫骨都有畸形，应同期截骨手术矫正。混合型屈膝畸形，软组织松解与骨性手术合并应用。屈膝畸形 >40° 者，手术中一次矫正屈膝不能 >30°，残余屈膝畸形穿针安装 Ilizarov 外固定器牵伸矫正。合并膝内翻、膝外翻、小腿外旋畸形者，应同期实施截骨手术矫正。合并屈髋畸形者，必须同期手术矫正。合并足踝畸形者，尽可能同期手术矫正，若需要第二期手术矫正的髋关节和足踝畸形，两期手术间隔的时间不要超过 1 年，以便于患肢负重锻炼行走。

应规避的手术风险与并发症：①腓总神经麻痹，是手术中一次矫正太多所致。凡是屈膝畸形较大者，应常规在腓骨颈部预先松解卡压腓总神经的筋膜，避免在矫正屈膝过程中卡压神经。②膝关节僵直，成年或中老年患者发生率高，在手术之前应做出预测，如何减少此并发症发生率。成年期 >60° 的屈膝畸形，膝关节前侧软骨退变，髌上关节囊因缺乏充足的活动而萎缩，髌骨固定，关节的曲率也发生改变，屈膝畸形矫正后，容易并发不同程度的膝关

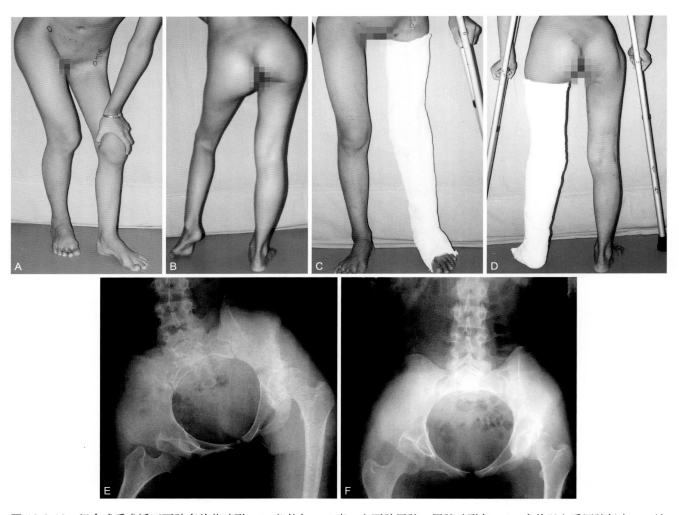

图 10-3-10　组合式手术矫正下肢多关节畸形。A. 患者女，15 岁，左下肢屈髋、屈膝畸形各 35°，术前以左手压膝行走；B. 站立后位，若患者挺直躯干，足跟必然代偿性抬离地面；C. 实施左下肢屈髋、屈膝松解、左股骨髁上截骨术，术后长腿管型石膏固定，左下肢持重力线恢复；D. 一期手术左下肢持重力线恢复，术后 12 天患者扶双拐下床用双下肢直立行走；E. 该患者术前伴有 35° 的骨盆倾斜；F. 术后骨盆倾斜基本矫正，右髋关节头臼关系也随之改善

节僵直（图 10-3-11），后期可能发生骨性关节炎改变，术前应向患者交代清楚。

屈膝畸形矫正 1 年之后，如果患者行走时仍然感觉膝关节不稳，可以实施肌肉移位代替伸膝功能。常选择的肌肉是：半腱肌、股二头肌、股薄肌、缝匠肌、腹外斜肌、腹直肌。其中 40 岁以下的患者用腹部肌肉移位加髂胫束续接重建屈髋、伸膝功能，能获得满意疗效，不会发生并发症（图 10-3-12）。

股骨髁上截骨术：股骨髁上截骨术能有效地矫正股骨下段前弓性屈膝畸形（图 10-3-13），恢复下肢的负重力线，明显改善患者的步态和行走功能。截止到 2017 年 12 月，秦泗河团队实施股骨髁上截骨 6753 术次，是脊髓灰质炎后遗症下肢矫形手术实施最多的单项手术。其次是跟距关节融合术 5121 术次，说明了股骨髁上截骨矫正屈膝畸形与跟距关节融合稳定后足之间的科学矫形手术思路（图 10-3-14）。跟腱延长术 4973 术次，证明了 Polio 屈膝畸形与马蹄足畸形之间存在互为因果的关系。

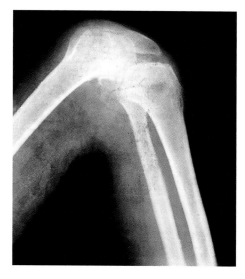

图 10-3-11 40 岁以上重度屈膝畸形

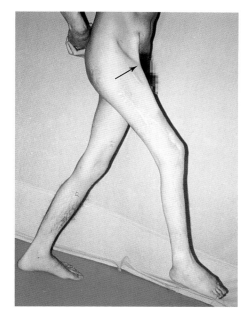

图 10-3-12 同侧腹外斜肌加 1/2 腹直肌移位术，重建屈髋伸膝功能，术后 5 年随访，主动屈髋功能 40°，伸膝肌力 3 级，效果满意

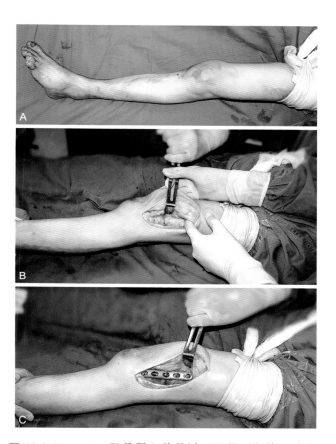

图 10-3-13 A~C.股骨髁上截骨矫正股骨下段前弓畸形，用短、薄的钢板内固定

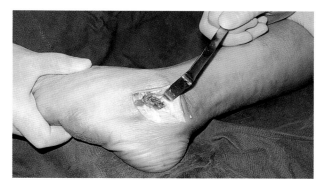

图 10-3-14 跟距关节融合手术切口

（五）足踝部畸形

足踝部是脊髓灰质炎后遗症最多的部位。截至 2017 年 12 月，在秦泗河矫形外科手术病例数据库中实施最多的前 30 个手术方式中，19 个是足踝畸形矫正手术。如：跟距关节融合 5121 次，跟腱延长 4973 次，跖腱膜松解术 2475 次，腓骨长肌移位代跟腱术 2435 次，三关节融合术 1456 次，第一跖骨基底截骨术 961 次。

1.马蹄足或下垂足（下垂足多伴有踝关节背伸肌群瘫痪）（图 10-3-15）。

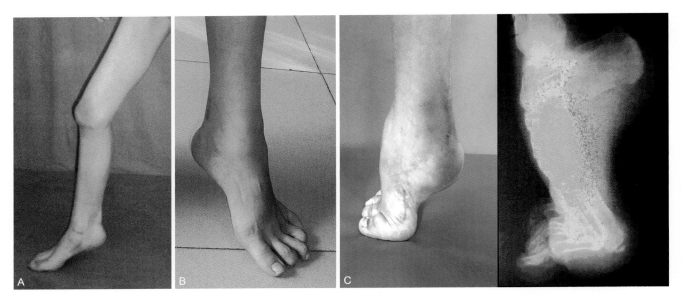

图 10-3-15　马蹄足畸形。A、B.中度马蹄足畸形侧面、正面观；C.重度马蹄足畸形

2.高弓足，严重马蹄足站立时仅用跖骨头负重（图 10-3-16A）。

3.单纯内翻足（图 10-3-16B）。

4.外翻足（图 10-3-16C）。

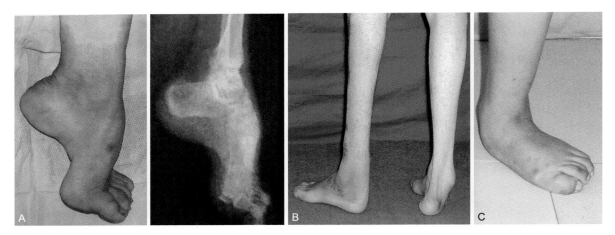

图 10-3-16　A.重度马蹄高弓足畸形外观和 X 线片；B.右足内翻畸形；C.外翻足负重时外观

5. 跟行足（仰趾足）（图 10-3-17）。

6. 连枷足伴屈髋畸形，该患者左下肢肌肉全瘫痪（图 10-3-18）。

7. 爪形趾（图 10-3-19）。

8. 踝上内翻畸形（图 10-3-20）。

对足踝畸形检查与有关问题的评价：软组织挛缩，应注意挛缩的范围、程度、性质，是否合并皮肤瘢痕？是否合并动力失衡？骨性畸形的性质、范围、程度？既往实施过手术治疗者，有无并发症？是否合并踝足关节骨性关节炎（图 10-3-21）？疼痛的性质如何？既往实施了踝足关节骨性融合后是否出现新的问题？足的着地情况如何？着力部位？是否合并小腿与膝关节畸形？

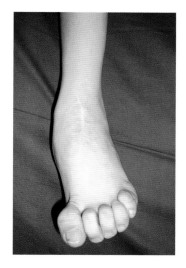

图 10-3-19 爪形趾外形

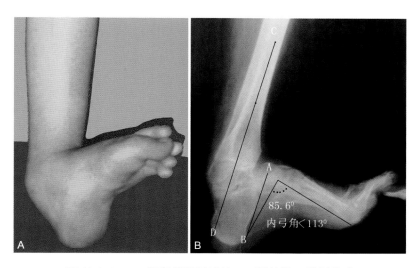

图 10-3-17 A. 跟行足跟腱松弛；B. 跟行足 X 线侧位片

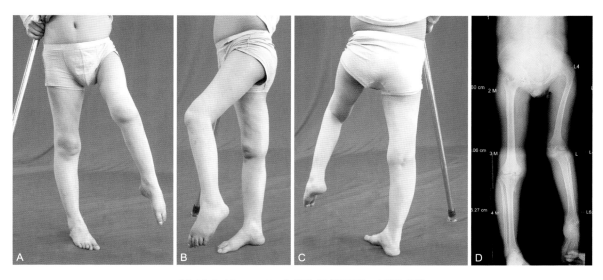

图 10-3-18 A~D. 左连枷足伴屈髋、屈膝畸形

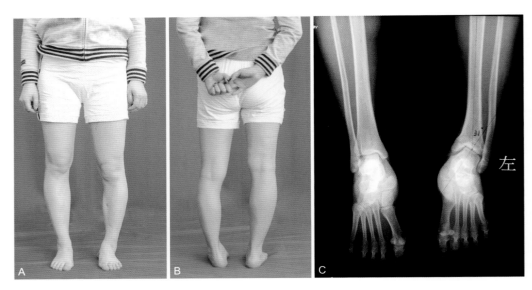

图 10-3-20　A、B.左踝上内翻畸形：正面、后面观；C.正位 X 线片显示畸形成角位置

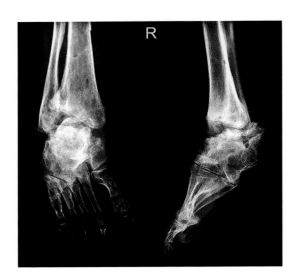

图 10-3-21　足踝畸形合并骨性关节炎

（六）髋、膝关节畸形对足踝畸形的影响

下肢正常的持重力线是人体站立行走的基础，行走时髋、膝、踝三个关节的运动时相和规律是统一的，当髋、膝关节发生畸形，必然影响足的负重点，行走时产生不正常负重应力又加重了关节畸形的发展。反之，足踝不同类别的畸形也影响膝、髋关节畸形的发生和发展。

下肢髋、膝、踝、足关节畸形相互影响最常见的规律是：屈髋、屈膝畸形促成马蹄足；髂胫束挛缩促成马蹄内翻足畸形；膝反屈畸形加重下垂足畸形；重度膝内翻或胫骨下端内翻促成足外翻畸形；小腿外旋促成内翻足畸形。

（七）足踝部畸形外科治疗的基本策略

1.单纯软组织挛缩型，施行软组织松解、挛缩肌腱延长术，合并动力失衡者加肌腱转位动力平衡术。治疗结束后配穿一段时间矫形鞋。

2.骨关节明显畸形者，施行截骨矫形术。若患者既有骨关节畸形又有明显的足踝肌力的不平衡，在施行足踝骨性手术的同时施行肌腱转位术，但术后制动时间根据骨性手术而定。

马蹄足畸形，是否需要完全矫正，应根据畸形类型、患者的年龄、肌肉瘫痪情况、是否合并下肢短缩、踝关节是否合并骨性关节炎等而定，畸形矫正要适度，目标是改善功能；仰趾（跟行）足者，应矫正至足能跖屈 20°~30° 位。

3.一侧下肢多关节畸形者，尽可能一期手术矫正，恢复下肢的持重力线。

（八）马蹄后屈足的外科治疗

这是秦泗河报告和命名的重度马蹄足的一个特殊类型。既往文献未见报告。这些患者主要来自偏远农村，秦泗河共收治 8 例，做简要介绍。

1.术前步态　8 例患者皆能较好地徒手行走，患足的着地、着力部位：以 5 个足趾和跖骨头的背面负重（图 10-3-22），其中 1 例足后屈重者，足背中部（跖楔关节处）也参入负重。本组患者跟骨无固定性内、外翻畸形。

2.病理改变与畸形命名　马蹄后屈足形成的原

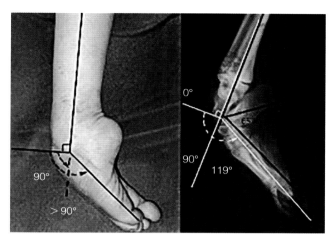

图 10-3-22　马蹄后翻足。5 个足趾和跖骨头背面负重，X 线检查：踝关节极度跖屈，距骨滑车的前中部皆旋转至踝穴外

因是踝关节背伸肌全瘫，而跖屈肌力较好，且无足的内、外翻肌力的失衡，逐渐形成重度的足下垂。早期仅形成跟腱挛缩，当马蹄足畸形发展至 90°，

为适应负重行走的需要，患者整个足趾折向后，以足趾和 5 个跖骨的背面负重，从而扩大了足的负重面和踝关节的稳定性。长期以足背前侧负重行走，又加重和促成了足凹弓畸形的发展，踝关节极度跖屈，年龄大者距骨滑车的前、中间部分脱出踝穴，关节面失用退化，肉芽组织增生。由于本畸形的病理改变是在形成马蹄畸形足的基础上，足在冠状面上的极度跖屈，足的内翻畸形改变轻，故秦泗河将其称为"马蹄后屈足"（talipes equinus retroflexion），此命名是否确切请同道商榷。

3. 手术治疗方法　踝足后内侧软组织松解，包括肌腱延长、跖腱膜松解、跗骨截骨，手术中部分矫正下垂足畸形，然后穿针安装 Ilizarov 矫形器，术后缓慢牵伸矫正足的畸形。由于此类患者多合并下肢短缩，最终应保留 20°~30° 足下垂，使患者基本能穿坡跟鞋行走。由于术后能用足底负重行走，术前失用萎缩的小腿三头肌术后明显肥大，患者对疗效满意（图 10-3-23）。

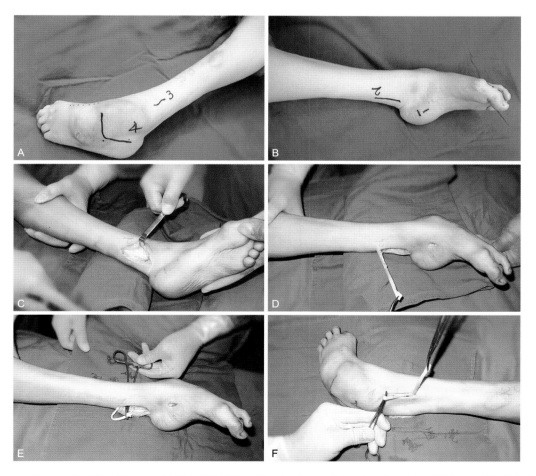

图 10-3-23　秦泗河矫形手术结合 Ilizarov 技术治疗马蹄后屈足。A、B. 患者女，29 岁。左麻痹性马蹄后屈足畸形，踝关节背伸肌全瘫痪，跟腱、胫骨后肌肌力 4 级。C. 实施跟腱、姆长屈肌腱、趾长屈肌腱延长；D、E、F. 胫骨后肌远端游离后，经胫腓骨骨间膜间隙引致踝前外侧

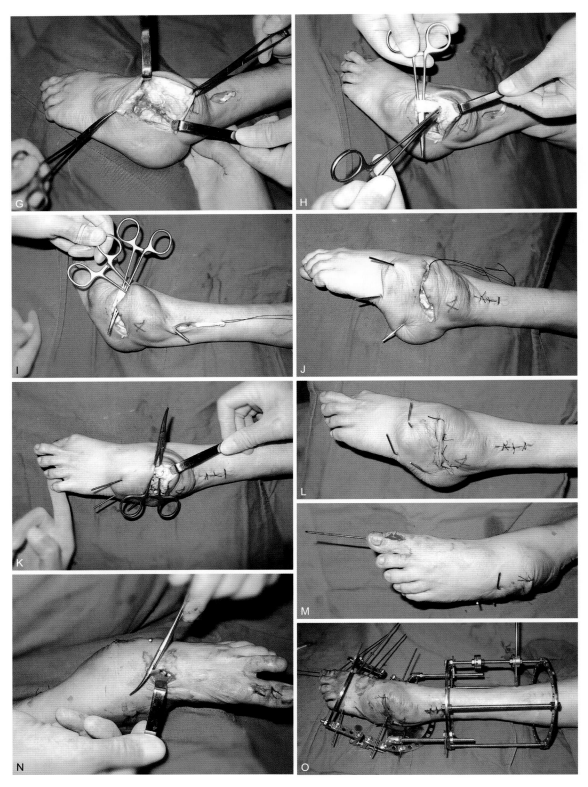

图 10-3-23（续） G. 三关节截骨；H、I. 显露趾长伸肌腱，将胫骨后肌腱引至三关节切口处，备用；J. 用 3 根克氏针固定三关节及踝关节于适度背伸、外翻位；K、L. 将胫后肌腱在适当张力下与趾长伸肌腱缝合固定；M、N. 行蹈趾间关节融合，后用 2mm 克氏针固定，将松弛的蹈长伸肌与胫骨前肌腱在适当张力下缝合固定，控制蹈趾下垂；O. 穿针、安装 Ilizarov 环式外固定器，术后缓慢调整矫正残余足畸形

（秦泗河）

第四节 腓骨肌萎缩症

腓骨肌萎缩症，因在 1886 年由法国的 Jean-Martin Charcot、Pierre Marie 和英国的 Howard Henry Tooth 三位医师首先系统地报道该病，故其英文名称"Charcot-Marie-Tooth disease"是为纪念这三位医生，简称 CMT。1978 年以来我国对该病的称呼还有"腓肌萎缩症""遗传性运动感觉性周围神经病"，现学术界已很少使用。自 1984 年 2 月，秦泗河实施第一例腓骨肌萎缩症足踝畸形矫正手术且有病历记录算起，截至 2018 年 12 月 31 日，秦泗河矫形外科团队共实施 224 例，占同期实施 35 075 例肢体畸形手术总数的 6.4%，证明在中国 CMT 并非罕见，是发病率较高的遗传性疾病，224 例统计分析如下。

一、腓骨肌萎缩症足踝畸形手术224例统计分析

（一）患者性别

性别	手术例数	百分比（%）
男	145	64.73
女	79	35.27

（二）手术时年龄段

年龄段（岁）	手术例数	百分比（%）
0~5	4	1.79
6~10	23	10.27
11~15	38	16.96
16~20	47	20.98
21~25	46	20.54
26~30	27	12.05
31~40	21	9.38
41~50	15	6.70
51~60	2	0.89
>60	1	0.45
最大年龄	65 岁	
最小年龄	4 岁	

（三）患者来源区域

区域	手术例数	区域	手术例数
黑龙江	27	安徽	5
河南	25	四川	4
山东	23	重庆	3
辽宁	16	新疆	3
湖北	16	青海	3
湖南	14	云南	3
山西	13	北京	2
内蒙古	10	江西	2
陕西	10	宁夏	2
江苏	10	吉林	1
天津	9	贵州	1
河北	9	广西	1
浙江	6	广东	1
福建	5		

（四）手术年份

手术年份	手术例数	百分比（%）
1980—1989	3	1.34
1990—1999	23	10.27
2000—2009	33	14.73
2010—2018	165	73.66

（五）足踝畸形种类

畸形种类	手术例数 *
足内翻或马蹄内翻畸形	169
足下垂高弓畸形	143
足高弓伴爪形趾畸形	76

* 部分患者同时具有两种或两种以上的畸形，故"足踝畸形"统计 388 个，总和大于 224 例的总数。

（六）实施手术的畸形侧别

畸形侧别	手术例数
左侧	29
右侧	34
双侧	161

此类患者基本上双足受累，手术先选择重的一侧足踝畸形矫正。

（七）矫形手术结合外固定器使用179例

外固定类型	使用例数	百分比（%）
Ilizarov 外固定	85	37.95
组合式外固定	94	41.96

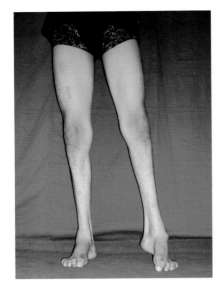

图 10-4-1　鹤腿伴马蹄高弓足畸形

（八）常用手术方式*
（仅统计手术方式应用超过30例次以上者）

手术方式	使用例数	百分比（%）
跟腱延长	100	44.64
跖腱膜松解	96	42.86
跟距关节融合	90	40.18
胫后肌延长	61	27.23
第一跖骨基底截骨	59	26.34
胫腓骨截骨	53	23.66
三关节融合	51	22.77
胫前肌外置	41	18.30
跟骨截骨	30	13.39

* 部分手术同时使用了两种或两种以上的术式，故"常用术式"使用例数的总和大于 224 例的总数。矫正高弓足的跗中关节截骨矫形、矫正爪形趾的趾间关节融合、趾长伸肌腱后移等手术方式均少于 30 次。

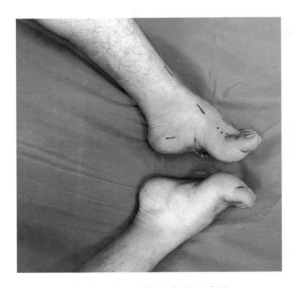

图 10-4-2　双高弓内翻足畸形

二、Charcot–Marie–Tooth病足踝畸形的成因和临床特点

CMT 是遗传性神经病中最常见的类型，它包括多个亚型，其中最常见的是 CMT1 型与 CMT2 型，占所有 CMT 患者的 70%~90%；两者均为常染色体显性遗传，也有患者没有家族遗传史，是基因突变致病，该病显著特点是对称性、缓慢进行性的四肢周围神经髓鞘脱失和轴索变性，肢体远端肌肉的萎缩和无力对称出现，下肢特征性小腿肌肉萎缩呈"鹤腿样"或"倒置的香槟酒瓶"表现（图 10-4-1），高弓足（图 10-4-2）；足爪形趾（图 10-4-3）；马蹄

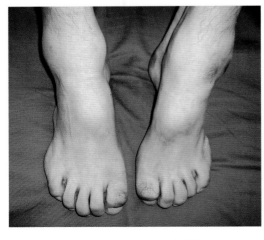

图 10-4-3　爪形足趾畸形

内翻足（图 10-4-4）；部分患者合并手的内在肌萎缩（图 10-4-5）。肌力不平衡是引起 Charcot-Marie-Tooth 病足踝畸形的主要原因，若不能进行早期足踝动力平衡术，必然出现进行性骨性畸形改变。

三、足踝X线特征

其主要取决于足踝畸形的类型、畸形程度及患者年龄。拍摄 X 线片应包括全部的跖骨、趾骨及踝关节。前后位 X 线片主要表现为足内翻及距骨内收，内翻足踝穴处可出现距骨的旋转，侧位片表现为典型的高弓足畸形，第一跖骨下垂，跗趾关节背伸，趾间关节跖屈（图 10-4-6）。跟骨轴位片表现为跟骨内翻畸形，成年患者可出现胫距关节、三关节及跗跖关节的退行性变。

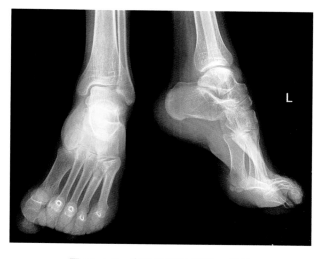

图 10-4-6　高弓爪形趾畸形 X 线片

四、诊断

1. 儿童期或青春期出现双下肢无力，行走困难，且病情进展缓慢。

2. 双下肢远端肌肉萎缩，典型者呈"鹤腿样"畸形；常伴弓形足、爪形趾、马蹄内翻足，腱反射减弱或消失。

3. 肌电图（EMG）呈神经源性损害。

4. 基因诊断有助确诊及分型。

5 此类患者多伴有遗传性家族史。如：兄弟罹患（图 10-4-7）、母女罹患（图 10-4-8），甚至一个家族祖孙三代十几人罹患（图 10-4-9）。

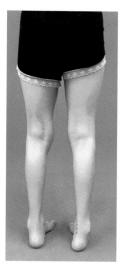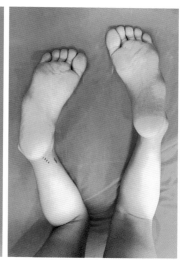

图 10-4-4　双足内翻，小腿肌肉萎缩

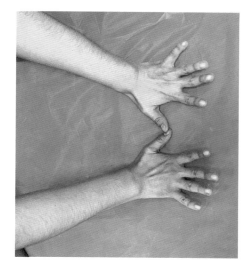

图 10-4-5　双手大鱼际肌萎缩

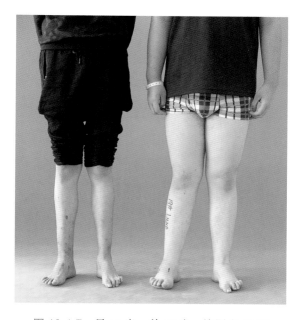

图 10-4-7　兄 19 岁，弟 17 岁，皆罹患 CMT

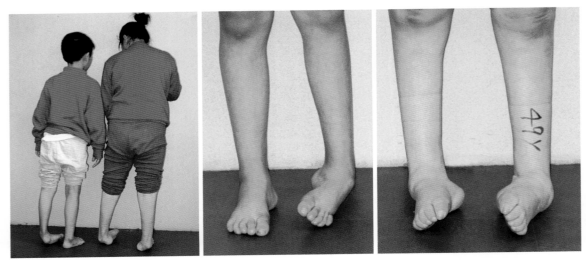

图 10-4-8　母子罹患 CMT。母亲 49 岁，儿子 11 岁，内翻足畸形

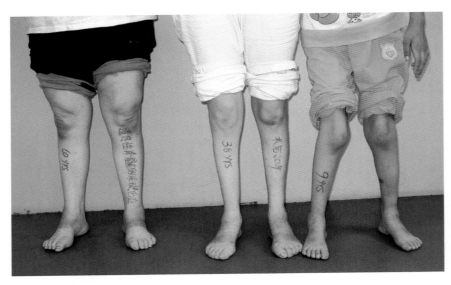

图 10-4-9　祖孙三代罹患 CMT。奶奶 60 岁，母亲 38 岁，孙子 9 岁

五、外科治疗原则与经典手术方法

对于足踝畸形的处理，早期穿矫形鞋或佩戴矫形支具，同时联合理疗，而畸形发展速度快、功能障碍严重者可早期行手术治疗；晚期、畸形固定或严重畸形者临床上应积极手术治疗。手术原则为纠正足踝畸形，重建与平衡足踝肌力。手术方式有三类：软组织手术、截骨术和关节稳定术，畸形较重者这三类手术多同期实施。

（一）软组织手术

包括：跖筋膜松解术和肌腱松解或转位术，后者包括跟腱或腓肠肌腱延长、趾伸肌腱延长或移位术、腓骨长肌腱移位术、胫后肌腱移位术、趾屈肌腱移位术等。

（二）截骨与关节融合手术

包括：第一跖骨基底截骨术矫正跖骨头下垂与凹弓，若第二跖骨头骨性下垂同期截骨矫正（图 10-4-10）。跟骨截骨术矫正跟骨内翻畸形，中跗关节截骨术矫正高弓足畸形（图 10-4-11），严重畸形实施三关节截骨融合术。

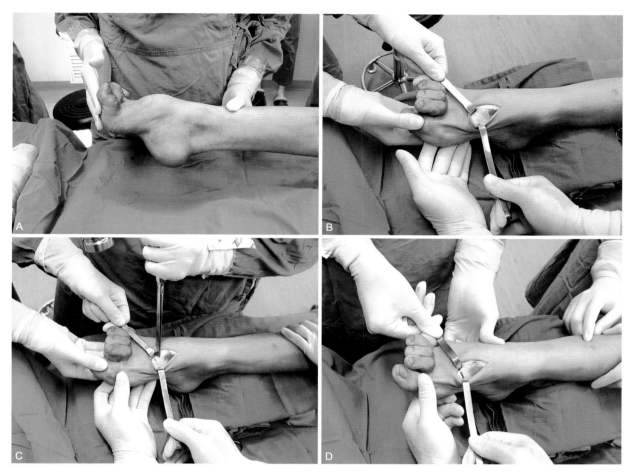

图 10-4-10　A~D. 第一、二跖骨基底楔形截骨抬高跖骨头、矫正凹弓足操作步骤

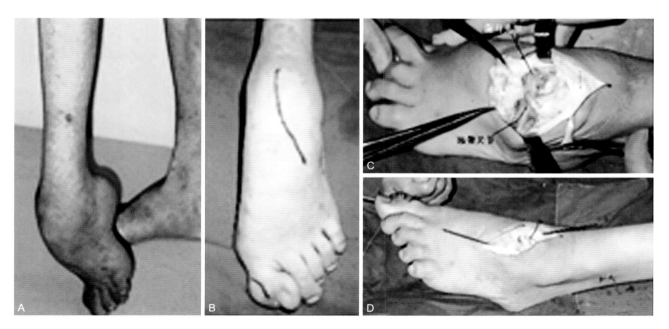

图 10-4-11　A~D. 跗骨中关节（距舟、跟骰）截骨术矫正马蹄高弓足，手术切口及操作步骤

（三）组合性手术

将不同类别、不同性质的手术方法如挛缩筋膜松解、肌腱延长、肌腱移位、骨性畸形截骨矫正，优化组合同期实施。

（四）有限手术结合骨外固定（Ilizarov技术）

有限手术结合骨外固定能保证矫形疗效，防止术后畸形反弹。适应于成年重度足踝畸形，术中部分矫正畸形，然后穿针安装环式外固定器，术后缓慢调控能够安全满意地矫正严重畸形，重建全足底的负重行走功能（图 10-4-12）。

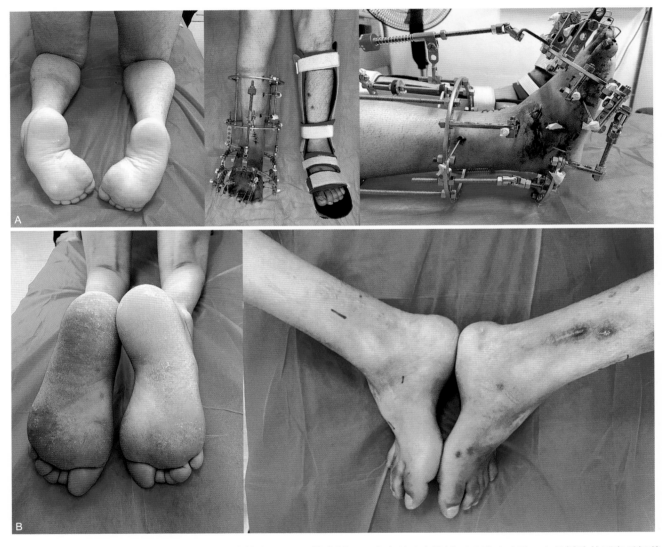

图 10-4-12　A. 双高弓内翻足畸形，分期手术结合 Ilizarov 技术矫正，注意足趾穿针矫正爪形趾畸形，左足拆除外固定后佩戴矫形器；B. 左足术后 27 个月随访，足内翻高弓畸形矫正

（秦泗河　石　磊　郭保逢）

第五节　格林-巴利综合征

一、病因与发病机制

格林-巴利综合征（Guillian-Barre综合征）是常见的脊神经和周围神经的脱髓鞘疾病，又称急性特发性多神经炎或对称性多神经根炎。临床上表现为进行性上升性对称性麻痹、四肢软瘫，以及不同程度的感觉障碍。患者呈急性或亚急性临床经过，多数可完全恢复，少数严重者可引起致死性呼吸麻痹和双侧面瘫，经抢救存活者往往遗留肢体软瘫和功能障碍。

格林-巴利综合征病因尚未完全阐明，可能与病毒或支原体等感染，免疫损伤有关。患者神经组织中发现免疫球蛋白提示应与体液免疫有关。格林-巴利综合征后遗四肢麻痹主要累及的是肢体远端，在下肢如果是幼儿期患病，随着生长发育，可以导致较重的畸形；如是在青春期后患病，则主要是肌肉瘫痪、关节松弛和不稳定，影响站立行走功能。最常见遗留畸形的部位是足踝。

二、临床表现与检查要点

四肢弛缓性瘫是本病的最主要症状，一般从下肢开始逐渐波及躯干、双上肢和脑神经，表现为肌张力低下，近端常较远端重。通常在数日至2周内病情发展至高峰，病情危重者在1~2日内迅速加重，出现四肢完全性瘫，呼吸肌和吞咽肌麻痹，呼吸困难、吞咽障碍危及生命。四肢腱反射多呈对称性减弱或消失，腹壁提睾反射可正常，少数患者可因锥体束受累而出现病理反射征。也可见肢体感觉异常，如麻木刺痛感、烧灼感等可先于瘫痪或与之同时出现。半数患者有脑神经损害，以舌咽迷走神经和一侧或两侧面神经的外周瘫痪多见。肌电图等电生理检查提示运动及感觉神经传导速度减慢，为失神经或轴索变性提供证据。

急性期过后2年，不能恢复的肌肉，不再恢复，谓后遗症期，其临床表现如脊髓灰质炎后遗症。检查重点是行走步态，关节稳定性，关节活动度，肌肉力量，身体重心、协调性和平衡能力，是否存在骨和关节的畸形，以及关节周围的肌力平衡情况。

三、治疗

格林-巴利综合征下肢瘫痪畸形手术指征、术前检查、手术原则与手术方法、手术后处理，基本同脊髓灰质炎后遗症下肢畸形的外科治疗。

四、典型病例（图10-5-1）

患者男性，26岁，汉族，四川人，2岁时发热后出现四肢软瘫，当地医院诊断"格林-巴利综合征"，此后随生长发育出现四肢畸形，感冒可使病情加重，13岁后未再进展。无家族史。入院查体：右下肢压股步态，跟行足，双上肢及双下肢肌肉萎缩，肌张力低，右侧肢体较重，双手猿手畸形，手指伸直受限，右髋关节松弛，被动活动度增大，主动后伸、外展受限，右膝关节10°伸直受限，右足踝关节松弛，足轻度内翻，肢端感觉正常。

1.治疗目标与思路　患者是以行走困难主诉入院的，导致功能障碍的主要原因是右侧下肢肌肉广泛的弛缓性麻痹，包括臀大肌和臀中肌瘫痪导致髋关节不稳和摇摆步态，股四头肌部分瘫痪导致屈膝和轻度压股步态，踝关节周围肌肉瘫痪导致跟行内翻畸形，负重不稳和跨域步态等。治疗目标是矫正畸形，稳定下肢关节，恢复下肢负重力线，改善行走功能。拟通过实施两次手术完成治疗目标，第一步手术通过行右踝关节融合术达到稳定踝关节恢复负重力线，保留踝关节一定跖屈角度使重心前移，同时稳定膝髋关节的目的。

2.手术方法与步骤　患者平卧位，消毒术区皮肤，右下肢驱血后在大腿中段扎橡皮止血带，右踝前侧和外侧分别做7 cm和5 cm纵切口，充分显露关节面。骨刀截除胫距和距腓关节面软骨，对合截骨端维持矫形位置，交叉穿入4枚克氏针固定关节

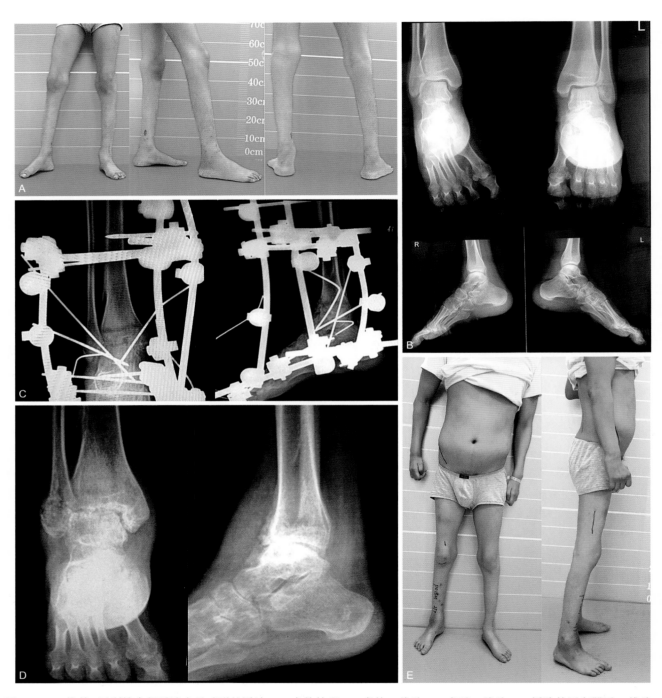

图 10-5-1　格林 - 巴利综合征后遗右足畸形的矫治。A.术前外观；B.术前 X 线片；C.术后 X 线片；D.拆除外固定器后 X 线片；E.术后 1 年随访时的外观

截骨端，分别在胫骨下段、跟骨和距骨穿克氏针全针，胫骨、跟骨和足内外侧柱穿螺纹半针加固，用组合式外固定器连接杆和固定夹将各固定针连接成稳定的构型。在踝前切口内将踇长伸肌肌腱和胫前肌腱保持张力吻合，控制踇趾于适度背伸，穿克氏针固定并将针尾折弯后固定于外架上。

3.技术要点与手术风险规避　在麻醉后通过穿交叉针固定踝关节，检查距下关节的活动度，如果跟距关节过于松弛同期进行胫距跟融合。在踝前切口显露踝关节时，注意保护胫前血管和神经避免损伤。在用骨刀切除关节软骨时注意根据关节弧度尽量切削完全，对软骨下骨进行鱼鳞化处理，保证融合质量。融合位置要将足尽量后移并保留约 15° 跖屈角度。

4.术后管理方法与质量控制　遵循下肢矫形原则，凡截骨固定的手术应逐渐减少固定钢针，降低固定刚度，待骨牢固愈合后再拆除外固定器，装配支具锻炼行走。

五、秦泗河矫形外科治疗81例格林–巴利综合征致肢体畸形患者统计表

统计类别	统计项目	手术例数	所占比例（%）
患者性别	男性	54	66.67
	女性	27	33.33
患者年龄（岁）	1~14	22	27.16
	15~44	58	71.60
	45~59	1	1.24
	≥60	0	0.00
手术时间	1980 年代	13	16.05
	1990 年代	27	33.33
	2000 年代	15	18.52
	2010 年代	26	32.10
固定方式	Ilizarov 外固定器	10	12.35
	组合式外固定器	18	22.22
	内固定＋支具	4	4.94
畸形侧别	左侧	9	11.11
	右侧	7	8.64
	双侧	65	80.25
骨关节畸形*	髋关节	6	7.41
	膝关节	12	14.81
	足踝	79	97.53

*部分患者同时具有两种或两种以上畸形，分别统计。

（秦泗河　郭保逢）

第六节　手足口病后遗症

手足口病后遗致右下肢畸形

一、病因与发病机制

手足口病是以肠道病毒 EV71 感染为主，主要是儿童受累的传染性疾病，重症时常侵犯神经系统，造成意识障碍和类似脊髓灰质炎引起的下肢弛缓性麻痹，自 1997 年该病在东南亚地区爆发流行以来，数百万儿童患病。有些幸存重症患者遗留下肢肌肉麻痹，并发骨关节畸形，影响行走功能。其发病符合神经源性疾病导致的下肢骨关节畸形的特点，患病之初病毒侵犯脊髓多节段，造成脊髓灰质不同程度的损害，相应神经支配区域的肌肉出现瘫痪无力萎缩；下肢肌肉的不全瘫痪造成动力性不平衡，使骨和关节在异常应力下行走，逐渐发展为固定的畸形。

二、临床表现与检查要点

手足口病可由 20 多种病毒感染引起，是在全球不同地区多次流行的常见传染病，主要临床症状为发热，手足口臀部出现疱疹样皮疹。重症者由肠道病毒 71 型（EV71）引起，导致脑膜脑炎等中枢神经系统并发症，其中并发脊髓炎后可出现弛缓性麻痹，类似脊髓灰质炎样症状，如果肌力异常在 1 年后仍未消失，将遗留永久性肢体功能障碍，不影响皮肤感觉。来我科就诊的都是度过急性期或经抢救成活后遗留下肢弛缓性瘫痪，导致行走功能障碍的患者。检查重点是行走步态，关节稳定性，关节活动度，肌肉力量，身体重心、协调性和平衡能力，是否存在骨和关节的固定畸形，以及关节周围的肌力平衡情况。

三、典型病例（图10-6-1）

患者女，10 岁，4 岁时在幼儿园感染后确诊手足口病，当时出现意识障碍，在当地医院重症监护病房治疗半月好转后出院。出院时即发现右足瘫软，不能正常活动，随生长发育，右足逐渐出现马蹄外翻变形，导致姿势异常及明显跛行，长时间行走易劳累，前足内侧负重区疼痛。患者性格较叛逆，查体不合作。入院查体时发现，骨盆向右下倾斜，右

下肢肌肉萎缩，小腿肌肉萎缩更明显，右膝关节反屈，小腿内翻外旋，踝关节马蹄形，足外翻外展，足弓扁平，踇趾外翻旋后畸形，距下关节僵硬，踝关节背伸受限。右侧胫前肌及胫后肌肌力为 0 级。右下肢较左下肢短缩 2 cm。下肢全长站立位及足踝关节 X 线片提示右下肢短缩、小腿内翻外旋、足马蹄外翻复合畸形。

1. 治疗目标与思路　遵循矫正畸形、稳定关节、平衡肌力的下肢矫形手术原则，手术后加支具辅助下锻炼行走，并告诉其家属应定期复查。

2. 手术方法　患者仰卧位，右膝外侧腓骨头处纵切口 2 cm，松解腓骨长肌腱膜，显露腓骨颈，骨刀截断腓骨；再于小腿下段外侧和跗骨窦各做 3 cm 切口，将腓骨短肌腱自远止点处切断并从近侧切口内抽出，在内踝后方做 4 cm 直切口，显露跟腱并做"Z"形延长，经胫骨腓骨后将短肌腱引至该切口内备用。在足外侧切口显露距下关节，骨刀切除跟距关节关节面后矫正足外翻外展畸形，通过截骨端交叉穿入直径 2.0 mm 克氏针维持矫形位置，在外侧截骨间隙内植骨。然后分别在跟骨、内侧距骨、外侧距骨和胫骨穿入克氏针和螺纹针，用组合式连接杆连接固定，维持足踝于稍内翻跖屈位，根据腓骨短肌的长度，将其引至靠近胫后肌止点处缝合固定于胫后肌腱上。

在胫骨结节下 1 cm 小腿内侧做 2 cm 纵切口，不剥离骨膜，骨刀截断胫骨皮质，在截骨近端穿入 1 枚克氏针全针和螺纹半针用弧弓连接固定，然后手法折骨矫正小腿内翻外旋反屈恢复下肢力线后，将截骨近端的外固定单元通过连接杆与足踝单元连接固定，自内下至外上穿入 1 枚克氏针贯穿胫骨截骨端，缝合各处切口，截骨伤口加压包扎。如此截骨矫形，跟距关节融合加足踝动力重建一期手术完成。

3. 术后管理与质量控制　术后 3~5 天可辅助下行走功能锻炼；术后 5~7 天拍摄 X 线片复查，鼓励术后尽早离床站立行走，加强锻炼移位肌的等长收缩功能。

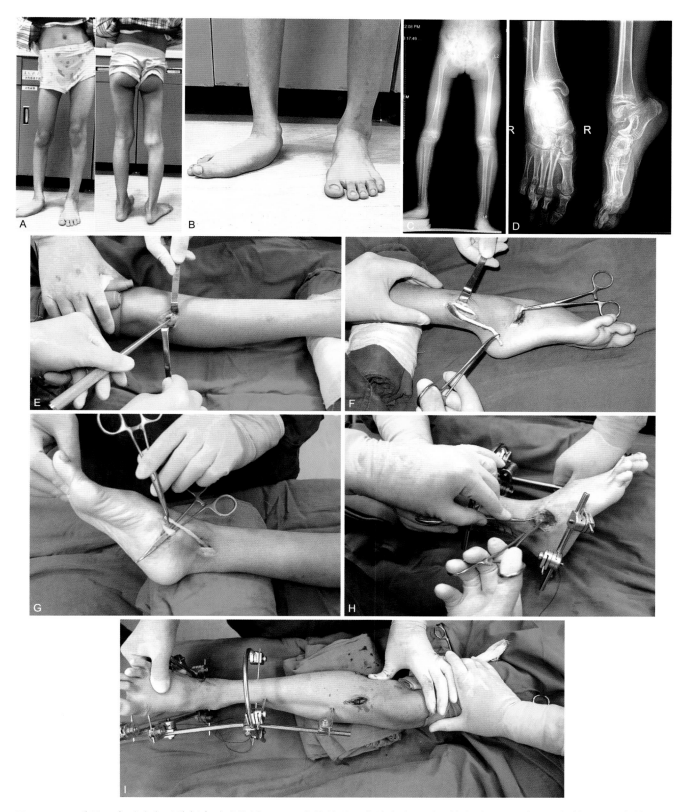

图 10-6-1　手足口病后遗右下肢复合畸形的矫正。A.术前外观，右膝内翻，平足外翻畸形；B.右足局部外观；C.术前双下肢全长 X 线片，右膝内翻；D.右足 X 线片，足跟塌陷；E.术中右腓骨头颈交界处截骨；F.切断并游离腓骨短肌；G.将腓骨短肌通过胫腓骨后缘，引到胫后肌止点处；H.跟距关节植骨融合；I.胫骨结节下外翻截骨

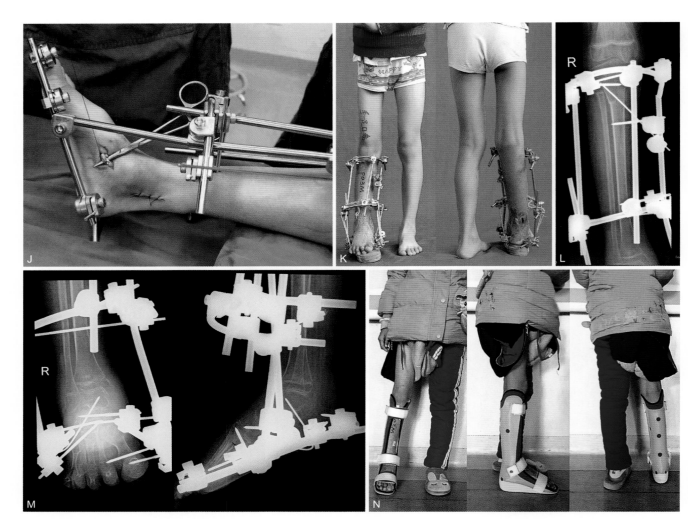

图 10-6-1（续） J.腓骨短肌与胫后肌止点吻合；K.术后 3 个月外观，右膝内翻及足外翻畸形矫正；L.术后 3 个月 X 线片，胫骨截骨已经愈合；M.足踝 X 线片距下关节已融合；N.拆除外固定器后，配支具保护下行走 3 个月以巩固矫形疗效

四、秦泗河矫形外科手术治疗手足口病致下肢畸形6例患者统计

统计类别	统计项目	手术例数
患者性别	男性	3
	女性	3
患者年龄（岁）	1~14	6
手术时间	2010 年代	6
固定方式	Ilizarov 外固定器	0
	组合式外固定器	4
畸形侧别	左侧	4
	右侧	1
	双侧	1
骨关节畸形*	髋关节	2
	膝关节	4
	足踝关节	5

＊部分患者同时具有两种或两种以上畸形，分别统计。

（秦泗河）

参考文献

[1] 焦绍锋,秦泗河,王振军,等.成年脊髓灰质炎后遗症重度屈膝畸形的手术治疗 [J]. 中华骨与关节外科杂志,2021,14(6): 474-479.

[2] 秦泗河,肖善文.脊髓灰质炎后遗成年人爬行 - 蹲移的外科治疗 [J]. 中国矫形外科杂志,2003,11(3): 162-165.

[3] 秦泗河,郭保逢,郑学建,等.有限矫形手术结合骨外固定技术治疗中老年脊髓灰质炎后遗症 [J]. 中国修复重建外科杂志,2018,32(10): 1249-1254.

[4] 梁喜斌,秦泗河.Charcot-Marie-Tooth 病足踝畸形与外科治疗进展 [J]. 中国矫形外科杂志,2014,347(9): 804-807.

[5] 秦泗河.脊髓灰质炎后遗症外科治疗 [M]. 北京:人民卫生出版社,2006.

[6] 秦泗河.小儿矫形外科 [M]. 北京大学医学出版社,2007.

[7] 秦泗河,桂鉴超,梁晓军.外固定与足踝重建 [M]. 北京:人民卫生出版社,2015.

[8] Qin S, Zang J, Jiao S, et al. Lower Limb Deformities:deformity correction and function reconstruction[M]. Berlin: Springer, 2020.

第十一章　脑性瘫痪下肢畸形矫正与功能重建

第一节　概　述

脑性瘫痪（cerebral palsy，CP）简称脑瘫，Little于1841年首次报道，是指出生前、出生时及出生后4周之内，由于任何一种因素（常见为脑部缺氧、感染、中毒、病理性黄疸等）导致的脑部损害，最后随生长发育逐渐形成的以运动障碍和姿势异常为主的综合征，如肌肉缩短、骨骼发育异常扭转、关节失稳、关节退变等。对于预后来说，痉挛型脑性瘫痪是康复和手术治疗的主要人群。

脑瘫总的治疗原则为康复 - 必要时手术 - 术后康复锻炼。手术治疗策略根据儿童、少年、成年发病特点不同以及有无合并骨关节畸形来制定。2008年，秦泗河邀请相关专家在国内率先出版了中国第一部脑性瘫痪外科治疗的专著（图11-1-1），综合了脑瘫外科治疗不同领域的研究进展，针对中国脑瘫的发病情况、病情特点，在临床实践中总结、创新出一些简单、有效的手术方法。

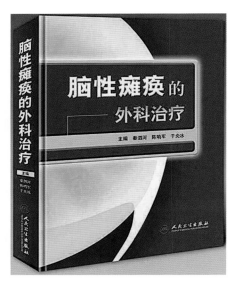

图 11-1-1　秦泗河等主编的《脑性瘫痪的外科治疗》专著（2008 年出版）

脑瘫脑损害的结果最常见表现是运动障碍，通常有痉挛或其他类型的肌张力改变，还可能合并精神迟滞，性格改变，或者伴有听觉、视觉或触觉等感觉障碍。根据脑损伤的部位、程度、性质、年龄等不同，功能障碍的性质和程度有所不同，共同表现为上运动神经元损伤，肢体痉挛性瘫痪，继发出现肢体功能障碍或（和）畸形。

一、临床表现与分型

要选择正确的治疗方法，获得满意的矫形效果，骨科医生术前必须诊断清楚脑瘫的类型与畸形发生的机制。错误地选用针对其他类型脑瘫的治疗措施，反而会降低肢体原有的功能。例如，对强直性手足徐动症患者选用神经切断术或广泛的肌腱松解术，只会产生与原畸形相反的固定性畸形。再如，原发性共济失调型脑瘫如选用跟腱延长术，则只能使患者由共济失调步态转变为共济失调加蹲位步态。不管是做支具治疗还是手术，临床医生在进行任何治疗之前必须耐心确定患者脑瘫的类型。

（一）痉挛型脑瘫

锥体系损害，特别是大脑皮质损害后引起肢体肌肉张力升高，牵张反射亢进，且呈速度依赖型。被动屈伸关节的速度越快，肌张力增加越快，久之关节挛缩变形。此型（图11-1-2）约占脑瘫患儿的75%，常与其他型症状混合出现，适合手术治疗。

肌张力检查目前用 Ashworth 5 级分级法：

1. 肌张力正常。
2. 肌张力轻度增加、反射亢进。
3. 肌张力明显增加，关节屈伸呈折刀样感觉。
4. 肌张力更明显增加，关节不易屈伸，有折铅管样感觉。
5. 僵直于伸展或屈曲位（僵直）。

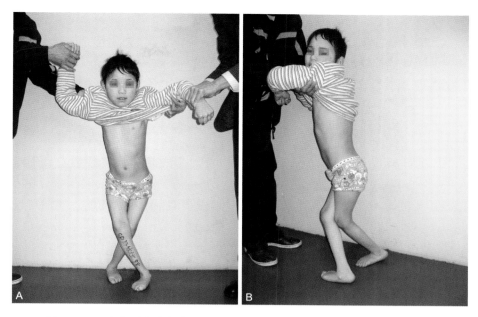

图 11-1-2　痉挛型脑瘫患者双下肢站立姿势异常（交叉步）和行走功能障碍

（二）手足徐动型脑瘫

由于锥体外系受损而出现无目的、不自主的动作，睡眠时消失。肌肉的张力呈动摇性，运动意愿与运动结果不一致，多累及全身，头控能力差，面部表情怪异，面部肌肉可出现不规则的局部收缩，呈现"龇牙咧嘴""挤眉弄眼"等怪异表情（图 11-1-3）。有的出现反复的舌尖紧缩，躯干、上肢不由自主的刻板动作，少数还有节律性不随意的交互活动、震颤。患儿喂养困难、语言障碍、说话含糊不清，

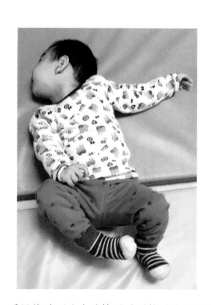

图 11-1-3　手足徐动型脑瘫肢体活动时伴随头不自主偏向一侧

关节变形和挛缩的可能性少。该型占脑瘫患儿 20% 左右。

（三）共济失调型脑瘫

病灶的部位主要在小脑，患者多为四肢瘫，由于运动感觉和平衡感觉障碍造成不协调运动。可单独或与其他型同时出现，主要表现为步态蹒跚，稳定、协调、平衡能力差，指鼻试验（+），肌张力低下。

（四）弛缓型脑瘫

表现为异常安静、抬头无力，显示发育迟缓，自主动作少，关节活动过度，喂养困难，语言迟缓，有时吐字不清。多为四肢瘫，肌张力低下，自主性运动少，无维持姿势的功能。当受到外界刺激时，肌张力会立即升高，以背部伸肌为主，呈"角弓反张"姿势；患儿多喜欢呈仰卧位："青蛙姿势"（图 11-1-4）。

（五）强直型脑瘫

此型占脑瘫患儿 4% 左右。病变累及广泛，病变脑损害的范围说法不一，可能是大脑皮质运动区病变为主或广泛的基底节损害造成的。一般认为由于苍白球的损害造成了全身肌肉张力极度亢进，肢体呈僵直状态。常常看到角弓反张，肢体被动活动犹如铅管，反射和阵挛均不易引出（图 11-1-5）。患儿生长、发育和预后均差。

（六）震颤型脑瘫

表现为眼球和肢体无规律的震颤。

（七）混合型脑瘫

同时有以上两种或两种以上类型的表现，以痉挛伴随手足徐动型为多见，往往以某一种类型为主。

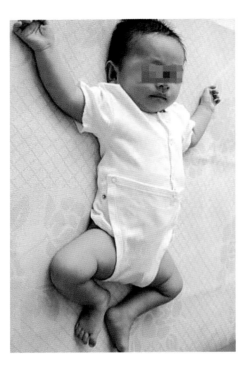

图 11-1-4　弛缓型脑瘫患儿仰卧位呈"青蛙姿势"

二、分类

根据瘫痪障碍部位分类（图 11-1-6），可分为：①四肢瘫；②双瘫；③截瘫；④偏瘫；⑤双重偏瘫；⑥三肢瘫；⑦单瘫

三、儿童手术治疗与康复原则

脑性瘫痪是一种残疾，是不可治愈的疾患，治疗目的是改善运动功能状态，减少继发肢体畸形，促进患儿心理健康发展，增强自理能力，促进融入社会的能力。

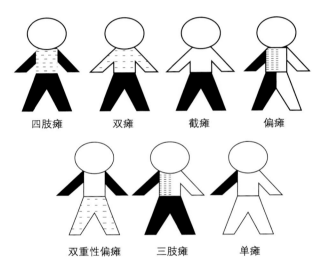

图 11-1-6　按瘫痪障碍部位分类

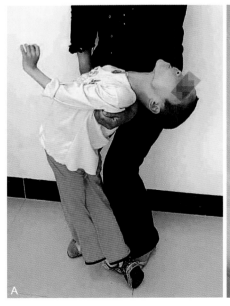

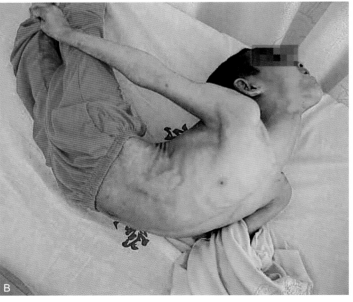

图 11-1-5　强直型脑瘫，受到刺激或运动时躯体出现重度角弓反张畸形

（一）手术治疗目标

矫形外科治疗的最终目标是改善患者生存质量。总体来说，最重要的是让患儿改善下肢步行能力、增加躯干稳定性；另外需预防继发病损，如早期髋内收肌松解降低髋关节脱位风险。通过纠正患者病理体态从而提升接受健康护理的容易度。

（二）儿童手术治疗策略

痉挛型脑瘫患儿一旦存在过高肌张力或产生固定性畸形，单纯通过康复锻炼很难达到满意效果，此时就需要采取手术治疗。脑瘫患者关节畸形形成的基础是肌肉痉挛造成的姿势异常和力量不平衡，所以原则上应先行神经手术解决肌肉痉挛问题，然后后期（至少6个月后）根据情况（有无骨关节畸形、肌腱挛缩、神经术式疗效不佳等）再决定是否行矫形手术治疗。痉挛型脑瘫的手术治疗最佳年龄为3~6岁，在康复训练基础上实施选择性脊神经后根切断手术，对于痉挛较局限的轻症病例也可以考虑行周围神经手术。在神经手术解除肌肉痉挛后，确实存在固定关节畸形的需二期矫形手术，应于神经手术后间隔6~12个月施行，不存在固定畸形的不需二期矫形手术。手术前、后及手术间期均应进行系统康复训练。手术的作用在于解除痉挛和纠正关节畸形，康复的目的是使患者提高肌力和关节控制能力，以提高运动能力和改善功能姿势。手术是康复的前提，康复是手术效果的保障，手术和康复同行。

矫形手术禁忌：明显的手足徐动；躯体严重的角弓反张畸形；扭转性痉挛所致的肢体畸形。

（三）指导CP患者术后功能训练

脑瘫后遗症中以痉挛型最多见，也是矫形外科手术治疗的主要适应证范畴。矫形外科治疗是通过解除肌肉痉挛和挛缩，降低肌张力，矫正骨和关节畸形，达到稳定关节，平衡肌力，增加关节活动度，方便护理，增加生活自理能力，提高生活质量的目标。

有些脑瘫儿因为在3岁前没有获得及时合理治疗，而错失康复机会。矫形外科手术就是为脑瘫患者进行运动康复创造条件，所以术后早期的功能训练是如何强调也不过分的。指导脑瘫患者康复训练要做到医患配合，一方面要充分发挥患者的主观能动性，另一方面要求医生有高度的责任心，及时指导患者开始训练，又要密切观察患者的病情变化，随时做出应对和调整。

脑瘫的矫形外科手术虽大部分是微创手术，但一方面是为维持局部稳定环境促进骨与软组织愈合，另一方面需要维持矫形位置，都需要内外固定或石膏制动。但局部的制动不应影响全身的运动康复，在术毕石膏凝固后用红蓝铅笔在管型石膏上写明手术名称、石膏固定时间、负重行走的时间等，此谓石膏医嘱，医生、护士、患者及家属一看便知，指导术后康复简单有效。对于通过内固定及外固定器固定的患者，要求医生早期向患者和家属解释说明，在固定稳固的情况下可以做主动和被动的肢体活动，并指导和示范动作的幅度和力度，早期卧床期间应进行肢体肌肉等长收缩，因下肢屈肌群挛缩更明显，故早期俯卧位锻炼腰背肌和臀肌力量，更有利于改善姿势异常（图11-1-7）。一般髋以下手术，术后3天，病情稳定，石膏和外固定稳固，就可训练用助行器辅助下离床站立、行走。早期锻炼的好处在于可以预防卧床的压疮、静脉血栓、泌尿系感染等并发症，改善心肺功能，增加肺活量，促进全

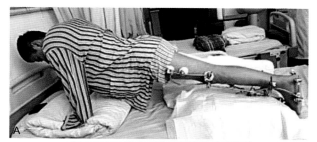

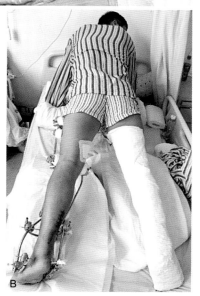

图 11-1-7 早期卧床俯卧练习臀肌、腰背肌和上肢力量

身血液循环，促进胃肠蠕动，使食欲增加，预防便秘，早期训练肌肉间的协调性，重新建立动态平衡，患者可以体会到畸形矫正后站立行走功能的改善，为进一步康复和治疗树立信心。

通常在只有腘绳肌松解的软组织手术后，跨膝关节固定的外固定器在4周内拆除，之后通过石膏或支具进一步固定（图11-1-8）。术后石膏固定一般

不超过8周。足踝部的外固定器，在只进行了软组织手术或跟骨截骨的情况下，可在8~10周后拆除，而进行了距下关节或跗中关节截骨的手术，外固定器固定时间在12周后确定骨愈合后拆除。因要克服肢体的持续性肌肉痉挛，故外固定强度要足够。外固定或石膏拆除后，应该再通过佩戴支具维持矫形效果6~8周。

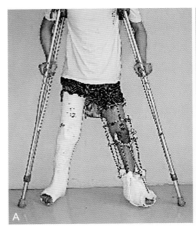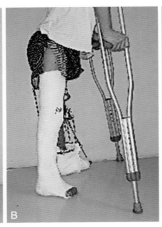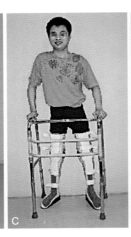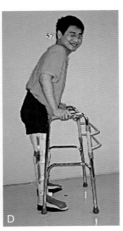

图 11-1-8 带石膏下地行走锻炼

（秦泗河）

第二节 4670例脑性瘫痪手术统计分析

从1980年9月至2018年12月31日，秦泗河矫形外科共手术治疗脑性瘫痪4670例，占同期手术治疗各种肢体畸形残疾患者35075例的13.3%，其统计分析数据结果，对脑瘫流行病学研究、临床外科治疗有较大的参考价值。

一、性别比例

患者性别	手术例数	所占百分比（%）
男	3167	67.82
女	1503	32.18

本组数据显示脑瘫就诊手术的患者，男性发病率明显多于女性，是否代表真实发病率值得深入研究。

二、手术时年龄

年龄段（岁）	手术例数	所占百分比（%）
1~5	669	14.33
6~10	1301	27.86
11~15	1096	23.47
16~20	855	18.31
21~25	418	8.95
26~30	209	4.48
31~35	61	1.31
36~40	42	0.90
41~45	9	0.19
46~50	4	0.09
51~55	2	0.04
56~60	3	0.06
60以上	1	0.02

（续）

年龄段（岁）	手术例数	所占百分比（%）
最大年龄	63 岁	
最小年龄	1 岁	
平均年龄	13.1 岁	

注：秦泗河矫形外科手术治疗的脑性瘫痪患者中，15 岁以下的少年儿童患者 3066 例，占 66.65%。16 岁以上者 1604 例，而这些患者既往多没有实施正确的矫形手术治疗。为何有这么多延误手术治疗的患者？这与中国各个大医院缺乏外科治疗脑性瘫痪的医生，致使许多患者只知道做康复训练，不相信手术治疗是重建痉挛型脑性瘫痪快捷有效的科学方法有关。

三、历年手术例数

年份	手术例数	所占百分比（%）
1985 年之前	65	1.39
1985—1989	457	9.79
1990—1994	1049	22.46
1995—1999	891	19.08
2000—2004	542	11.61
2005—2009	619	13.25
2010—2014	657	14.07
2015—2018	390	8.35

四、胎次统计

患者胎次	手术例数	所占百分比（%）
1	2360	50.54
2	1004	21.50
3	316	6.77
4	122	2.61
5	54	1.16
6	22	0.47
7	9	0.19
8	3	0.06
弃婴或领养	4	0.09

注：本组统计中，有 775 例患者没有记录胎次

五、常用术式

术式名称	1~14 岁	14 岁以上	合计	使用频率（%）
股内收肌松解术	1034	636	1670	35.76
跟腱延长术	960	557	1517	32.48
股薄肌松解术	614	427	1041	22.29

（续）

术式名称	1~14 岁	14 岁以上	合计	使用频率（%）
颈总动脉外膜交感神经网剥离术	717	227	944	19.79
胫后肌腱延长术	419	307	726	15.55
闭孔神经切断术	384	220	604	12.93
腘绳肌延长术	224	318	542	11.61
跟距关节融合术	160	318	478	10.24
跖腱膜松解术	98	124	222	4.75
腓肠肌腱膜延长术	166	45	211	4.52

六、外固定器使用情况

年份	组合式外固定器	Ilizarov 外固定器
1980—1989	1	0
1990—1999	5	1
2000—2009	108	25
2010—2018	510	217

七、手术类别

手术类别	手术例数	所占百分比（%）
上肢畸形矫正与功能重建	178	3.81
下肢畸形矫正与功能重建	3479	74.50
颈动脉外膜神经网剥离术	944	20.21
选择性脊神经切断术	69	1.48

八、瘫痪类型

瘫痪类型	手术例数
痉挛型	2857
混合型	572
颅脑型	19
共济失调型	12
手足徐动型	11
其他截瘫型	59
其他偏瘫型	305
其他四肢型	56
其他类型	779

注 1："痉挛型"含截瘫痉挛型、偏瘫痉挛型、四肢痉挛型。
注 2："混合型"含截瘫混合型、偏瘫混合型、四肢混合型。

（秦泗河　王一岚）

第三节　下肢剪刀腿畸形

脑性瘫痪：
双股内收肌
松解、长腿
石膏固定术

脑瘫剪刀步或称剪刀腿畸形，是痉挛型双下肢脑性瘫痪最常见的畸形。严重者双腿交叉，膝关节始终屈曲，足前部着地行走，步行时一侧肢体总是插至对侧肢体前方，前后交叉移动呈剪刀步或交叉步，支撑相延长，摆动相缩短，为不稳定的疲劳步态。患者被动髋关节外展困难，无法顺利完成迈步动作，若发展至少年期，易继发髋关节脱位和股骨上段扭转畸形。剪刀步态是青少年及幼儿脑瘫最常见步态。

一、病因

主要为股内收肌、股直肌、腘绳肌、小腿三头肌痉挛及挛缩导致。

二、手术适应证

单侧下肢或双下肢同时有髋、膝、踝关节痉挛性和挛缩性畸形，预计术后能达到独立或改善行走者。

三、手术治疗策略

同期矫正髋内收、内旋畸形、屈髋，屈膝畸形，及足踝部畸形。若实施管状骨的截骨矫形手术，应放到最后或二期手术实施。

四、常用手术方法

（一）股内收肌松解及闭孔神经前支切断

患肢髋关节外展位绷紧股内收肌腱，近耻骨处以尖刀皮下切断股内收长肌和部分内收大肌附着点，术中即发现髋关节已达到适度外展，切口不需缝合。是否需要更为广泛的耻骨肌、内收大肌、内收短肌松解，关键取决于术中被动髋外展幅度，Cornell 主张至少应达到 30° 髋外展，也有主张至少 40°，Sussman 则主张应达到 50°。如果股内收肌需要做广泛松解或同时实施闭孔神经浅支切断术，宜施行皮肤切开松解。需要施行闭孔神经切断时，可向内牵开内收长肌，于内收短肌表面可清楚显露闭孔神经前支，轻微钳夹可诱发内收长、短肌及股薄肌收缩反应以确认之，而后将其切除 1~2 mm。

（二）股薄肌皮下切断

助手维持膝关节伸直，髋外展、外旋位，在大腿下段内侧能清晰触摸到绷紧的肌腱，在手指引导下插入尖刀切断，能减轻股内收、内旋畸形。

（三）近端股直肌松解

患者仰卧位，臀部略垫高。取髂股前入路下段切口，锐性切开髂前上棘处大腿前筋膜，注意保护股外侧皮神经。自髂前上棘，找出缝匠肌与阔筋膜张肌间隙，钝性解剖分离该间隙，分别向内、外牵开缝匠肌、阔筋膜张肌。如若显露困难，可自髂前上棘横断缝匠肌。由此间隙进入深部后，于髂前下棘确定股直肌直头，沿股直肌直头略向远侧解剖分离找出股直肌总腱，Z 形延长股直肌总腱。

（四）腓肠肌肌腱皮下切断

适用于腓肠肌肌腱挛缩，而比目鱼肌无挛缩的患者。临床表现为伸膝位马蹄足畸形出现，屈膝位马蹄足畸形消失或明显减轻。采用仰卧或俯卧位，助手维持膝关节伸直，踝关节背屈，将腓肠肌腱膜拉紧，在腓肠肌的腱-肌交界处，在肌腱内、外侧的不同高度，用尖刀先经皮切断腓肠肌腱膜的内侧束，再于不同平面切断外侧束，使踝关节能背伸 10° 位，无须缝合切口。

五、术后管理

长腿管型石膏固定膝关节 0° 位、踝关节背伸 10° 位，双髋 45° 外展固定 4~6 周。

六、典型病例

双胞胎男孩，5 岁，7 个月早产致脑瘫，痉挛型双下肢髋屈曲、内收、内旋伴屈膝畸形，不能站立及行走，搀扶下呈剪刀步态行走（图 11-3-1）。

手术策略：双股内收肌、股薄肌松解，双侧闭孔神经前支切断，双侧腓肠肌腱膜皮下切断。软组织手术松解顺序是由上而下，即由髋关节到踝足。

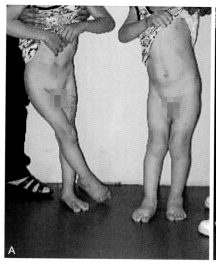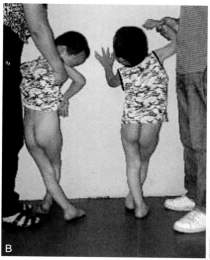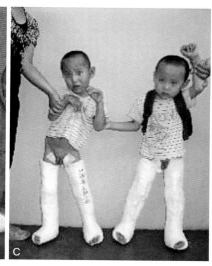

图 11-3-1 双胞胎男孩，5 岁，痉挛型脑瘫。A、B.术前检查站立行走时呈"交叉腿（剪刀步）"；C.术后双下肢长腿石膏固定，练习双下肢外展位行走

七、康复原则

康复治疗是脑瘫治疗的根本，目的是减轻脑损害对患肢的不良后果，尽最大努力改善功能，提高运动能力、语言能力和生活自理能力，争取达到能够受教育（正常教育或特殊教育）和生活自理。患儿脑瘫诊断明确后即应开始康复治疗，脑瘫康复治疗需要长期坚持，系统训练，以提高和维持患者相对正常的四肢运动水平。

康复的原则主要包括：

（一）早期发现、早期治疗

婴幼儿运动系统处于发育阶段，早期发现运动异常，早期加以纠正，容易取得较好的效果。

（二）促进正常运动发育，抑制异常运动和姿势

按小儿运动发育规律进行功能训练，循序渐进，促使小儿产生正确运动。

（三）综合治疗

利用各种手段对患儿进行全面，多样化的综合治疗。除针对运动障碍进行治疗外，对合并的语言障碍、智力低下、癫痫、行为异常也需要进行干预，还要培养其面对日常生活、社会交往及将来从事某种职业的能力。

（四）家庭训练和医生指导相结合

脑瘫的康复是一个长期的过程，短期住院治疗不能取得良好的效果，许多治疗需要在家庭中完成，家长和医生密切配合，共同制订训练计划，评估训练效果，在医生指导下纠正不合理的训练方法。

（郭保逢 秦泗河）

第四节　膝关节畸形

一、屈膝畸形

痉挛型脑瘫屈膝畸形（knee flexion deformity）病因复杂，存在着动力性、静力性、杠杆臂功能不良、医源性等多种病理生理机制。

（一）屈膝畸形病理生理机制

1. 动力性机制　动力性机制即肌源性动力失调，亦即肌肉痉挛与挛缩或软弱。

（1）腘绳肌痉挛与挛缩机制：多数痉挛性脑瘫在整个步行周期支撑相腘绳肌处于高活性状态（痉挛），导致了支撑相持续性屈膝姿态、限制了最大屈髋能力，从而缩短了跨距。后期腘绳肌挛缩则更造成了步行周期膝关节的固定屈曲畸形。

（2）股四头肌软弱机制：正常步行中，股四头肌特别是股直肌都具有重要作用。痉挛型脑瘫股四头肌与腘绳肌等长收缩力量均减弱，而膝关节接近伸展位时股四头肌软弱更为明显；更有研究证实，随着蹲伏步态的进展，膝关节伸肌结构被动牵伸拉长，可出现继发性股四头肌软弱。这显然降低了股四头肌对抗地面反作用力的被动屈膝效应，降低了对抗腘绳肌痉挛效应，成为脑瘫屈膝步态的动力性病因之一。

（3）髋屈肌机制：生物力学分析已确认骨盆前倾能够增大腘绳肌紧张度。由此，众多学者认为，腰大肌等髋屈肌痉挛与挛缩所致的骨盆前倾，是屈膝蹲伏步态的病因之一。而 Deluca 腰大肌腱切断的临床实践，似乎并无显著性骨盆姿态改善。可见骨盆前倾成因及其发挥屈膝机制，有其复杂性一面。

2. 静力性机制　现已明确，随着患者蹲伏步态的延续，会引起膝关节后关节囊及韧带结构挛缩，甚至膝关节骨性结构改变，从而继发膝关节固定屈曲畸形。

3. 杠杆臂功能不良机制　股骨反旋、胫骨外扭转畸形和距下关节不稳所致的足外翻、外旋、背屈畸形，造成了步行周期足过度外展位（即过度外展位足行进角），沿行进路线足跟至距骨头间距缩短，从而减小了支撑相地面反作用力的伸膝力矩，致使支撑相膝关节稳定性下降，而产生屈膝步态（图 11-4-1）。

（二）屈膝畸形转归

具有步行能力的痉挛型脑瘫，屈膝畸形阻碍了摇动末期正常的伸膝功能，以致支撑相早期膝关节已提前处于过度屈曲状态；若腘绳肌进一步挛缩，整个支撑相将呈现伸膝功能丢失，而展现步行周期屈膝状"蹲伏步态"。这明显减弱了患者步行耐受性、步行效率，增大了步行能耗；屈膝姿态步行及持续股四头肌活性状态牵伸、拉长了伸膝结构，不但继发性削弱了伸膝结构机械效能，而且致使髌-股接触应力增大，继发青少年期髌骨软骨软化症性膝前痛，进而生命晚期可进展成退行性骨关节炎。

（三）屈膝畸形与步态临床检诊

鉴于痉挛型脑瘫屈膝畸形复杂的病因与病理生理机制，正确的术前评估、个体化掌握患者屈膝步态机制，对正确决策矫形外科治疗方案、继而获取良好的预后十分重要。临床评估重在了解：①腘绳肌、股四头肌肌力；②腘绳肌痉挛与挛缩；③膝关节固定挛缩；④骨盆倾斜；⑤髋、踝关节畸形；⑥股骨与胫骨扭转畸形；⑦距下关节失稳性足外翻、外旋畸形。

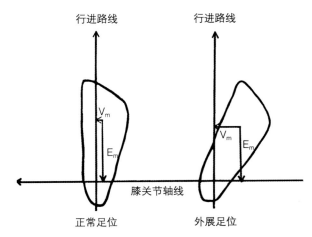

图 11-4-1　步行周期足行进角与地面反作用力膝关节力矩。纵轴为行进路线，横轴为膝关节轴线，V_m 外翻力矩臂、E_m 伸展力矩臂。左图正常行进足。右图外展位足

（四）重度屈膝畸形Ilizarov治疗方法

1. Ilizarov 膝关节牵伸器（图 11-4-2）矫正屈膝

畸形。

2. 典型病例（图 11-4-3）。

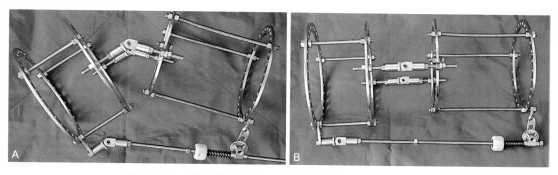

图 11-4-2 膝关节牵伸器：A.屈膝牵伸前；B.屈膝牵伸后

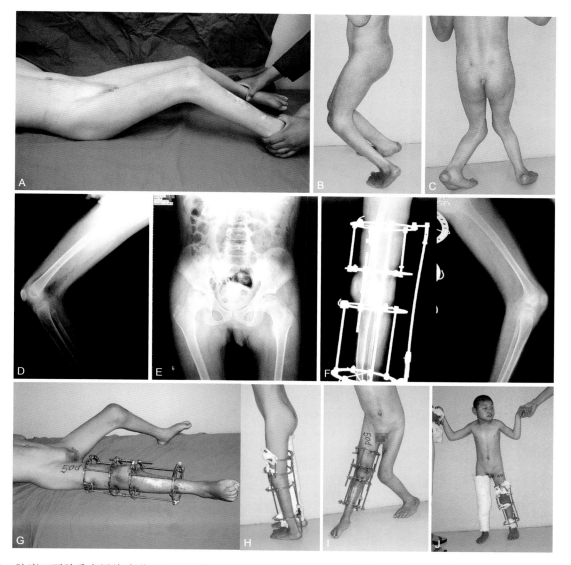

图 11-4-3 脑瘫双下肢重度屈膝畸形，Ilizarov 技术分期牵伸矫正。A~C.患者男，11 岁，双下肢屈膝及股内收畸形；D、E.在股内收肌松解的基础上，实施 Ilizarov 技术牵伸矫正膝关节屈曲畸形；术后 40 天，右膝关节屈曲畸形完全矫正，左下肢在支具控制下练习行走；F、G.X 线片显示屈膝畸形矫正满意，膝关节间隙维持良好；H~J.二期实施左下肢同样的矫形手术，最终双侧股内收、屈膝畸形获得满意矫正，佩戴支具进行功能锻炼

二、脑瘫髌骨高位畸形

髌骨上移在痉挛性屈膝的患者很常见，患者长期在屈膝位行走，为了维持膝关节的稳定，股四头肌持续强力收缩，迫使髌骨逐渐上移，髌韧带被拉长，如此更减弱了股四头肌的伸膝力量，形成恶性循环。如此类患者屈膝畸形不解决，随生长发育，病程越长，屈膝畸形越加重，若屈膝畸形达到50°，而髌骨上移的程度达到一定的高度就相对固定了，髌骨两侧的支持带挛缩，股内侧肌、股外侧肌参入伸膝的功能弱化，更加重了腘绳肌腱的挛缩，患者只能呈蹲伏位行走，甚至依靠轮椅行动。此种类型必须在矫正屈膝畸形的同时，将上移的髌骨牵拉恢复到正常的位置，同时缩短被拉长松弛的髌韧带，

如此术后髌骨伸膝的杠杆力臂增加，膝关节稳定，能够直立行走，屈膝畸形矫正后，就不易复发。作者设计组装了膝关节与髌骨牵拉器，经临床应用获得满意的效果。

适应证：痉挛型固定性屈膝畸形 >40° 伴髌骨上移，髌韧带的长度 > 髌骨长轴线的1.5倍，年龄 >12周岁。Ilizarov技术牵拉矫正适应于16岁以上，屈膝畸形与髌骨上移严重的患者。

治疗：不做手术切口，仅安装Ilizarov牵伸器，术后逐渐调整牵伸器，在矫正屈膝的过程中，同时使髌骨下移，牵拉2周达到位置后，二次手术显露髌韧带给予短缩缝合，髌骨牵伸器再维持6周直到髌韧带牢固愈合，再拆除牵伸器（图11-4-4）。

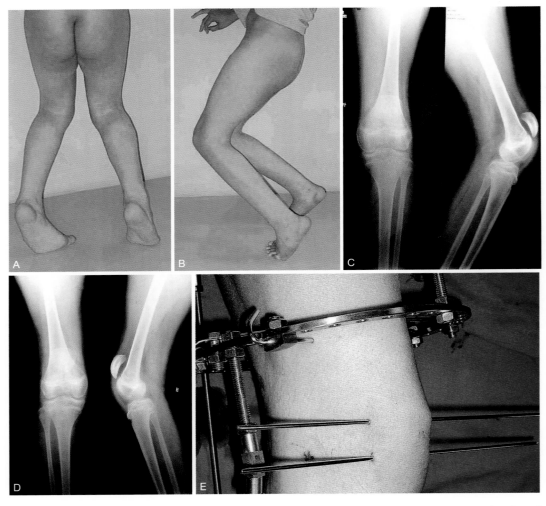

图11-4-4　Ilizarov技术矫正脑性瘫痪屈膝畸形伴髌骨高位。A、B.患者男，13岁，截瘫痉挛型，双下肢重度屈膝及马蹄足畸形；C、D.X线检查，双侧髌骨显示高位，实施双膝关节屈曲畸形牵拉矫正加髌骨牵拉性下移术；E.髌骨横行贯穿2枚钢针，安装上牵拉装置

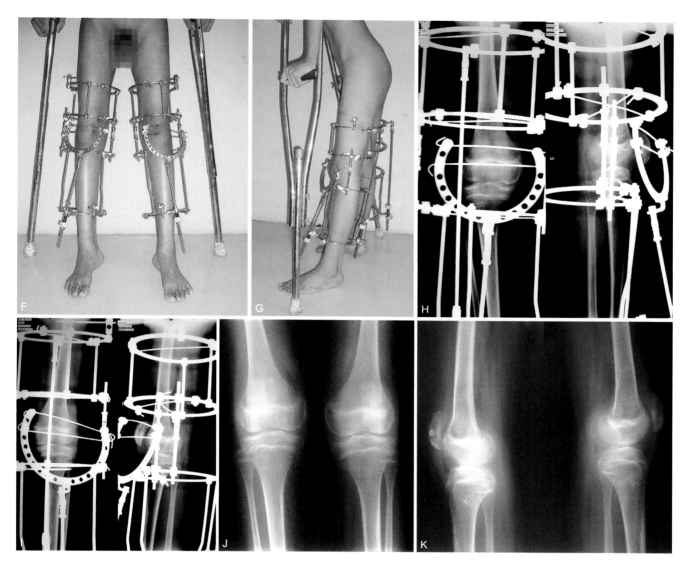

图 11-4-4（续）　F、G.双膝关节屈曲畸形在牵拉矫正过程中，患者可扶双拐锻炼行走；H、I.膝关节 X 线检查，屈膝畸形已矫正，髌骨已下移，局麻下将髌韧带手术紧缩；J、K.术后 6 个月在患者当地医院拍摄 X 线片复查，屈膝畸形完全矫正，髌骨下移到正常位置

（秦泗河　郭保逢　石　磊）

第五节 足踝部畸形

脑瘫发生痉挛型麻痹可引起足部一种或数种畸形，如马蹄足畸形、足外翻、足内翻、仰趾足、蹬外翻、蹬囊炎、爪形趾等。这些足的畸形可以单独发生，但更多是与髋、膝关节的畸形同时存在。

一、常见脑瘫后遗足踝畸形

（一）马蹄足畸形

痉挛型脑瘫所致的马蹄足畸形最为常见，根据患者的年龄、畸形的程度、畸形性质及其伴发畸形以及临床表现等，作者进行以下分类。

1.跟腱痉挛型马蹄足　跟腱并无挛缩，临床表现为，患儿紧张或行走时出现马蹄足（也称尖足畸形），静止站立时足跟可落地。一般见于幼儿或儿童，根据小腿三头肌受累的部位，又分腓肠肌痉挛、比目鱼肌痉挛或以上两条肌肉同时痉挛。若单纯腓肠肌痉挛，伸膝时马蹄足出现或明显加重，屈膝时马蹄足减轻或消失。

2.跟腱挛缩型马蹄足　小腿三头肌在痉挛的基础上发生挛缩，在患者静止的状态下马蹄足畸形也不能消失。多见于少年或成年患者。

3.复合马蹄足畸形　在马蹄足畸形的基础上并发马蹄内翻、外翻足或马蹄高弓足畸形。

4.屈膝畸形并发马蹄足　马蹄足发生的主要原因乃因屈膝畸形所致，因屈膝畸形发生后，患肢站立时为增加膝关节的稳定性，必须取马蹄位，腓肠肌强力收缩，久之导致跟腱挛缩（图10-7-1）。但马蹄足也可并发屈膝畸形，手术前应仔细检查，正确分析两个畸形之间的因果关系。

（二）足外翻畸形

脑瘫患者中，足外翻畸形的发生率高于足内翻畸形，仅次于马蹄足畸形。临床多表现马蹄足、平足、前足外展与后足外翻的组合表现。主要发生机制：跨越跟距关节痉挛或挛缩的腓骨肌和软弱的胫骨后肌，是动力性后足外翻形成的主要原因。足外翻畸形手术矫正较困难，但对于足的功能影响相对较小。足外翻畸形手术矫正的效果较足内翻畸形差。

根据临床表现将痉挛型足外翻畸形分为：

（1）单纯足外翻畸形：跟腱无挛缩，部分患者甚至表现为跟腱松弛。

（2）马蹄外翻足畸形：在跟腱挛缩的基础上伴有足外翻畸形。由于此类足外翻畸形患者的前足明

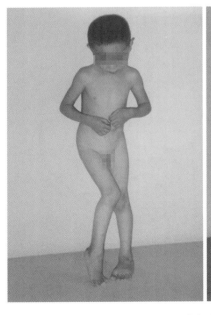
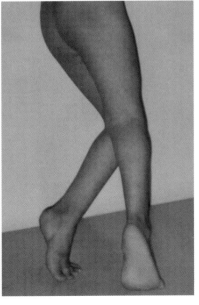

图 11-5-1　屈膝畸形并发马蹄足

显背屈、外展，患者站立时双膝关节几乎皆取一定的屈曲位，并无马蹄足的表现，但将膝关节伸直，前足被动恢复到正常位置时，就可发现跟腱有明显挛缩畸形。

Aiona、Sussman 指出，在足外翻畸形中原发致畸因素最多见于小腿三头肌与腓骨肌的挛缩。挛缩的三头肌像弓弦一样作用于跟骨，踝关节正常的背屈活动受碍，使背屈发生于中跗关节，作为背屈活动的一部分，跟骨发生外翻，从而使载距突从其位于距骨头之下的正常支持点移开，前足在中跗关节外展，距骨较正常位置更靠内且垂直，足部站立位侧位 X 线片显示距骨实际上呈垂直方向并以距骨头为支点。

另外患肢合并股内收、内旋畸形，站立或行走时胫骨扭转，必然增加前足外展、后足外翻的扭曲力，从而促使足外翻畸形的发生。因此，术前判定有无合并股内收、内旋畸形，有无跟腱挛缩，对外科治疗足外翻畸形手术方法的选择有重要指导意义。

（三）足内翻畸形

痉挛型足内翻畸形往往伴有马蹄足畸形，必须确定内翻不是由于股骨或胫骨向内侧扭转所引起。Root 曾观察到内翻足的患儿足趾着地时，由于胫后肌的过度活动，内翻畸形加重。动态步态研究表明，胫后肌腱在摆动相是活动的，且其活动可能为持续性，在任何情况下，在单纯内翻或马蹄足病例中，胫后肌腱通常是致畸的重要因素。其他内翻肌异常、外翻肌肌力减弱，不论是确实的还是相对的，均可加重畸形。小腿三头肌痉挛或挛缩均明显加重内翻足功能障碍。

（四）仰趾足畸形

原发性仰趾足畸形很少见，其主要原因为胫骨前肌过度痉挛所致。但临床上更多见于因跟腱实施过度延长后，减少了对抗伸踝肌痉挛的力量而发生仰趾畸形。这将明显减弱踝关节与膝关节的稳定，严重影响站立行走功能。

（五）痉挛型踇外翻畸形

其发生原因为踇长伸肌与踇内收肌的痉挛所致，痉挛型踇外翻畸形更多见于足外翻，也可以认为是严重足外翻畸形的合并症，但很少并发第二足趾的锤状锤形与第二跖骨头下的疼痛性胼胝。

二、脑瘫后遗足踝畸形的治疗原则

脑性瘫痪的外科治疗主要适用于痉挛型和部分混合型脑瘫，治疗分手术治疗与保守治疗两种手段，但实际上多数情况下应该共同采用。

（一）保守治疗

保守治疗主要适用于学龄前儿童，若掌握恰当，且其家属学会正确应用，配合解痉药物，亦可以有效地矫正足的马蹄或内、外翻畸形，并可以预防足的畸形发展，常用的方法有：手法按摩，持续被动牵伸痉挛或挛缩的肌肉。石膏矫形、指导下训练、佩戴可调式足踝矫形托或矫形器等。一旦畸形矫正，患儿晚间应常规佩戴矫形器，防止畸形复发。

（二）手术适应证

脑瘫后遗足踝畸形的手术适应证是相对的，严重的马蹄足畸形或足内翻畸形都应手术矫正，外翻足若影响功能也应手术矫正。但一般说来，患者必须是痉挛型，应具有站立、行走的条件，智力与精神基本正常，术前应进行步态分析，有助于治疗方法的选择。

手术的年龄：取决于足踝畸形的程度和类型，一般认为应 >6 岁，但明显的内翻足畸形应早期手术矫正。外翻足或马蹄足可先试用保守治疗，如支具能够维持畸形矫正就不采用手术，而且同一肢体的其他畸形，即使在手术矫正后仍需要继续应用支具时，也应暂缓手术。

（三）脑瘫手术的主要类别

1. 肌腱手术　肌腱延长或切断术，筋膜切断，肌腱移位术。

2. 骨性手术　如合并足内翻或外翻骨性畸形时实施跗骨截骨术、关节融合术，成角畸形或旋转畸形时实施胫骨、股骨截骨术。

3. 神经手术　周围神经运动分支切断、交感神经切除。尤其是近年开展的选择性脊神经后根切断术（selective posterior rhizotomy, SPR），其解除痉挛的基本机制是：选择性切断脊神经后根，阻断肌梭兴奋传入，阻断脊髓反射的 γ- 环路，从而限制下行抑制受损所致的肌牵张反射过强的易化趋势。若手术指征掌握恰当，脊神经节段与脊神经后根选择的方法与切断的比例正确，能够综合性减低肢体整体的痉挛水平，从而矫正或改善痉挛性马蹄足畸形，改善步态。由于手术部位在腰部脊神经，此章不做详细叙述，手术方法请参考有关书籍。

4.脑外科手术　脑内胚胎组织移植、脑立体定向手术。

（四）矫形手术的基本策略

脑性瘫痪的肢体畸形，是由于受损部分脑的错误指令引起肌肉的不协调僵硬后，逐渐发生关节的变形，手术治疗并不能完全消除导致肢体畸形的中枢性原因，但由于近年矫形外科技术的发展，已经可以采用简单的手术方法，有效的矫正下肢的畸形。

手术治疗的基本原则是，①通过周围神经支的选择性切除，解除部分肌肉的痉挛。②松解挛缩的筋膜。③切断或延长挛缩的肌腱。④平衡肌肉的痉挛。⑤矫正骨性改变的畸形。⑥改善患者的生活功能或站立行走功能。脑性瘫痪的矫形手术，应尽可能采用最简单的手术方法矫正畸形。

手术治疗的顺序是，在条件允许的情况下先实施 SPR 手术解除肢体痉挛，进行康复训练半年后，而后根据肢体畸形残存的情况，合理安排实施矫形手术。也有的学者建议 SPR 手术与矫形手术同期实施，如此有利于术后进行功能训练。

手术可能有助于：①矫正畸形或预防畸形的发生，无论是静止性、动力性或两者同时存在者；②平衡肌肉力量；③稳定不能控制的关节，改善行走站立功能。术后应进行综合康复。

多级外科（multilevel surgery）策略：由于脑瘫一个或两个肢体从髋、膝、踝、足可以同时发生多个畸形，一个关节的畸形可能是下肢其他关节畸形的发生原因或结果。若按传统外科观念，一次手术矫正 1~2 个畸形，多个关节部位的畸形需分次手术矫正，如此治疗理念，已手术矫正的畸形很易复发。在矫形手术的策略上，作者多采用联合性手术，即一个或两个下肢的多关节畸形一期手术矫正（10-7-2），恢复双下肢的持重力线，为站立行走创造良好的基础（图10-7-3）。或一次手术即可以满意的矫正复杂的复合畸形，如严重的马蹄内翻足（图10-7-4），国外称其为多级外科策略。

手术与康复训练：康复训练是术后疗效的重要保证。手术前即应给患者家属讲清楚，三分手术，七分训练。矫形器的应用 是脑瘫外科治疗的重要环节，尤其在生长、发育中的儿童，足、踝畸形手术矫正后，晚间睡觉时应常规佩戴矫形器，以防止畸形复发。

（秦泗河）

第六节　秦泗河下肢管型石膏技术的巧妙应用

近年来虽然多种类型高分子材料用于矫形外科，且已显示出其轻便、透气、不怕水、不遮挡 X 线检查的突出优点，但石膏的经济、简便和良好的塑形性能，仍是目前其他材料不能完全代替的。娴熟地应用好各种石膏固定技术和矫形器，是秦泗河下肢肢体功能重建矫形手术获得良好效果的基本保证之一，也是矫形外科医师技术水平的重要标志。

一、石膏应用适应证

肢体畸形发生发展的早期，将肢体控制在功能位可避免畸形的发生，应用石膏塑形的特点，能逐渐矫正下肢的某些畸形，如马蹄内外翻足、屈膝畸形等。膝反屈畸形者若无条件佩戴支具，可用管型石膏将膝关节固定在轻度屈曲位 3~6 个月，如此既

有利于患肢的站立行走，又能矫正或部分矫正膝反屈畸形。

截骨矫形手术后虽然做了内固定或穿针外固定，用石膏短期制动于矫形需要的位置，可减轻患者的疼痛和肢体肿胀，有助于早期护理。

下肢的各种软组织松解术、肌腱移位术、关节融合术、截骨术，有些患者可单用石膏固定肢体于矫形外科需要位或功能位。

儿童下肢痉挛的肢体在麻醉状态下解除痉挛，用长腿管型石膏固定于功能位，然后带石膏下地锻炼行走，6 周后去掉石膏，能够缓解痉挛，矫正关节畸形（图 11-6-1）。

制作支具前用石膏做模型（图 11-6-2）。

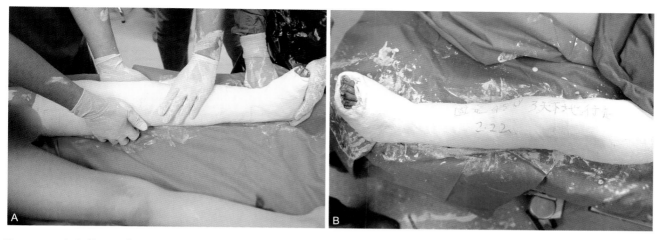

图 11-6-1　长腿管型石膏三点固定原则。A.膝关节上方、胫前内外侧作为定点固定塑形，踝上一侧作为动点固定塑型；B.塑型结束，标注石膏医嘱

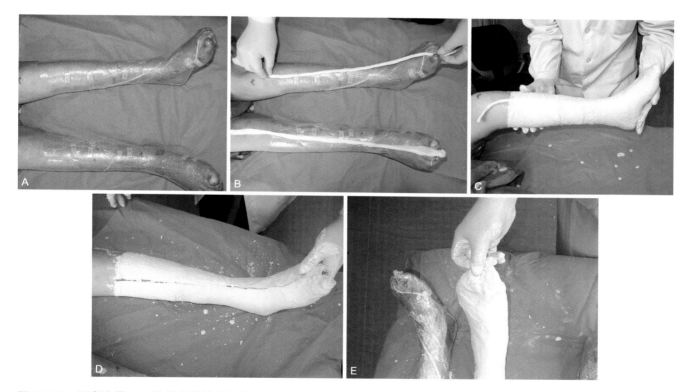

图 11-6-2　石膏取模。A.取模前保鲜膜包绕；B.放置绑带条；C.石膏取模并塑形；D.提拉绷带条将石膏模切开；E.石膏模具成形固定

二、秦氏下肢管型石膏一次塑形固定法与石膏医嘱

（一）适应证

髋关节以下的各种软组织及骨性手术，实施双侧股内收肌松解和闭孔神经肌支切断手术后的患者，可用双下肢外展位石膏固定。为了控制下肢旋转畸形，石膏下可放置横木（图 11-6-3）。

实施周围神经肌支切断术治疗痉挛型马蹄足，也应该制作小腿管型石膏，以控制足在功能位（图11-6-4）。

（二）石膏医嘱

石膏凝固后用红蓝铅笔在管型石膏上写明：

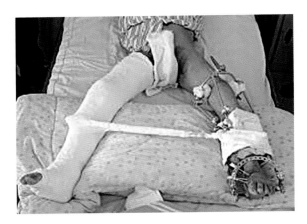

图 11-6-3　双髋内收畸形软组织松解术后髋外展石膏固定

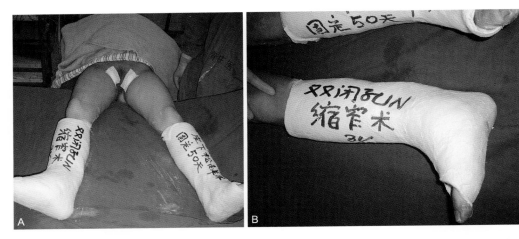

图 11-6-4　A.下肢周围神经支选择性切断术与肌腱松解，术后石膏固定踝关节于 0° 位。双侧闭孔神经缩窄术及双侧腓肠肌腱膜皮下切断术；B.术后小腿石膏固定 50 天，并维持髋关节外展位，术后 5 天患者即能下床负重行走

①手术名称；②石膏固定时间；③术后下床不负重行走或负重行走时间，其他注意事项等（见图 11-6-1）。如此写成的石膏医嘱，术后医生、护士、患者及患者家属一看便知。

三、石膏固定典型病例

（一）软组织手术结合下肢管型石膏固定

　　一期手术解除脑瘫"畸形链"，术后可早期下地活动（图 11-6-5）。

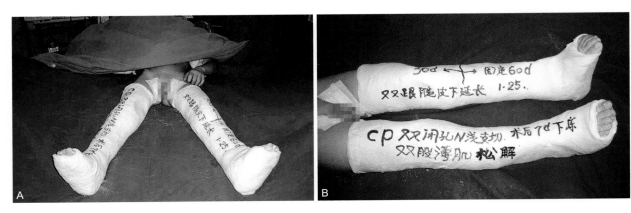

图 11-6-5　软组织松解结合石膏技术一期矫正脑瘫患者髋内收、屈膝、马蹄足畸形：A.术后髋外展位固定；B.石膏医嘱

（二）跟腱延长结合胫神经缩窄术矫正合并踝阵挛的马蹄足

术后管型石膏固定，可早期下地活动（图11-6-6）。

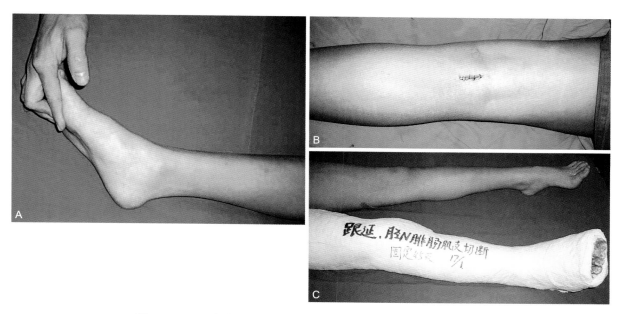

图 11-6-6　A.术前马蹄足；B.胫神经缩窄术；C.长腿管型石膏固定

（三）脑瘫屈髋、屈膝、平足外翻复合畸形

外固定矫形结束辅以管型石膏早期功能锻炼（图11-6-7）。

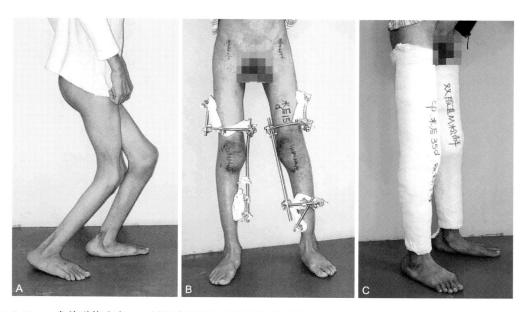

图 11-6-7　A.术前蹲伏步态；B.矫形术后组合式外固定器固定；C.拆除外固定器后双下肢石膏辅助功能锻炼

（四）脑瘫双下肢畸形

根据畸形严重程度可选择石膏、外固定器械同时矫正（图 11-6-8 ）。

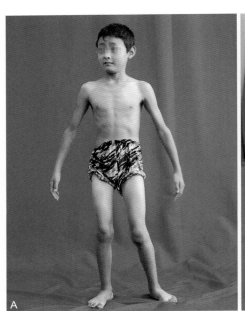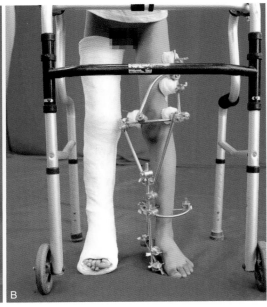

图 11-6-8   A. 痉挛型脑瘫剪刀步，屈髋、屈膝、双股内收、尖足复合畸形；B. 行软组织松解，左下肢畸形较重采用组合式外固定器固定，右下肢畸形较轻采用长腿管型石膏固定

（秦泗河   郭保逢   焦绍锋）

参考文献

[1]   秦泗河，郑学建，王振军. 矫形手术治疗脑性瘫痪下肢畸形（附 685 例报告），中国矫形外科杂志. 1994, 4: 196~198.

[2]   秦泗河. 陈哨军，于炎冰，脑性瘫痪的外科治疗. 北京. 人民卫生出版社，2008.

[3]   毛宾尧. 痉挛性瘫痪的手术治疗. 见朱通伯，戴克戎主编. 骨科手术学. 2 版. 北京：人民卫生出版社，1998: 1738-1742.

第十二章　创伤后下肢残缺畸形矫正与功能重建

第一节　概　述

创伤后遗下肢畸形多由交通、建筑及工业中的高能量损伤导致，受伤时骨折多伴有严重软组织损伤或骨外露。小儿好奇、好动，自身保护意识较弱，理智判断与自控力差，发生车祸伤、摔伤的概率高，男孩多于女孩。如果受伤后没有专业的小儿骨科医生的联合救治，可能造成更为严重的畸形。若发生大关节部位的骨骺损伤与关节挛缩，会影响骨骼的正常生长和发育，最终形成的后遗症程度甚至大于成年人创伤。儿童骨骺损伤后随着身体发育将出现动态变化性骨与关节畸形，需要进行后期的追踪复查、畸形矫正和功能重建。

一、837例创伤后遗下肢畸形统计分析

依据秦泗河矫形外科患者资料数据库记录，秦泗河教授自1978年5月25日实施第一例创伤后遗足踝畸形矫正手术起始，截至2020年12月31日，共进行837例外伤后遗下肢畸形矫正和功能重建手术。

统计方法：每个患者按每次住院手术为一个病例，如果一个患者在一次住院期间实施了2次或多次手术，仍然按一个病例统计。若一个患者曾经在不同时间2次或多次住院手术，即按2个或多个病例统计，结果如下：

（一）性别比例

患者性别	手术例数	所占比例
男性	551	65.8%
女性	286	34.2%

本组男性明显多于女性。

（二）837例手术年龄分布

患者年龄	手术例数	所占比例（%）
16岁以下	172	20.61
16~30岁	374	44.76
31~45岁	185	22.03
46~60岁	86	10.25
>60岁	20	2.36
最大年龄	84岁	
最小年龄	3岁	
平均年龄	27.6岁	

本组30岁以下的青少年374例，占44.76%。需要特别说明的是，本组成年期重度的下肢残缺畸形，多数是少年儿童期发生创伤，在发育过程中未能得到正确治疗，致使畸形发展到严重程度。

（三）手术年份

手术年份	手术例数
1978—1982	2
1983—1987	13
1988—1992	61
1993—1997	47
1998—2002	69
2003—2007	64
2008—2012	194
2013—2017	250
2018—2020	137

（四）患者来源区域

区域	手术例数	区域	手术例数	区域	手术例数
北京	46	山东	93	广西	12
天津	8	江苏	21	贵州	12
上海	3	安徽	34	云南	5
重庆	4	湖北	55	四川	20
黑龙江	74	湖南	35	陕西	29
吉林	10	江西	27	甘肃	28
辽宁	20	浙江	19	宁夏	5
内蒙古	26	福建	17	青海	11
河北	67	广东	9	新疆	12
山西	27	台湾	1	西藏	3
河南	103	海南	1		

（五）下肢畸形侧别

畸形侧别	手术例数	所占百分比（%）
左侧	394	47.07
右侧	376	44.92
双侧	67	8.00

（六）畸形部位1048个

畸形部位	畸形总数
髋关节	41
大腿	86
膝关节	254
小腿	160
踝足趾	507

由于部分患者同时有2个部位的畸形，因此，本组畸形部位统计1048个，多于837例。

（七）矫形手术结合骨外固定技术者624例

外固定器类型	手术例数	所占百分比（%）
组合式外固定器	157	18.75
Ilizarov 外固定器	467	55.79

本组有限手术结合应用 Ilizarov 技术者467例，占837例的55.79%，这是秦泗河矫形外科能满意地矫正复杂僵硬性下肢畸形残缺的主要方法。

（八）秦泗河常用的矫形手术类别

手术类型	手术例数
肌腱延长与软组织挛缩松解术	457
肌腱转位动力平衡术	106
各种截骨矫形术	298
关节融合术	207
截骨延长术	66
骨段滑移术	14
其他手术	56

由于部分患者同期实施多个手术方式，本组837例统计各类手术方式1204术次，如果将不同的肌腱延长术、肌肉肌腱移位术，不同部位的截骨方法与关节融合术等细化统计，其手术方式远远超过1204术次。

二、创伤后遗下肢畸形数据对骨科医生的启示

检索中国知网发现，相关创伤后遗症下肢畸形治疗内容，目前未发现有综述文章和大病历数据调研分析文章，因此秦泗河矫形外科837例是中国最大样本创伤后遗下肢畸形手术病例数据，主要展现如下内容。

（一）创伤后遗下肢畸形年龄及受累部位分布特点

本组患者年龄最小3岁，最大84岁，说明下

肢创伤后遗畸形涉及各个年龄段人群。但其中男性多于女性，青少年和青壮年为多，占总病例数的66.78%。主要是因为该类人群精力旺盛、活动幅度较大，所以受伤的概率较其他年龄组高。同时该类患者参与社会活动需求高，所以有强烈恢复健康和改善功能的愿望。不可忽视的是本组16岁以下儿童有172例，由于其好动、自身保护意识较弱，受伤后还会影响骨骼的正常生长和发育，加之如果受伤后没有专业的小儿骨科医生的联合救治，可能造成更为严重的畸形。本组资料显示，车祸致下肢后遗畸形639例，占76.34%，所以要加强对交通安全的宣教，进一步减少该类创伤的发生。

由累及的部位可以看出踝足趾所占的比例最高，为48.38%，其次为膝关节占24.24%，髋关节部位最少，为3.91%。足踝部的皮肤较为菲薄，软组织较少，所以容易引起畸形和损伤。另外，小腿的肌肉、肌腱的损伤也会继发性地导致足踝畸形的发生。膝关节可能是因为其为主要的负重关节，解剖结构相对复杂，外伤后容易出现关节不稳定和粘连，导致活动受限。髋部因为其周围有较多的软组织，故对于青壮年人群而言损伤较少。

（二）创伤后并发肢体畸形的原因及特点

创伤后遗下肢畸形患者受伤时病情往往较为复杂，如：严重开放骨折、软组织损伤较重，有的虽然在当地医院进行了保肢手术（皮瓣、血管神经吻合等），但仍然有骨感染、骨缺损、骨外露、骨不连出现。有的还存在创伤治疗过程中医生认识上的不足，比如没有及时发现骨筋膜室综合征、血管神经损伤；或对患者自身存在的特殊情况（如肿瘤、代谢疾病、骨质疏松等）没有给予足够的重视。另外，有的患者初始合并重要脏器创伤，因抢救生命而贻误了肢体创伤的治疗，还有的患者中枢神经损伤后遗肢体痉挛性或者麻痹性瘫痪造成畸形。本组患者分布地域广，多数有多次就医经历，大多是通过患者介绍、微信病友群及当地或北京医生推荐，辗转来到秦泗河矫形外科治疗。多次治疗不但使患者承受反复创伤，而且花费大量费用，增加患者心理负担。这就说明对于以上严重的肢体创伤后遗症，传统骨科的内固定和局部手术治疗已经不能满足患者治疗的需求，在治疗过程中需要有肢体重建的整体理念和技术。除了要求医生具备基本的创伤

知识外，还需要精通Ilizarov技术理念，掌握牵拉成骨、牵拉成组织、截骨矫形及外固定等技术，同时还需要对下肢的力线、关节的稳定性、活动度有整体的评估和治疗。因此，为了减少创伤后遗畸形的发生，肢体重建专业的建立就显得尤为重要，而且充分认识和了解创伤后遗下肢畸形的发病特点和治疗策略，对于非矫形外科医师拓展临床思路具有重要意义。

（三）难治性创伤后遗四肢畸形类别与原因

作者收治的难治性创伤后遗四肢残缺畸形，其中大部分为儿童复杂创伤后早期处理欠妥当，继发畸形后在当地医院没有早期恰当地治疗，在发育过程中致使畸形发展到难以治疗的程度。以下列出不同类型创伤后继发的四肢畸形，以引起小儿矫形骨科同行的关注（图12-1-1～图12-1-20）。

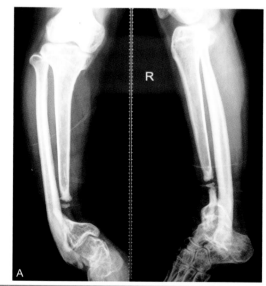
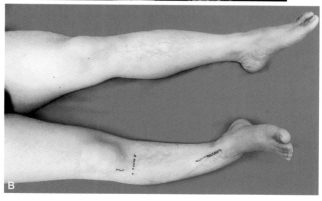

图12-1-1 A、B，患儿10岁，右胫骨下段创伤后遗骨缺损

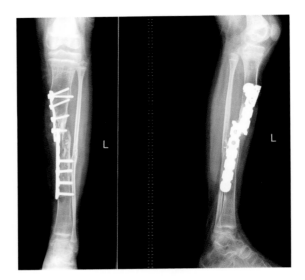

图 12-1-2　患儿 8 岁，胫骨骨折钢板内固定后继发骨不连

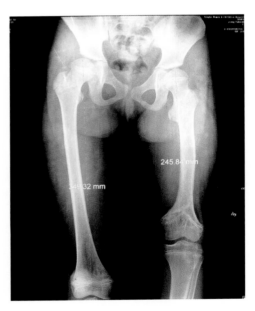

图 12-1-3　患儿 9 岁，左股骨下段幼儿期骨骺损伤继发短缩 10 cm

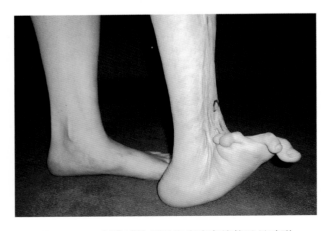

图 12-1-4　创伤感染后继发瘢痕挛缩仰趾足畸形

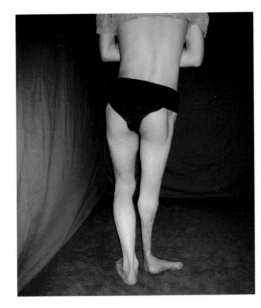

图 12-1-5　创伤后遗小腿贴骨瘢痕性马蹄外翻足畸形

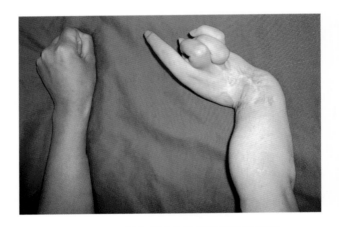

图 12-1-6　创伤后遗右腕部瘢痕性手畸形

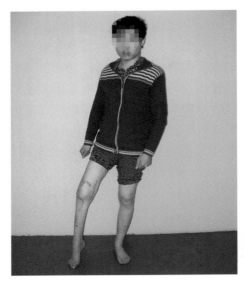

图 12-1-7　创伤致右屈膝、马蹄内翻足畸形

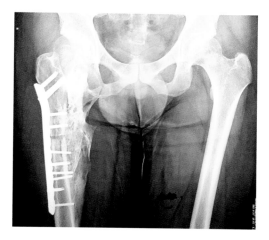

图 12-1-8　股骨骨折内固定后继发重度骨化性肌炎

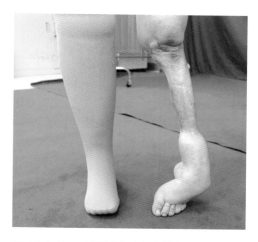

图 12-1-11　小腿创伤后肌肉缺如致足踝畸形

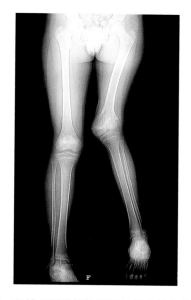

图 12-1-9　股骨下段外侧骨骺损伤闭合继发膝外翻畸形

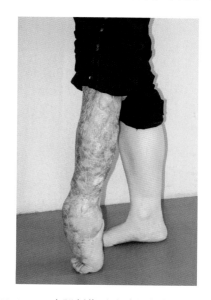

图 12-1-12　小腿创伤后遗贴骨瘢痕性足踝畸形

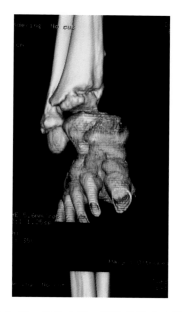

图 12-1-10　患儿 6 岁，创伤导致右内踝缺损

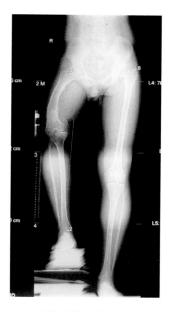

图 12-1-13　右股骨骨髓炎后遗内翻短缩畸形

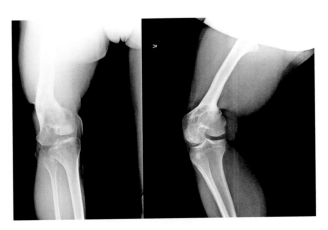

图 12-1-14　右股骨远端骺损伤继发短缩内翻畸形

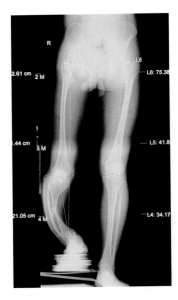

图 12-1-17　幼年右胫骨创伤感染遗内翻短缩畸形

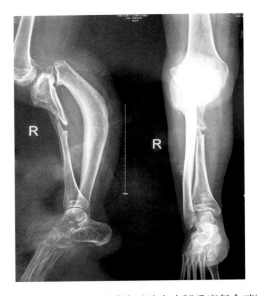

图 12-1-15　幼年胫骨感染后遗右小腿重度复合畸形

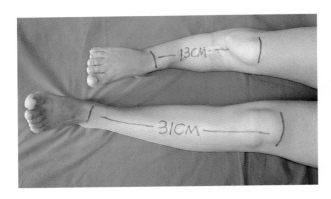

图 12-1-18　幼年右胫骨上段骨骺损伤继发短缩 18 cm

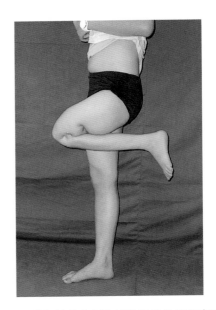

图 12-1-16　幼年膝关节创伤感染后遗骨性强直屈膝畸形

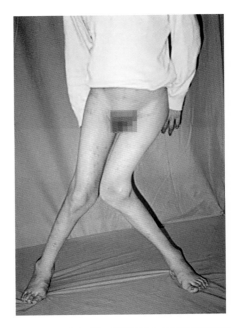

图 12-1-19　左股骨下端骺损伤后遗膝外翻畸形

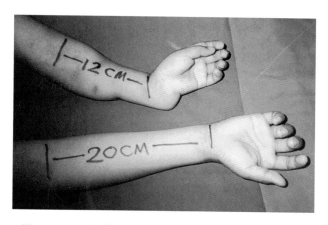

图 12-1-20　左桡骨骨髓炎骨缺损继发桡偏腕关节脱位

（四）创伤后遗下肢畸形治疗方法的选择

本组采用石膏或支具固定 213 例，应用骨外固定支架 624 例。凡是重度或僵硬性畸形，在实施手术的同时结合 Ilizarov 环式外固定支架 467 例，占 55.79%，这也是秦泗河矫形外科能满意地矫正复杂僵硬性下肢畸形残缺的主要方法。该技术的理论基础是模仿自然，通过体外控制与转化生命运动的应力，治愈复杂创伤性损伤。它可以通过缓慢的牵拉再生出骨骼和新的软组织，同时促进了下肢血运的再生，避免了在脆弱的软组织基础上的进一步损坏。在软组织手术方面，肌腱延长、松解及转位术占总手术次数的 46.76%。这也说明应用 Ilizarov 技术的骨再生和软组织松解平衡是治疗该疾病的主要方法。组合式外固定器相较于 Ilizarov 环式外固定器具有简洁、随机组配、固定灵活坚强等优点，但是可调节性相对较差，因此我们在实际应用中经常将组合式外固定器与 Ilizarov 环式外固定器联合应用，以取长补短。

（秦泗河　王一岚　郭保逢）

第二节　骨外固定技术在断肢再植中的应用

随着交通业、工业、建筑业和矿业的快速发展，高能量损伤日趋增多，肢体严重开放性骨折、皮肤软组织挤压毁损伤、肢体离断伤等重度肢体创伤屡见不鲜，在治疗过程中主要通过显微外科技术进行保肢和功能重建。虽然目前显微外科技术已广泛普及，保肢存活率明显提高，但在治疗过程中，对伴发骨折的固定考虑不多。显微外科医生侧重于彻底清创，血管、神经、肌腱和创面的修复，对骨折固定要求简单和快捷，更多选择钢板等内固定，虽然显微外科皮瓣修复与负压封闭引流（vacuum sealing drainage, VSD）技术的应用已大大减少了感染发生的机会，但对骨折本身来讲，由于骨折端局部软组织损伤、内固定物的存留会加重对骨折愈合的内环境的破坏，也会造成诸多如骨不愈合（长期不愈合造成钢板断裂）、骨感染的发生。若骨折固定与软组织修复不能同时妥善处理，就可能造成保肢失败或者肢体存活后出现骨折不愈合、骨缺损、骨感染、肢体短缩等相关问题导致肢体功能障碍，甚至有些久治不愈最终选择截肢。

骨外固定的方法治疗四肢骨折符合微创原则以及损害控制理论，具有使用灵活、简便与快捷的优势，术后还可通过骨外固定器对骨折端进行张 - 应力控制，促进骨折愈合。目前广泛应用于开放性骨折、多发骨折、肢体毁损伤、烧伤以及皮瓣移植术等，并成为治疗复杂创伤行之有效的方法和优先选择，与显微外科技术优化组合将更好地发挥在创伤救治中各自的优势。本节重点介绍骨外固定与显微外科技术结合在上肢重度创伤救治与功能重建中的应用方法和原则。

一、伤口的清创、固定与修复原则

感染和遗留难以处理的创面是临床棘手的问题，常规的手外科清创术是防治创面感染发生的有效措施，彻底清创也是创面及骨折愈合的基础。清创后利用显微外科血管、神经、肌腱及创面修复技术，在保肢与封闭创面方面有其绝对优势，可早期为骨折愈合创造良好环境，具体伤口清创与修复的原则总结如下：

1. 锐器造成的软组织及创缘损伤及污染轻者，可通过一次性彻底清创，必要时骨折适当短缩复位固定后以显微外科技术直接修复。

2. 因挤压、辗挫等原因造成的潜在皮肤软组织严重污染和挫灭伤，有时伤情难以评估，也很难做到一次性彻底的清除，可采用 VSD 技术临时覆盖和保护创面，后期多次反复清创，延迟闭合伤口，直至创面无坏死组织及感染发生，再采取组织瓣移植或植皮的方法修复创面。

3. 清创时对有组织连接、有血供的碎骨块应尽量保留，清创后裸露的骨面和肌腱尽量用周围的筋膜和肌肉覆盖。

4. 清创后一般先进行骨折的复位固定，通常固定的方式有：①钢板螺钉、骨圆针及髓内针内固定；②骨骼穿针支架外固定。由于开放性伤口的原因，为避免骨髓腔感染的发生，大肢体损伤很少采用髓内针固定，而支架外固定易影响手术操作，故以往大多采用短钢板快速固定，或以骨圆针或螺钉简单固定；前者对骨折端局部血液循环的影响与支架外固定相比更明显，后者则固定不牢、也易出现骨不愈合。在固定的原则上应扬长避短，先简单（内、外）固定不影响其他组织修复操作，既重建了骨支架，又缩短了组织缺血时间，再植后微创穿针增补组合式外固定，弥补简单（内、外）固定再植不牢固的缺陷，既不破坏骨断端血供，利于骨愈合；又降低感染与骨不连机会；后期还可根据治疗需要进行外固定的调整。

5. 严重粉碎骨折或软组织挫伤段失活严重的损伤，清创后根据血管、神经、皮肤缺损情况可进行短缩骨骼修复，先保证肢体成活，二期再行 Ilizarov 技术肢体延长。

6. 对于更为严重而又复杂的肢体损伤，譬如断肢需寄养、肢体损伤需交腿皮瓣修复重建时亦可采用穿针支架外固定；前者避免因制动不牢造成血管危象的发生，同时维持断肢的功能体位或治疗体位，后者则可避免皮瓣的撕脱，较石膏固定更利于创面的护理，可随意在安全区穿针固定，但在穿针的数量和布局上要符合力学原理，避免应力集中造成钢针断裂。

二、外固定穿针要求与构型设计

由于此类损伤严重，在手术程序上，一般清创后应首先使骨折、脱位复位固定，然后对血管、神经、肌肉、皮肤等软组织修复。为了不影响显微外科操作，对穿针要求与外固定构型设计不宜太复杂，可分二次进行骨折复位固定，初次复位固定选择血管、神经修复区以外穿针，以单边构型固定，或以

1~2 枚骨圆针穿骨折端或关节做简单维持固定，待软组织手术操作完毕，再于安全区增加穿针组合固定。根据不同部位对穿针与构型设计简要介绍如下。

（一）伴有腕骨骨折脱位或桡骨远端骨折

清创后先选择复位后以直径 1.5~2.5 mm 克氏针 1~2 枚穿骨折端或关节做简单内固定，然后修复掌背侧肌腱、血管、神经等软组织，再于第 1、2 或第 3 掌骨背侧避开伸肌腱穿螺纹半针，以横杆连接，使拇指充分外展，虎口张开位固定。在桡骨背桡侧穿 2 枚半针，以长杆相连，并与横杆固定，使腕关节处于功能位。

（二）尺、桡骨干骨折

桡骨选择在桡侧，尺骨选择在尺背侧，骨折两端均先穿 1 枚螺纹半针，复位后以单边连接杆平行于骨干固定，然后再分别以连接杆为基础再于骨折两端各穿一枚半针固定，两连接杆之间以横杆或半环相连，固定前臂于中立位。

（三）肘关节骨折脱位

复位后先以 2.0~2.5 mm 克氏针固定，软组织修复手术完成后于肱骨外侧穿 2 枚 3.5~4.5 mm 螺纹半针，以长杆相连，然后在桡骨桡背侧中段及远端穿 2 枚半针，以长杆相连，两杆在肘部固定肘关节于功能位或保护位，当屈肘位固定时两杆前方可增加一长杆与另外两连接杆固定，在肘外侧形成三角形构型。

（四）肱骨干骨折

复位后一般先在肱骨外侧骨折两端各穿 1 枚半针，以单杆固定复位后两端各增加半针固定。软组织修复术后，根据骨折严重程度与固定牢固程度，必要时还可在肱骨内髁增加半针或经肱骨内外髁穿全针，以斜拉杆及后侧半环与外侧单边杆相连固定，形成关节端构型以增加稳定性，多用于肱骨下段及髁上骨折。也可先在肱骨外后侧以同样方法穿针单边固定，修复软组织后在前外侧不同平面再加一组单边固定，两组应相对平行以短杆相连，构成双边三维固定构型，多用于中上段骨折。

（五）肱骨近端骨折

可采用螺纹半针单边或"T"型构型固定。

（六）上肢多发骨折

可分别依照上述方法对各骨折部位简单固定，待软组织修复完毕，再加针固定，最后以连接杆将各部位连接固定于上肢功能位或治疗所需保护位。

三、术后外固定调整与管理

1.因软组织损伤重，初次救治术后还可能面临再次创面修复与功能重建手术，结合二次手术情况可进行适当的调整，穿过创面的固定针在皮瓣修复影响时可拆除更换。

2.关节固定时根据骨折稳定情况可间断松开连接杆活动关节。

3.结合骨折愈合情况适当简化固定，有利于骨折进一步愈合。

4.肢体短缩再植成活后 1 个月可更换 Ilizarov 延长器进行肢体延长。

四、典型病例

见图 12-2-1～ 图 12-2-3。

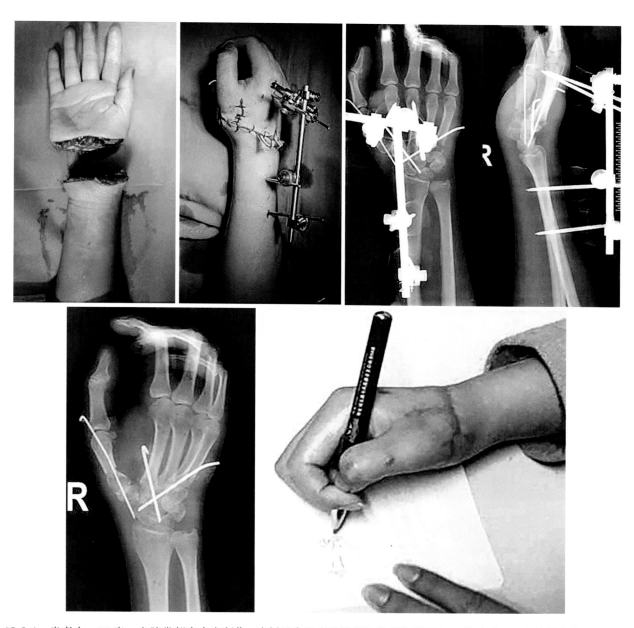

图 12-2-1　患者女，28 岁，左腕掌部完全离断伤，清创后先以克氏针穿腕掌骨断端固定，然后采用显微外科技术再植，最后以"T"型外固定器固定腕关节于功能位，术后 6 周拆除外固定康复训练，功能恢复满意

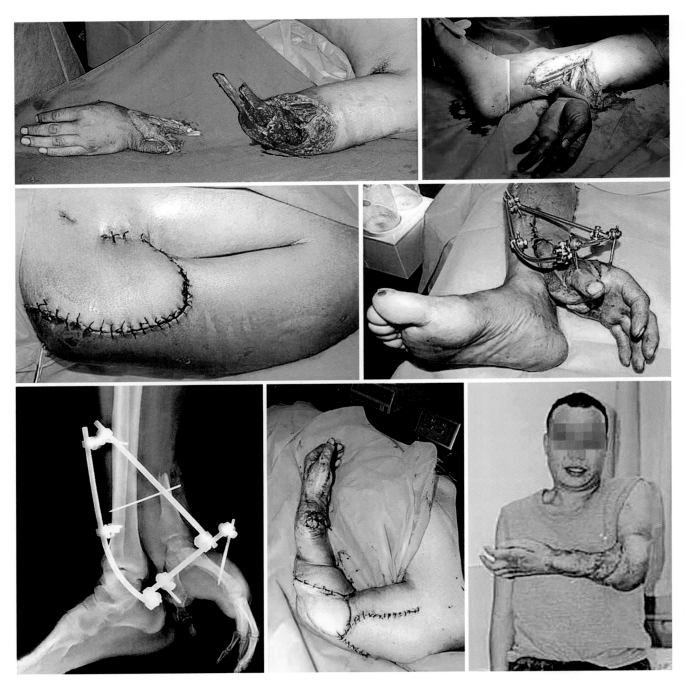

图 12-2-2　患者男，40 岁，左前臂毁损离断伤，清创后前臂皮肤软组织缺损，左手临时寄养于右小腿，采用组合式外固定器维持功能位，避免因制动不良引发血管痉挛；左上肢残端包埋于侧胸腹部，8 周后左手连同右小腿肌皮瓣切取，与左上肢近端连带胸腹部皮瓣切取后对接再造前臂，成活后恢复部分功能

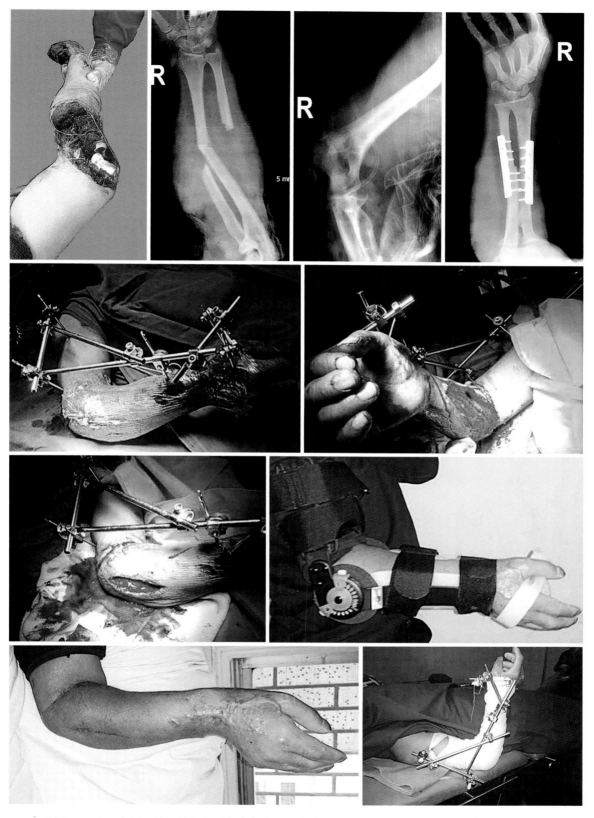

图 12-2-3　患者男，51 岁，右肘关节旋转撕拉不全离断伤，彻底清创前臂切开减压，尺桡骨骨折短缩约 2 cm，钢板固定，再植后 VSD 覆盖创面，组合式外固定器维持虎口、腕关节、肘关节于功能位。再植成活后拆除外固定器，在辅具保护下进行康复训练，恢复部分功能

（谢书强　王宏鑫）

第三节　截肢残端修整与延长术

截肢残端处理情况直接影响到假肢的安装和佩戴，对假肢代偿功能的发挥起着关键的作用。骨科医生要了解假肢和截肢康复的知识，截肢手术要为安装假肢做准备，为残肢创造良好的条件，安装较为理想的假肢，发挥更好的代偿功能，给患者生活和工作以积极的补偿。

对假肢装配要求不了解的骨科医生往往不重视对残肢残端的处理，致使保留的残端难以适应装配假肢的要求，就需要对残端进行二次手术修整。

一、截肢残端修整与皮肤牵拉术

现代全面接触和全面承重式假肢接受腔的装配，要求残肢为圆柱状，皮肤切口瘢痕不应该与残端骨粘连。如果残端皮肤和肌肉处理不当，形成圆锥状残肢，或者残端皮肤与骨粘连，则会影响假肢装配。

病例：患者女，20岁。18岁车祸伤致左下肢截肢，残端处理不当，皮下软组织少致使残端呈锥形，不能受力，无法装配假肢。入院后实施残端修整、皮肤牵拉术，切口愈合后，装配假肢（图12-3-1）。

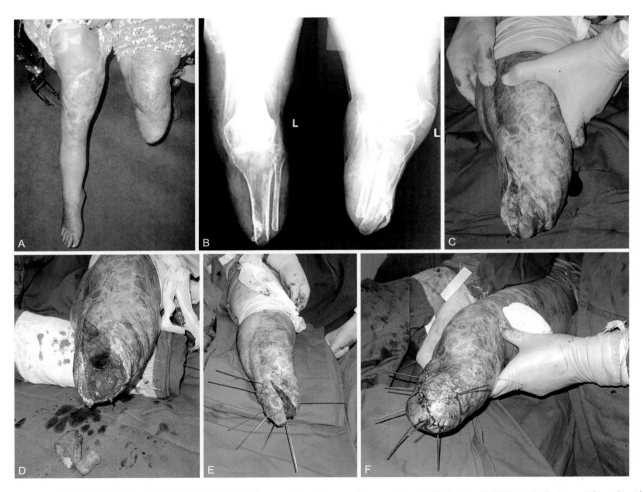

图12-3-1　截肢残端修整与皮肤软组织减张覆盖法。A.患者女，20岁。18岁车祸伤致左下肢截肢，残端处理不当，皮下软组织少致使残端呈锥形，不能受力，无法装配假肢；B. X线片显示胫骨残端有骨赘形成；C.手术实施残端修整，术中见残端皮下即是骨端，且呈锋利的锥形；D.切除骨尖，并做适当短缩；E.将皮下筋膜拉紧覆盖残端后，为了防止软组织回缩，降低残端的皮肤张力，用多根2 mm克氏针将软组织钉于胫骨，减少截肢残端的皮肤张力；F.切口在无张力下缝合

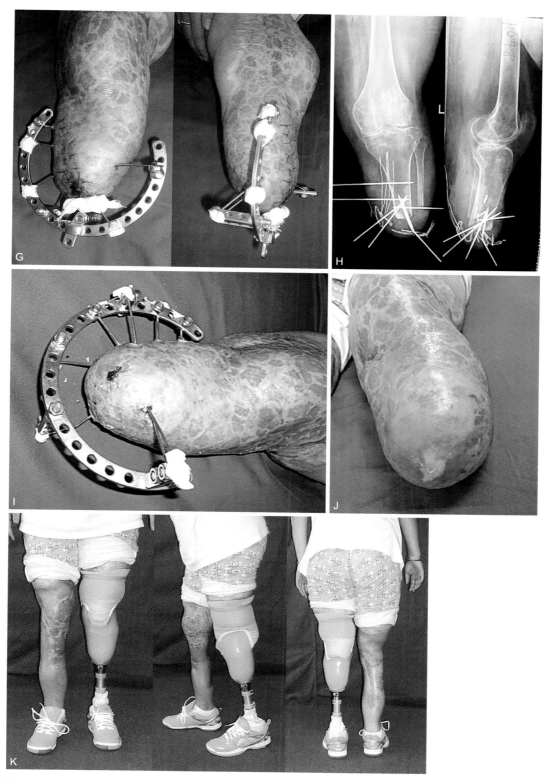

图 12-3-1(续)　G.术后 14 天，切口愈合；H.X 线片显示残端整齐；I.切口愈合后拆线；J.术后 90 天，截肢残端呈圆柱形；K.装配假肢后可以徒手站立

二、截肢残端延长术

假肢装配对残肢的一般要求：①残肢应有适当的长度，以保证有足够的杠杆力；②残存关节应尽可能保留原有的生理功能，无挛缩畸形；③残肢应有适度的软组织包覆，不应有压痛、骨刺、神经瘤；④残肢要有良好的皮肤条件，健康，平整，少瘢痕粘连，无窦道溃疡。大腿截肢平面的选择：尽量保持残肢的长度，以提高残肢控制假肢的能力，对抗肌缝合一起在骨端固定，前侧皮瓣长，使伤口缝合在后侧。小腿截肢平面选择：尽量选择小腿中下 1/3 部位截肢，这样既保证了足够的杠杆力，又考虑了血运问题。小腿三头肌可适当削减，将对抗性肌肉缝合，以保证残肢形成圆柱形，利于假肢装配。

截肢后如果残肢长度过短，影响假肢装配时，可以考虑采用 Ilizarov 技术将残肢进行延长，然后再装配假肢。

（一）大腿截肢后残端延长

患者女，6 岁。4 个月大时外伤致左大腿中上段以远截肢，右踝关节骨骺损伤，后逐渐出现足外翻畸形，影响行走功能。患者入院后先实施了右足矫形术；在患者要求左腿装配假肢时，由于残端较短，致使假肢装配困难，遂实施了左大腿残端延长术，延长了约 5 cm，为安装假肢改善了条件（图 12-3-2）。

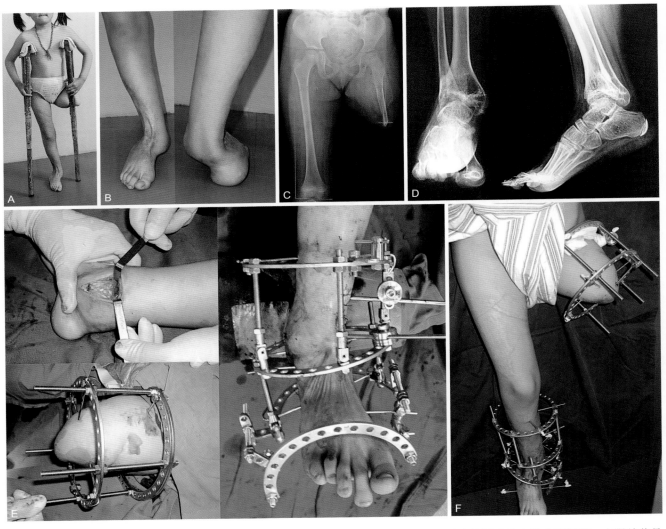

图 12-3-2　大腿截肢后残端延长术。A.患者女，6 岁，外伤致左大腿中上段截肢，因残端短无法安装盆下假肢。右踝关节骨骺损伤致足外翻畸形；B.右踝足重度外翻外移畸形；C. X 线片显示左股骨中段截肢；D.右足踝 X 线片显示胫骨下端外侧骨骺破坏致胫骨下关节面向外重度倾斜，距骨在踝穴内倾斜，外踝后移；E.手术实施右胫骨下端内侧骨骺破坏，踝上内翻截骨，安装 Ilizarov 踝足外固定矫形器，同期实施左侧股骨残端延长术；F.术后 1 周，开始矫正右足残余畸形，左股骨残端开始以 1 mm/d 的速度分 6 次进行延长

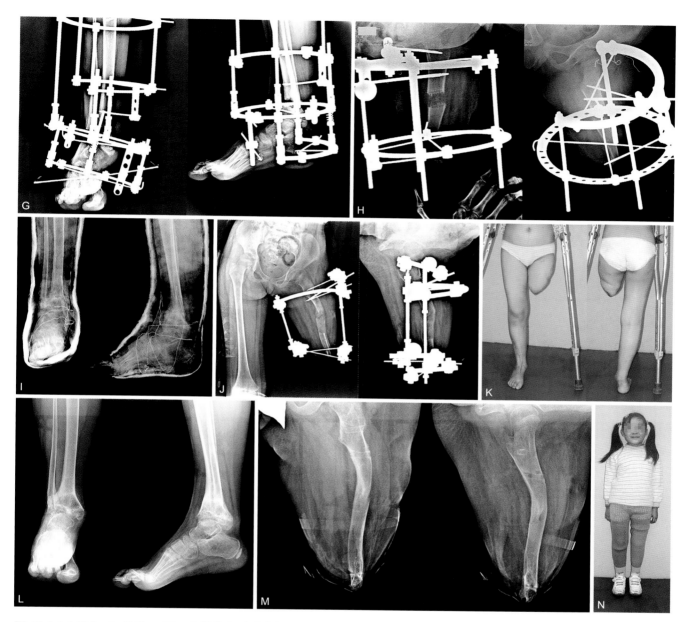

图 12-3-2（续） G.术后 19 天，右踝外翻畸形大部分矫正；H.左股骨已经延长 12 mm；I.术后 73 天，拆除外固定器后更换为石膏固定；J.股骨延长约 6 cm，术后 79 天，将延长器更换为组合式外固定器；K.术后 25 个月复查，右踝足畸形矫正，畸形无复发；L.X 线片显示胫骨下端外翻畸形矫正，但距骨仍有倾斜；M.股骨延长段矿化正常；N.安装骨盆下假肢后，行走功能满意

（二）小腿截肢后残端延长

患者女，15 岁。9 岁大时车祸致右下肢重度损伤，在当地医院行右小腿截肢。后逐渐出现膝关节屈曲外翻畸形，同时小腿残端较短，影响装配假肢

就诊。入院后先实施了小腿残端延长术，术后延长了约 5 cm。然后又实施了股骨髁上截骨矫正屈膝外翻畸形，治疗结束后，安装假肢，恢复行走功能（图12-3-3）。

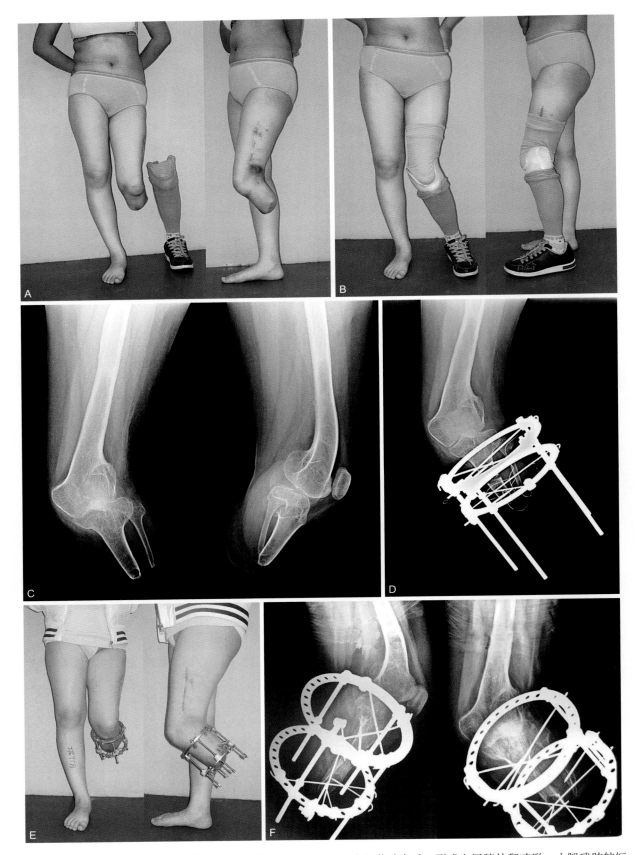

图 12-3-3　小腿截肢后残端延长与畸形矫正。A. 患者女，15 岁，左小腿截肢术后，形成左屈膝外翻畸形，小腿残肢较短，难以佩戴合适的假肢行走；B. 佩戴假肢呈屈膝外翻畸形；C. X 线片显示股骨下段前弓外翻畸形；D. 一期手术实施胫骨残端延长术；E. 残肢延长约 5 cm，术后 9 个月复查；F. X 线片显示延长段已经愈合

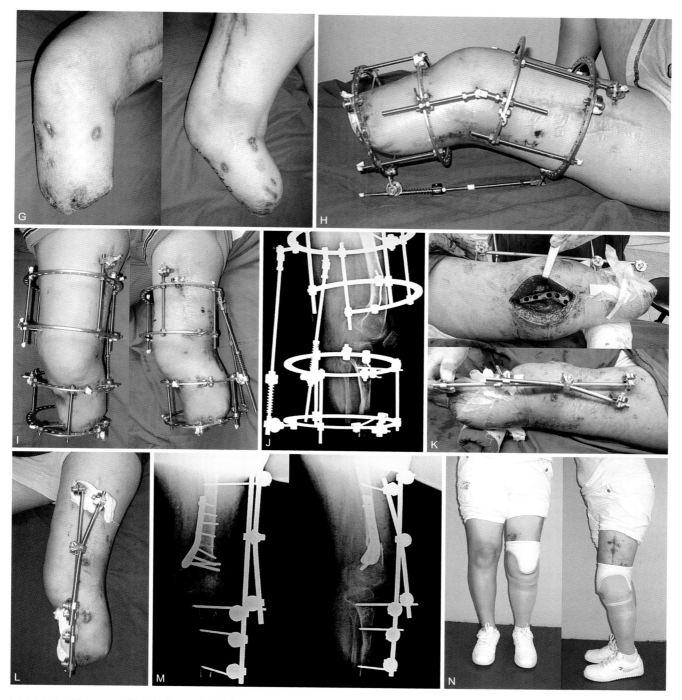

图 12-3-3（续）　G. 拆除延长器；H. 因屈膝畸形实施 Ilizarov 膝关节牵伸术；I. 术后 40 天，膝关节挛缩矫正，但由于股骨下段前弓，屈膝畸形仍部分存在；J. X 线片显示软组织畸形已经矫正，骨性畸形仍存在；K. 拆除膝关节牵伸器，实施股骨髁上后倾内翻截骨术，矫正股骨下段外翻前弓畸形，钢板内固定，组合式外固定器跨膝关节外固定，使膝关节维持伸膝位；L. 术后 7 天外观；M. 术后 3 周 X 线片，准备拆除外固定器装配假肢；N. 装配假肢，下肢力线恢复，恢复满意的双下肢行走功能

（秦泗河　郑学建）

第四节 幼年骨骺损伤性肢体短缩畸形

骨骺损伤（epiphyseal injury）又称骺板损伤，是儿童骨折特有的类型，包括骺（生长）板、骨骺和骺板周围的损伤，常与创伤、感染或供血不足有关。骨骺和骺板皆为成熟骨骼的生长结构，每个骨骺与其骺板共同组成骨骺复合体，生长发育与血液供应均相互依存，其中任一损伤都可能产生互为因果的影响。骨骺损伤时，骨折线常通过骺板波及骨骺或干骺端。四肢长管骨的纵向生长是由于两端承受压力的盘状骺板增殖发育的结果，此类骺板生长潜力大，一旦功能受损将严重影响骨骺发育，导致肢体短缩或关节畸形。小儿骨折中大约有 15% 会涉及骨骺损伤，其中以男孩居多，且男孩骺板闭合时间较女孩晚。部分骨骺损伤可造成骺板早闭，引起骨骺生长障碍，产生肢体畸形和短缩。另外细菌感染和其他疾病也可引起骨骺破坏。

一、骨骺损伤发病机制与病理特点

骨骺与骺板是生长发育中的儿童有别于成人骨骼的独特之处，也是骨骼解剖结构的薄弱区，易导致损伤。长管状骨末端生长区骨骺较脆弱，易因受外力而分离，分离部位常位于骨骺与干骺端相邻部，相当于早期骨化区与钙化区。间接暴力所形成的骨骺分离，不影响胫骨的纵向生长。挤压式骨骺损伤，骨骺近侧的增殖细胞和生发层的细胞遭受破坏，进而抑制胫骨生长。若胫骨远端骨骺仅部分损伤，则

损伤区域发育停止，而健康部分骨骺继续生长，于是踝关节出现畸形。伤者越年幼，畸形越明显，甚至累及纵向生长，肢体呈短缩或内外翻畸形。踝关节内收损伤严重时，胫骨远端的骨骺内侧半损伤，内侧骨骺软骨细胞停止生长，而外侧部分和腓骨继续生长，导致踝关节内翻畸形，并进行性加重。有时骨折线会通过胫骨下端关节面及骨骺，至骺板平面而造成畸形，因为破坏了生发层和增殖细胞，造成骨桥形成，使骨骺早期融合，于是生长停止。有时骨骺的血液供应不足，致胫骨远端骨骺缺血性损伤，也会影响胫骨生长。

二、骨骺损伤的分型

骨骺部位的损伤，包括通过骺板或同时通过骨骺本身的损伤。Salter 和 Harris 在 1963 年按解剖分类，将骨骺损伤分为五型。这种分类方法，对治疗方法的选择及估计损伤预后有较大的指导意义（图 12-4-1）。

Ⅰ型：损伤完全通过骺板软骨的薄弱带，软骨的生长带留在骺端，骨骺发生移位，既无骨骺本身骨折，也无干骺端骨折，常见有腓骨远端骨骺分离和胫骨远端骨骺的 Ⅰ 型损伤。

腓骨远端骨骺分离表现为骨骺向外、向后移位，分离区域与关节腔相通，故常伴有关节内积血。部分患儿移位的骨骺有时会自然复位，X 线片显示无

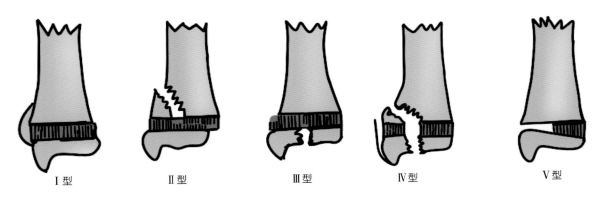

Ⅰ型　　　　Ⅱ型　　　　Ⅲ型　　　　Ⅳ型　　　　V型

图 12-4-1　骨骺损伤的 Salter 分类法

移位，故易漏诊。但腓骨远端有持续压痛，应力下摄X线片有助于诊断。在石膏固定3周时，摄片可见腓骨干骺端存在骨膜下新生骨。腓骨的骨骺移位较易复位，只需将足跟前拉，患足内旋即可，石膏固定6周。此型因生长软骨板未损伤，对腓骨生长无影响。

胫骨远端骨骺的I型损伤，因遭受严重外旋应力，胫骨下端骨骺外旋，伴随腓骨远端的外旋和移位，腓骨不一定骨折，但骨间韧带可撕裂，而下胫腓联合前后韧带仍完整，故胫骨远端骨骺常牢牢绑附于胫骨。摄X线片时应包括膝关节、整个腓骨全长和踝关节。X线片可显示患足外旋90°，胫骨下端骨骺旋转90°，腓骨远端骨骺向后移位。复位时将患足内旋，石膏固定6周。

II型：此型与I型相似，不同点是骨折线先经骺板薄弱带，后折向干骺端，分离的骨骺带有干骺端骨片（常呈三角形）。骨折远端常为软组织合页所在。骨骺在临时钙化区分离，而生发层和增殖层细胞仍位于远侧移位的骨骺上，此型骨折预后较好。骨骺移位多由外展和跖屈伤力引起，外展使骨骺向外，跖屈使骨骺向后，许多病例伴腓骨骨折，属关节外损伤。

对于外展所致的II型骨骺损伤，复位方法颇简单。只需将踝关节推向内。对跖屈损伤，则要将足跟提向前，并背伸踝关节，将胫骨干骺端推向前，复位后石膏固定6周。此类损伤塑形能力强，一般不产生畸形。

III型：属关节内骨折，骨折线从关节面开始，经骨骺进入骺板，再沿骺板薄弱带通到骺板边缘。伤后出现关节血肿，这类损伤主要发生在胫骨（不包括腓骨）远端骨骺。胫骨远端骨骺的前外部损伤，因受外旋暴力引起。复位时将足内旋，石膏固定。胫骨远端骨骺的内侧部分损伤，可由内收、内翻造成，也可由外旋伤力引起；内翻伤力产生压缩力，可累及软骨细胞的生长层，可以同时伴有外踝撕脱伤。外旋损伤为撕脱伤力，软骨细胞生长层未遭损伤，预后较好。一般闭合复位都能成功，石膏固定，有时需切开复位，预后尚好。

IV型：也是关节内骨折，骨折线从关节面开始，穿过骨骺或骺软骨，然后越过骺板全层，延伸到干骺端。骨折多发生在胫骨远侧骨骺，常涉及骨骺的内侧角，伴有关节内积血。因此内侧骨折片包括关

节软骨、骨骺、生长软骨板（骺板）和干骺端。此复合骨片常向近侧移位。移位的骨骺如未复位，可与胫骨的干骺端连接融合，生长受阻，而其他部分骨骺继续生长，患足出现畸形，患者年龄越小，畸形越显著。如果胫骨骨骺内侧角生长阻滞，而外侧角继续生长，同时腓骨亦继续生长，踝穴就向内倾斜，呈足内翻。腓骨因过度生长而隆起。相反如前外角骨骺损伤，生长受阻，呈现足外翻畸形。此型骨折不稳定，常需切开复位。

V型：损伤是因严重挤压暴力造成，相当于骺软骨板压缩性骨折，骨骺嵌入干骺端。由于软骨细胞被严重破坏，且来自骺板的营养血管广泛受损，导致骺板早闭、生长停止、发生畸形。常见于胫骨远端骨骺内侧角生长停止，而外侧部分继续生长，腓骨也继续生长，足跟渐呈内翻畸形。此型损伤少见，可能与早期诊断困难有关。损伤时X线片可能表现为阴性。因此在踝关节损伤后，持续疼痛、肿胀者，应该随访，定期摄片检查。治疗上因早期难以诊断，畸形出现后手术矫正。

上述各型损伤并非都单独存在，前四型中也可能同时合并V型损伤，因此对每型损伤的估计都不能绝对化。

I、II型损伤都经过骺板的薄弱带，不同点是分离的骺板是否带有干骺端骨片，习惯上称这类损伤为骨骺分离。III、IV型损伤则通过骨骺本身，又称骨骺骨折。骨骺因撕脱暴力而发生分离，应称为骨骺撕脱。病理性骨骺分离多属I型损伤，骨骺分离常是逐渐发生的，习惯上称为骨骺滑脱。

三、骨骺损伤后遗功能障碍评估

骨骺损伤的主要影响是发育障碍，III、IV、V型损伤均波及骺板的生发细胞层，无论损伤是否破坏骺板的血运或软骨细胞，均可引起软骨细胞不同程度的坏死、蜕变，影响骺板正常发育。骨骺部位损伤中有25%~30%导致生长障碍，5%~10%发生畸形。如果软骨损伤较轻，或仅为供血不足，则软骨增殖能力减退，局部生长速度减慢。若损伤严重，则软骨增殖停止，骨骺早期闭合。当局部骨骺融合范围不大，而又位于骺板中央时，此骨桥的牵制作用与周围正常软骨的对称性生长潜力相比，显然很小，在周围软骨细胞强大的生长牵力作用下，可使骨骺融合部位的骨小梁变细、折断，最后萎缩，因

而不出现任何畸形。反之，如果局部骨骺融合范围大，周围软骨细胞的生长潜力不能克服其牵制力时，畸形便会出现。

对胫骨远端骺板损伤的患者需要在伤后 2 年内密切随访。骺板早闭可以在 2 年以后出现，因此应该继续随访至接近骨骼发育成熟。若 X 线片检查中疑有生长停止，则需作进一步诊断检查。在 X 线片上注意寻找骺板内有无骨桥，有无 Park-Harris 生长障碍线，后者有助于判断是否过早出现非对称性生长停止。生长停止的治疗取决于病变部位、范围和患儿生长潜力。总体来说，当具有生长潜力的时间大于 2 年，骺板早闭范围小于骺板宽度的 1/2 时，可行骨桥切除、脂肪或硅橡胶填塞治疗。若患者接近骨骼成熟（女孩超过 11 岁，男孩超过 13 岁），则行胫骨外侧骺板和腓骨骺板阻滞术，健侧也要行骺板阻滞以防出现严重的肢体不等长。如果在作骺板阻滞术时合并有严重的内翻畸形，行胫骨楔形截骨及腓骨截骨术。胫骨楔形截骨在远端骺板近侧 2 cm 处，截骨后内侧张开，植入全厚三角形髂骨块，克氏针或螺钉交叉固定，管型石膏外固定至截骨愈合。

骨骺损伤对骺板生长软骨的破坏可导致骨骼生长紊乱，骺生长板内出现异常的骨性连接，即骨桥形成，从而导致进行性成角畸形和肢体短缩等并发症。骨桥形成分为中央型、周围型和线型。对已形成的骨桥治疗方法是骨桥切除术，以重建骨骺的生长能力。骺板生发层的损伤引起的对称性或非对称性生长障碍是儿童胫骨远端骨骺损伤最常见的并发症，多见于有移位的 Salter-Harris Ⅲ型和Ⅳ型骨折。产生这些骨折的内收暴力造成胫骨远端骺板的内侧部分损伤，产生非对称性的生长障碍，继而出现内翻畸形。

在各型损伤中，Ⅰ、Ⅱ型损伤预后较好。Ⅲ、Ⅳ型损伤因骨折线通过骺板生发细胞层，并波及关节面，除引起局部发育障碍外，也可影响关节功能。Ⅴ型损伤预后最差，发育畸形几乎不可避免。骺板发育障碍带来的畸形，因伤及骨骺部位的不同而各异。波及长骨一端整个骺板的，该骨端发育过早停止，出现肢体短缩畸形，涉及部分骺板的将会出现关节畸形。骨骺损伤的预后评估，主要取决于原发损伤的性质，即损伤类型，其次为受伤年龄和受伤部位。患者受伤年龄愈小或受伤部位为主要发育骨骺（即生长潜力大的骨骺），将来引起的继发性畸形越大。正确的治疗措施，可避免人为的继发性损伤，并减少由于畸形愈合而引起的不良后果。

四、骨骺损伤性肢体短缩畸形的外科治疗方法

胫腓骨下端骨骺在整个胫腓骨长度生长中承担 45% 的比例。若骨骺损伤，可引起胫骨发育短缩而致肢体短缩畸形。两侧下肢比较，若一侧短缩长度超过 2 cm，即可引起跛行。肢体均衡手术是解决肢体短缩畸形的重要方法，可行健侧骨骺阻滞或患侧肢体延长手术。

对小腿较对侧短缩在 3 cm 以上，且该侧髋、膝、踝关节功能良好，年龄在 12 岁以上者，可采用小腿延长术。具体方法是：首先在小腿后外侧中下 1/3 交界处、腓骨后缘做腓骨闭合截骨或切开截骨。胫骨结节下 2 cm 做闭合截骨或切开截骨，安装预制的 Ilizarov 小腿延长外固定器，用 3 根直径为 2.5 mm 的全针将胫骨截骨近端交叉固定于外固定器全环上，2 枚 3.5~4 mm 螺纹半针加强固定，2 根 2.5 mm 全针交叉固定腓骨截骨端远端，其中一根联合固定胫腓骨。其余钢环选择 3.5~4 mm 螺纹半针加强固定。试行延长 1 cm，如能顺利延长，说明术中截骨充分，若术前合并有足部畸形，可同期施行足部畸形矫形。术后用薄枕将患肢略抬高，术后第 3 天开始，每天延长 1~1.5 mm，了解并观察肢体远端的感觉、皮肤颜色、温度、肿胀及末梢血液循环等情况。延长的速度应视患者耐受情况而定。一般术后 1 周，肢体肿胀、充血较明显，每日延长 1~1.5 mm 即可，延长 1cm 后可适当减缓延长速度。延长期间需膝关节伸直位功能锻炼，防止继发屈膝畸形。如出现疼痛难忍、麻木、肿胀、末梢血液循环差等现象，应停止延长，或适当回缩，待 1~2 日情况好转时，可继续延长。到达预期延长长度时，摄 X 线片测量。此后每 6 周摄片复查。如有较明显骨痂形成，即可拆除外固定器，在支具保护下练习部分负重行走。

五、典型病例

（一）外伤致左下肢骨骺损伤致下肢短缩畸形

患者女，16岁，9岁时车祸伤致左股骨远端干骺端骨折，曾行闭合复位克氏针固定术，后骨折愈合，11岁左右出现左下肢膝内翻跛行。入院查体见左膝内翻，左下肢短缩约5 cm。手术方案：左股骨远端截骨，Ilizarov外固定术。一期手术行左股骨延长、矫正膝内翻畸形、等长肢体（图12-4-2）。

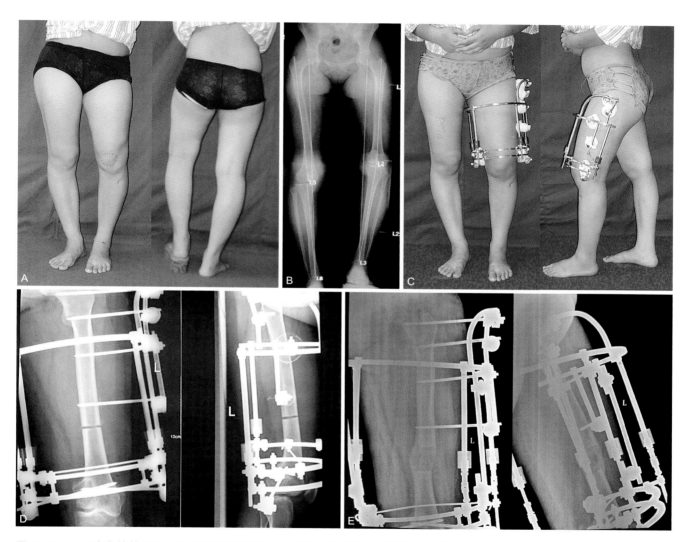

图12-4-2　A.治疗前外观照；B.治疗前X线片；C.治疗中外观照；D.治疗中X线片；E.术后6个月X线片，显示骨延长区域已经成骨

（二）右内踝创伤性缺损牵拉成骨修复重建内踝形态

患儿6岁，13个月前因车祸伤导致内踝缺如，发育过程中外踝过度生长弯曲，逼迫距骨内移，内踝区域大片贴骨瘢痕。秦泗河设计手术方案：外踝部2处截骨外翻矫形，内踝上胫骨内侧下段切取单侧皮质骨块，先横向牵拉抬高骨块后，再向距骨方向推移，期望增宽踝穴、重建内踝（图12-4-3）。

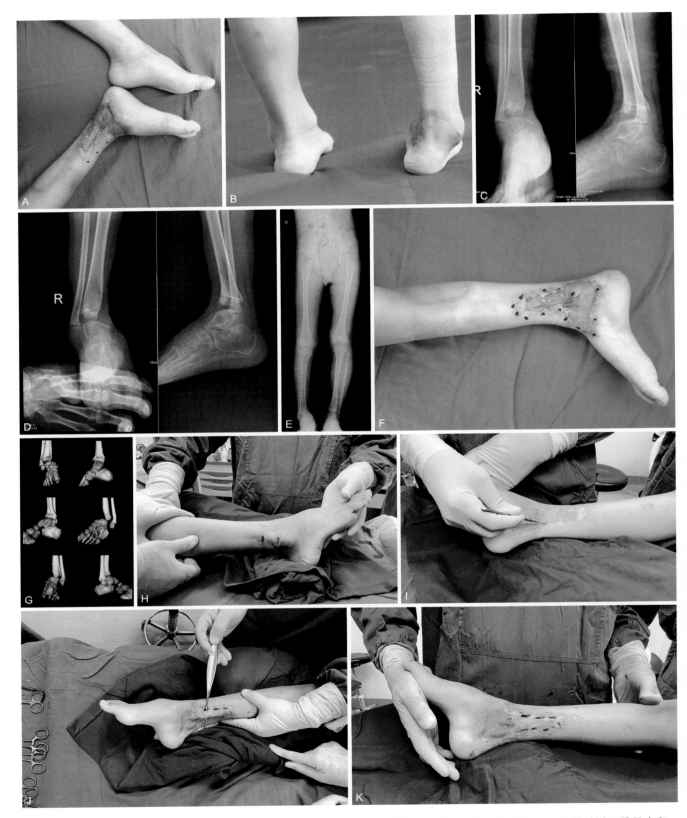

图 12-4-3　A~C.患儿术前右踝关节形态；D~G.内踝处贴骨瘢痕，内踝缺如，距骨内移；H.外踝上 2 处截骨矫正腓骨内翻；I、J.内踝上胫骨下段瘢痕两侧设计截取骨瓣；K.胫骨内侧骨瓣皮下游离

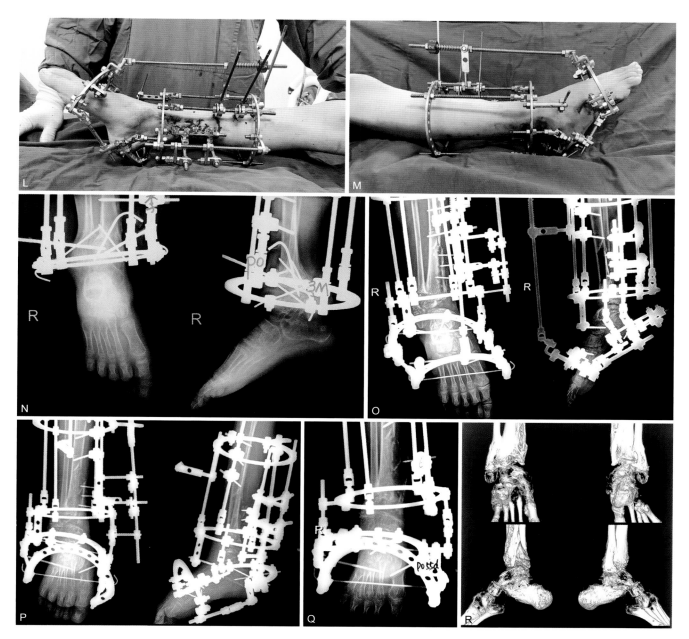

图 12-4-3（续） L、M. 穿针安装 Ilizarov 外固定器；N~R. 术后先横向牵拉抬高胫骨骨瓣，再纵向推移重建骨性结构；S. 术后5 个月显示踝内翻畸形矫正，内踝部分重建

（秦泗河 焦绍锋 石 磊）

参考文献

[1] 秦泗河, 夏和桃, 蔡刚, 等. Ilizarov 技术矫正合并皮肤瘢痕挛缩的僵硬型足踝畸形 [J]. 中华创伤骨科杂志, 2007, 9(12): 1106-1110.

[2] 秦泗河, 孙磊, 郑学建. 微创牵拉技术治疗小腿缺血性肌挛缩后遗重度踝足畸形 [J]. 中华外科杂志, 2006, 44(8): 547-550.

[3] 秦泗河. 足踝畸形矫正现代概念 [J]. 中国矫形外科杂志, 2007, 15(9): 719-720.

[4] 秦泗河, 郑学建, 蔡刚, 等. Ilizarov 技术矫正足踝畸形的器械研究与临床应用 [J]. 中国矫形外科杂志, 2007, 15(8): 566-568.

[5] 秦泗河, 郭保逢, 臧建成, 等. 35075 例手术治疗的肢体畸形残疾患者统计分析 (秦泗河矫形外科 1978.5.25-2018.12. 31)[J]. 中国修复重建外科杂志, 2019, 33(11): 1333-1339.

[6] 郭保逢 秦泗河. Ilizarov 技术在我国创伤骨科的应用进展 [J]. 中华创伤杂志, 2020, 36(5), 393-398.

[7] 秦泗河, 郭保逢, 焦绍锋. 等. 应用骨外固定技术矫正四肢畸形 8113 例数据分析 [J]. 中国修复重建外科杂志, 2018, 1241-1248.

索　引